AF458029

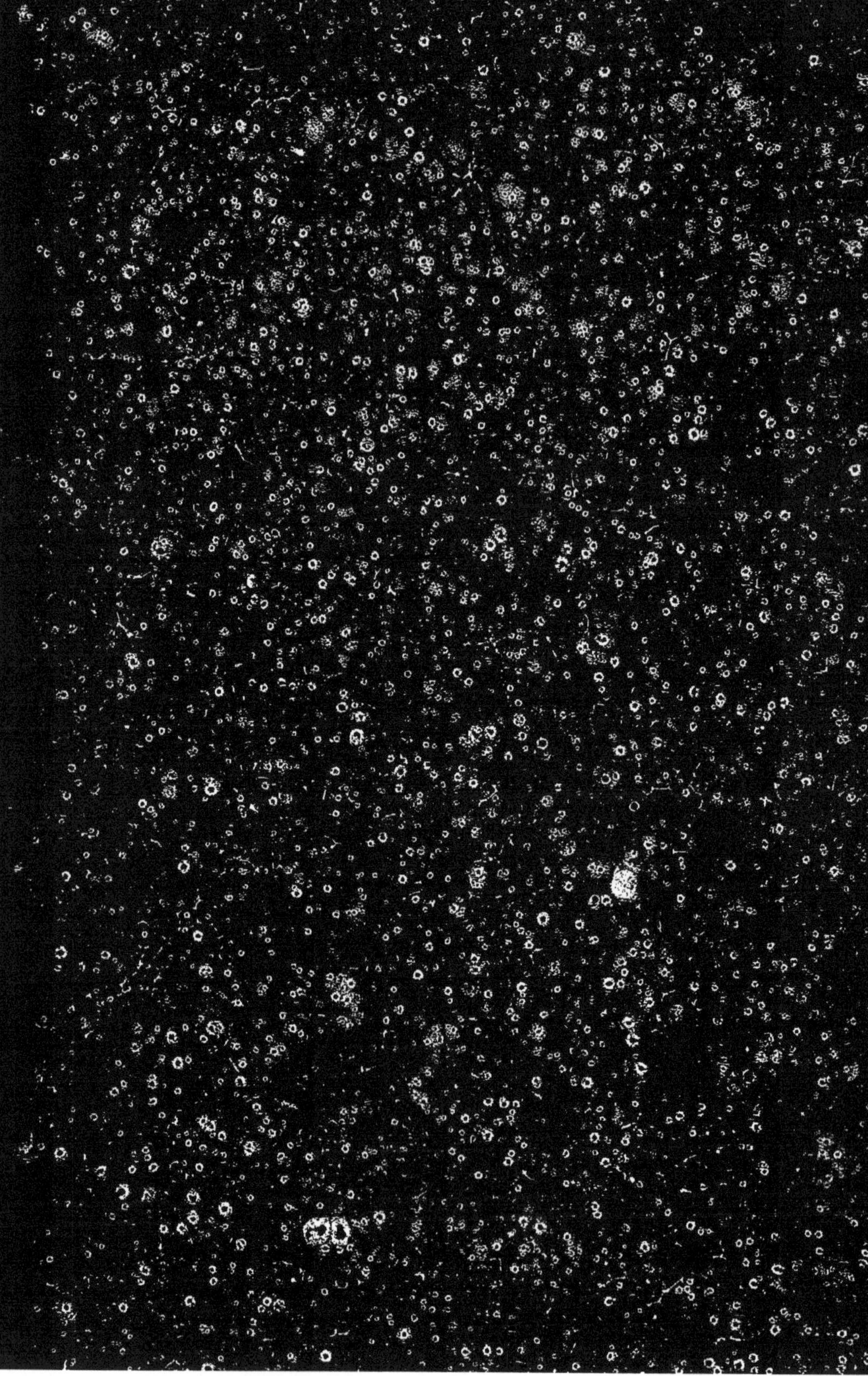

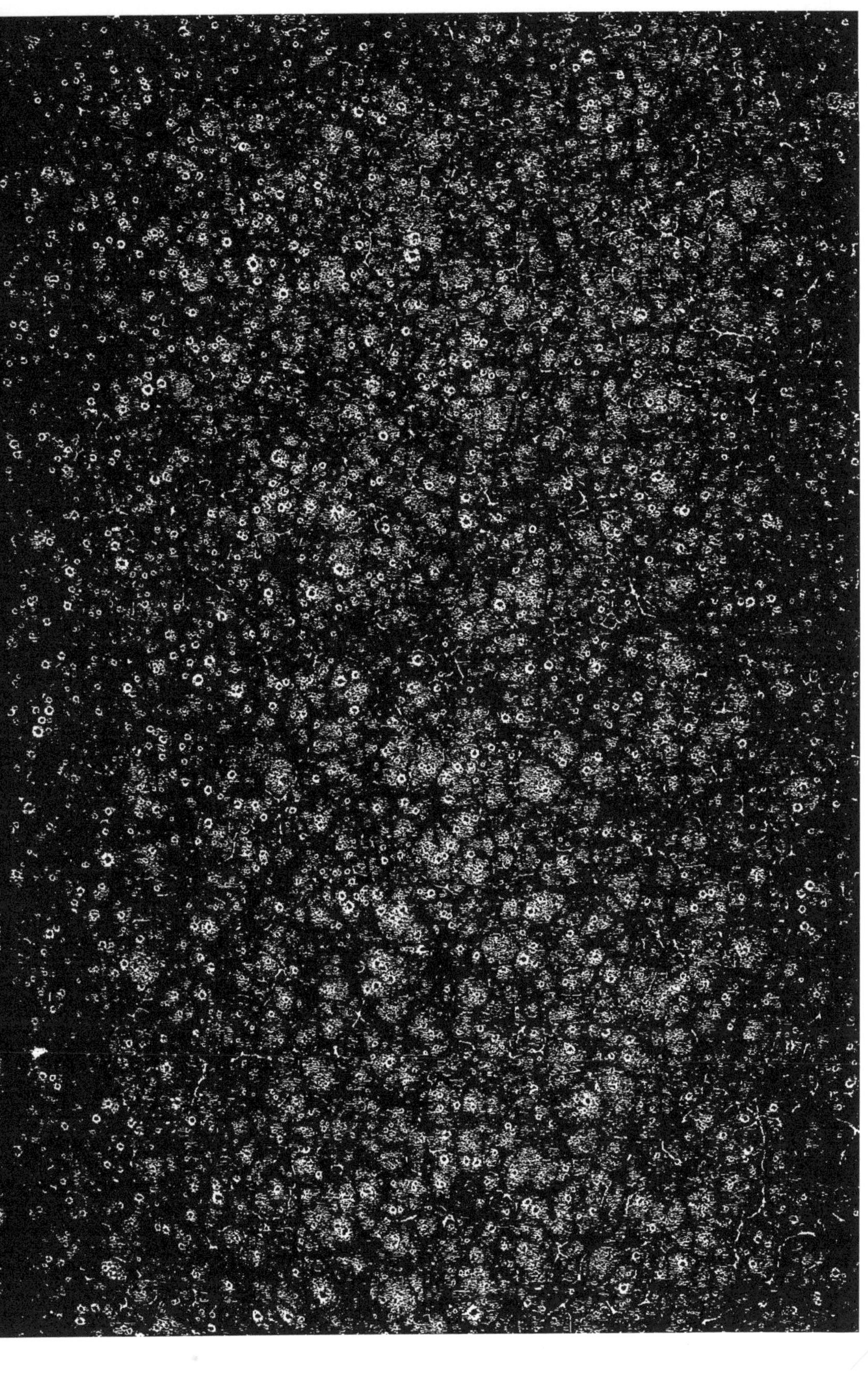

LEÇONS

SUR

LA PHYSIOLOGIE

ET

L'ANATOMIE COMPARÉE

DE L'HOMME ET DES ANIMAUX.

TOME QUATRIÈME.

LEÇONS

SUR

LA PHYSIOLOGIE

ET

L'ANATOMIE COMPARÉE

DE L'HOMME ET DES ANIMAUX.

TRENTE ET UNIÈME LEÇON.

Suite de l'histoire de la circulation du sang. — Des mouvements du cœur et du mécanisme de son action.

§ 1. — Les faits dont j'ai rendu compte dans les précédentes Leçons suffisent pour nous donner une idée générale de la circulation du sang et de la route parcourue par ce liquide dans l'intérieur du corps de tous les êtres animés ; mais lorsqu'on veut approfondir l'étude de ce phénomène important, il est nécessaire d'examiner de plus près le mécanisme des organes moteurs dont l'action détermine le courant irrigatoire. Pour les Animaux inférieurs, nous pouvons nous passer de la connaissance de ces détails ; mais, pour l'histoire physiologique de l'Homme, ce complément d'instruction me paraît indispensable.

Étude des mouvements du cœur.

L'étude des mouvements du cœur occupa les grands médecins de l'antiquité ; Harvey y accorda aussi une attention sérieuse, et Haller la poursuivit dans une longue série d'expériences sur des Animaux vivants. Mais c'est surtout depuis une trentaine d'années qu'elle a pris beaucoup d'importance, à raison des relations que les pathologistes ont découvertes entre ces phénomènes et certains signes à l'aide desquels on peut reconnaître l'existence de diverses maladies de l'appareil circulatoire (1). Malheureusement ces investigations offrent de grandes difficultés qui dépendent, soit de la complication des mouvements du cœur et de la rapidité avec laquelle ces mouvements se succèdent ; soit du trouble qui se manifeste dans les fonctions de cet organe, et d'autres accidents physiologiques qui se déclarent quand on ouvre largement le thorax pour mettre à découvert les parties dont il est nécessaire d'observer de près

(1) Les travaux de Harvey, de Senac, de Haller et de plusieurs physiologistes des XVIIe et XVIIIe siècles, avaient jeté beaucoup de lumière sur l'histoire des mouvements du cœur, lorsque les découvertes de Laënnec, relatives à l'auscultation (*a*), vinrent appeler de nouveau l'attention des médecins sur ce sujet, et devinrent le point de départ d'une série très nombreuse de recherches variées, qui aujourd'hui encore se poursuivent activement. Parmi les publications qui ont fourni des éléments utiles pour la solution des questions complexes soulevées par cette étude, je citerai d'abord celles de MM. Turner, Hope, Marc d'Espine, Magendie, et de diverses commissions instituées à Dublin et à Londres par « l'Association Britannique pour les progrès des sciences », et chargées de faire des expériences à ce sujet (*b*). M. Beau publia vers la même époque un travail considérable

(*a*) Laënnec, *Traité d'auscultation médiate et des maladies des poumons et du cœur*. Paris, 1819, 2 vol. in-8. — L'édition que je cite ici est la dernière publiée du vivant de l'auteur en 1826.

(*b*) Turner, *Observations on the Cause of the Sounds produced by the Heart* (*Trans. of the Med. Chirurg. Soc. of Edinburgh*, 1829, t. III, p. 205).

— Hope, *Experimental Researches on the Action of the Heart* (*Medical Gazette*, 1830). — *A Treatise on the Diseases of the Heart and Great Vessels*, 3e édit., 1839, p. 9 et suiv.

— Marc d'Espine, *Recherches expérimentales sur quelques-unes des bases qui doivent servir au diagnostic des maladies du cœur et de la circulation* (*Archiv. gén. de méd.*, 1831, t. XXVII, p. 145).

— Magendie, *Mém. sur l'origine des bruits normaux du cœur* (*Mém. de l'Acad. des sciences*, tome XIV).

— Adams, Law, Greene, etc., *Report on the Motions and Sounds of the Heart, by the Dublin Sub-Committee of the Medical Section* (5th *Report of the British Association for the Advancement of Science*, 1835, p. 243).

— Macartney, Adams, etc., *Second Report of the Dublin Sub-Committee* (6th *Rep. of the Brit. Assoc.*, 1836, p. 275).

— Williams, Todd et Clendinning, *Rep. of the London Sub-Committee on the Motions and Sounds of the Heart* (*Brit. Assoc.*, 1836, p. 261).

— Clendinning, *Report on the Motions and Sounds of the Heart* (*Brit. Assoc.*, 1840, p. 163).

— Voyez aussi Pennock, *Report of Experiments on the Action of the Heart* (*American Journal of Medical Science*, 1839, p. 29 et 415).

le jeu normal. Aussi, malgré les recherches multipliées entreprises de toutes parts à ce sujet, reste-t-il beaucoup d'incertitude sur plusieurs points fondamentaux, et les auteurs sont-ils très partagés d'opinion quant à l'interprétation des faits observés. Je n'entreprendrai donc pas l'examen de toutes les questions d'un intérêt purement médical qui se rattachent à l'histoire des mouvements du cœur, et je m'appliquerai seulement à l'étude des phénomènes principaux que le physiologiste ne doit pas ignorer.

Alternance des mouvements des oreillettes et des ventricules.

§ 2. — Nous savons que le cours du sang dépend des contractions du cœur, et les expériences de Harvey, dont j'ai déjà rendu brièvement compte, nous ont appris que ces contractions périodiques se font alternativement dans les ventricules et les oreillettes. Pour s'en convaincre, il suffit de mettre à découvert le cœur d'une Grenouille vivante, ainsi que Haller et ses nombreux successeurs l'ont fait souvent. En effet, on voit alors que la portion inférieure de cet organe se gonfle et rougit, pendant que sa portion supérieure se resserre, puis qu'elle se contracte à son tour, et qu'en même temps les oreillettes situées au-dessus se dilatent. Plusieurs physiologistes ont pu constater également cette alternance dans les mouvements des deux étages du cœur

sur les mouvements du cœur et sur les bruits qui les accompagnent; mais la théorie nouvelle qu'il en donna ne me paraît pas admissible (a). Enfin, je signalerai encore les recherches de MM. Surmay, et surtout les expériences récentes de MM. Chauveau et Faivre, dont les résultats sont remarquablement nets (b).

Pour l'historique de ces travaux, on peut consulter un article inséré dans le journal *l'Expérience*, par M. Beaugrand, et l'ouvrage sur l'auscultation par MM. Barth et Roger (c).

(a) Beau, *Recherches sur les mouvements du cœur* (*Archives générales de médecine*, 1835, 2ᵉ série, t. IX, p. 389). — *Traité expérimental et clinique d'auscultation appliquée à l'étude des maladies du poumon et du cœur*, 1856, in-8.

(b) Surmay, *Rech. sur les mouvements et les bruits du cœur* (*Gazette médicale*, 1852, 3ᵉ série, t. VII, p. 653).

— Chauveau et Faivre, *Nouv. rech. expérim. sur les mouvements et les bruits normaux du cœur* (extrait de la *Gazette médicale*, 1856).

(c) Beaugrand, *Remarques historiques accompagnant la traduction d'un mémoire sur les mouvements et les bruits du cœur*, par Pennock et Moore (*l'Expérience*, 1842, t. X, p. 129).

— Barth et Roger, *Traité pratique d'auscultation*, 4ᵉ édit., 1854.

dans l'espèce humaine. L'occasion leur en a été fournie par des cas de vice de conformation dans lesquels les parois du thorax étaient restées incomplètes, et le cœur se trouvait presque à nu ou faisait même saillie au dehors. C'est un phénomène constant dans toutes les classes d'Animaux vertébrés; mais il est à noter que le plus ordinairement la systole des oreillettes ne se déclare pas au milieu de l'intervalle compris entre deux contractions des ventricules. Chez l'Homme et chez les Animaux qui s'en rapprochent le plus par leur organisation, elle est suivie presque immédiatement par la systole ventriculaire, et un temps de repos sépare ces deux mouvements d'une nouvelle série de contractions (1).

A l'aide de ces observations faites sur l'Homme, et d'une multitude d'expériences faites sur divers Mammifères ainsi que sur des Oiseaux, il a été facile de reconnaître aussi que chacun

(1) Une alternance régulière des deux systoles sans temps de repos, après l'une ou l'autre, a été observée par M. Cruveilhier, chez un enfant nouveau-né dont le cœur était à découvert hors de la poitrine (*a*) ; mais, dans un autre cas analogue, décrit par un médecin américain (M. Robinson), la systole ventriculaire succédait si rapidement à la contraction des oreillettes, qu'on ne pouvait l'en distinguer, et la diastole de ces derniers réservoirs précédait à peine celle des ventricules, de façon que toutes les parties du cœur paraissaient se contracter et se dilater en même temps (*b*). Au contraire, dans un cas d'ectopie du cœur semblable aux précédents et observé par M. Follin, les deux systoles se suivaient presque immédiatement, mais étaient séparées par un petit intervalle (*c*).

Les dissidences d'opinions qui existent au sujet de la succession plus ou moins rapide des deux systoles (auriculaire et ventriculaire) me paraissent dépendre d'une certaine variabilité dans le rhythme de ces mouvements et des conclusions trop générales que chaque auteur a tirées d'un petit nombre d'observations particulières.

Ainsi Haller et la plupart des expérimentateurs qui ont étudié les mouvements du cœur de la Grenouille y ont distingué un certain intervalle entre la contraction des oreillettes et

(*a*) Cruveilhier, *Note sur les mouvements et les bruits du cœur* (*Gazette médicale*, 1841, t. IX, p. 497).

(*b*) Robinson, *A Case of Malformation with Remarks on the Circulation of the Blood* (*American Journal of Medical Science*, 1832, vol. XI, p. 346).

(*c*) Follin, *Sur une ectopie du cœur* (*Arch. gén. de méd.*, 1850, 4ᵉ série, t. XXIV, p. 101).

de ces mouvements a lieu en même temps, soit dans les deux ventricules, soit dans les deux oreillettes. Du reste, la structure anatomique du cœur nous aurait permis de prévoir qu'il devait en être ainsi, car nous avons déjà vu que les fibres musculaires dont se compose la couche superficielle dans chacun des deux étages du cœur s'étendent sur les deux moitiés de cet organe, et embrassent, par conséquent, à la fois, d'une part les deux oreillettes, d'autre part les deux ventricules (1).

Diastole.

Lorsque les oreillettes, après leur mouvement de systole commun, retombent dans l'état de repos, leurs parois deviennent flasques, et leur cavité commence aussitôt à se remplir de nouveau. Leur diastole s'accomplit graduellement, et avant qu'elle se soit achevée, le sang commence à s'en écouler

celle des ventricules (*a*). Un temps d'arrêt entre ces deux systoles a été remarqué aussi chez le Chat (*b*) et chez le Rat (*c*).

Chez le Chien, au contraire, la contraction des ventricules succède si rapidement à celle des oreillettes, qu'elle semble en être la continuation, et que l'ensemble de ces mouvements a été comparé à une ondulation progressive se dirigeant de haut en bas (*d*).

Chez l'Ane, la systole ventriculaire succède immédiatement à celle des oreillettes (*e*).

En général, il en est de même chez le Cheval ; mais MM. Chauveau et Faivre ont constaté à cet égard des variations assez grandes, suivant les conditions dans lesquelles se trouvait l'Animal au moment de l'observation (*f*).

Nous reviendrons sur ce sujet dans une autre partie de cette Leçon.

(1) Voyez tome III, p. 488.

La coïncidence des contractions dans les deux réservoirs appartenant au même étage du cœur a été bien constatée par Harvey, contrairement à l'opinion de Bauhin et de Riolan, qui avaient cru pouvoir distinguer quatre contractions successives, savoir : une dans chaque oreillette et une dans chaque ventricule (*g*).

(*a*) Haller, *Sur les mouvements du cœur* (*Mém. sur la nature sensible et irritable des parties du corps humain*, t. I, p. 237, 379, etc.).
— Barth et Roger, *Traité pratique d'auscultation*, p. 373.
(*b*) Haller, *Op. cit.*, p. 343.
(*c*) Idem, *ibid.*, p. 359.
(*d*) Clendinning, *Report of the London Committee* (*Brit. Associat.*, 1836).
— Barth et Roger, *Op. cit.*, p. 376.
(*e*) Hope, *Treatise on the Diseases of the Heart*, p. 15.
— Clendinning, *Op. cit.* (*Brit. Associat.*, 1836, p. 183).
(*f*) Chauveau et Faivre, *Op. cit.*, p. 15 et suiv.
(*g*) Harvey, *Exercit. anat. de motu cordis*, cap. IV, p. 16.

pour occuper les ventricules situés au-dessous. En effet, ces réservoirs s'étant relâchés, rien ne s'oppose à l'entrée du sang dans leur intérieur, et les forces qui déterminent le remplissage des oreillettes suffiraient à elles seules pour amener ce résultat; mais il est une autre circonstance qui contribue aussi à faciliter l'entrée du liquide dans l'étage inférieur du cœur, c'est la tendance naturelle des parois des cavités ventriculaires à s'écarter après que la contraction dont elles ont été le siége vient à cesser. Une fibre musculaire qui est en repos ne reste pas raccourcie comme elle l'est pendant sa contraction, et lorsque le mouvement de systole qui a rapproché les parois des ventricules de façon à effacer plus ou moins complétement les cavités qu'elles circonscrivent vient à cesser, l'élasticité dont leur tissu est doué les porte à s'écarter de nouveau. Ainsi, quand le cœur est dans son état de repos, il n'est pas affaissé sur lui-même, comme le serait un sac vide, mais les cavités ventriculaires restent plus ou moins béantes. Or la force qui détermine le retour de ces réservoirs à leur grandeur normale doit tendre à attirer dans leur intérieur le sang contenu dans les réservoirs avec lesquels ces cavités sont en communication. La force aspirante développée de la sorte est très faible ; mais elle doit contribuer à produire ce que j'appellerai la première période de la diastole ventriculaire (1).

J'ajouterai encore que chez l'Homme et les autres Mammi-

(1) L'importance de cette dilatation passive des ventricules dans le mécanisme de la circulation a été singulièrement exagérée par quelques auteurs, tels que Zugenbuhler et Schubarth (*a*), qui, sans se fonder sur l'expérience, ont cru pouvoir expliquer de la sorte la progression du sang vers le cœur (*b*). Carus, en combattant ces hypothèses, est tombé dans un excès contraire (*c*), et la plupart des physiologistes de l'époque actuelle ré-

(*a*) Zugenbuhler, *Dissertatio de motu sanguinis per venas* (*Journal général de médecine*, 1815, t. LIII, p. 121).

— Schubarth, *Physiologische Erörterung der Wirkung des Herzens und der Gefässe, beim Zurückbringen des Blutes aus den Organen zum Herzen.* — *Nachschrift* von Gilbert (*Annalen der Physik*, 1817, t. LVII, p. 55 et 105).

(*b*) Carus, *Ueber den Blutlauf* (Meckel's *Deutschl. Archiv für Physiol.*, 1818, t. IV, p. 413).

(*c*) Voyez Müller, t. I, p. 175.

fères l'agrandissement des cavités du cœur, et par conséquent leur action aspiratrice, est sollicité par la disposition des parties

voquent en doute l'existence de tout mouvement aspiratoire de ce genre. Il est évident que la force déployée de la sorte ne saurait être que très faible ; mais il me paraît également indubitable que le cœur, après avoir été contracté, tend à reprendre un certain état de dilatation, et doit exercer ainsi une espèce de succion sur le liquide contenu dans les veines qui y débouchent. A l'appui de cette opinion, je citerai une expérience de Wedemeyer et Günther.

Un siphon, dont la petite branche était faite avec un tube de caoutchouc et dont la grande branche plongeait verticalement dans un bain, fut fixé par son extrémité opposée dans l'intérieur de la veine jugulaire d'un Cheval. A chaque battement du cœur, l'eau s'éleva de quelques centimètres dans cette espèce de manomètre ; pendant la première période de l'expérience les mouvements respiratoires et les mouvements du cœur coïncident, et par conséquent l'ascension du liquide au-dessus du niveau du bain pouvait être attribuée à la dilatation du thorax ; mais bientôt ce synchronisme cessa, et l'on vit alors que l'eau du bain était attirée vers le cœur à chaque diastole de cet organe (*a*).

Comme preuve de l'intervention d'une certaine force aspirante dépendant de l'élasticité des parois ventriculaires, je citerai les résultats obtenus par divers physiologistes qui, après avoir excisé un cœur palpitant, plongèrent cet organe dans un vase rempli d'eau. Le cœur continue à battre pendant quelque temps et le jet qui en sort devient de moins en moins coloré, puis ne consiste qu'en de l'eau à peine sanguinolente. Donc de l'eau s'introduit dans les ventricules à chaque diastole, et si les parois de ces cavités ne s'écartaient pas spontanément après la cessation de la systole, et en s'écartant ainsi n'appelaient le liquide circonvoisin dans leur intérieur, cette introduction n'aurait pas lieu. Cette expérience, faite il y a fort longtemps sur le cœur d'une Tortue, par J. Johnson (*b*), a été pratiquée dernièrement sur d'autres Animaux par M. Chassaignac (*c*) et modifiée d'une manière heureuse par M. Fink (*d*). Ce dernier adapte à l'artère aorte un tube vertical en guise de manomètre, et maintient ouvert l'orifice veineux de l'oreillette gauche à l'aide d'un tronçon de tube; il plonge ensuite le cœur, ainsi préparé, dans un bain, de façon à ne laisser dépasser que le tube vertical, et, à l'aide de la main, il comprime le cœur, puis abandonne cet organe à lui-même alternativement. A chaque compression l'eau monte dans le tube aortique et s'y maintient à raison du jeu des val-

(*a*) Wedemeyer, *Untersuch. über den Kreislauf*, 1828.

(*b*) Voyez Wilson Philip, *Some Observations relating to the Powers of Circulation* (*Trans. of the Medico-Chirurg. Soc.*, 1823, t. XII, p. 397).

(*c*) Voyez Hérard, *Des signes stéthoscopiques du rétréciss. de l'orifice auriculo-ventriculaire* (*Arch. gén. de méd.*, 1854, t. III, 191).

(*d*) L. Fink, *Bemerkungen über einige Versuche zur Erläuterung der Mechanik des Herzens* (Müller's *Arch. für Anat. und Physiol.*, 1849, p 283).

dont cet organe est entouré. Nous avons vu qu'il est placé entre les deux poumons, et que le tissu de ceux-ci, à raison de son élasticité, tend à se resserrer, et tire, en quelque sorte, sur les parois de la cavité thoracique. Or, cette traction qui fait

vules sigmoïdes. Quand la pression exercée sur le cœur vient à cesser, cet organe, en revenant à son état normal, dilate ses ventricules, et ceux-ci se remplissent, de sorte que l'espèce de pompe ainsi constituée se trouve chargée de nouveau, et en recommençant souvent les mêmes manœuvres, on parvient à élever l'eau à une certaine hauteur dans le tube qui surmonte l'aorte. M. Fink a fait une autre expérience qui, au premier abord, peut paraître en opposition avec les conséquences tirées des faits précédents, mais qui, en réalité, n'a aucune portée. Il adapta à l'entrée de l'oreillette un tube recourbé en U et contenant de l'eau; le cœur battait avec force, mais le niveau du liquide resta le même dans les deux branches de l'instrument. Cet auteur paraît disposé à en conclure que dans l'état physiologique les parois ventriculaires ne jouissent pas de l'élasticité dont il avait constaté les effets sur le cadavre; mais le résultat négatif de cette expérience s'explique parfaitement par la flaccidité des parois de l'oreillette qui, suivant toute apparence, suivaient les mouvements déterminés par la diastole du ventricule, au lieu de transmettre la succion de celui-ci au tube manométrique. Pour juger de l'élasticité des parois du ventricule, il aurait fallu mettre le manomètre directement en continuité avec sa cavité.

Je ferai remarquer aussi qu'il ne faut pas confondre cette action due seulement à l'élasticité des parois ventriculaires avec la dilatation spontanée du cœur, que les anciens physiologistes attribuaient à la contraction d'une portion des fibres musculaires de cet organe (*a*). Galien et beaucoup de ses successeurs supposaient que la diastole ventriculaire, de même que la systole, était le résultat du raccourcissement de certaines fibres charnues (*b*). On trouve une opinion analogue dans les écrits de Bichat (*c*), et cette hypothèse a été même reproduite de nos jours (*d*), mais cependant elle avait été complétement réfutée, vers le milieu du siècle dernier, par les travaux de Haller. En effet, les expériences de ce grand physiologiste, dont je rapporterai ici les paroles, firent voir que « le relâchement du cœur n'est pas l'action naturelle d'un plan ou d'une partie de ses fibres; car le cœur, en repos ou privé de vie, demeure dans le même état où il s'est mis dans sa diastole. Aucun muscle n'agit dans cet état

(*a*) Galien, *De l'utilité des parties* (*Œuvres*, trad. de Daremberg, t. I, p. 402 et suiv.).

(*b*) Par exemple, Pechlin, Perrault et Hamberger (voyez Haller, *Elementa physiologiæ*, t. I, p. 386).

(*c*) Bichat, *Anatomie générale*, t. II, p. 467 (édit. de 1818).

(*d*) Filhos, *Inductions pratiques et physiologiques* (Thèse, Paris, 1833, p. 8).
— Choriol, *Considérations sur la structure, les mouvements et les bruits du cœur* (Thèse, Paris, 1841, p. 14).

remonter le diaphragme en forme de voûte, et qui contribue puissamment à chasser l'air des poumons au moment de l'expiration (1), doit agir aussi sur les deux surfaces de la chambre

» de mort, et la disposition du cœur » qui domine dans la diastole n'a » donc pas besoin de muscle pour » naître (*a*). »

Les preuves de l'absence de tout phénomène de contraction musculaire pendant la diastole du cœur sont fournies par l'observation directe des fibres de cet organe chez des Animaux vivants (*b*). Dans la plupart des ouvrages élémentaires de physiologie, on cite aussi comme démonstration de l'état passif des ventricules pendant la diastole une expérience faite par Oesterreicher. Elle consiste à exciser le cœur d'une Grenouille vivante et à placer sur cet organe un corps assez lourd pour le déprimer, mais assez petit pour ne pas le cacher. On voit alors que le poids est soulevé pendant la systole, mais ne bouge pas durant la diastole, et l'on en a conclu que ce dernier phénomène n'est accompagné d'aucune contraction musculaire appréciable (*c*). Il est cependant à remarquer que le même résultat se produirait si la diastole était accompagnée dans l'état normal d'une action musculaire, mais que cette action était trop faible pour vaincre la résistance développée par le poids dont le cœur était chargé. Par conséquent, cette expérience ne fournit pas la preuve du fait qu'elle est destinée à établir.

Quelques physiologistes supposent que la dilatation des cavités ventriculaires qui succède à l'état de contraction des fibres charnues de ces organes n'est pas due uniquement à l'élasticité de leur tissu, mais pourrait bien dépendre d'une force analogue à celle qui détermine le raccourcissement de ces fibres et qui agirait en sens contraire, de façon à repousser les particules constitutives de ces mêmes fibres et à les allonger (*d*). Dans l'état actuel de la science, il n'y a cependant rien qui nous semble propre à appuyer cette hypothèse.

J'ajouterai encore que, suivant M. Beau, les parois du cœur seraient pendant la vie trop flasques pour pouvoir se tenir écartés, lorsque leurs fibres sont dans l'état de repos, et que si la cavité des ventricules ne s'efface pas après la mort, cela dépend seulement du phénomène bien connu sous le nom de rigidité cadavérique (*e*); mais cette rigidité, comme nous le verrons plus tard, est un état transitoire qui ne dure que quelques heures, et la disposition des cavités ventriculaires due à l'élasticité du tissu dont leurs parois sont formées persiste après que ce phénomène a cessé, et d'ailleurs les expériences rapportées ci-dessus me semblent prouver que cette propriété existe durant la vie aussi bien qu'après la mort.

(1) Voyez tome II, page 425.

(*a*) Haller, *Mém. sur la nature sensible et irritable des parties du corps humain*, t. I, p. 392.

(*b*) Voyez tome II, page 488.

(*c*) Oesterreicher, *Versuch einer Darstellung der Lehre vom Kreislauf*, 1826, p. 33.

(*d*) Carpenter, *Principles of Human Physiology*, 1853, p. 478.

(*e*) Beau, *Traité expérimental et clinique d'auscultation*, 1856, p. 254.

cardiaque formée par le médiastin, et par l'intermédiaire de celui-ci, doit tendre à écarter les parois du cœur. Quand ce dernier organe se contracte, aucun vide ne peut se faire entre sa surface externe et les parois de la cavité qui le renferme, ni entre ces parois et la surface adjacente des poumons ; celle-ci doit suivre le mouvement comme elle suit le diaphragme lors de la contraction de ce muscle ; mais quand la force à laquelle le tissu élastique a cédé vient à cesser son action, ce tissu doit revenir sur lui-même, et entraîner à son tour les parois des cavités du cœur. Dans l'état de repos, la capacité de ces cavités doit être par conséquent plus considérable qu'au moment de la contraction, et cette augmentation de capacité doit être accompagnée de l'afflux d'une quantité correspondante de sang dans leur intérieur. La force déployée par le tissu élastique des poumons vient donc s'ajouter à la force élastique propre aux parois des ventricules pour dilater la cavité de ces pompes physiologiques dès que leur contraction a cessé (1).

Mais la diastole des ventricules ne dépend pas seulement des causes qui font affluer le sang dans le cœur, en l'attirant, en quelque sorte, dans ces réservoirs inférieurs ; le chargement de ceux-ci est complété par l'intervention active des oreillettes, et on les voit se distendre sous l'influence du liquide que ces

(1) Voyez, à ce sujet, les remarques de Purkinje et de M. Bérard (*a*). Le premier de ces physiologistes pense que le jeu des valvules auriculo-ventriculaires doit contribuer aussi à produire une aspiration dans les oreillettes. En effet, pendant la systole ventriculaire, ces soupapes, réunies en forme d'entonnoir, forment en quelque sorte le plancher de ces réservoirs, et M. Purkinje pense que, par suite de la contraction des muscles papillaires du cœur, ils sont tirés en bas, de façon à agrandir cette espèce d'entonnoir lorsque la diastole commence (*b*); mais, ainsi que nous le verrons bientôt, les muscles papillaires ne paraissent pas remplir ce rôle.

(*a*) Bérard, *Cours de physiologie*, t. III, p. 611.

(*b*) Purkinje, *Ueber die Saugkraft des Herzens* (*Uebersicht der Arbeiten der Schlessichen Gesellschaft für Vaterländische Kultur*, 1843, p. 157).

derniers organes, en se contractant, lancent dans leur intérieur.

Systole des oreillettes.

La systole des oreillettes, qui se fait d'une manière brusque, et qui commence dans les appendices auriculaires pour se propager ensuite dans les sinus, n'est pas très énergique; mais dans les circonstances ordinaires, la pression exercée par la contraction des parois de ces réservoirs est assez puissante pour expulser une partie notable du sang qui s'y trouve renfermé. Une portion du liquide mis ainsi en mouvement rentre dans les veines afférentes au cœur, car l'embouchure de ces vaisseaux n'est pas garnie de soupapes capables de s'opposer à ce reflux (1), mais la contraction des fibres musculaires dont ces orifices sont entourés (2), et la pression exercée par la colonne de sang

(1) La valvule d'Eustachi, que nous avons vue à l'embouchure de la veine cave inférieure (*a*), garnit seulement la moitié ou les deux tiers antérieurs de la circonférence de cet orifice, et ne saurait empêcher le reflux du sang. La veine cave supérieure est complétement dépourvue de valvules. Lower croyait que le passage du sang de ce vaisseau dans la veine cave inférieure était empêché par un tubercule situé entre leurs orifices, et Vieussens attribuait des usages analogues au bord supérieur et antérieur de la fosse ovale, qui est épaisse et saillante. Mais le tubercule de Lower n'existe réellement pas, et ce qui empêche le sang apporté par la veine cave supérieure de pénétrer dans la veine cave inférieure, au lieu d'être versé dans l'oreillette, c'est la direction des embouchures de ces deux vaisseaux (*b*).

(2) La contraction des fibres musculaires dont les parois des oreillettes sont garnies ne tend pas à diminuer la grandeur des orifices ventriculaires; mais, ainsi que nous l'avons déjà vu, divers faisceaux de ces fibres sont disposés en manière de sphincter autour de l'embouchure des grosses veines (*c*), et, au moment où ces réservoirs se contractent, le raccourcissement de ces dernières fibres doit déterminer un certain rétrécissement dans ces ouvertures. M. Parchappe a insisté avec raison sur ce fait (*d*), et il est à noter que chez divers animaux, la Grenouille, par exemple, la contraction des fibres musculaires de la portion terminale des veines caves est très énergique et commence avec la systole des oreillettes.

(*a*) Voyez tome III, page 507.

(*b*) Voyez Senac, *Traité de la structure du cœur*, t. I, p. 215.

— Retzius, *Einige Bemerkungen über die Scheidewand des Herzens beim Menschen, mit besonderer Rücksicht auf das Sogenannte tuberculum Loweri* (Müller's *Archiv für Anat.*, 1835, p. 161).

(*c*) Voyez tome III, page 573.

(*d*) Parchappe, *Du cœur, de sa structure et de ses mouvements*, p. 124.

qui arrive aux oreillettes sont des obstacles considérables à l'établissement d'un courant en ce sens ; par conséquent, c'est principalement par l'autre ouverture ménagée dans les parois de chaque oreillette que la sortie s'en effectue. Ces pompes foulantes lancent donc dans les ventricules un jet de sang chaque fois qu'elles se contractent, et la pression exercée par ce jet sur les parois des ventricules en achève la distension.

Quand la circulation est embarrassée, ainsi que cela a souvent lieu dans les expériences de vivisection, il arrive parfois que les oreillettes se trouvent distendues au point de ne pouvoir plus se contracter (1), et cette circonstance a induit quelques auteurs à penser que ces réservoirs ne remplissent aucun rôle actif dans le jeu du cœur (2); mais, dans l'état normal, il en est tout autrement, et, pour mettre en évidence leur influence sur le cours du sang, il me suffira de citer une expérience faite il y a plus de deux cents ans par Harvey. Ce physiologiste remarqua que chez les Animaux dont le thorax a été ouvert, et dont les mouvements du cœur sont près de s'éteindre, les ventricules

(1) Quand par une circonstance quelconque les oreillettes se trouvent très distendues, elles ne peuvent plus se contracter. Cela se voit très bien chez la Grenouille, quand on insuffle par la veine cave quelques bulles d'air dans ces organes sans en envoyer dans le ventricule, qui continue à battre (*a*). La même chose arrive quand ces réservoirs sont trop remplis de sang, et dans ce cas on voit souvent leurs contractions se rétablir dès qu'à l'aide d'une petite ponction on a déterminé la sortie d'une certaine quantité de liquide.

(2) Cette inertie s'est produite dans les expériences de M. Marc d'Espine, par exemple, et a porté cet auteur à considérer les oreillettes comme étant des réservoirs passifs seulement (*b*). Les observations de M. Bouillaud ont conduit ce médecin à un résultat analogue (*c*). La contraction des oreillettes était aussi très peu marquée dans les expériences de M. Surmay sur des Cabiais (*d*).

(*a*) A. Moreau, *Note sur les mouvements du cœur* (*Comptes rendus de la Société de biologie*, 1856, p. 207).

(*b*) D'Espine, *Recherches expérimentales sur quelques-unes des bases qui doivent servir au diagnostic des maladies du cœur et de la circulation* (*Arch. gén. de méd.*, 1831, t. XXVII, p. 156).

(*c*) Bouillaud, *Traité clinique des maladies du cœur*, t. I, p. 88.

(*d*) Surmay, *Recherches sur les mouvements et les bruits normaux du cœur* (*Gazette médicale*, 1852, 3e série, t. VII, p. 655).

cessent de se contracter avant que les oreillettes soient devenues inertes, et qu'alors, non-seulement on peut distinguer encore dans les ventricules des battements dus à l'afflux du sang lancé dans leur intérieur par chaque systole des oreillettes, mais on en voit sortir un jet à chacun de ces mouvements, si d'un coup de ciseau on enlève le sommet du cœur (1).

L'importance de ce phénomène dans le mécanisme de la circulation a cependant été exagérée par les physiologistes qui attribuent exclusivement à la contraction des oreillettes l'afflux du sang dans les ventricules et la diastole de ces derniers réservoirs. Il y a entre chaque systole ventriculaire et la systole auriculaire suivante un temps de repos (2) pendant lequel l'étage inférieur du cœur ne reste pas contracté, mais se trouve dans

(1) Cette observation de Harvey (*a*) a été répétée par divers physiologistes. Ainsi, dans une des expériences faites par M. Clendinning et ses collaborateurs sur des Anes, le cours du sang a continué après que les ventricules eurent cessé de se contracter et que les mouvements de systole furent limités aux oreillettes (*b*).

C'est aussi par l'influence de la contraction de ces derniers réservoirs qu'on peut se rendre compte de la persistance de la circulation dans certains cas pathologiques où les ventricules étaient devenus impropres à remplir leurs fonctions ordinaires : par exemple, chez un Homme dont l'autopsie a été faite par Allen Burns, et a montré que les ventricules devaient avoir été depuis longtemps tout à fait rigides, car leur surface était complétement recouverte par un tissu osseux adventif (*c*).

Le rôle actif des oreillettes est également mis en évidence par diverses expériences dans lesquelles on a introduit l'extrémité effilée d'un tube de verre dans la cavité d'un de ces réservoirs, et l'on a observé les mouvements de la colonne de sang qui s'élevait dans cet instrument lors de chaque systole auriculaire. Plusieurs faits de cet ordre sont décrits par la commission des médecins de Dublin (*d*).

M. Hope évalue à un tiers la diminution de volume qui se manifeste dans les oreillettes pendant leur systole chez l'Ane (*e*).

(2) Quelques anciens auteurs désignaient cette période de repos sous le nom de *périsystole* (*f*).

(*a*) Harvey, *Exercit. anat. de motu cordis et sanguinis*, cap. IV, p. 26 (édit. de 1628).
(*b*) Clendinning, *Op. cit.* (*Brit. Associat.*, 1840, p. 185).
(*c*) Voyez Reid, *Heart* (Todd's *Cyclop. of Anat. and Physiol.*, t. II, p. 603).
(*d*) *Report of the Dublin Sub-Committee* (*Brit. Associat.*, 1835, Dublin, p. 244).
(*e*) Hope, *Op. cit.*, p. 18.
(*f*) Riolan, *Anthropographie* (*Œuvres anatomiques*, t. I, p. 556).

un état de relâchement, et se remplit en partie du sang qui s'écoule par les orifices auriculo-ventriculaires devenus libres par l'abaissement de leurs valvules (1).

Systole des ventricules.

§ 3. — Lorsque les parois des ventricules sont stimulées par l'entrée de la charge complémentaire du sang dans ces cavités, leurs fibres musculaires se contractent à leur tour, et la systole qui s'effectue alors est bien plus énergique que celle

(1) La théorie des mouvements du cœur, présentée il y a quelques années par M. Beau, repose principalement sur la supposition que le jet de sang lancé par les oreillettes dans les ventricules arrive dans ceux-ci non pas d'une manière successive, mais en masse, de façon à les dilater brusquement et à produire les mouvements de locomotion dont nous aurons bientôt à nous occuper. Mais pour qu'il en fût ainsi, il faudrait que les ventricules restassent vides pendant la diastole des oreillettes ; et effectivement M. Beau admet que les choses se passent de la sorte, et il attribue cet état de resserrement des ventricules après la cessation de leur contraction musculaire à un phénomène de tonicité musculaire (*a*). Or la plupart des physiologistes qui ont fait des expériences sur le jeu du cœur, chez les Animaux vivants, s'accordent à dire que pendant le repos de cet organe les ventricules ne sont pas resserrés et vides, mais au contraire dans un état de relâchement, et se remplissent peu à peu de sang, quoique ce liquide ne les distende pas comme au moment de la systole auriculaire (*b*).

L'entrée du sang dans les ventricules, pendant la diastole des oreillettes, a été mise en évidence par diverses expériences faites sur des Animaux vivants. Ainsi, quand sur un grand Mammifère on fait la résection de la pointe du cœur, on voit le sang s'écouler d'une manière continue des ventricules pendant l'intervalle des systoles auriculaires, et le jet augmenter seulement au moment où ces mouvements de contraction se produisent (*c*). J'ai souvent observé ce phénomène.

(*a*) Beau, *Traité d'auscultation*, p. 220, etc.

(*b*) Voyez :

— Hope, *A Treatise on the Diseases of the Heart*, p. 16.

— Adams, Law, Greene, etc., *Report on the Motions and Sounds of the Heart by the Dublin Sub-Committee of the Medical Section* (*British Associat. for the Advancem. of Sciences*, Dublin, 1835, p. 248).

— Wachsmuth, *Ueber die Function der Vorkammern des Herzens* (*Zeitschrift für ration. Med.*, 1854, 2e série, t. IV, p. 182).

— Pennock et Moore, *Mém. sur les mouvements et les bruits du cœur* (*l'Expérience*, 1842, t. X, p. 177).

— Surmay, *Recherches sur les mouvements et les bruits du cœur* (*Gazette médicale*, 1852, p. 655).

— Chauveau et Faivre, *Nouvelles recherches expérimentales sur les mouvements et les bruits du cœur*, p. 25.

(*c*) Voyez Clendinning, *Op. cit.* (*Report of the Brit. Associat.*, Glasgow, 1840, p. 179).

des oreillettes. Elle s'opère aussi d'une manière plus lente, et elle commence vers le sommet du cœur pour se propager ensuite vers la base de cet organe. Enfin elle détermine une diminution notable dans le volume des ventricules, et elle est accompagnée de certains changements dans la forme et dans la position de ces réservoirs, dont l'étude a beaucoup occupé l'attention des physiologistes et a fait naître des opinions très divergentes.

Choc du cœur.

Chacun sait que les mouvements du cœur se font sentir au dehors de la poitrine et produisent vers le niveau du cinquième espace intercostal des battements plus ou moins intenses, c'est-à-dire dans un point correspondant à la partie inférieure de cet organe. Nous avons vu que pendant la diastole des ventricules ceux-ci se gonflent, et, en y regardant de près, on voit qu'ils s'allongent en même temps qu'ils s'élargissent. Au premier abord, il était donc naturel de supposer que le choc du cœur contre la paroi antérieure du thorax devait dépendre de la diastole ventriculaire, et quelques physiologistes de nos jours expliquent encore de la sorte ce phénomène. Mais Harvey, en mettant à découvert le cœur chez divers Animaux vivants, reconnut que les choses ne se passent pas de la sorte; que la pointe du cœur s'abaisse et s'éloigne du sternum pendant la réplétion des ventricules, tandis qu'il se redresse et se porte en avant au moment où la systole ventriculaire le rend rigide (1). Un cas pathologique extrêmement rare lui permit même de constater la coïncidence des mouvements de contraction des ventricules et d'impulsion du cœur en avant chez l'Homme adulte.

Le fils d'un des seigneurs de la cour du roi d'Angleterre Charles Ier, le vicomte de Montgomery, reçut pendant son

(1) La rigidité des fibres musculaires de la portion ventriculaire du cœur, au moment de leur contraction, est toujours facile à reconnaître au toucher et fournit le meilleur caractère pour la constatation de l'état de systole.

enfance une blessure grave à la poitrine; les côtes du côté gauche furent brisées et le thorax largement ouvert; cependant cet accident ne fut pas mortel, et le malade recouvra la santé, mais la plaie se cicatrisa sur les bords seulement et laissa béante une sorte de caverne dans laquelle le cœur se voyait à nu. Plusieurs années après, le roi Charles Ier eut connaissance de ce fait et chargea son médecin Harvey de lui en rendre compte. Le jeune Montgomery, âgé alors d'environ dix-neuf ans, se prêta à une exploration attentive, et, ayant retiré la plaque métallique qu'il portait sur la poitrine en manière de cuirasse, Harvey put voir son cœur battre à découvert, quoique restant dans sa position ordinaire. Or, il reconnut ainsi que pendant la diastole, ou état de relâchement, cet organe restait au fond de sa loge, tandis qu'à chaque contraction de sa portion ventriculaire, il se relevait brusquement et venait frapper contre la paroi antérieure du thorax (1).

Cette observation est parfaitement d'accord avec ce que d'autres physiologistes ont vu chez des enfants mal conformés dont la vie s'est prolongée pendant quelques heures après la naissance, bien qu'ils eussent le cœur à nu hors de la poitrine ou recouvert seulement par la peau. Elle a été confirmée aussi par une multitude d'expériences faites sur des Animaux vivants, dans lesquelles les erreurs n'étaient pas à craindre.

Ainsi, quand le cœur se contracte, ses parois se durcissent, comme le font tous les autres muscles. Or, si l'expérimentateur introduit sa main dans la poitrine d'un grand Animal, et place le doigt entre le cœur et la paroi antérieure de la poitrine, il sent à la fois la pression exercée par cet organe en avant et le durcissement qui est caractéristique de la systole (2).

(1) Harvey a consigné cette observation dans son ouvrage sur la génération (*a*).

(2) Dans une des expériences faites par la commission de Dublin, une portion de la paroi costale du côté

(*a*) Harvey, *Exercitationes de generatione Animalium*, exercit. 51, p. 156. Londini, 1651.

Le choc du cœur accompagne donc la systole ventriculaire (1), et, quand on cherche à se rendre compte du mécanisme de ce mouvement, on voit qu'il résulte de plusieurs causes dont les

gauche ayant été enlevée sur un jeune Veau et le péricarde ouvert, on vit qu'à chaque contraction des ventricules, la pointe et une portion considérable de la paroi antérieure du cœur venaient presser contre le sternum, et lorsqu'on insinuait le doigt entre cet os et la surface adjacente des ventricules, on sentait une forte compression au moment où le cœur, en se contractant, devenait dur, tandis que pendant l'état de relâchement du tissu des ventricules, cet organe se retirait plus ou moins en arrière et cessait de presser ainsi en avant (*a*).

La coïncidence de la systole ventriculaire et du mouvement du cœur en avant vers le sternum, puis de son retrait vers le dos, au moment où il devient mou et se gonfle de sang, a été très bien constatée chez le Cheval, il y a trente ans, par D. Barry (*b*).

(1) M. Beau, qui attribue, comme nous l'avons déjà vu (*c*), la diastole des ventricules uniquement à l'entrée brusque d'une ondée de sang dans ces réservoirs, lors de la contraction des oreillettes, rattache aussi le choc du cœur contre la paroi antérieure du thorax à l'impulsion ainsi donnée, et par conséquent, suivant son hypothèse, ce choc précéderait la systole ventriculaire au lieu d'en être une des conséquences, opinion qui avait été soutenue aussi par Corrigan (*d*). L'argument le plus puissant en apparence, que M. Beau emploie à l'appui de sa doctrine, lui est fourni par l'expérience suivante. Il a vu que si l'on ouvre une des oreillettes, on modifie aussitôt la direction du mouvement exécuté par la pointe du cœur : celle-ci ne se porte plus en avant, mais se dévie du côté opposé à l'oreillette restée intacte. Cela s'explique parfaitement dans l'hypothèse adoptée par M. Beau (*e*). En effet, si le mouvement en avant, exécuté d'ordinaire par la pointe du cœur, est dû à l'impulsion donnée par les deux ondées de sang lancées simultanément par les oreillettes, sa direction devra être la diagonale du parallélogramme représentant ces deux forces, et, si l'on vient à supprimer l'une de celles-ci, sa direction devra se confondre avec celle de la force restée intacte. Mais les phénomènes observés s'expliquent non moins facilement dans l'hypothèse contraire, car, en ouvrant l'un des ventricules, ou en y exerçant une pression qui empêche cet organe d'agir, on doit changer en même temps la direction du plan occupé par la base du cœur et dévier l'axe de figure de cet organe du côté lésé, circonstance dont nous verrons bientôt l'importance. Cette expérience est donc loin d'être décisive.

M. Verneuil a été conduit à penser aussi que le choc du cœur devait

(*a*) *Report of the Dublin Sub-Committee* (*Brit. Associat.*, 1835, p. 244).

(*b*) D. Barry, *Dissert. sur le passage du sang à travers le cœur*. Thèse, Paris, 1827, p. 9.

(*c*) Voyez ci-dessus, page 14.

(*d*) Corrigan, *On the Motions and Sounds of the Heart* (*Dublin Medical Transact.*, new Series t. 1, 1830).

(*e*) Beau, *Traité d'auscultation*, p. 217.

effets se combinent. Effectivement, ce phénomène n'est pas simple, comme on le supposait d'abord, et dépend en partie des modifications qui s'opèrent dans la forme et la consistance des ventricules au moment de leur contraction, en partie des changements que cette même contraction détermine dans la direction et dans la forme du cœur ; enfin en partie aussi d'un certain déplacement que cet organe subit par suite de la sortie du liquide lancé de son intérieur dans le système artériel.

Examinons successivement ces divers éléments de la question, et voyons d'abord quels sont les changements de forme que le cœur présente en passant de l'état de repos à l'état de systole, et comment ces changements peuvent concourir à la production du choc ressenti sur la paroi antérieure du thorax.

Changements dans la forme du cœur lors de la systole.

Quand le cœur est au repos, son tissu devient assez flasque pour céder un peu à son propre poids, et il s'aplatit plus ou moins contre la surface sur laquelle il est couché (1) ; mais,

coïncider avec la diastole et non avec la systole ventriculaire, parce que sur le cadavre, où la position de cet organe est la même que lorsqu'il est en repos, sa pointe ne correspondrait qu'au quatrième espace intercostal ou à la cinquième côte, et en se contractant cette pointe se relève, tandis que c'est entre la cinquième et la sixième côte que l'impression se fait sentir (a). Mais cette objection tombe devant les observations de M. Skoda, relativement au déplacement total du cœur au moment de la systole. Ce pathologiste, en observant des individus très maigres, a vu distinctement que le cœur descend un peu pendant chaque contraction ventriculaire (ce qui n'empêche pas la pointe de cet organe de se relever). Il a constaté le même fait plus nettement chez un enfant privé de sternum (b).

(1) Ainsi MM. Chauveau et Faivre ont très bien remarqué, dans leurs expériences sur le Cheval, que le cœur, en devenant flasque pendant la diastole, s'affaisse sous son propre poids, et que la direction suivant laquelle cet affaissement s'opère varie avec la position du corps. Si l'animal est couché sur le côté, le cœur s'aplatit latéralement, tandis que s'il est placé sur le ventre, la dépression se fera remarquer sur la face antérieure de l'organe (c).

(a) Verneuil, *Recherches sur la locomotion du cœur*. Thèse, Paris, 1852, p. 11.
(b) Skoda, *Traité de la percussion*, trad. par Aran, p. 199 et 206.
(c) Chauveau et Faivre, *Op. cit.*, p. 12.

quand il se contracte, sa portion ventriculaire devient dure et rigide, comme le fait tout autre muscle en action, et il tend à prendre une forme déterminée qui est en rapport avec la disposition de ses fibres. En effet, il devient presque circulaire à sa base ; la portion voisine de la région ventriculaire se bombe d'une manière assez régulière, et la portion inférieure qui avoisine la pointe se rétrécit et se raccourcit (1). Or, pour arriver

(1) Galien, en étudiant les mouvements du cœur, qu'il mettait à nu en enlevant une portion du sternum, chez un Animal vivant, ou qu'il arrachait tout palpitant de la poitrine, avait cru apercevoir que la contraction était au contraire accompagnée d'un allongement de cet organe, et il pensa qu'il pouvait expliquer ce phénomène en supposant que les fibres longitudinales des ventricules se relâchaient dans la systole pendant que les fibres transversales ou obliques se contractent (a). Vésale partagea cette opinion, mais Harvey reconnut que cet allongement apparent au moment de la contraction n'existe réellement pas, et que l'illusion est produite par les changements de proportions qui s'opèrent alors dans la partie ventriculaire du cœur dont les parois latérales se rapprochent beaucoup plus que le sommet de l'organe ne se rapproche de sa base (b). Lancisi vit aussi que le cœur, au moment de sa contraction, devient rond et comme sphérique d'allongé qu'il était (c). La doctrine de Galien continua cependant à être adoptée par divers anatomistes (d), et, vers le milieu du siècle dernier, la question de l'allongement ou du raccourcissement du cœur pendant la systole donna lieu à beaucoup de discussions dont Senac a très bien rendu compte (e), mais dont il serait superflu de nous occuper longuement ici. Le fait du raccourcissement du cœur pendant la systole, soutenu par Lower, Stenon, Bartholin, Drelincourt, Vieussens, Huard, Bassuel, Senac et plusieurs autres physiologistes du XVIIe et du XVIIIe siècle, ressort nettement de nombreuses expériences de Haller (f). Ce dernier auteur signale, il est vrai, une exception à la règle générale qui lui a été offerte par l'Anguille ; et l'on comprend que les brides fibreuses, étendues entre la surface du cœur et le péricarde des Poissons, puissent modifier les mouvements de ce viscère chez des Animaux

(a) Galien, *De l'utilité des parties*, liv. VI, chap. VIII (*Œuvres*, trad. par M. Daremberg, t. I, p. 402).

(b) Harvey, *Exercit. de motu cordis*, p. 23.

(c) Lancisi, *De motu cordis*, lib. I, sect. 2, cap. II, p. 124.

(d) Riolan, *Manuel anatomique*, 1653, p. 319 et 696.

— Borelli, *De motu Animalium*, pars secunda, p. 61.

— Winslow, *Suite des éclaircissements sur la circulation du sang dans le fœtus* (*Mém. de l'Acad. des sciences*, 1725, p. 263).

(e) Senac, *Traité de la structure du cœur*, t. I, p. 286 et suiv.

(f) Haller, *Sur les mouvements du cœur* (*Mém. sur la nature sensible et irritable des parties du corps animal*, t. I, p. 342 et suiv.).

à cette forme, ses diverses parties se déplacent dans un sens ou dans un autre, suivant la direction dans laquelle elles ont été déviées pendant leur état de relâchement. Ainsi, quand en pressant sur un point de la surface des ventricules pendant la diastole on y détermine une concavité, celle-ci s'efface dès que la systole se déclare, et la surface redevient convexe; ou bien encore si, lors de la diastole, on comprime la pointe du cœur de façon à rendre l'axe de cet organe plus court que ne le comporte sa forme typique, on le voit s'allonger au moment de la systole.

de cette classe (*a*). Mais Fontana s'est assuré que le cœur de l'Anguille se raccourcit en réalité pendant la systole, de même que cela a lieu pour les autres Vertébrés (*b*). D'après Queye, un phénomène semblable se présenterait lors de la systole du cœur de la Tortue (*c*).

Un certain allongement du cœur pendant la systole des ventricules a été signalé aussi chez la Brebis par MM. Pennock et Moore (*d*); mais, dans la grande majorité des cas, la contraction des ventricules est accompagnée d'un mouvement de rapprochement entre la pointe et la base de l'organe.

Ainsi, dans les expériences de la Commission des médecins de Dublin, des mesures prises au compas sur le cœur d'un Lapin permirent aussi de constater un raccourcissement au moment de la contraction ventriculaire (*e*).

La Commission des médecins de Londres a obtenu constamment le même résultat (*f*).

Des mesures prises avec beaucoup de soin par M. Ludwig concourent également à prouver la coïncidence de ce raccourcissement et de la contraction ventriculaire (*g*).

Je citerai encore à ce sujet les expériences faites dernièrement sur le Chien, par MM. Chauveau et Faivre. Ayant excisé le cœur, ces physiologistes le tinrent suspendu par les gros vaisseaux en connexion avec sa base, et mirent ainsi la pointe de cet organe en contact avec un plan horizontal et immobile situé au-dessous. Ils virent alors distinctement que si la pointe du cœur affleurait ce plan au moment de la diastole, elle s'en écartait notablement au moment de la systole ventriculaire (*h*).

(*a*) Haller, *Op. cit.*, t. I, p. 370.

(*b*) Fontana, *Dissertation épistolaire* (Haller, *Mém. sur les parties sensibles*, t. III, p. 227).

(*c*) Queye, *Dissert. de syncope* (voy. Haller, *Mém. sur le mouvement du sang*, p. 40).

(*d*) Pennock et Moore, *Mém. sur les mouvements et les bruits du cœur* (*l'Expérience*, 1842, t. X, p. 179).

(*e*) *Report on the Motions of the Heart* (*Brit. Associat.*, Dublin, 1835, p. 245).

(*f*) *Report by the London Sub-Committee* (*Brit. Associat.*, Glasgow, 1841, p. 204).

(*g*) Ludwig, *Ueber den Bau und die Bewegungen der Herzventrikel* (*Zeitschrift für rationnelle Medizin*, 1849, t. VII, p. 206).

(*h*) Chauveau et Faivre, *Nouvelles recherches expérimentales sur les mouvements et les bruits du cœur*, p. 14 (extr. de la *Gaz. méd.*, 1856).

Il en résulte aussi que lorsque le cœur repose sur une surface plane ou bombée, il s'étale en quelque sorte et s'élargit pendant l'état de flaccidité de ses fibres, et que, tout en diminuant de volume au moment de sa contraction, son épaisseur peut souvent augmenter (1). Ces changements sont faciles à constater

(1) Cette tendance du cœur à prendre une forme déterminée, durant l'état de systole, a été très bien démontrée par M. H. Carlisle (*a*), et ressort non moins nettement de beaucoup d'expériences dans lesquelles on a vu un des diamètres de cet organe augmenter pendant que les autres se raccourcissaient. Ainsi, dans les recherches de M. Ludwig, faites sur le Chat, le cœur, couché horizontalement sur un plan résistant, offrait à sa base, pendant la diastole, 28 millimètres de large, mais se rétrécissait dans ce sens de 5 ou 6 millimètres au moment de sa contraction, tandis que son épaisseur ou diamètre antéropostérieur augmentait d'une manière non moins notable. Effectivement, dans un cas, l'épaisseur de la base des ventricules, réduite à 16mm,5 pendant la diastole, s'est élevée tantôt à 19mm,5, tantôt à 20, 21 et même 21mm,5 pendant la systole. Dans un autre cas, le même diamètre était de 18 millimètres pendant le repos, et de 23 millimètres pendant la contraction des fibres musculaires. M. Ludwig en conclut que la tendance naturelle du cœur est d'affecter une forme circulaire à sa base quand il est en contraction, tandis que dans l'état de relâchement de son tissu, cette même base représente une ellipse plus ou moins allongée (*b*).

Des faits du même ordre ont été constatés par beaucoup de physiologistes dans des expériences pratiquées sur le cœur intact et dans sa position normale (*c*). Ainsi quand on saisit dans la main la portion ventriculaire du cœur d'un gros Mammifère, tel qu'un Veau ou un Ane, et qu'on la comprime légèrement pendant qu'elle est flasque, on sent que les doigts sont écartés tout à coup avec force au moment de la systole (*d*).

Pour rendre bien visible ce phénomène, les membres de la Commission des médecins de Londres, après avoir ouvert convenablement le thorax d'un Ane dont la sensibilité avait été détruite par l'action d'un poison particulier (le woorara ou curare) et dont la respiration était entretenue artificiellement, placèrent un petit cylindre de bois (un stéthoscope) debout sur la surface des ventricules, et le maintinrent dans cette position de façon à lui permettre de suivre les mouvements de l'organe sur lequel il reposait. Ils virent alors que le cylindre, à raison de son poids, détermi-

(*a*) H. Carlisle, *Abstract of Observ. on the Motions and Sounds of the Heart* (*Brit. Associat.*, Cambridge, 1833, p. 456).

(*b*) Ludwig, *Ueber den Bau und die Bewegungen der Herzventrikel* (*Zeitschrift für rationnelle Medizin*, 1849, t. VII, p. 205 et suiv.).

(*c*) Hamernik, *Das Herz und seine Bewegung*, 1858, p. 64.

(*d*) *Rapport de la Commission de Dublin* (*Report of the British Associat.*, 1835, p. 244).

sur un cœur qui continue de battre après avoir été extrait du thorax d'un Animal vivant, et des phénomènes du même ordre se produisent dans l'état normal. En effet, le cœur, couché obliquement sur le diaphragme, s'élargit et s'aplatit notablement pendant la diastole, et sa face sternale se bombe au

nait une dépression sur les parois du cœur pendant que celui-ci était au repos, mais était soulevé avec force à chaque mouvement de systole ventriculaire, parce qu'alors la concavité ainsi produite s'effaçait, et la surface du cœur redevenait uniformément bombée comme dans son état ordinaire de contraction. Dans une de ces expériences le cylindre fut chargé d'un poids d'environ 1 kilogramme. Ainsi qu'on devait s'y attendre, il enfonça davantage le point de la paroi ventriculaire sur lequel il reposait ; mais, à chaque contraction de cette paroi, il était soulevé brusquement et la dépression s'effaçait. Enfin, dans d'autres expériences, le retour à la forme arrondie et normale de la portion ventriculaire du cœur a été constaté au moyen d'une espèce de compas d'épaisseur dont les branches, réunies par un lien élastique, comprimaient l'organe sur deux points opposés : pendant la diastole, la pression ainsi produite déterminait une concavité dans la surface du cœur, autour du point d'application de chacune des branches de l'instrument; mais, lors de la systole ventriculaire, celles-ci étaient écartées avec force et la forme bombée du cœur se rétablissait. Cette expérience n'était pas destinée (comme le suppose M. Beau) à établir que les ventricules se dilatent pendant la systole, ce qui serait contraire à tous les faits connus (*a*), mais à montrer que la contraction des parois charnues de ces cavités tend à en rétablir la forme arrondie, malgré les changements que l'effet de la pesanteur ou de toute autre force mécanique a pu y déterminer pendant que leurs fibres musculaires sont dans l'état de relâchement (*b*).

MM. Chauveau et Faivre attribuent uniquement à cette cause le choc ou la pression du cœur contre les parois du thorax, et ils formulent nettement leur opinion en disant que ce phénomène « réside dans le changement de » forme et de consistance des ventri- » cules quand ceux-ci passent de la » diastole à la systole, et dans l'instan- » tanéité de cette transformation (*c*). »

Dernièrement M. Chauveau a publié de nouvelles observations sur la systole ventriculaire ; il trouve que le diamètre antéro-postérieur du cœur augmente brusquement, et il attribue uniquement à ce changement de forme le choc de cet organe contre la paroi thoracique (*d*).

(*a*) Beau, *Traité d'auscultation*, p. 247.

(*b*) Clendinning, *Report on the Motions and Sounds of the Heart*, obs. 3, 4, etc. (*Brit. Associat.*, Glasgow, 1840, p. 180 et suiv.).

(*c*) Chauveau et Faivre, *Op. cit.*, p. 35.

(*d*) Chauveau, *Sur la théorie des pulsations du cœur* (*Comptes rendus de l'Acad. des sciences*, 1857, t. XLV, p. 371).

moment de sa contraction, de façon à se rapprocher de la paroi antérieure du thorax.

Mouvement de bascule du cœur en avant.

Lorsque la portion ventriculaire du cœur, en se contractant, acquiert la forme typique que je viens d'indiquer et devient rigide, elle tend aussi à prendre une direction déterminée par rapport à sa base et aux gros vaisseaux auxquels celle-ci est attachée. L'axe de figure de cet organe tend à former ainsi un angle constant avec le plan fixe ou presque fixe qui passerait par l'origine des artères aorte et pulmonaire. Il en résulte que si la pointe du cœur, pendant la diastole, est retombée ou a été portée plus ou moins loin de la ligne correspondant à cet axe, elle se relèvera au moment de la systole, et que ce redressement sera d'autant plus marqué que la déviation préalable aura été plus grande (1). Or, pendant l'état de flaccidité qui carac-

(1) M. Hope explique le choc du cœur à peu près de la même manière que je viens de le faire, et cite divers cas pathologiques dans lesquels ce mouvement est devenu plus marqué que d'ordinaire, parce que des tumeurs ou des adhérences situées derrière l'origine de l'aorte fournissaient un point d'appui plus solide sur lequel la base du cœur pivotait (*a*).

Pour plus de détails à ce sujet, je renverrai aux observations consignées par M. Valentin dans son *Manuel de physiologie* (*b*), et au travail de M. Ludwig que j'ai déjà eu l'occasion de citer.

Quant au mécanisme à l'aide duquel ce résultat s'obtient, je partage l'opinion de ce dernier auteur, qui conclut de ses expériences que la base du cœur reste immobile, et que le déplacement de la pointe de cet organe est d'autant plus grand que le plan passant par l'origine de l'aorte s'éloigne davantage de l'angle droit pendant le repos (*c*).

Un médecin hollandais, M. Levié, a cru pouvoir expliquer le choc du cœur par l'inégalité d'action des deux ventricules, et il a cité, à l'appui de sa manière de voir, divers cas pathologiques dans lesquels ce phénomène est tantôt augmenté, tantôt annulé ou amoindri ; mais cette hypothèse n'est pas admissible et ne rend en aucune façon compte des faits observés (*d*).

(*a*) Hope, *A Treatise on the Deseases of the Heart*, p. 59.
(*b*) Valentin, *Grundriss der Physiologie*, 1851, p. 191 et suiv.
(*c*) Ludwig, *Op. cit.* (*Zeitschr. für rationn. Medizin*, t. VII, pl. 2, fig. 13).
— Idem, *Lehrb. der Physiologie des Menschen*, 1856, t. II, p. 64, fig. 38.
(*d*) Levié, *Versuch einer neuen Erläuterung des Herzstosses im gesunden und kranken Zustande* (*Archiv für physiol. Heilkunde*, 1849, t. VIII, p. 420).

térise la diastole, la pointe du cœur tend effectivement à abandonner cette direction et à s'incliner en bas, ce qui l'éloigne d'autant de la paroi antérieure de la poitrine, et, lors de la contraction ventriculaire, elle se redresse pour reprendre sa position typique, mouvement qui fait presser ou même heurter sa face antérieure contre cette paroi (1).

Il est du reste facile de se rendre compte de ces changements dans la direction de l'axe du cœur et du mouvement de la pointe de cet organe en avant lorsque les ventricules se contractent. En effet, les fibres musculaires qui occupent la face antérieure de sa portion ventriculaire sont plus longues que celles situées du côté opposé, et par conséquent, sous l'influence d'une contraction de même intensité, elles doivent se raccourcir plus que ces dernières. Il en résulte que les deux forces appliquées sous un certain angle à la pointe du cœur ne tirent pas également celle-ci en haut, et qu'au moment de la systole elle doit se porter un peu en avant en même temps qu'elle se rapproche de la base des ventricules (2).

(1) M. Ludwig, se fondant sur des expériences dans lesquelles on a déterminé à l'aide d'aiguilles enfoncées dans le cœur, à travers les parois du thorax, la portion de ce viscère qui correspondait au point où le choc se faisait sentir, pense que ce phénomène dépend tantôt du redressement de la pointe des ventricules, d'autres fois des mouvements de la base de ceux-ci, qui, lors de la systole, deviennent circulaires au lieu d'être elliptiques, comme dans la diastole (*a*).

(2) Borelli a reconnu que la disposition des fibres musculaires du cœur devait influer beaucoup sur les mouvements de cet organe, mais il ne se rendit pas bien compte du mécanisme de ce phénomène (*b*). L'explication anatomique de la projection de la pointe du cœur en avant lors de la systole ventriculaire, présentée ci-dessus, a été adoptée dans ces derniers temps par plusieurs physiologistes (MM. Hope, Parchappe et Bérard, par exemple); mais Carlisle fut, je crois, le premier à l'établir d'une manière satisfaisante (*c*). Plus récemment elle a été bien développée par M. Verneuil dans une thèse inaugu-

(*a*) Ludwig, *Lehrbuch der Physiologie des Menschen*, 1856, t. II, p. 62.

(*b*) Borelli, *De motu Animalium*.

(*c*) Carlisle, *Observations on the Motions and Sounds of the Heart* (*Report of the 3rd Meeting of the Brit. Associat. held at Cambridge in* 1834, p. 455).

Locomotion du cœur.

Enfin le cœur tout entier peut subir un certain déplacement au moment de la systole ventriculaire par l'action du jet lancé dans les artères, principalement dans l'aorte, et ce phénomène est également complexe, car deux causes contribuent à le produire.

L'une de celles-ci est l'effet de recul déterminé par la sortie du liquide à la partie antérieure des ventricules. Chacun sait que les fluides, en s'échappant d'un vase où ils sont comprimés, exercent sur la paroi opposée à l'orifice d'écoulement une certaine pression qui tend à repousser celle-ci et à déplacer le vase tout entier. C'est l'impulsion ainsi donnée qui détermine l'ascension d'une fusée et le recul des armes à feu, ainsi que le mouvement des machines hydrostatiques appelées roues à réaction ou tourniquets hydrauliques. L'effet produit est le même si la compression du fluide résulte de la dilatation de celui-ci ou de la contraction des parois du vase; par conséquent le sang, en s'échappant des ventricules, doit tendre à repousser le cœur en sens contraire, et cet organe n'étant retenu en place que par des vaisseaux à parois extensibles, doit nécessairement céder à la pression exercée de la sorte, si la puissance développée dans cette direction est assez grande pour vaincre les résistances opposées tant par le poids du viscère que par l'élasticité des tuniques artérielles qui tendent à le maintenir immobile. Or, l'observation montre que généralement il en est ainsi, et que le recul du cœur suffit pour com-

rale, où les opinions des anciens auteurs sont discutées avec soin et l'action des fibres musculaires des parois des ventricules très bien décrite (*a*).

M. Heine a cru pouvoir se rendre mieux compte du mouvement du cœur vers la paroi antérieure du thorax, en attribuant ce phénomène à l'action des muscles papillaires (*b*); mais, ainsi que le fait remarquer M. Skoda, la force d'impulsion de cet organe vers le sternum n'est pas en rapport avec le degré de développement des colonnes charnues de ses ventricules, et l'hypothèse de M. Heine n'est pas acceptable (*c*).

(*a*) A. Verneuil, *Recherches sur la locomotion du cœur*. Paris, 1852.
(*b*) Heine, *Die Mechanik der Herzkammerbewegung, des Herzstosses*, etc., 1840.
(*c*) Skoda, *Traité de percussion et d'auscultation*, p. 212.

penser les effets du raccourcissement de cet organe au moment de la systole, ou même pour déplacer son sommet et le repousser vers le bas (1).

Je dois ajouter aussi que le changement de direction du cours du sang déterminé par la courbure de l'aorte ascendante doit tendre à redresser ce vaisseau, et par conséquent à écarter du

(1) Cette application des principes de l'hydraulique à la théorie des mouvements de locomotion du cœur a été faite d'abord par O'Brian (*a*), puis par Gutbrod, et adoptée par M. Skoda (*b*); mais elle a été surtout développée récemment par M. Hiffelsheim, qui a construit un appareil ingénieux propre à en démontrer l'exactitude (*c*).

D'après ce dernier physiologiste, le choc du cœur ne se produirait plus dès qu'on interrompt complétement le passage du sang dans cet organe (*d*).

Plusieurs objections ont été faites à cette théorie : les unes prouvent que l'effet de recul ne saurait être la seule cause du choc du cœur; mais aucune ne démontre, comme le pensent quelques auteurs (*e*), l'inadmissibilité de cette impulsion au nombre des forces dont le jeu détermine ce phénomène. Parmi les premières, je citerai celles faites par MM. Messerschmidt et Valentin. Messerschmidt a combattu l'hypothèse trop exclusive de Gutbrod, en faisant remarquer que des mouvements analogues à ceux dont résulte le choc se continuaient lorsque le cœur, ayant été extirpé, ne contient plus de sang (*f*). M. Valentin se fonde sur des expériences dans lesquelles ayant rescisé la pointe du cœur, de façon à permettre la sortie du sang par cette voie, il ne remarqua aucun changement résultant de la manière dont cet organe se soulevait (*g*).

Au nombre des secondes se range celle tirée de la contractilité des parois du cœur. Mais les effets résultant de la pression exercée par le liquide contre les parois du réservoir sont les mêmes, soit que cette force naisse de la dilatation du contenu, soit qu'elle dépende de la contraction du contenant.

Du reste, dans quelques cas, ce mouvement d'abaissement du cœur

(*a*) O'Brian, *Case of Partial Ectopia* (*Trans. of the Prov. Med. Associat.*, vol. VI, et *Amer. Journ. of Med. Sciences*, 1838, t. XXIII, p. 195).

(*b*) Skoda, *Traité de la percussion et de l'auscultation*, p. 199 et suiv.

(*c*) Hiffelsheim, *Physiologie du cœur, mouvements absolus et relatifs* (*Mém. de la Soc. de biologie*, 1855, 2e série, t. I, p. 273).

— *Deuxième mémoire* (*Comptes rendus de l'Académie des sciences*, 1855, t. XLI, p. 255).

(*d*) Hiffelsheim, *Troisième mémoire sur les mouvements du cœur ; influence de la ligature des gros vaisseaux du cœur sur le battement ou choc précordial* (*Comptes rendus de l'Académie des sciences*, 1856, t. XLIII, p. 715).

(*e*) Kiwisch, *Neue Theorie des Herzstosses* (*Prager Vierteljahrschrift für die prakt. Heilkunde*, 1846, t. IX, p. 501).

— Giraud-Teulon, *Note relative à une nouvelle théorie de la cause des battements du cœur* (*Comptes rendus de l'Académie des sciences*, 1855, t. XLI, p. 258).

(*f*) Messerschmidt, *Bemerkungen über die Erklärung des Herzstosses* (Froriep's *Neue Notizen*, 1840, t. XIII, p. 291).

(*g*) Valentin, *Repertorium*, 1841, p. 331, et *Lehrbuch der Physiologie*, t. I, p. 435.

plan résistant contre lequel s'appuie la portion postérieure de sa crosse, son extrémité antérieure, qui à son tour, par ce mouvement, entraîne le cœur en avant. Quelques physiolo-

déterminé par l'allongement des gros vaisseaux au moment de la systole a été observé directement chez l'Homme. Ainsi, tout dernièrement, M. Bamberger a eu l'occasion d'examiner un Homme chez qui, par suite d'un coup de couteau donné dans la poitrine, on pouvait appliquer le doigt sur la pointe du cœur : or chaque fois que le cœur se durcissait, phénomène qui caractérise son état de systole, sa pointe descendait sur le doigt de l'observateur, tandis qu'au moment de la diastole elle se relevait (*a*). Chez des enfants dont les parois thoraciques étaient restées incomplètes, on a constaté aussi cette locomotion en bas et à gauche lors de la systole (*b*).

Par exemple, dans un cas observé par M. O'Brian, médecin à Bristol. L'enfant était âgé de quatorze jours, et sa santé paraissait bonne. A chaque contraction du cœur la totalité de la tumeur contenant cet organe était poussée en bas avec force (*c*).

J'ajouterai que M. Commaille a cité à l'appui de l'opinion de MM. Gutbrod et Hiffelsheim une observation qu'il a eu l'occasion de faire chez un Chat dont le cœur continuait à se contracter avec force et régularité, pendant plusieurs heures après la mort. Dès que tout le sang en fut sorti, les mouvements de systole et de diastole ne persistèrent pas moins ; mais cet organe ne se soulevait plus : les battements avaient cessé (*d*).

On voit, par les expériences de M. Bryan, que chez le Cheval l'effet du recul se fait sentir sur la base du cœur, mais est en général compensé à la pointe de cet organe par le raccourcissement total des ventricules au moment de la systole. Il en résulte que la pointe du cœur reste à peu près immobile, et que le choc est produit essentiellement par la pression de la portion moyenne de la région ventriculaire du cœur contre le côté gauche de la poitrine (*e*). Des faits qui sont parfaitement en accord avec ces résultats ont été constatés aussi par M. Kornitzer (*f*) et par MM. Chauveau et Faivre (*g*). Je dois ajouter cependant que, dans un travail plus récent, l'un de ces derniers auteurs est arrivé à cette conclusion, que l'effet du recul est nul. Ces nouvelles expériences de M. Chauveau prouvent bien que le battement du cœur contre la

(*a*) Bamberger, *Beiträge zur Physiologie und Pathologie des Herzens* (voy. *Arch. für pathol., Anat. und Physiol.*, 1856, t. IX, p. 328).

(*b*) Skoda, *Op. cit.*, p. 206.

— Frickhöffer, *Beschreib. einer Difformität des Thorax mit Defect der Rippen nebst Bemerkungen über Herzbewegung* (*Archiv für pathol. Anat.*, t. X, p. 474).

(*c*) O'Brian, *Case of Partial Ectopia* (*Trans. of the Prov. Med. and Surg. Associat.*, vol. VI, et *American Journal of Med. Sciences*, 1838, t. XXIII, p. 193).

(*d*) Commaille, *Observation d'un fait qui se rattache à cette proposition :* « Le cœur bat parce qu'il recule. » (*Comptes rendus de l'Acad. des sciences*, 1855, t. XLI, p. 1045.)

(*e*) Bryan, *On the Precise Nature of the Movements of the Heart* (*Lancet*, 1833, t. I, p. 741).

(*f*) Kornitzer, *Die am lebenden Herzen mit jedem Herzschlag vor sich gehenden Veränderungen* (*Sitzungsberichte der Akad. der Wissensch. zu Wien*, 1857, t. XXIV, p. 121).

(*g*) Chauveau et Faivre, *Op. cit.*, p. 34.

gistes ont considéré ce phénomène comme étant la cause unique du choc de ce dernier organe contre les parois du thorax; mais, à raison de la décomposition des forces dont il résulte et du poids considérable du cœur, son effet ne peut être que très faible, et l'on doit le regarder seulement comme un auxiliaire des mouvements intrinsèques du cœur et du recul dont je viens d'expliquer l'influence (1).

poitrine n'est pas dû uniquement à une action de cet ordre, puisque ces mouvements persistent lorsque les ventricules ne reçoivent plus de sang dans leur intérieur, et par conséquent ne peuvent en lancer au dehors ; mais elles ne prouvent pas que cette projection de liquide ne concourt pas à la production du phénomène (*a*). M. Hamernik est aussi d'avis que la systole ventriculaire n'est pas accompagnée d'un mouvement de recul (*b*).

(1) Senac attribua la locomotion du cœur à deux causes : d'abord à la tendance de la crosse aortique à se redresser sous l'influence de l'impulsion produite par l'arrivée d'une ondée de sang dans son intérieur; en second lieu, au gonflement de l'oreillette gauche qui se trouve interposée entre la portion ventriculaire de cet organe et la colonne vertébrale (*c*).

W. Hunter avait cherché aussi à expliquer ce phénomène par le redressement de la courbure de l'aorte (*d*), et dernièrement M. J. Béclard a simulé cet effet en injectant de l'eau dans un tube de caoutchouc dont l'extrémité libre était recourbée (*e*).

M. Hiffelsheim, il est vrai, a combattu ces vues en arguant de l'insuffisance de la force appliquée ainsi à la pointe du cœur; mais dans ses expériences sur les effets du recul, il a toujours vu l'injection d'une ondée de liquide dans l'aorte produire un très notable redressement de cette courbure (*f*).

Du reste, ce phénomène ne paraît exercer en réalité que fort peu d'influence sur la locomotion du cœur. Ainsi D. Barry ayant introduit la main dans le thorax d'un Cheval, et ayant saisi fortement la partie cardiaque de l'aorte, ne sentit aucun mouvement dans ce vaisseau; et bien que celui-ci fût tenu de la sorte dans l'immobilité, cet expérimentateur n'aperçut aucun changement dans la manière dont le cœur venait battre contre la paroi du thorax (*g*). MM. Chauveau et Faivre, dans leurs expériences sur le Cheval, n'ont observé aussi aucun redressement de l'aorte (*h*).

(*a*) Chauveau, *Sur la théorie des pulsations du cœur* (*Comptes rendus de l'Acad. des sciences*, 1857, t. XLV, p. 371).

(*b*) Hamernik, *Das Herz und seine Bewegung*, p. 95 et suiv.

(*c*) Senac, *Traité de la structure du cœur*, 1777, t. I, p. 356.

(*d*) Voyez J. Hunter, *Treatise on Inflammation*, etc., 1794, p. 144.

(*e*) Béclard, *Traité élém. de physiologie humaine*, 1855, p. 178.

(*f*) Hiffelsheim, *Op. cit.* (*Mém. de la Soc. de biologie*, 2e série, t. II, p. 279 et 288).

(*g*) D. Barry, *Dissertation sur le passage du sang à travers le cœur*. Thèse, Paris, 1827, p. 7.

(*h*) Chauveau et Faivre, *Op. cit.*, p. 34.

En résumé, nous voyons donc que le phénomène auquel les physiologistes donnent quelquefois le nom de locomotion du cœur est une chose très complexe, et que le choc de cet organe contre la paroi antérieure du thorax est le résultat de plusieurs mouvements simultanés, mais distincts.

Il est aussi à noter que la systole ventriculaire est accompagnée d'une sorte de torsion par laquelle le cœur tourne légèrement sur lui-même, et sa pointe se porte un peu de gauche vers la droite. La direction oblique de la plupart de ses fibres semble être la cause principale de ce mouvement ; mais la tendance de cet organe à reprendre une position normale dont il a été dévié pendant la diastole ventriculaire paraît y contribuer (1).

L'impulsion qui se fait sentir à la partie inférieure et antérieure du cœur pendant la systole ventriculaire n'est pas le seul phénomène de ce genre qui s'observe dans ce viscère. On

(1) Un physiologiste de Marbourg, M. Kuerschner, pense que ce mouvement de roulis est la cause du choc du cœur contre la paroi de la poitrine, et il l'attribue au retour de cet organe à sa position naturelle, après que le déplacement en arrière et à gauche, déterminé par la diastole du ventricule droit, a cessé (*a*). Il se fonde sur ce que, dans ses expériences, le cœur ne s'est pas relevé de la sorte quand il était appliqué contre le rachis, et ne pouvait par conséquent se porter en arrière sous l'influence de la pression développée par l'entrée du sang dans les ventricules. Quand le cœur est libre, cette pression exercerait un tiraillement sur les grosses artères, qui, à raison de l'élasticité de leurs parois, ramèneraient le viscère en avant et à droite, dès que les ventricules, en se vidant, cesseraient de faire effort en sens contraire. L'auteur fait intervenir dans son raisonnement diverses considérations qui ne sont pas toujours en accord avec les principes de l'hydraulique, et il attribue certainement à ce mécanisme trop d'importance. Il est aussi à noter que le mouvement de projection du cœur n'est pas subordonné à l'afflux du sang dans les oreillettes, et peut persister après que ce liquide a cessé d'arriver à cet organe ; mais je suis porté à croire que l'effet consécutif du déplacement diastolaire contribue à la production du choc du cœur.

M. Kornitzer attribue le mouvement de rotation du cœur à la torsion des grosses artères auxquelles cet organe est suspendu (*b*).

(*a*) Kuerschner, *Ueber den Herzstoss* (Müller's *Archiv für Anat. und Physiol.*, 1841, p. 103).
(*b*) Kornitzer, *Op. cit.* (*Sitzungsberichte der Akad. der Wissensch. zu Wien*), 1856, t. XXIV, p. 121.

remarque aussi un certain déplacement de sa partie auriculaire qui correspond au gonflement de ces réservoirs, et qui précède par conséquent le choc systolaire (1). L'extrémité supérieure du cœur se trouve ainsi portée en avant, vers le sternum, mais ce mouvement n'a que peu d'importance.

Jeu des valvules auriculo-ventriculaires.

§ 4. — Pendant que les ventricules se contractent de la sorte, les orifices auriculo-ventriculaires se trouvent fermés par suite du rapprochement des valvules dont les bords de ces ouvertures sont garnis, et le mécanisme à l'aide duquel cette clôture s'effectue est remarquable par sa simplicité et sa perfection. Pour l'étudier, il est bon de suspendre dans la position verticale un cœur dont on a enlevé l'une des oreillettes, celle du côté gauche, par exemple, et de faire tomber d'aplomb au centre de l'orifice auriculo-ventriculaire ainsi dénudé un filet d'eau, ou mieux encore de quelque dissolution saline dont la densité se rapproche de celle du sang. On voit alors que les languettes de la valvule mitrale flottent dans le liquide dont le cœur se remplit, et se placent spontanément de façon à simuler une sorte d'entonnoir ou de cône renversé, mais elles ne se rapprochent pas complétement par leur bord inférieur qui se recourbe un peu en dehors. Sous l'influence de la colonne liquide qui tombe avec une certaine force sur l'espace ainsi laissé libre, le ventricule gauche se distend jusqu'à un certain point, et dès que l'on vient à interrompre le courant, on voit les parois élastiques de ce réservoir revenir un peu sur elles-mêmes. Or, le reflux produit de la sorte agit immédiatement sur la surface externe du cône renversé dans l'intérieur de la cavité ventriculaire, qui est constitué par les languettes valvulaires ; il rapproche les lèvres de ces soupapes, et en achève si bien la

(1) Ce mouvement alternatif des oreillettes en avant, vers le sternum, ou en arrière, vers le dos, qui correspond à la diastole, puis à la systole de ces réservoirs, a été très bien observé par la Commission médicale de Dublin (*a*).

(*a*) *Op. cit.* (*British Associat.*, 1835, p. 243).

fermeture, que si l'expérience est adroitement faite, on peut ensuite renverser le cœur sans qu'une seule goutte du liquide ainsi emprisonné dans le ventricule s'en échappe (1).

On voit donc que par le seul fait de la distension des parois des ventricules sous l'influence de la charge complémentaire poussée dans ces réservoirs par la systole auriculaire et de la cessation de ce mouvement, les valvules auriculo-ventriculaires se trouvent rapprochées, et le reflux du sang rendu impossible ou au moins très faible. La disposition des cordes tendineuses qui sont attachées aux bords de ces soupapes et fixées inférieurement aux muscles papillaires du cœur contribue à donner à cet appareil la forme conique qui en rend la clôture si facile ; et lorsqu'au moment de la systole ventriculaire, le sang presse sur la face inférieure des voiles obliques ainsi rapprochées, celles-ci, en se gonflant comme s'enfle une voile latine que le vent remplit, s'appliquent encore davantage les unes contre les autres ; car, à raison des espèces d'amarres formées par leurs cordes tendineuses, elles ne peuvent se renverser dans l'oreillette (2). Ainsi, dès que le sang n'entre plus dans les ventricules et avant même que ceux-ci aient commencé à se contracter d'une manière active, le passage auriculaire se trouve

(1) Cette expérience et l'explication du mécanisme de la clôture des valvules auriculo-ventriculaires qui en découlent sont dues à M. Baumgarten. Ce physiologiste a constaté aussi que pendant le repos du cœur ces valvules ne s'appliquent pas contre les parois des ventricules, mais conservent une position oblique (*a*).

(2) Il est probable que les muscles papillaires auxquels sont fixées les cordes tendineuses ou amarres des valvules auriculo-ventriculaires se contractent en même temps que les parois des ventricules, mais seulement assez pour maintenir les languettes de ces valvules dans la position voulue pour qu'elles ne se renversent pas dans l'oreillette, accident qui permettrait le reflux du sang dans cette cavité, et qui se produit parfois jusqu'à un certain point quand on simule sur le cadavre les mouvements du liquide en circulation. Mais cette contraction n'est pas nécessaire pour déterminer la clôture de l'appareil valvulaire.

(*a*) A. Baumgarten, *Ueber den Mechanismus, durch welchen die venösen Herzklappen geschlossen werden* (Müller's *Archiv für Anat. und Physiol.*, 1843, p. 463).

fermé et le liquide, pressé par la systole, ne peut s'échapper qu'en pénétrant, d'une part dans l'artère aorte, d'autre part dans l'artère pulmonaire. Le jeu de la valvule mitrale est plus parfait que celui de la valvule auriculo-ventriculaire du côté droit du cœur, et, lorsque la circulation est gênée dans les vaisseaux du poumon, ce dernier laisse refluer dans l'oreillette une quantité plus ou moins considérable de sang : circonstance qui est très utile pour empêcher l'engorgement de cette portion du système vasculaire (1) ; mais, dans l'état normal, la clôture est suffisamment exacte pour que la totalité ou la presque totalité du liquide contenu dans l'un ou l'autre ventricule soit empêchée de retourner vers les veines et obligée de s'engager dans le système artériel.

Enfin, l'ondée de sang lancée ainsi dans les artères soulève les valvules sigmoïdes que nous avons vues autour de l'entrée de ces vaisseaux (2), et lorsque la diastole des ventricules se prononce, ces soupapes, pressées en sens contraire par la colonne liquide contenue dans ces mêmes vaisseaux, se referment de nouveau et empêchent tout reflux dans le cœur (3).

(1) M. King a appelé l'attention des physiologistes sur l'insuffisance de la valvule tricuspide pour empêcher le reflux du sang du ventricule droit dans l'oreillette correspondante toutes les fois que le premier de ces réservoirs se trouve fortement distendu, ainsi que cela a lieu dans les cas d'embarras de la circulation pulmonaire, et sur l'utilité de cette disposition pour empêcher la trop grande accumulation du sang dans les dépendances de l'artère pulmonaire. Il a appelé cette valvule une *soupape de sûreté*, et en a étudié le jeu avec beaucoup de soin chez divers Mammifères aussi bien que chez l'Homme (*a*).

(2) Voyez tome III, page 496.

(3) Ces valvules, en forme de poches ou de bourses, s'appliquent les unes contre les autres lorsqu'elles sont renflées, et ferment complétement l'ouverture aortique. Leur jeu a été étudié d'une manière spéciale par M. Retzius (*b*).

(*a*) T. King, *An Essay on the Safety-Value Function in the Right Ventricle of the Human Heart and on the Gradation of this Function in the Circulation of Warm-Blooded Animals* (Guy's *Hospital Reports*, 1837, vol. II, p. 104).

(*b*) Retzius, *Ueber den Mechanismus des Zuschliessens der Halbmondförmigen Klappen* (Müller's *Archiv*, 1843, p. 14, pl. 1, fig. 1 à 9).

§ 5. — Les divers mouvements dont je viens de rendre compte ne se font pas tous silencieusement, et lorsqu'on écoute avec attention le jeu du cœur, soit en appliquant directement l'oreille sur la partie voisine de la poitrine, soit en employant comme intermédiaire un cylindre creux appelé *stéthoscope*, on entend une série de bruits à l'aide desquels le médecin peut juger de la manière dont fonctionnent les diverses parties de cet organe important. Ce fait n'avait pas échappé à l'attention de Harvey (1), mais c'est de nos jours seulement qu'on en a fait l'objet d'études sérieuses, et c'est surtout à Laënnec que la médecine est redevable de la connaissance des signes qu'on en peut tirer dans le diagnostic des maladies du cœur. Bruits du cœur.

Dans l'état normal, chacun des petits cycles de mouvements accomplis par cet organe est accompagné de la production de deux sons qui diffèrent par leur timbre et par leur siége. Le premier de ces bruits a son maximum d'intensité entre la quatrième et la cinquième côte, un peu en dessous et en dehors du mamelon ; il est sourd et prolongé. Le second, plus clair et plus court, semble partir de la partie antérieure de la poitrine, entre le mamelon et le sternum, vers le niveau de la troisième côte (2).

(1) Il est probable que l'existence du bruit cardiaque était connue d'Hippocrate, car on sait que ce médecin avait parfois recours à l'auscultation de la poitrine; mais Harvey fut, je crois, le premier à en parler (*a*), et de son temps le fait était si peu connu, que l'un de ses adversaires tourna en ridicule l'assertion du grand physiologiste anglais (*b*).

(2) Quand les battements du cœur se succèdent avec une grande rapidité, le deuxième bruit devient moins distinct que d'ordinaire ou tend à se confondre avec le premier (*c*).

Il est aussi à noter que l'intensité relative des deux bruits varie suivant le point des parois du thorax où l'observateur applique l'oreille, et dernièrement ces variations ont été étudiées d'une manière toute spéciale par M. Walshe (*d*).

(*a*) Harvey, *Exercit. anat. de motu cordis et sanguinis in Animalibus*, 1628, cap. V, p. 30.
(*b*) Emilius Parisanus, *Disceptationes de motu cordis*, 1647, p. 101 et 107.
(*c*) *Report of the London Sub-Committee* (*Brit. Associat.*, Bristol, 1836, p. 263).
(*d*) Walshe, *Diseases of the Lungs and Heart*, 1851, p. 191.

Le bruit inférieur coïncide avec le choc de la portion ventriculaire du cœur contre la paroi du thorax. Il est suivi d'un petit silence pendant lequel on sent le battement du pouls au poignet ; puis le bruit supérieur se fait entendre ; il coïncide avec le gonflement des oreillettes et la systole des troncs artériels qui naissent du cœur. Enfin, à ce phénomène succède un nouveau silence, ou repos, dont la durée occupe environ le tiers du temps écoulé entre le commencement du premier bruit et le retour de celui-ci.

Les nombreux auteurs qui, depuis quinze ans, se sont occupés de l'étude de ces bruits, sont très divisés d'opinions quant aux phénomènes dont ils dépendent ; mais ce désaccord me paraît tenir en grande partie à ce que l'on regarde assez généralement chacun de ces sons comme étant simple, et dû par conséquent à une cause unique, tandis qu'ils sont probablement complexes et doivent être considérés comme des résultantes de plusieurs bruits d'origines différentes (1).

Bruit inférieur ou systolique.

§ 6. — Le bruit inférieur, ou bruit sourd, que les pathologistes appellent généralement aussi le *premier bruit du cœur*, a évidemment son point de départ dans la portion ventriculaire du cœur. En effet, si l'on détermine avec précision le point où il se fait sentir avec le plus d'intensité, et qu'ensuite, opérant sur le cadavre, on enfonce dans ce point un stylet ou la lame d'un scalpel, on trouve par l'autopsie que l'instrument a pénétré dans le cœur, non loin de la pointe de cet organe. Tous les

(1) Sous ce rapport, je partage tout à fait l'opinion de MM. Barth et Roger (*a*).

La coïncidence de la contraction des ventricules et de la production du premier bruit cardiaque a été constatée par Laënnec, Hope et la plupart des physiologistes qui se sont livrés à des recherches expérimentales sur ce sujet (*b*).

(*a*) Barth et Roger, *Traité pratique d'auscultation*, p. 195 et suiv.
(*b*) Laënnec, *Traité d'auscultation médiate*, t. II, p. 404.
— Hope, *A Treatise on the Diseases of the Heart*, p. 16.
— *Dublin Sub-Committee*, *op. cit.* (*Brit. Associat.*, 1835, p. 248, etc., etc.).

physiologistes admettent ce résultat, mais ils ne sont pas d'accord sur le mouvement des ventricules qui coïncide avec le développement de ce son. La plupart des auteurs le considèrent comme étant synchronique avec la systole ; M. Beau, au contraire, soutient qu'il se produit en même temps que la diastole des ventricules, et qu'il résulte du choc produit par la colonne de sang qui, lancée par la contraction des oreillettes, vient heurter contre les parois des cavités ventriculaires (1). Si les deux mouvements de dilatation extrême et de contraction des ventricules étaient séparés par un intervalle de temps bien appréciable, l'observation trancherait facilement cette question (2) ; mais si la systole ventriculaire survient presque immédiatement après l'arrivée du sang dans l'étage inférieur du cœur, sous l'influence des oreillettes, les deux phénomènes peuvent être facilement confondus, et des erreurs constantes analogues à celles dont les observations astronomiques sont toujours plus ou

(1) Cette hypothèse avait été déjà soutenue par M. Corrigan (*a*) et par M. Pigeaux (*b*). M. Beau l'a développée d'une manière plus plausible (*c*), et il est probable que la contraction des oreillettes n'est pas tout à fait silencieuse. Ainsi dans une des expériences de la Commission des médecins de Londres, tous les battements de ces réservoirs n'étaient pas suivis d'une systole ventriculaire, et cependant tous étaient accompagnés d'un léger bruit (*d*). Mais d'ordinaire le son très faible qui est développé de la sorte se confond avec le bruit systolique qui y succède presque immédiatement, et ne peut contribuer que très peu à le renforcer.

(2) Chez le Cheval, où les contractions du cœur se succèdent assez lentement, MM. Chauveau et Faivre ont pu s'assurer de la non-coïncidence du premier bruit avec la systole auriculaire caractérisée par le durcissement des parois des oreillettes. Le son se produit après cette contraction et coïncide exactement avec la systole ventriculaire (*e*).

M. Gabriac est arrivé à la même conclusion en opérant sur des Chiens plongés dans un état d'anesthésie par l'action du chloroforme (*f*).

(*a*) Corrigan, *Op. cit.* (*Dublin Med. Trans.*, 1830, new Series, t. I, p. 151).

(*b*) *Journal hebdomadaire de médecine*, 1830, t. III, p. 238, et t. V, p. 187.

(*c*) Beau, *Traité d'auscultation*, p. 195 et suiv.

(*d*) Clendinning, *Op. cit.* (*Brit. Associat.*, Glasgow, 1840, p. 182).

(*e*) Chauveau et Faivre, *Nouvelles recherches expérimentales sur les mouvements et les bruits du cœur*, p. 27 (extrait de la *Gazette médicale*, 1856).

(*f*) Gabriac, *Quelques expériences sur le choc du cœur.* Thèse. Paris, 1857.

moins entachées peuvent faire naître de l'incertitude sur la relation vraie du moment précis où naît le son qui frappe l'oreille, et de celui où s'effectue le mouvement que l'œil remarque au même instant. Il faut donc chercher d'autres moyens pour résoudre la question, et on les trouve dans les expériences faites sur des Animaux de grande taille.

En effet, si le bruit inférieur du cœur, de même que le choc produit par cet organe contre les parois du thorax, était une conséquence de la contraction des oreillettes et de la diastole ventriculaire déterminée par le jet de sang que les premiers de ces organes y projettent, il est évident que, pour empêcher la production de ce son, il suffirait d'arrêter le jeu des oreillettes. Or, l'expérience prouve que cela n'est pas. Le bruit en question continue à se faire entendre lors même que les oreillettes ne peuvent plus se contracter, et se manifeste chaque fois que les ventricules viennent à se resserrer avec force.

Cause du bruit systolique.

Le bruit inférieur du cœur est donc un phénomène dépendant essentiellement de la systole ventriculaire. Mais cette systole est accompagnée de plusieurs mouvements qui, indépendamment de la contraction même des fibres charnues du cœur, pourraient être invoqués pour expliquer la production des vibrations sonores.

Quand on analyse expérimentalement les circonstances dont la production de ce bruit est accompagnée, on trouve que les sources en sont multiples, mais qu'une de ses causes principales paraît résider dans la contraction musculaire dont les parois des ventricules sont le siége. On sait, en effet, par des observations déjà anciennes, que l'action énergique d'un muscle est toujours accompagnée de vibrations sonores plus ou moins distinctes pour notre oreille. On a reconnu une grande analogie entre le bruit de la systole ventriculaire et celui engendré par des contractions brusques et puissantes des muscles larges dont les parois de la cavité abdominale sont garnies, et lorsqu'on écarte toutes les autres causes présumables de ce bruit cardiaque, on ne continue pas moins à l'entendre (1).

Il est donc légitime de croire que le premier bruit du cœur résulte, au moins en partie, du phénomène de la contraction

(1) Le développement de vibrations sonores par le seul fait de la contraction de fibres musculaires a été entrevu il y aura bientôt cinquante ans par un physicien célèbre de l'Angleterre, Wollaston (*a*), et ce phénomène a été étudié vers la même époque par Erman, de Berlin (*b*). Laënnec recueillit aussi beaucoup d'observations sur les bruits musculaires engendrés dans diverses parties du corps humain ; et il en fit l'application à la théorie des bruits anormaux du cœur. Mais il n'y assimila que le bruit de soufflet dont il sera question plus loin (*c*), et c'est cette hypothèse qui a été combattue par M. Bouillaud (*d*).

En 1835, une des Commissions chargées par l'Association britannique pour l'avancement des sciences, de faire une série de recherches sur les bruits du cœur aussi bien que sur le mécanisme des mouvements de cet organe, entreprit de nouvelles expériences sur les vibrations sonores qui peuvent accompagner la contraction musculaire en général, et ne tarda pas à en conclure que le bruit inférieur du cœur devait tenir en grande partie à un phénomène du même ordre et se lier essentiellement à l'action des fibres musculaires de cet organe pendant la systole ventriculaire (*e*). Les rapporteurs de cette Commission appelèrent *son intrinsèque* la portion du bruit qui dépend de la tension subite des parois du cœur, et ils constatèrent qu'il continue à se manifester lorsque cet organe, en se contractant, ne peut ni battre contre les parois du thorax, ni mettre en jeu les valvules dont il est garni intérieurement.

Dans des expériences faites sur des animaux de grande taille (des Anes), ils ont entendu ce même bruit, quoique affaibli, lorsque le cœur continuait à se contracter après avoir été séparé de toutes les parties voisines et extrait de la poitrine (*f*). Des discussions se sont élevées entre les pathologistes au sujet du mécanisme de la production de ces bruits musculaires : les uns les attribuent au fait même de la contraction ; les autres, à la tension des fibres résultant de la résistance que les parties voisines opposent

(*a*) Wollaston, *On the Duration of Muscular Action. Croonian Lecture* (*Philos. Trans.*, 1810, p. 2).

(*b*) Erman, *Einige Bemerkungen über Muskularcontraction* (Gilbert's *Annalen der Physik*, 1812, t. XL, p. 21).

(*c*) Laënnec, *Traité d'auscultation médiate*, t. II, p. 440).

(*d*) Bouillaud, *Traité des maladies du cœur*, t. I, p. 121.

(*e*) C. Williams, Todd and Clendinning, *Report of the London Sub-Committee on the Motions of the Heart* (*Brit. Associat.*, Bristol, 1836, t. V, p. 263 et 271).

— Voyez aussi Hope, *A Treatise on the Diseases of the Heart*, p. 42 et suiv.

— Clendinning, *Second Rapport* (*Brit. Associat.*, Glasgow, 1840, p. 202).

— Jégu, *De la cause des bruits du cœur à l'état normal*. Thèse, Paris, 1837, n° 413, p. 13 et suiv.

(*f*) Williams, Todd et Clendinning, *loc. cit.*, expér. 14, etc.

musculaire dont dépend aussi la systole des ventricules de cet organe.

Mais, dans l'état normal, ce bruit est certainement complexe, et dépend aussi en partie d'autres causes dont il faut également tenir grand compte lorsqu'on veut juger de ce qui se passe dans le jeu du cœur par la nature des sons engendrés dans cet organe.

Ainsi le choc de la partie inférieure du cœur contre les parois du thorax est également une des sources de ce bruit complexe. En effet, quand on est couché sur le côté gauche ou que le corps est penché en avant, l'impulsion produite sur les parois de la poitrine par les battements du cœur augmente de force, et l'intensité du son s'accroît en même temps (1). Des expériences faites sur des Animaux par Magendie mettent encore mieux en évidence cette source de vibrations sonores, et avaient même porté ce physiologiste à attribuer uniquement au choc du cœur contre les parois thoraciques, non-seulement le bruit inférieur dont nous nous occupons exclusivement en ce moment, mais aussi le bruit supérieur (2).

au raccourcissement de ces mêmes fibres, tension qu'ils désignent à tort sous le nom d'*extension musculaire* (a).

Quelques auteurs pensent que le choc des parois ventriculaires entre elles ou contre le faisceau formé par les muscles papillaires contribue beaucoup à la production du bruit systolique; mais les expériences sur lesquelles ils se fondent ne me paraissent pas concluantes (b).

(1) Voyez à ce sujet les observations de la première Commission des médecins de Londres (c).

M. Bouillaud s'assura du même fait sur le Coq (d).

(2) Ainsi, quand Magendie maintenait la pointe du cœur éloignée des parois du thorax à l'aide d'une tige métallique introduite dans cette cavité, il n'entendait plus le bruit inférieur, mais celui-ci devenait assez intense pour être perçu par son oreille

(a) Hope, *A Treatise on the Diseases of the Heart*, p. 42.

— Au sujet de la vibration du cœur, voyez aussi une publication récente de M. Hamernik, professeur à Prague (*Das Herz und seine Bewegung*, 1858, p. 69 et suiv.).

(b) Choriol, *Observ. sur la structure, les mouvements et les bruits du cœur*. Thèse, 1841, p. 20 et suiv.

— Bérard, *Cours de physiologie*, t. III, p. 688.

(c) *Op. cit.* (*British Association*, t. V, 1836, p. 262).

(d) Bouillaud, *Traité des maladies du cœur*, 1835, t. I, p. 129.

Il est probable que la tension des valvules auriculo-ventriculaires qui s'effectue au moment de la systole des ventricules contribue aussi à la production du bruit complexe dont nous nous occupons en ce moment, mais c'est certainement à tort que quelques médecins l'ont attribué exclusivement à ce phénomène (1).

dès qu'il relevait la tige dont il faisait usage et permettait au cœur de venir heurter comme d'ordinaire contre cet instrument ou contre les côtes. Il vit aussi que dans les cas où, après avoir enlevé le sternum et mis le cœur à nu, il n'entendait plus le bruit en question, celui-ci reparaissait avec son intensité ordinaire aussitôt que le sternum était remis en place (*a*). Dans des expériences de la Commission médicale de Dublin, on constata aussi une augmentation très notable du son lorsqu'on recouvrait d'une planchette le cœur préalablement mis à nu (*b*). Mais, d'un autre côté, des expériences non moins décisives montrent que ce choc ne saurait être considéré comme la seule cause du bruit produit par les mouvements du cœur.

Magendie avait cru remarquer que les bruits du cœur cessaient complétement dès que le sternum était enlevé et que cet organe ne trouvait pas d'autre corps résistant contre lequel il pût frapper (*c*). Mais d'autres expérimentateurs ne tardèrent pas à reconnaître que cela n'est pas. Ainsi, M. Hope constata la production de ces bruits chez un Ane dont le cœur avait été mis à découvert, et des faits analogues ont été recueillis par M. Bouillaud et plusieurs autres physiologistes (*d*).

Magendie pensait aussi que l'interposition d'une couche d'eau ou d'un corps mou entre le cœur et la paroi thoracique empêchait la production du son. Mais les expériences des Commissions de l'Association britannique prouvent que la cessation des bruits cardiaques ne s'obtient pas de la sorte, et que l'intensité du son est seulement diminuée, soit par l'injection de l'eau dans le péricarde (*e*), soit par l'interposition d'une couche d'étoupe entre le cœur et la paroi du thorax (*f*).

(1) M. Rouanet et quelques autres pathologistes attribuent à cette cause seulement le premier bruit du cœur (*g*); mais cette opinion doit tomber devant

(*a*) Magendie, *Mém. sur l'origine des bruits normaux du cœur* (*Mém. de l'Acad. des sciences*, 1858, t. XIV, p. 155).

(*b*) *Report of the Dublin Sub-Committee* (*loc. cit.*, 1835, p. 246).

(*c*) Magendie, *Op. cit.*

(*d*) Hope, *Medical Gazette*, 1830, et *A Treatise on the Diseases of the Heart*, p. 13 et 54.
— Bouillaud, *Traité clinique des maladies du cœur*, 1835, t. I, p. 128.
— *Report of the London Sub-Committee* (*Op. cit.*, Bristol, 1836, p. 270).

(*e*) *Premier Rapport de Dublin* (*loc. cit.*, 1835, p. 246).

(*f*) *Premier Rapport de la Commission de Londres* (*British Associat.*, 1836, p. 267).

(*g*) Rouanet, *Analyse des bruits du cœur*. Thèse, Paris, 1832.
— Kiwisch, *Ueber die Schallerzeugung in den Kreislaufs Organen* (*Verhandl. der Phys. Med. Geselsch. zu Würzburg*, 1850, t. I).

L'action exercée par le courant circulatoire sur les diverses parties saillantes et élastiques des voies que le sang parcourt dans l'intérieur du cœur peut contribuer aussi à la production du bruit complexe dont la systole ventriculaire est accompagnée, et par conséquent le caractère de ce son peut être modifié par l'altération pathologique de toutes ces parties ; mais l'étude de ces bruits anormaux est étrangère au sujet de ce cours (1), je ne m'y arrêterai donc pas, et je me bornerai à ajouter que, dans certains états morbides, le bruit systolique

les expériences dans lesquelles on a constaté la persistance de ce phénomène lorsque le rapprochement des valvules auriculo-ventriculaires avait été rendu impossible par l'introduction du doigt ou d'un instrument à branches élastiques, de l'oreillette jusque dans la cavité des ventricules (a).

Cependant si cette hypothèse absolue n'est pas admissible, il ne s'ensuit pas que le jeu de ces valvules ne puisse concourir dans une certaine proportion à produire ce bruit complexe et à en déterminer le caractère. Effectivement cela paraît être ainsi, car dans quelques expériences où le jeu des valvules auriculo-ventriculaires a été entravé par la dépression d'une portion des parois de l'oreillette jusque dans l'ouverture dont elles garnissent les bords, on a remarqué que le début du bruit systolique était moins clair et moins fort que d'ordinaire, ou manquait même tout à fait (b). Des résultats analogues furent obtenus, quand, à l'aide d'un petit instrument à branches mobiles introduit dans le passage auriculo-ventriculaire, on empêchait les valvules de se rapprocher (c).

M. Choriol a cherché à expliquer le bruit systolique par la distension de ces valvules et le choc des parois ventriculaires entre elles, mais il n'a apporté aucun fait nouveau à l'appui de cette opinion (d).

(1) Les résultats fournis par l'expérience suivante et d'autres observations du même ordre ont porté quelques physiologistes à attribuer le premier bruit du cœur au passage rapide du sang sur la surface irrégulière des ventricules, lorsque ce liquide se rend aux artères. Le cœur d'un Veau ayant été arraché et suspendu par la base, on remplit les ventricules avec de l'eau, et l'on exerça avec la main des mouvements brusques de compression sur ces réservoirs, de façon à en chasser le liquide pendant que l'observateur tenait l'oreille appliquée à un sté-

(a) *Report of the London Sub-Committee* (*Brit. Associat.*, Bristol, 1836, p. 265).

(b) *Second Report of the London Sub-Committee* (*Brit. Associat.*, Glasgow, 1840, p. 178).

(c) *Op. cit.*, p. 186.

— Hope, *A Treatise on the Diseases of the Heart*, p. 38.

(d) Choriol, *Observ. sur la structure, les mouvements et les bruits du cœur*. Thèse, Paris, 1841, n° 82, p. 20 et suiv.

devient assez intense pour être entendu, non-seulement par l'individu lui-même, mais aussi par un observateur dont l'oreille est placée à environ un pied de la poitrine de celui-ci.

§ 7. — Le bruit supérieur, qui, par sa position, est en rapport avec la base du cœur, et qui, sous le rapport de la coïncidence des phénomènes, correspond tant à la dilatation des ventricules qu'à la clôture des valvules sigmoïdes dont l'entrée des artères est garnie, paraît dépendre principalement de ce dernier mouvement (1). En effet, pour le suspendre ou pour en changer

Second bruit, ou bruit supérieur.

thoscope flexible placé contre les ventricules. Un son ayant de la ressemblance avec le premier bruit du cœur se fit entendre ; un son analogue se produisait aussi quand on poussait l'une contre l'autre les parois des ventricules vides (a).

Les opinions dont j'ai déjà rendu compte ne sont pas les seules qui ont été émises touchant la cause du premier bruit cardiaque. Ainsi M. Wanner attribue ce phénomène à la vibration des lames fibro-cartilagineuses qui se trouvent dans l'anneau situé à la base du cœur, dans l'origine des artères aorte et pulmonaire, et donnant attache aux diverses fibres musculaires des ventricules. Il suppose que le sang passant sur les cordes tendineuses insérées dans le voisinage de ces plaques est mis en vibration lors de la contraction des ventricules, et il se fonde sur les changements qu'il a remarqués dans les sons rendus par un cœur auquel il faisait exécuter artificiellement des mouvements de resserrement et de relâchement, et auquel il a coupé les points d'insertion de ces cordes tendineuses (b). Mais les expériences dans lesquelles on a empêché le jeu des valvules auriculo-ventriculaires sans faire cesser le bruit inférieur du cœur renversent cette hypothèse.

Je dois ajouter que M. Cruveilhier attribue le premier bruit du cœur au redressement brusque des valvules sigmoïdes dans le moment où la contraction des ventricules lance une ondée de sang dans chaque tronc artériel (c). Mais, dans les expériences faites par la Commission des médecins de Londres, ce bruit a continué après que l'on eut arrêté le jeu des valvules en question à l'aide de crochets introduits dans les grosses artères (d).

(1) Laënnec attribuait le bruit supérieur du cœur à la contraction des oreillettes (e). Mais, ainsi que le fit remarquer M. Turner, ce bruit succède à celui produit par la contrac-

(a) *Report of the Dublin Sub-Committee* (*Brit. Associat.*, 1835, p. 247).

(b) Wanner, *Sur les bruits du cœur* (*Comptes rendus de l'Acad. des sciences*, 1849, t. XXVIII, p. 261).

(c) Cruveilhier, *Note sur les mouvements et les bruits du cœur* (*Gazette médicale*, 1841, t. IX, p. 497).

(d) Williams, Todd et Clendinning, *Op. cit.* (*Brit. Associat.*, 1836, p. 267).

(e) Laënnec, *Traité de l'auscultation médiate*, t. II, p. 399 et suiv.

tout à fait le caractère, il suffit d'interrompre ou de gêner le jeu de ces soupapes.

Ainsi, quand à l'aide de crochets introduits dans les grosses artères, on retient les valvules sigmoïdes contre les parois des vaisseaux, un bruit de soufflet se substitue au bruit clair et sec qui se produit d'ordinaire dans la région supérieure du cœur, ou bien un silence complet occupe tout l'intervalle de temps compris entre les deux systoles ventriculaires (1). L'artère pulmonaire prend part à la production de ce phénomène, mais le claquement en question dépend principalement de la tension des valvules sigmoïdes de l'aorte. Quelques physiologistes attribuent la pro-

tion des ventricules, et précède le long silence ou repos qui termine le cycle de ces phénomènes ; or la systole des oreillettes précède celle des ventricules, et par conséquent ne peut être la cause de vibrations sonores qui ne se font entendre qu'après celles produites par cette dernière contraction (a). Il est aussi à noter que M. Hope a reconnu expérimentalement que la cessation des mouvements de systole des oreillettes n'arrête ni n'altère notablement ce bruit (b).

M. Turner, en faisant cette rectification, tomba à son tour dans l'erreur, car il supposa que le second bruit en question dépendait de la chute du cœur sur le péricarde pendant la diastole ventriculaire ; mais les expériences des médecins de Londres prouvent que le phénomène acoustique persiste lorsque le cœur a été séparé de sa tunique membraneuse par une couche épaisse d'étoupe (c).

M. Marc d'Espine, à qui l'on doit beaucoup de bonnes observations sur l'auscultation du cœur, a cherché ensuite à expliquer ce même phénomène par la dilatation des ventricules (d). Mais des expériences nombreuses prouvent qu'on peut l'empêcher de se produire sans changer en rien la manière dont se fait la diastole ventriculaire (e).

M. Choriol a cru pouvoir expliquer ce deuxième bruit par la séparation brusque des parois ventriculaires amenées en contact pendant la systole (f), mais cette hypothèse n'est pas admissible.

(1) M. Carswell fut, je crois, le premier à chercher l'explication du bruit supérieur du cœur dans les mouve-

(a) Turner, *Observ. on the Cause of the Sounds produced by the Heart* (*Trans. of the Med. Chirg. Soc. of Edinburgh*, t. III).

(b) Hope, *A Treatise on the Diseases of the Heart*, p. 63.

(c) *London Committee*, *Op. cit.* (*Brit. Associat.*, 1836, p. 267).

(d) Marc d'Espine, *Op. cit.* (*Arch. gén. de médecine*, 1831, t. XXVII, p. 165 et suiv.).

(e) Voyez ci-après, p. 44 et 45.

(f) Choriol, *Observations sur la structure, les mouvements et les bruits du cœur*. Thèse, 1841, p. 26.

duction de ce bruit au choc produit par le sang qui entre dans les oreillettes au moment de la diastole de ces réservoirs. D'après quelques expériences faites par M. Beau, je suis porté à croire que ce phénomène peut y contribuer ; mais je ne connais

ments exécutés par les valvules sigmoïdes, lorsque le sang lancé dans les artères tend à rentrer dans les ventricules (*a*). Mais cette hypothèse, proposée aussi par M. Billing (*b*), n'acquit quelque consistance que par les expériences de M. Rouanet. Celui-ci constata que la tension subite d'une membrane élastique est toujours accompagnée d'un claquement plus ou moins distinct, et une expérience fort simple lui permit d'imiter assez bien sur un tronçon de l'artère aorte ce qui se passe dans le phénomène en question. En effet, il ajusta à l'extrémité supérieure de ce tronçon un tube vertical, et à l'extrémité opposée du même vaisseau, au-dessus du point occupé par les valvules sigmoïdes, un second tube garni inférieurement d'une vessie pleine d'eau ; puis en pressant périodiquement sur cette vessie, il fit monter par secousses le liquide dans l'appareil. Or, chaque fois que le mouvement ascensionnel venait à être interrompu, la colonne d'eau contenue dans le tube supérieur rabattait les valvules, et l'oreille de l'observateur, appliquée contre l'appareil, percevait un léger bruit (*c*).

Cette hypothèse du claquement des valvules sigmoïdes fut adoptée par MM. Billing (*d*), Carlisle (*e*), Bouillaud (*f*), etc., et l'expérience de M. Rouanet, répétée par la Commission des médecins de Dublin, donna le résultat annoncé. On remarqua aussi qu'en opérant de la même manière sur un tronçon d'aorte dont les valvules avaient été enlevées, la chute de la colonne liquide après chaque systole de la vessie déterminait un certain bruit prolongé, mais pas le son brusque qui se faisait entendre avant et qui ressemblait au bruit supérieur du cœur (*g*). Du reste, l'influence de ces valvules dans la production de ce bruit du cœur fut bientôt mise hors de doute par les expériences de M. Hope et des diverses Commissions de l'Association britannique. En effet, on constata, par diverses expériences faites sur des Veaux et sur des Anes : 1° que le bruit de soufflet se substitue au second bruit ordinaire, quand on aplatit le commencement des

(*a*) Voyez Rouanet, *Analyse des bruits du cœur*. Thèse, Paris, 1832, n° 252, p. 18.

(*b*) Billing, *On the Auscultation and Treatment of the Affections of the Heart* (*The Lancet*, 1832, t. II, p. 198).

(*c*) Rouanet, *Op. cit.*, p. 9.
— Voyez aussi Monneret, *Études sur les bruits cardiaques* (*Revue médico-chirurg. de Paris*, t. VII, p. 130).

(*d*) Billing, *Op. cit.* (*The Lancet*, 1832, p. 198).

(*e*) H. Carlisle, *Abstract of Observations on the Motions and Sounds of the Heart* (*Report of the Brit. Associat. for the Advancement of Sciences*, Cambridge, 1833, p. 458).

(*f*) Bouillaud, *Traité clinique des maladies du cœur*, 1835, t. I, p. 132.

(*g*) Macartney, Adams, etc., *Second Report of the Dublin Sub-Committee* (*Brit. Associat.*, Bristol, 1836, p. 282).

aucun fait qui soit de nature à le démontrer, et, dans tous les cas, la manière graduelle dont les oreillettes se remplissent doit faire penser que le choc produit par ce liquide contre les parois cardiaques doit être faible (1).

grosses artères de façon à empêcher le jeu normal des valvules sigmoïdes (*a*) ; 2° qu'on peut obtenir ce résultat ou même suspendre tout à fait la production de ce bruit supérieur en introduisant des alènes dans ces mêmes artères, de façon à maintenir les valvules sigmoïdes écartées et appliquées contre les parois des vaisseaux (*b*). Des expériences tout à fait semblables et donnant les mêmes résultats avaient été faites précédemment sur des Veaux par une Commission de médecins de Londres, instituée aussi par l'Association britannique (*c*).

M. Beau objecte à l'expérience dans laquelle le bruit supérieur a cessé lors de la compression des troncs artériels, qu'il est impossible de pratiquer cette compression de manière à produire l'effet annoncé, sans qu'elle s'étende aux oreillettes de façon à empêcher la dilatation de ces réservoirs (*d*). Sur les petits animaux cela peut être difficile, mais chez les grandes espèces, telles que l'Ane ou le Veau, cela ne me semble pas impraticable.

Une autre objection plus grave se fonde sur le résultat d'expériences dans lesquelles la pointe du cœur ayant été enlevée de manière à permettre l'écoulement direct de tout le sang reçu par les ventricules, et à empêcher par conséquent l'afflux de ce liquide dans les artères où se trouvent les valvules en question, le bruit supérieur aurait continué à se faire entendre ; ou bien encore, celles dans lesquelles les artères ont été coupées à leur naissance de façon à enlever les valvules sans que la production du bruit supérieur en ait été anéantie (*e*). Il est à regretter que M. Beau n'ait pas dit sur quels Animaux ce résultat s'obtient, et n'ait donné aucun détail propre à faire bien apprécier la valeur de son expérience. Je dois ajouter que dans une expérience analogue, faite par MM. Williams, Todd et Clendinning sur un Ane, le bruit inférieur a persisté, mais le bruit supérieur a cessé après l'ablation des deux troncs artériels avec leurs valvules (*f*).

(1) M. Beau a soutenu cette hypothèse d'une manière très séduisante (*g*), et l'on trouve dans les expériences de la Commission de Londres quelques faits qui, au premier abord, semblent y donner un grand degré de probabilité. Ainsi on a vu que si à l'aide des doigts on refoule en dedans les

(*a*) *Report of the Dublin Sub-Committee* (*Brit. Associat.*, 1835, p. 247).
(*b*) Hope, *A Treatise on the Diseases of the Heart*, p. 37.
— *Dublin Sub-Committee* (*loc. cit.*).
(*c*) *Report of the London Sub-Committee* (*Brit. Associat.*, 1836, p. 264 et suiv.).
(*d*) Beau, *Traité d'auscultation*, p. 288.
(*e*) Beau, *Op. cit.*, p. 287.
(*f*) *Premier Rapport* (*Brit. Associat.*, 1836, p. 273).
(*g*) Beau, *Recherches sur les mouvements du cœur* (*Arch. gén. de méd.*, 1835, 2ᵉ série, t. IX), et *Traité d'auscultation*, 1856, p. 223 et suiv.

Bruits anormaux.

§ 8. — Les bruits dont nous venons d'étudier le mode de production ne sont pas les seuls qui accompagnent parfois les mouvements du cœur. Ainsi, il n'est pas rare d'entendre un souffle plus ou moins intense qui se mêle aux sons normaux, et qui résulte, en général, de la présence de quelque obstacle au passage libre du sang dans certaines parties de cet organe, ou d'un reflux de ce liquide dû à l'insuffisance de l'un des appareils valvulaires. Mais ces phénomènes sont du domaine de la pathologie plutôt que de celui de la physiologie (1).

parois des oreillettes de façon à les renverser jusque dans les ventricules et à introduire ainsi les doigts dans les orifices auriculo-ventriculaires, le bruit inférieur continue à se faire entendre, mais le bruit supérieur cesse. Au premier abord, cela semble prouver que l'action des oreillettes est indispensable à la production de ce dernier son; nous avons vu cependant qu'on peut le modifier ou l'anéantir sans changer en rien le jeu de ces réservoirs; et, en examinant de plus près l'expérience en question, on s'aperçoit que les manœuvres pratiquées ici doivent avoir pour effet non-seulement de suspendre l'action des oreillettes, mais d'empêcher le sang d'arriver par leur intermédiaire dans les ventricules, et de là dans les artères; de façon que par cela même le jeu des valvules sigmoïdes, dont l'influence est si manifeste sur le phénomène acoustique en question, devient impossible. Le fait constaté de la sorte par la Commission de l'Association britannique est donc en accord avec la théorie du claquement des valvules sigmoïdes, et ne fournit aucun appui solide à l'opinion de M. Beau (a).

Il est aussi à noter que dans les expériences de la Commission des médecins de Dublin, lorsque, par l'ablation de la pointe du cœur d'un Veau, le sang lancé par les oreillettes se trouvait poussé au dehors par la systole ventriculaire et ne pénétrait plus dans les artères, le premier bruit continua à se manifester, mais on n'entendit plus le second, qui d'ordinaire coïncide avec l'abaissement des valvules aortiques (b).

(1) Diverses expériences d'hydraulique prouvent qu'un bruit de souffle plus ou moins intense peut se produire quand le tube élastique dans lequel un liquide coule se rétrécit dans un point, soit par suite de la dépression de ses parois, soit par l'existence d'une bride ou d'une lamelle saillante dans son intérieur (c). Les vibrations sonores s'y engendrent comme dans un instru-

(a) Williams, Todd and Clendinning, *Op. cit.*, expérience n° 7, etc. (*Brit. Associat.*, 1836, t. V, p. 265).

(b) *Second Report of the Dublin Sub-Committee on the Motions and Sounds of the Heart* (*Brit. Associat.*, 1836, p. 281).

(c) Voyez, par exemple, les expériences relatées dans le *Deuxième Rapport de la Commission médicale de Londres* (*Brit. Associat.*, Liverpool, 1837, p. 156).

Rhythme des bruits du cœur.

§ 9. — En général, chacun des bruits du cœur est isochrone; mais il arrive parfois qu'au lieu de se succéder à des temps égaux, ils offrent certaines irrégularités qui indi-

ment à vent, et cela explique comment un bruit de souffle s'obtient en faisant passer un courant d'eau à travers les cavités du cœur, fait qui a été constaté par M. Piorry et par plusieurs autres physiologistes (*a*).

Il est donc probable qu'un murmure de ce genre accompagne toujours le passage brusque du sang tant des oreillettes dans les ventricules que de celles-ci dans les artères, bien que dans l'état normal ces vibrations soient trop faibles pour être distinguées et se confondent avec les autres bruits du cœur; mais lorsque l'harmonie naturelle des parties est troublée et qu'une circonstance accidentelle vient augmenter l'une des causes productrices de ce bruit particulier, on l'entend aisément, et ses relations avec les autres bruits normaux varient suivant le siége de la lésion dont elle dépend.

Ainsi, quand on empêche la clôture complète des valvules sigmoïdes de l'aorte, soit en comprimant la partie correspondante de ce vaisseau, soit en accrochant avec une aiguille courbe une de ces soupapes, un bruit de souffle se substitue au bruit sec dont la diastole ventriculaire est ordinairement suivie, ou accompagne ce deuxième son (*b*). Cela s'explique facilement par la rentrée d'un jet de sang de l'artère dans le ventricule à travers un orifice rétréci par des membranes élastiques.

Si l'expérimentateur, en opérant sur un grand quadrupède tel que le Cheval, l'Ane ou le Veau, déprime avec le doigt la paroi auriculaire, de façon à arriver jusque dans le ventricule, et à empêcher par conséquent les valvules auriculo-ventriculaires de fonctionner, une portion du sang chassé du ventricule à chaque systole rentre dans l'oreillette par cette voie, et le premier bruit est accompagné du son de souffle (*c*). Il en est de même quand à l'aide d'un instrument tranchant introduit dans le cœur on coupe les ligaments tenseurs de ces valvules, opération qui détermine le reflux du sang dans l'oreillette (*d*).

La physiologie expérimentale nous permettrait donc de prévoir que dans des cas pathologiques où le jeu des valvules devient insuffisant, le bruit de souffle doit se faire entendre, et que le moment de son apparition doit varier suivant que les valvules malades appartiennent aux orifices auriculo-ventriculaires ou aux orifices artériels.

D'après ce qui précède, on comprend aussi que le rétrécissement permanent d'un orifice auriculo-ventriculaire

(*a*) Piorry, *Mém. sur les bruits du cœur et des artères* (*Archiv. gén. de méd.*, 1834, 2e série, t. V, p. 245).
— *Premier Rapport de la Commission médicale de Londres* (*Brit. Associat.*, Bristol, 1836, p. 269).
(*b*) Hope, *A Treatise on the Diseases of the Heart*, p. 37.
— *Report of the London Sub-Committee* (*Brit. Associat.*, 1836, *loc. cit.*, p. 265 et suiv.).
(*c*) *Report of the London Sub-Committee* (*loc. cit.*, p. 265, 267, etc).
(*d*) Chauveau et Faivre, *Nouvelles recherches sur les mouvements et les bruits du cœur*, p. 30.

quent des intermittences dans les contractions de cet organe. Ainsi, quelquefois un de ces battements manque et est remplacé par un temps d'arrêt, et, dans d'autres cas, après chaque

puisse déterminer aussi un bruit anormal de souffle qui accompagnera l'entrée du sang de l'oreillette dans le ventricule, et qui précédera par conséquent le bruit systolique ordinaire, tandis que le bruit dont il a été précédemment question doit venir après celui-ci.

Or les observations pathologiques prouvent qu'il en est effectivement ainsi, et que le premier bruit, ou bruit systolique, prend d'ordinaire ce caractère anormal quand la valvule mitrale est altérée dans sa structure de façon à perdre de sa flexibilité, soit par suite du développement d'un tissu osseux ou cartilagineux dans son épaisseur, soit par l'effet de son épaississement, de la production de fausses membranes à sa surface, d'adhérences qu'elle contracte avec les parois du ventricule, etc., etc. L'insuffisance des orifices auriculo-ventriculaires, quelle qu'en soit la cause (qu'elle résulte d'un rétrécissement anormal de ces passages ou de la dilatation maladive du ventricule), la présence d'excroissances ou de concrétions fibrineuses dans les ventricules, l'insuffisance des valvules résultant d'un vice de conformation congénital, de la déchirure ou de la perforation de ces replis membraneux, et plusieurs autres lésions organiques du cœur, peuvent déterminer aussi le bruit de souffle dans le moment de la systole ventriculaire (*a*) ; et il résulte aussi des observations recueillies par plusieurs médecins, que ce phénomène peut se manifester dans des cas de troubles de la circulation dus à la pléthore, à l'appauvrissement du sang ou à certaines affections nerveuses et indépendamment de toute altération organique du cœur (*b*). Dans ces derniers cas, le bruit de souffle est en général doux ; mais lorsqu'il dépend de l'insuffisance des orifices auriculo-ventriculaires ou de leurs valvules, ou bien encore de la présence d'aspérités pathologiques

(*a*) Voyez Laënnec, *Traité d'auscultation médiate*, t. II, p. 428, 579, etc.
— Martin-Solon, *Quelques observations de maladies du cœur* (*Journal hebdomadaire de médecine*, 1832, t. IX, p. 467).
— Hope, *A Treatise on the Diseases of the Heart*, p. 70 et suiv.
— Bouillaud, *Traité clinique des maladies du cœur*, t. I, p. 173 et suiv.
— Beau, *Traité d'auscultation*, p. 294 et suiv.
— Barth et Roger, *Traité d'auscultation*, p. 419 et suiv.
— Rapp, *Beiträge zur Diagnostike des Klappenaffectionen der Herzens* (*Zeitschr. für rationn. Med.*, t. VIII, p. 147).
— Hérard, *Des signes stéthoscopiques du rétrécissement de l'orifice auriculo-ventriculaire, et spécialement du bruit de souffle au second temps* (*Arch. gén. de méd.*, 1854, 5ᵉ série, t. III, p. 165).
— Skoda, *Traité de percussion et d'auscultation*, trad. par Aran, p. 268 et suiv.
— Grisolle, *Traité de pathologie interne*, t. II, p. 269, etc.
(*b*) Laënnec, *loc. cit.*
— Barth et Roger, *loc. cit.*
— Jacquemier, *De l'auscultation appliquée au système vasculaire des femmes enceintes*. Thèse, 1837, n° 466, p. 8 et suiv.

systole ordinaire ou après plusieurs de ces mouvemens, il y a une contraction du même ordre qui est beaucoup plus faible et plus précipitée. Quelquefois aussi les systoles auriculaire et ventriculaire ne se succèdent pas régulièrement, et

sur la surface de l'endocarde, il acquiert souvent plus d'intensité, change de timbre, et devient comparable à un bruit de râpe ou même de scie.

Quelquefois le premier bruit ou même le second change de timbre, et présente un retentissement métallique plus ou moins intense. Ce phénomène se manifeste surtout quand le cœur bat avec beaucoup d'énergie contre une surface sonore telle que le diaphragme, et que cette cloison est soulevée par l'estomac fortement distendu par des gaz, ou même contre le sternum ou les côtes (*a*).

Lorsque le bruit de souffle accompagne le deuxième son, il paraît être toujours dû à une lésion physique et dépendre de l'insuffisance de l'orifice artériel ou de l'insuffisance des valvules dont cet orifice est garni.

Dans l'état normal, le frottement du cœur contre le péricarde, ou, pour parler plus exactement, du péricarde cardiaque ou exocarde contre le feuillet costal de la même tunique, résultant des mouvements alternatifs de systole et de diastole, n'est accompagné d'aucun bruit ; mais dans quelques états pathologiques où les surfaces en contact cessent d'être lisses, il en résulte des vibrations sonores plus ou moins intenses et d'un caractère particulier. Ce bruit, que Laënnec a comparé au cri du cuir (*b*), et qui ressemble tantôt au frôlement de la soie, mais devient quelquefois analogue au râclement d'une râpe, est un des signes caractéristiques de l'inflammation du péricarde (*c*). Parfois le frémissement vibratoire produit de la sorte était assez intense pour être senti par la main de l'observateur appliquée sur la région précordiale (*d*).

Quelquefois chaque série de bruits se compose non de deux, mais de trois et même de quatre sons successifs.

Lorsqu'on entend trois bruits, c'est en général le second qui est répété, et cela paraît tenir à un défaut de synchronisme dans le jeu des valvules sigmoïdes de l'aorte et de l'artère pulmonaire, dépendant de ce que l'un des ventricules se vide plus vite que l'autre.

Lorsque c'est le premier bruit qui se répète avant la production du second, la cause de l'anomalie peut dépendre d'une hypertrophie considérable de l'oreillette. Effectivement, dans quelques cas, la systole auricu-

(*a*) Barth, *De quelques phénomènes rares d'auscultation* (*Union médicale*, 1850, p. 1).
— Bouillaud, *Traité des maladies du cœur*, t. I, p. 195 et suiv.
— Racle, *Remarques sur certains phénomènes d'auscultation* (*Arch. gén. de méd.*), 1849, 4ᵉ série, t. XX, p. 275.
(*b*) Laënnec, *Traité d'auscultation médiate*, t. II, p. 446.
(*c*) Collin, *Des diverses méthodes d'exploration de la poitrine*. Paris, 1824.
— Hache, *Mém. sur la péricardite* (*Arch. gén. de méd.*, 1835, 2ᵉ série, t. IX, p. 172).
(*d*) Stokes, *Recherches sur le diagnostic de la péricardite* (*Arch. gén. de méd.*, 1834, t. IV).

dans le trouble de la circulation qui accompagne les expériences de vivisection, il n'est pas rare de voir les oreillettes se contracter plusieurs fois de suite dans l'intervalle de deux battements ventriculaires (1). Mais ces accidents, dont l'étude a beaucoup d'importance pour le diagnostic des maladies du cœur, n'intéresse pas assez la physiologie générale pour que nous nous y arrêtions ici, et c'est d'ailleurs un point dont nous aurons à nous occuper de nouveau lorsque je traiterai du pouls.

Le rhythme de ces bruits est sujet aussi à quelques variations, suivant les espèces et les conditions physiologiques des individus. Chez l'Homme, il est en général comparable à ce que les musiciens appellent une mesure à trois temps qui serait remplie par deux noires et un soupir, la première de ces notes correspondant au bruit inférieur, la seconde au bruit supérieur, et le soupir au repos.

Si l'on représente également en écriture musicale les mouvements des diverses parties du cœur, le synchronisme de toutes ces actions devient facile à saisir. Ainsi, indiquons le repos par

laire peut être accompagnée de la production d'un son obtus et court. Cela a été constaté dans certaines expériences où ces réservoirs avaient été fortement irrités et où leurs battements étaient beaucoup plus fréquents que les systoles ventriculaires (*a*). Un exemple de bruit additionnel accompagnant une hypertrophie de l'oreillette a été rapporté par M. Charcelay (*b*).

L'existence de séries de quatre bruits paraît pouvoir dépendre quelquefois d'un défaut de synchronisme dans les mouvements des cavités droites et gauches (*c*). Mais le plus souvent cela tient à l'addition de quelque bruit anormal plutôt qu'au dédoublement des bruits normaux.

(1) Ce phénomène, qui s'est produit souvent dans les expériences de Haller et des autres physiologistes, a été observé aussi par Wedemeyer chez le Hérisson, pendant le sommeil hibernal (*d*).

(*a*) *Second Rapport de la Commission de Londres* (*Brit. Associat.*, 1840), p. 182.

(*b*) Charcelay, *Mém. sur plusieurs cas remarquables de défaut de synchronisme des battements et des bruits des ventricules du cœur* (*Arch. gén. de méd.*, 1838, t. III, p. 393).

(*c*) Charcelay, *Op. cit.*

— Pressat, *Proposit.* (*Observ. sur un cas d'absence du nerf olfactif*, thèse, 1837, p. 114).

(*d*) Voyez Burdach, *Traité de physiologie*, t. VI, p. 243.

le signe appelé soupir, et l'activité par une note dont la valeur correspondra à la durée de ces phénomènes. Nous aurons alors, pour marquer leurs rhythmes respectifs et leurs coïncidences, les formules suivantes :

Bruits.	♪· 𝄿	♪· 𝄿	𝄾	♪· 𝄿	♪· 𝄿	𝄾
Systole auriculaire	𝄾	𝄾	♪	𝄾	𝄾	♪
Systole ventriculaire	♩	𝄾	𝄾	♩	𝄾	𝄾
Clôture des valvules sigmoïdes . . .	𝄾	♩	𝄾	𝄾	♩	𝄾
Clôture des valv. auriculo-ventricul.	♩	𝄾	𝄾	♩	𝄾	𝄾
Choc inférieur	♩	𝄾	𝄾	♩	𝄾	𝄾
Choc auriculaire	𝄾	♩	𝄾	𝄾	♩	𝄾

Quelquefois le grand silence se prolonge davantage, ce qui semble tenir à un affaiblissement de l'afflux du sang dans les ventricules, et d'autres fois cet intervalle de repos se raccourcit, le petit silence se prolonge, et le rhythme se rapproche de celui d'une mesure à deux temps (1).

(1) Quelques auteurs, ainsi que je l'ai fait ici, tiennent compte du petit silence qui sépare le premier bruit du second (*a*); mais d'autres négligent cet intervalle, et représentent, par conséquent, les trois temps par deux noires et un soupir (*b*).

MM. Hardy et Béhier, tout en reconnaissant le petit silence, ne croient pas devoir y assigner une valeur musicale dans le rhythme à trois temps; mais ils attribuent une valeur un peu plus grande au second silence (*c*), de façon qu'en notant leur évaluation, on aurait :

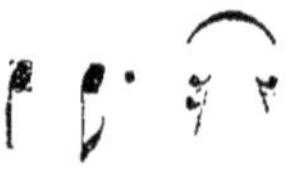

(*a*) Pigeaux, *Sur les mouvements du cœur* (Rapport de M. Piorry, *Archiv. gén. de méd.*, t. XXIV, p. 295).
— D'Espine, *Recherches sur le cœur* (*Arch. gén. de méd.*, 1831, t. XXVII).
— Barth et Roger, *Traité d'auscultation*, p. 282.
(*b*) Beau, *Recherches sur les mouvements du cœur* (*Arch. gén. de méd.*, 2e série, t. IX, p. 394) et *Traité d'auscultation*, p. 231.
(*c*) Hardy et Béhier, *Traité élémentaire de pathologie*, t. I, p. 346.

Il est aussi à remarquer que la durée relative des mouvements de systole et de diastole est susceptible de varier suivant l'état des forces générales de l'économie (1). Ainsi, lorsque les

M. Delucq a cru devoir assigner à ces intervalles des valeurs un peu différentes (*a*) qui, ramenées au mode de représentation précédent, donneraient :

Dans le cas où, pour les battements à trois temps, un intervalle appréciable se manifesterait entre la contraction des ventricules et le commencement de la systole ventriculaire, on aurait, pour représenter ces phénomènes, la formule suivante :

S. O. D. O. S. V. R.

mais cela ne changerait en rien le rhythme des bruits normaux du cœur.

Enfin M. Halford considère la durée du repos comme étant égale au temps occupé par les deux bruits (*b*) :

Chez le Cheval, le rhythme des mouvements du cœur n'est pas tout à fait le même ; le repos se prolonge davantage, et la succession des systoles se présente de la manière suivante :

S. O. S. V. Repos.

ou bien encore :

S. O. S. V. R.

La succession des bruits sera alors :

Pour plus de détails à ce sujet, je renverrai au travail de MM. Chauveau et Faivre (*c*).

M. Volkmann a trouvé que, chez la Grenouille, la durée de la diastole est à celle de la systole comme 2 : 1, et que, chez les Poissons, la différence entre le temps occupé par ces deux mouvements alternatifs est beaucoup plus inégale. Ainsi, en représentant la durée de la systole par 1, il évalue celle de la diastole à 20, chez le Brochet (*d*).

(1) M. Volkmann a cherché à déterminer, avec plus de précision qu'on ne l'avait fait avant lui, la durée relative des différents mouvements du cœur de l'Homme ; et pour cela il mesure l'intervalle qui s'écoule, d'une part entre le premier et le deuxième bruit, d'autre part entre le deuxième et le premier. Pour apprécier le temps, il emploie un pendule dont on fait varier la longueur jusqu'à ce que ses oscillations coïncident avec la durée de l'intervalle observé, puis on évalue ces oscillations en fractions de seconde par leur comparaison avec les mouvements d'un pendule à secondes. En procédant de la sorte, M. Volkmann a été conduit à admettre que le temps

(*a*) Delucq, *Recherches chronologiques ou rhythmiques sur la durée des bruits ou des silences normaux du cœur*, Thèse, Paris, 1845.

(*b*) Halford, *Expér. et observ. sur l'action et les bruits du cœur* (*Revue étrangère*, 1858, p. 91, et *Medical Times*).

(*c*) Chauveau et Faivre, *Op. cit.* (*Gazette médicale*, 1856).

(*d*) Volkmann, *Hæmodynamik*, p. 267.

battements de cet organe se ralentissent par suite de son affaiblissement, c'est le temps de repos qui se prolonge (1).

On a constaté aussi quelques différences dans le rhythme des mouvements du cœur pendant les premiers temps de la vie (2), mais l'étude de ces variations intéresse les médecins plus que les physiologistes, et il ne me paraît pas nécessaire de nous y arrêter davantage ici.

qui s'écoule entre le premier bruit et le second, et qui doit correspondre à la durée de la systole ventriculaire, est au second intervalle, lequel correspond au repos du ventricule, dans le rapport de 96 à 100 (*a*) ; mais cette méthode me semble offrir une rigueur apparente plutôt que réelle, car la coïncidence entre la durée de chaque intervalle et la longueur des oscillations du pendule ne peut être saisie que de loin en loin, et pour arriver à des mesures certaines, il faudrait avoir des séries d'observations. Pour lever toute incertitude à cet égard, il faudrait à chaque bruit pointer le phénomène sur une bande de papier qui se déroulerait d'un mouvement uniforme, les distances seraient proportionnées aux temps, et leur longueur relative donnerait le rapport cherché.

(1) Ainsi, dans les expériences faites par M. Volkmann sur le système du mouvement du cœur chez la Grenouille, la durée des systoles n'a varié que fort peu, soit qu'il y eût ralentissement ou accélération des pulsations, et les différences dépendaient principalement de la durée inégale des diastoles comparées aux systoles. Ces dernières ont varié entre 2 et 11 (*b*).

(2) Il résulte des observations de M. Churchill, que, chez le fœtus, le premier et le deuxième bruit se succèdent à peu près comme chez l'adulte ; mais c'est ce dernier qui est le plus intense, au lieu d'être le plus faible, ainsi que cela a lieu plus tard. Immédiatement après la naissance, le rhythme change, et peut être représenté de la manière suivante :

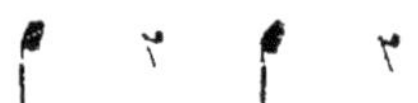

Vers l'âge de dix-huit mois, le premier repos s'abrége beaucoup, et le rhythme devient, d'après M. Churchill,

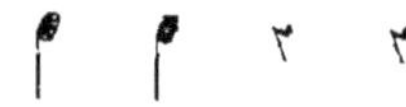

le premier bruit, correspondant à la première noire, étant le plus fort (*c*).

(*a*) Volkmann, *Ueber Herztöne und Herzbewegung* (*Zeitschr. für rationn. Med.*, 1845, t. III, p. 325).
(*b*) Volkmann, *Hæmodynamik*, p. 267, 383.
(*c*) F. Churchill, *On the Rhythm of the Heart of the Fœtus in Utero and of the Infant after Birth* (*Dublin Quarterly Journ. of Med. Science*, 1855, t. XIX, p. 326).

TRENTE-DEUXIÈME LEÇON.

De la fréquence des battements du cœur ; circonstances qui influent sur ce phénomène. — Du débit de la pompe ventriculaire. — De la force motrice développée par cet organe.

§ 1. — La fréquence des coups de piston que donne l'espèce de pompe irrigatoire constituée par le cœur est facile à apprécier, non-seulement par l'observation directe des mouvements de cet organe, mouvements que l'on peut sentir au toucher à travers les parois du thorax, ou entendre en appliquant l'oreille sur la poitrine, mais aussi par l'examen du pouls, c'est-à-dire des battements qui se produisent dans les artères et qui sont une conséquence directe de la contraction du ventricule gauche. Nous reviendrons bientôt sur l'étude du mécanisme de ces battements artériels, mais nous pouvons dès ce moment nous en servir comme signe indicatif de mouvements correspondants dans le jeu du cœur ; et comme l'observation du pouls est plus commode à faire que celle des contractions ventriculaires, c'est en général ce moyen détourné qu'on emploie pour apprécier la fréquence des battements de cet organe.

De la fréquence des battements du cœur chez l'Homme.

Depuis l'antiquité, l'étude du pouls des malades a beaucoup occupé les médecins (1) ; mais la constatation exacte de la marche de ce phénomène dans l'état normal de l'organisme est d'une date assez récente. Le célèbre astronome Kepler paraît

(1) Hippocrate confondait sous le nom de *pouls* (σφυγμὸς) les battements des vaisseaux sanguins et les palpitations des muscles ; mais la nature du phénomène qui nous occupe ici paraît avoir été connue de Rufus d'Éphèse, qui vivait au commencement du IIe siècle de l'ère chrétienne.

avoir été le premier à publier des observations numériques à ce sujet (1), et c'est de nos jours seulement que les méthodes de la statistique ont été appliquées aux recherches de ce genre.

Les variations qui s'observent dans le degré de fréquence des battements du cœur dépendent d'une multitude de causes, dont les unes agissent dans le même sens et dont les effets s'ajoutent, tandis que les autres agissent en sens inverse, et par conséquent diminuent d'autant les résultats dus aux premières. Il s'ensuit que les différences observées dans le nombre des pulsations chez une série d'individus ne marchent jamais proportionnellement aux inégalités de grandeur de l'une quelconque de ces causes perturbatrices, et que pour saisir les rapports qui peuvent exister entre ces deux ordres de faits, il faut avoir recours aux procédés employés par les statisticiens dans les recherches du même ordre. Pour cela il faut opérer, non sur des séries d'individus, mais sur des séries de groupes d'individus, séries dans lesquelles la condition dont on cherche à apprécier l'influence croît régulièrement, mais où les effets dus aux autres causes de variations se compensent dans chaque groupe et disparaissent comme ces mêmes effets s'effacent dans la moyenne générale fournie par la réunion de toutes les individualités. Il faut donc réunir dans chacun de ces groupes un nombre considérable d'individus, et lorsqu'on ne pourra pas agir sur des nombres suffisamment grands, il faut faire varier les combinaisons suivant lesquelles les groupements sont effectués, afin de contrôler les résultats fournis par une première série d'observations; enfin il faut négliger les petites inégalités qui peuvent se manifester dans la direction de

(1) Voyez à ce sujet le grand ouvrage de Haller (a). L'emploi d'une montre à secondes pour l'évaluation de la vitesse du pouls paraît avoir été connu, dans la pratique médicale, vers le commencement du XVIIIe siècle, par Floyer (b), dont l'ouvrage contient plusieurs observations intéressantes mêlées à un grand nombre d'hypothèses gratuites.

(a) Haller, *Elementa physiologiæ corporis humani*, t. II, p. 259.
(b) Floyer, *The Physician's Pulse watch*. London, 1707.

la ligne qui représente la série des faits, comparée à la ligne qui correspond à la marche de la condition dont on étudie l'influence, et ne tenir compte que de la tendance générale.

C'est de la sorte, et de la sorte seulement, que le physiologiste peut bien apprécier les relations qui existent entre la fréquence des mouvements du cœur et chacune des circonstances qui sont de nature à influer, soit directement, soit indirectement, sur l'activité fonctionnelle de cet organe : l'âge, la taille et le sexe des individus, par exemple. Malheureusement, le nombre de faits recueillis est, en général, beaucoup trop faible pour nous permettre d'établir la mesure exacte des effets dus à chacune de ces influences en particulier, mais les tendances générales qu'ils révèlent sont nettement indiquées.

Influence de l'âge sur la fréquence des battements du cœur.

§ 2. — Lorsque l'action exercée par une des conditions variées dont on étudie les effets est très grande comparativement à celle des autres forces perturbatrices, il suffit d'un petit nombre d'observations pour en constater l'existence, et c'est ainsi que tous les médecins ont pu facilement reconnaître une coïncidence remarquable entre le degré de fréquence des contractions du cœur et l'âge des individus soumis à leur examen. Pour peu que l'on compte les battements du pouls qui se succèdent en une minute chez des enfants nouveau-nés, chez des adolescents et chez des adultes, on voit que ces mouvements se ralentissent avec les progrès de la croissance, et que, dans les premiers temps de la vie surtout, les différences sont très grandes. Mais lorsqu'on veut apprécier d'une manière plus précise le degré d'influence que l'âge exerce directement ou indirectement sur la marche de ce phénomène, et qu'on cherche à constater la durée de cette influence, on éprouve plus de difficultés, et il devient nécessaire de beaucoup multiplier les observations.

Galien a dit que le pouls est non-seulement le plus rapide dans l'enfance, mais le plus lent dans la vieillesse, et jusqu'en ces derniers temps cette opinion a été généralement adoptée (1). Quelques auteurs ont été plus loin, et ont cru pouvoir fixer la mesure de ce ralentissement continu. Ils admettent que le nombre des contractions du cœur diminue dans la même proportion quand l'homme adulte approche des limites extrêmes de la vie que lorsqu'il passe du bas âge à l'époque de la puberté (2). Mais les recherches effectuées depuis quelques années nous apprennent que ces variations ne suivent pas une marche aussi régulière, et qu'après avoir diminué assez rapidement pendant les premières périodes de la vie, le nombre des pulsations reste à peu près stationnaire pendant fort longtemps, puis se relève de nouveau dans la vieillesse.

Le bruit qui accompagne les contractions du cœur a permis aux médecins de constater le nombre des battements de cet organe chez le fœtus qui est encore renfermé dans le sein de sa mère. En général, on compte environ 140 de ces mouvements par minute (3).

(1) Galien, *De pulsibus, ad tyrones libellus* (*Oper. omn.*, tome III, p. 44, édit. de 1625).

(2) Ainsi Sœmmering, en se fondant sur les recherches de Floyer et sur les observations qui lui étaient propres, a évalué de la manière suivante la fréquence du pouls aux divers âges (*a*) :

	Nombre des pulsations.
A la naissance	130 à 140
Pendant la 1re année, environ	120
Pendant la 2e année. .	110
— la 3e année. .	90
A 7 ans	85
A l'âge de la puberté.	80
A l'âge viril	75
Dans la vieillesse . . .	70

Ce tableau a été reproduit avec de légères modifications par divers physiologistes, mais sans en citer l'origine (*b*).

(3) L'application de l'auscultation à l'étude des mouvements du cœur du fœtus a été faite d'abord en vue seulement de la constatation de la grossesse (*c*), mais a conduit bientôt à des résultats intéressants pour la physiologie.

D'après les observations recueillies par M. P. Dubois, il n'y aurait aucune différence notable dans le nombre de ces battements pendant les derniers mois de la grossesse, et ce nombre moyen serait d'environ 144 ; en gé-

(*a*) Sœmmering, *De corporis humani fabrica*, t. V, p. 100.
(*b*) Magendie, *Précis élémentaire de physiologie*, t. II, p. 390.
(*c*) Kergaradec, *Mém. sur l'auscultation appliquée à la grossesse*. In-8, 1822.

Dans les premiers temps de la vie extra-utérine, le pouls n'est guère moins rapide, et les variations que l'on observe à cet égard pendant les premiers mois me paraissent tenir à des circonstances indépendantes de l'âge des enfants. Terme moyen, on peut évaluer à environ 130 le nombre des pulsations dans le premier mois qui suit la naissance; mais quand l'enfant commence à rester plus longtemps éveillé et à faire un plus fréquent usage de ses muscles, son cœur bat un peu plus vite, et, vers la fin du troisième mois, donne le plus ordinairement environ 140 pulsations par minute. L'excitation produite par le travail de la dentition peut introduire ensuite d'assez grandes perturbations dans la marche de ce phénomène; mais, dans la seconde année de la vie, le pouls se ralentit notablement et le nombre des battements continue à diminuer d'une manière assez régulière jusqu'à l'âge adulte (1).

néral, les variations seraient entre 140 et 150 (*a*).

M. Jacquemier a vu le nombre de ces pulsations varier entre 108 et 160; il adopte comme moyenne 123 (*b*).

M. Hohl a compté, en général, environ 138 de ces battements (*c*).

Dans une série de 600 observations du même genre, faites par M. Nægele, les nombres extrêmes étaient 180 et 90; la moyenne, 135 (*d*).

Ces nombres concordent aussi parfaitement avec ceux donnés plus récemment par M. Churchill, qui a trouvé pour extrêmes 110 et 160; mais, terme moyen, 136 pulsations (*e*).

(1) Floyer, qui fut, je crois, le premier à compter le pouls des enfants nouveau-nés, évalue le nombre ordinaire de ces battements à 134; Bryan-Robinson en trouva 150 chez un enfant de huit jours, et Haller adopta, comme nombre normal, 140 (*f*) : évaluation qui est assez généralement admise par les physiologistes, mais qui paraît être en réalité un peu trop élevée. Pour se former des idées justes à cet égard, il est nécessaire d'examiner la question de plus près qu'on ne le fait d'ordinaire,

(*a*) P. Dubois, *Rapport sur l'application de l'auscultation à la pratique des accouchements, etc.* (*Arch. gén. de méd.*, 1831, t. XXVII, p. 465).

(*b*) Jacquemier, *De l'auscultation appliquée au système vasculaire des femmes enceintes et du fœtus*. Thèse, Paris, 1837, n° 466, p. 19.

(*c*) Hohl, *Die geburtshülfliche Exploration*, 1833, t. I.

(*d*) Nægele, *Die geburtshülfliche Auscultation*, 1838, p. 35.

(*e*) Churchill, *On the Rhythm of the Heart of the Fœtus in Utero* (*Dublin Quarterly Journ. of Med. Sciences*, 1855, t. XIX, p. 320).

(*f*) Haller, *Elementa physiologiæ*, t. I, p. 259.

De vingt à trente ans, le nombre moyen des battements du cœur descend au-dessous de 72 par minute, et, de vingt à cinquante, il ne dépasse pas ce chiffre. Mais, aux approches de la vieillesse, le pouls devient un peu plus fréquent; de soixante à quatre-vingts ans, il est en moyenne d'environ 75, et dans l'extrême vieillesse il s'élève à près de 80.

Cette tendance au ralentissement des mouvements du cœur,

et de chercher à distinguer les effets de l'âge des variations déterminées par d'autres causes.

Ainsi, il résulte des observations de M. Lediberder, qu'au moment même de la naissance, et avant que la section du cordon ombilical ait été faite, le cœur ne bat que de 72 à 100 fois par minute (terme moyen, 83 fois), au lieu de 130 ou 140 fois, comme cela avait lieu avant le commencement du travail de l'accouchement. Mais ce ralentissement est pour ainsi dire accidentel; car, au bout de trois ou quatre minutes, une réaction vive s'opère, et l'on compte le plus souvent environ 160 battements par minute (*a*). Les mouvements du cœur se calment ensuite, et pendant les premières vingt-quatre heures la moyenne ne paraît pas atteindre 130.

Ainsi M. Gorham (de Londres) a trouvé, chez seize enfants âgés de moins d'un jour accompli, de 100 à 160 pulsations, et a obtenu comme moyenne 123 (*b*).

Des observations recueillies par M. Mignot ont donné une moyenne de 125 pulsations par minute chez des enfants âgés de quatre à sept jours. Les extrêmes étaient 108 et 134 (*c*).

Chez quarante-deux enfants d'un jour à une semaine, observés par M. Gorham, les extrêmes étaient à peu près les mêmes (160 et 96); mais la moyenne s'est élevée à 128.

Pendant les deuxième, troisième et quatrième semaines de la vie, cet auteur a vu le nombre moyen des battements du cœur s'élever à 135.

Ainsi la moyenne générale pour les enfants de 0 âge à un mois serait, d'après les recherches de M. Gorham, un peu au-dessus de 130.

Ce résultat s'accorde assez bien avec ceux obtenus à Paris par M. Trousseau, et à Bruxelles par M. Quetelet. Ce dernier auteur ne précise pas l'âge des enfants qu'il a observés, dit-il, immédiatement après la naissance, mais il est à présumer qu'ils avaient d'un à huit jours. Sur 36 observations, 23 ont donné entre 125 et 145 pulsations; les extrêmes étaient d'une part 104, d'autre part 165, et la moyenne générale était 135 (*d*), chiffre

(*a*) Lediberder, *Recherches sur les changements qui surviennent chez l'enfant au moment de la naissance* (voyez Valleix, *Clinique des enfants nouveau-nés*, 1838, p. 26).

(*b*) Gorham, *Observ. on the Pulses of Infants* (*London Medical Gazette*, 1837, t. XXI, p. 324).

(*c*) Mignot, *Recherches sur les phénomènes normaux et morbides de la circulation, de la caloricité et de la respiration chez les nouveau-nés*. Thèse, Paris, 1851, p. 10.

(*d*) Quetelet, *Sur l'Homme et le développement physique de ses facultés*, 1835, t. II, p. 84.

depuis la première enfance jusqu'à l'âge adulte, se manifeste dans toutes les séries d'observations recueillies par les auteurs qui ont appliqué les méthodes de la statistique à l'étude de cette question; mais le nombre des faits recueillis jusqu'ici, quoique déjà très considérable, n'est pas suffisant pour nous faire connaître la loi du phénomène (1). La courbe qui représente ces différences n'est pas régulière, et, dans l'état actuel de nos

qui ne diffère que peu de celui qu'auraient fourni les recherches de M. Gorham, en n'y comprenant pas les enfants âgés de moins d'un jour.

M. Trousseau, en faisant des observations sur des enfants de quinze à trente jours, a compté, terme moyen, 137 pulsations par minute (*a*).

Chez les enfants d'un à cinq mois, M. Gorham a vu les battements du cœur varier entre 104 et 176; ce qui lui donne pour moyenne un peu plus de 148.

Chez les enfants d'un à deux mois, M. Trousseau trouva, au contraire, une moyenne un peu moins élevée que chez ceux du premier mois; elle n'était que de 132, et entre deux et six mois d'âge il vit cette moyenne tomber à 128.

Chez les enfants de six mois à un an, M. Trousseau a trouvé en moyenne 120 pulsations par minute, et chez ceux d'un an à vingt et un mois, seulement 118.

M. Gorham a obtenu une moyenne beaucoup plus élevée pour la même période. Chez les enfants de cinq mois à deux ans, il a trouvé, terme moyen, 130.

M. Seux (de Marseille) a fait plus récemment des observations sur le même sujet, et il a trouvé que chez les enfants nouveau-nés qui sont bien portants et dans un état de calme parfait, le nombre des pulsations est le plus souvent de 120 à 140. Les variations individuelles se sont étendues de 80 à 164, mais il a compté de 140 à 160 plus fréquemment que de 100 à 120, et il a trouvé que le pouls dépassait 160 plus souvent qu'il ne tombait au-dessous de 100 (*b*).

(1) Ainsi que je l'ai déjà dit, on croyait jadis que le pouls se ralentissait de plus en plus par les progrès de l'âge, et dans beaucoup d'ouvrages qui ne sont pas fort anciens, on avançait que dans l'âge viril on compte 70 battements par minute, tandis que dans la vieillesse il n'y en a que 60; mais les recherches de statistique physiologique faites d'abord par MM. Leuret et Mitivié, puis par MM. Hourmann et Dechambre, par M. Pennock, par M. Guy, par

(*a*) Trousseau, *Lettre à Bretonneau sur le pouls des enfants à la mamelle* (*Journ. des connaiss. médico-chirurg.*, 1841, p. 28).

(*b*) Roger, *Rapport sur un travail de M. Seux sur le pouls chez les nouveau-nés* (*Union médicale*, 1855, t. IX, p. 522).

connaissances, nous pouvons dire seulement que le ralentissement effectué de la sorte est très considérable.

Ainsi, dans les tableaux publiés par M. Quetelet, le nombre moyen des pulsations, qui est de 136 à la naissance, tombe à 88 vers l'âge de cinq ans, à 78 de dix à quinze ans, et à 70 vers vingt ans.

M. Volkmann et par quelques autres observateurs, prouvent qu'il en est tout autrement (a).

Ainsi MM. Leuret et Mitivié ont comparé entre eux, d'une part les élèves de l'école vétérinaire d'Alfort, qui étaient tous des jeunes gens bien portants, dont l'âge variait entre dix-sept et vingt-sept ans (moyenne vingt et un ans), et d'autre part les vieillards valides de l'hospice de Bicêtre, dont l'âge moyen était soixante et onze ans. Le nombre moyen des battements du cœur était : pour les jeunes gens, 65 ; pour les vieillards, 74 (b).

Chez les vieilles femmes, ces auteurs trouvèrent aussi un nombre de pulsations qui dépassait notablement celui qui s'observe chez les personnes du même sexe, dans la jeunesse ou dans l'âge moyen : ils obtinrent pour moyenne 77.

Dans les recherches de M. Pennock la moyenne générale, pour les hommes et les femmes d'environ soixante-sept ans, terme moyen était de 75.

J'ajouterai que chez deux cents vieillards en bonne santé, observés par M. Charlton, le pouls était en moyenne à 77 ; mais il y avait à cet égard des différences très considérables : ainsi, chez quelques individus, on ne trouvait qu'environ 40 battements par minute, tandis que chez d'autres on en comptait 96 ou 100 (c).

On n'est pas encore parfaitement fixé sur l'époque où l'augmentation de fréquence commence à se faire sentir. Dans la plupart des tableaux numériques dressés par les auteurs que je viens de citer, elle ne se manifeste, comme je l'ai indiqué ci-dessus, que dans la vieillesse ; mais les observations recueillies par M. Volkmann tendent à établir qu'elle commence plus tôt ; que le minimum est entre vingt et vingt-quatre ans. La différence est, il est vrai, très légère entre cette période de la jeunesse et l'âge mûr, et, jusqu'à soixante et quinze ans, les moyennes restent invariablement au-dessous de 72 ; mais de cinquante-cinq à soixante-cinq ans, cette moyenne est de 74 et 65 ans, et au-dessus elle s'élève à 75.

(a) Leuret et Mitivié, *De la fréquence du pouls chez les aliénés*. In-8, 1832.
— Hourmann et Dechambre, *Recherches cliniques pour servir à l'histoire des maladies des vieillards* (*Arch. gén. de méd.*, 1835, 2ᵉ série, t. IX, p. 338).
— Pennock, *Note on the Frequency of the Pulse and Respiration of the Aged* (*American Journ. of Med. Sciences*, 1847).
— Guy, art. PULSE (Todd's *Cyclopædia of Anat. and Physiol.*, t. IV, p. 183).
— Volkmann, *Hæmodynamik*.
(b) Leuret et Mitivié, *Op. cit.*, p. 39 et 40.
(c) Charlton, *De la pneumonie chez les vieillards*. Thèse, Paris, 1845, n° 71, p. 16.

On en jugera encore mieux par le tableau suivant, dressé par M. Volkmann, et dans lequel les résultats sont donnés pour chaque année :

Ages.	Nombre moyen des pulsations.
De 0 à 1 an.	134
1 à 2.	110,6
2 à 3.	108
3 à 4.	108
4 à 5.	103
5 à 6.	98
6 à 7.	93
7 à 8.	94
8 à 9.	89
9 à 10.	90,6
10 à 11.	87
11 à 12.	89
12 à 13.	88
13 à 14.	82
14 à 15.	83
15 à 16.	79,7
16 à 17.	76
17 à 18.	77
19 à 20.	74
20 à 21.	71

Influence des sexes.

§ 3. — Dans les premiers moments de la vie, il ne paraît y avoir aucune différence notable entre la fréquence du pouls chez les enfants des deux sexes (1) ; mais une certaine inégalité ne tarde pas à se manifester, et depuis le bas âge jusqu'à la

(1) M. Quetelet n'a trouvé aucune différence notable chez des enfants nouveau-nés de l'un et l'autre sexe : pour les deux le maximum de pulsations était de 165 ; le minimum était de 104 chez les garçons et de 108 chez les filles ; mais les moyennes étaient de 136 chez les premières et de 135 chez les secondes (*a*).

En employant les faits constatés par lui-même ou par ses devanciers, M. Guy a réuni environ 273 observations donnant le nombre de pulsations chez de petits enfants des deux sexes, et en a tiré les moyennes suivantes :

	Garçons.	Filles.
Au-dessous de 2 ans.	110	114
De 2 à 5	101	103
5 à 8	85	93
8 à 12	79	92 (*b*)

(*a*) Quetelet, *Sur l'homme et le développement physique de ses facultés*, t. II, p. 84.
(*b*) Guy, art. PULSE (Todd's *Cyclop. of Anat. and Physiol.*, t. IV, p. 184).

vieillesse extrême, le pouls est plus rapide chez les filles et les femmes que chez les garçons et les hommes. On en peut juger par le tableau suivant, dans lequel un médecin anglais, M. Guy, a groupé les faits de manière à rendre la comparaison facile (1).

Ages.	Hommes. Terme moyen.	Femmes. Terme moyen.
De 2 à 7 ans	97	98
8 à 14	84	94
14 à 21	76	82
21 à 28	73	80
28 à 35	70	78
35 à 42	68	78
42 à 49	70	77
49 à 56	67	76
56 à 63	68	77
63 à 70	70	78
70 à 77	67	81
77 à 84	71	82

Ainsi, vers l'âge de la puberté, la différence se prononce fortement; mais elle ne se lie pas aux fonctions reproductrices, car, dans la vieillesse, au lieu de s'effacer, elle devient plus considérable (2).

(1) Ces observations ont été recueillies de façon à les rendre aussi comparatives que possible. Tous les individus étaient assis, à jeun, et examinés à la même heure (*a*).

(2) Ainsi, dans les observations comparatives recueillies en Amérique par M. Pennock, chez des personnes arrivées à la vieillesse, le nombre moyen des pulsations était, chez les hommes, de 72, et chez les femmes, de 78 (*b*).

MM. Hourmann et Dechambre ont compté les battements du cœur chez 255 vieilles femmes, et ont trouvé en moyenne 82 pulsations par minute.

Il résulte aussi des recherches de ces auteurs, qu'à égalité d'âge, l'accélération sénile du pouls est plus fréquente chez les vieilles femmes qui ont une apparence de décrépitude que chez celles qui paraissent être robustes et bien conservées. Ainsi, en classant de la sorte en deux catégories les sujets de leurs observations, ces auteurs ont trouvé pour le deuxième groupe, terme moyen, 80 pulsations par minute, et pour le premier, 83,7. L'âge moyen était 74 ans $\frac{1}{2}$ et 74 ans $\frac{1}{4}$. Enfin, le nombre d'individus qui offraient plus de 100 pulsations était dans la pro-

(*a*) Guy, art. PULSE (Todd's *Cyclop. of Anat. and Physiol.*, t. IV, p. 184).

(*b*) Pennock, *Note on the Frequency of the Pulse and Respir. of the Aged* (*Amer. Journ. of Med. scienc.*, 1847)

Fréquence des battements du cœur chez les divers Animaux.

§ 4. — Lorsqu'on compare entre eux des Animaux qui, par leur mode d'organisation, ne s'éloignent que peu les uns des autres, les divers Mammifères, par exemple, mais qui diffèrent beaucoup entre eux par le volume de leur corps, on ne peut être que frappé de l'inégalité considérable qui se remarque dans la fréquence de leur pouls. En général, dans les grandes espèces, le cœur ne bat que lentement ; dans celles qui sont de moyenne taille, ses mouvements s'accélèrent, et dans celles qui offrent le moins de volume, les pulsations se précipitent de manière à devenir parfois difficiles à compter.

Par exemple, chez le Cheval et le Bœuf, quand ces Animaux sont au repos, le cœur ne bat en général que 36 ou 40 fois par minute. Chez l'Ane, on compte environ 50 pulsations ; chez le Mouton, de 60 à 80 ; chez le Chien, de 100 à 120 ; chez le Lapin, environ 150 ; et chez de petits Rongeurs, tels que les Muscardins, environ 175 (1).

portion d'un peu moins de 5 pour 100 seulement dans le second groupe, et de 8 pour 100 dans le groupe où les caractères physiques de la vieillesse étaient le plus prononcés (a).

(1) On trouve réunis dans l'ouvrage de Burdach des observations faites par divers naturalistes sur la fréquence des battements du cœur chez un grand nombre d'Animaux (b). Mais ces indications n'ont quelque valeur qu'en ce qui concerne les Mammifères et les Oiseaux ; car, chez les Animaux à sang froid, les variations déterminées par la température extérieure sont si grandes, qu'on ne peut rien conclure d'observations dans lesquelles on n'a pas tenu compte de cette circonstance.

M. Dubois (d'Amiens) a fait plus récemment quelques recherches sur le même sujet, et a compté chez le Lion 40 pulsations par minute ; chez la Panthère, 60 (l'Animal étant couché) ; chez l'Hyène, de 55 à 58 ; et chez le Tapir, 44 ; chez une Louve qui était dans un état d'agitation très grande, il a vu le pouls s'élever à 124 (c).

D'après une communication verbale qui m'a été faite par M. Eschricht, il paraîtrait que chez les Cétacés le pouls est remarquablement accéléré ; ainsi, chez le Marsouin, il y aurait au moins 150 battements par minute.

(a) Hourmann et Dechambre, *Recherches cliniques pour servir à l'histoire des maladies des vieillards, faites à la Salpêtrière* (*Arch. gén. de méd.*, 2e série, t. IX, p. 353).

(b) Burdach, *Traité de physiologie*, t. VI, p. 289.

(c) Dubois (d'Amiens), *De la propulsion du sang dans le système vasculaire, considérée dans la série animale* (*Bulletin de l'Académie de médecine*, 1840, t. V, p. 442).

Influence de la taille des individus.

On est donc naturellement conduit à penser que chez l'Homme l'inégalité de la taille doit être au nombre des circonstances qui influent sur la fréquence relative des mouvements du cœur, et l'on doit se demander si les variations individuelles que nous avons rencontrées sous ce rapport chez les enfants et les adultes, ainsi que chez l'Homme et la Femme, ne dépendraient pas des différences qui existent dans le volume de leur corps.

Les physiologistes du siècle dernier avaient cru remarquer que le pouls est généralement plus lent chez les hommes de grande stature que chez les personnes de petite taille (1). Les observations publiées de nos jours par M. Rameaux, professeur à la Faculté de médecine de Strasbourg, tendent à prouver qu'effectivement il en est ainsi, et ce savant a cru pouvoir représenter par une formule algébrique les rapports qui, toutes choses étant égales d'ailleurs, existaient entre la longueur du corps et la fréquence des battements du cœur (2).

(1) Ainsi, Senac dit que chez des hommes de six pieds il n'a compté que 60 pulsations, tandis qu'il en trouvait 70 chez les individus de cinq pieds ; 90 dans les corps de quatre pieds de haut et 100 dans ceux de deux pieds ; mais dans cet exposé, il ne tient pas compte de l'âge. Il a ajouté que chez les Cent-Suisses (soldats d'un corps d'élite appartenant à la maison militaire du roi et composé exclusivement d'hommes très grands), les battements des artères étaient très éloignés (*a*).

(2) Bryan Robinson fut, je crois, le premier à avancer que le temps employé par le cœur à effectuer un battement complet chez divers individus à l'état normal est proportionnel à la longueur de leur corps ; en admettant que $T : t :: L^{\frac{3}{4}} : l^{\frac{3}{4}}$ (T et t étaient la durée des battements, et L et l la longueur du corps), il calcula quel serait le nombre des pulsations pour des individus dont la taille variait depuis dix-huit pouces jusqu'à six pieds (anglais). Mais il trouva qu'en prenant 65 pour le sommet de la série, les nombres obtenus devenaient beaucoup plus forts que les nombres donnés par l'observation, à mesure que la taille diminue (*b*).

Dans un premier travail fait par MM. Rameaux et Sarrus (*c*), ces au-

(*a*) Senac, *Traité du cœur*, t. II, p. 214.

(*b*) Bryan Robinson, *A Treatise of Animal Economy*, p. 136, 2e édit., 1734.

(*c*) Rameaux, *Sur le rapport entre la taille et le nombre des pulsations chez l'Homme* (*Bullet. de l'Acad. de Bruxelles*, 1839, p. 121).

Les observations de M. Volkmann viennent, dans une certaine mesure, à l'appui des déductions de M. Rameaux, et, d'après l'ensemble des faits constatés par ces auteurs, il me semble évident que la rapidité avec laquelle le cœur est destiné à fonctionner se trouve liée d'une manière intime au volume de l'organisme, non-seulement chez les individus d'une même espèce, mais chez les espèces différentes dans la grande division des Mammifères, et que là où la proportion de la surface du corps comparée à sa masse augmente, le nombre des coups de piston donnés par la pompe aortique en un temps déterminé tend également à s'élever.

Du reste, les recherches de M. Volkmann prouvent aussi,

teurs ont signalé la concordance remarquable qui existe entre le nombre de pulsations observées chez soixante-quatre soldats d'âge à peu près égal, mais de taille différente, et les nombres obtenus par le calcul, en admettant que les différences individuelles dans la fréquence de ces battements soient proportionnelles à la racine carrée de leurs tailles respectives.

Représentant par n le nombre observé chez un individu, par d la taille de cet individu, par d' la taille d'un second individu, et par n' le nombre des pulsations chez ce dernier, il admet que ces valeurs seront liées entre elles dans les rapports indiqués par la formule suivante :

$$n = n' \sqrt{\frac{d'}{d}}.$$

Dans une publication toute récente, M. Rameaux a développé davantage ces propositions, et a exposé les relations mathématiques qu'il croit exister entre l'activité fonctionnelle de l'ensemble de l'organisme considéré au point de vue de sa masse, et l'activité soit de la circulation, soit de la respiration (a). J'aurai l'occasion de revenir sur ce sujet quand je traiterai de la statique physiologique, et ici je crois devoir me borner à examiner jusqu'à quel point il y a coïncidence entre le développement du corps en volume et le développement du travail circulatoire représenté par la fréquence des battements du cœur.

M. Guy, qui a étudié avec beaucoup d'attention toutes les questions numériques dont nous nous occupons ici, n'a pu apercevoir aucune relation entre ces deux ordres de faits, et il repousse avec un peu trop de vivacité l'opinion de M. Rameaux (b). Mais, depuis lors,

(a) Rameaux, *Des lois suivant lesquelles les dimensions du corps dans certaines classes d'Animaux déterminent la capacité et les mouvements fonctionnels des poumons et du cœur* (*Mém. couronnés de l'Acad. de Bruxelles*, 1857, t. XXIX).

(b) Guy, art. PULSE (Todd's *Cyclop.*, t. IV, p. 185).

ce me semble, que ce n'est pas seulement à raison des différences existantes dans le volume du corps que le pouls est plus fréquent chez l'enfant que chez l'adulte, ou chez la Femme que chez l'Homme. Pour jeter quelque lumière sur cette question, ce physiologiste a distribué en deux séries les personnes formant chaque groupe composé d'individus d'une même taille, et, dans une de ces séries, il a réuni les plus jeunes, tandis que dans l'autre série se trouvaient les plus âgés. Or la comparaison des deux colonnes de ce tableau montre que dans presque tous les cas, à taille égale, le pouls était le plus fréquent chez les plus jeunes sujets.

On voit aussi, par les tableaux numériques dus à M. Volk-

de nouveaux faits ont été introduits dans la discussion par M. Volkmann, et celui-ci, tout en croyant devoir modifier la formule employée par le professeur de Strasbourg, se trouve conduit à admettre comme lui, que la taille exerce une influence considérable sur la fréquence des mouvements du cœur (a). En effet, M. Volkmann a groupé par catégories de tailles les divers individus dont il a pu déterminer directement le nombre des pulsations, et en comparant les résultats ainsi obtenus avec ceux que donne le calcul pour ces mêmes tailles, il a trouvé qu'en général il existait entre la théorie et les faits un accord assez intime.

Pour effectuer ces calculs, M. Volkmann croit préférable de substituer aux proportions admises par M. Rameaux celles indiquées dans la formule suivante, et de considérer, par conséquent, la fréquence du pouls comme étant en raison inverse de la longueur du corps élevée à la puissance $\frac{5}{9}$.

Représentant par p la longueur du corps, et par l la taille, il pose donc la proportion

$$p : p' :: l'^{\frac{5}{9}} : l^{\frac{5}{9}},$$

et il arrive ainsi aux résultats suivants :

TAILLE MOYENNE.	FRÉQUENCE DU POULS	
	observée.	calculée.
Moins de 500 mm	151,5	149,2
500 à 600	139,8	138,3
600 à 700	126,6	126,1
700 à 800	116,5	116,4
800 à 900	110,9	108,6
900 à 1000	106,6	102,1
1000 à 1100	101,5	96,6
1100 à 1200	93,6	91,8
1200 à 1300	92,2	87,6
1300 à 1400	87,7	84
1400 à 1500	85,1	80,7
1500 à 1600	77,8	77,8
1600 à 1700	73,2	75
1700 à 1800	71,9	72,5
1800 à 1900	72,5	70,5
1900 à 2000	73,4	68,5
Au-dessus de 2000	71,2	66,6

(a) Volkmann, *Die Hämodynamik nach Versuchen*, 1850, p. 430.

mann, qu'à égalité de taille, les Femmes ont presque toujours le pouls plus fréquent que celui des Hommes (1).

J'ajouterai que les recherches de Newport tendent à établir que chez les Insectes il y a également une fréquence plus grande des coups de piston de la pompe cardiaque chez les individus de petite taille que chez ceux dont le corps est d'un volume considérable (2); et nous verrons bientôt que ces variations dans l'activité fonctionnelle du système irrigatoire, de même que les différences dans la puissance respiratoire dont j'ai déjà eu l'occasion de parler (3), semblent être en harmonie avec la dépense de chaleur à laquelle l'organisme doit pourvoir.

Influence de la constitution individuelle.

Lorsqu'on étudie attentivement les mouvements du cœur, on remarque aussi que l'aptitude de cet organe à subir l'influence d'une foule de circonstances qui tendent à en modifier le jeu n'est pas la même à toutes les époques de la vie, et que chez les Femmes, de même que chez les enfants, les variations dans la fréquence du pouls, dépendantes de ces causes, sont plus grandes que chez l'Homme adulte. Ainsi c'est dans la première enfance que les différences d'individu à individu sont le plus considérables quand l'âge est le même, et chez les Femmes les nom-

(1) Newport a compté le nombre des battements du vaisseau dorsal chez une série de larves de Sphinx dont il avait déterminé préalablement le poids, et il a remarqué une tendance au ralentissement de ces mouvements à mesure que le volume du corps devenait plus considérable. Ainsi chez cinq individus dont le poids variait entre 56 et 77 grains, il trouva 50 ou 51 pulsations, tandis que chez d'autres dont le poids variait entre 80 et 100 grains, il ne trouva en général qu'environ 40 pulsations, et quelquefois moins de 30, toutes choses étant à peu près égales d'ailleurs (*a*).

(2) Cette prédominance dans la fréquence des mouvements du cœur ne se manifeste pas ici chez les petites filles comparées aux petits garçons, mais commence à exister chez les individus dont la taille dépasse 0m,925, et se maintient presque sans exception dans tous les groupes caractérisés par une augmentation de 25 millimètres dans la taille (*b*).

(3) Voyez tome II, p. 514.

(*a*) Newport, *On the Temperature of Insects* (*Philos. Trans.*, 1837, p. 313).
(*b*) Volkmann, *Die Hämodynamik*, p. 436.

bres extrêmes s'écartent des nombres moyens plus que chez les Hommes. Mais cette impressionnabilité inégale ressortira mieux à mesure que nous étudierons les effets produits par les autres causes qui tendent à accélérer ou à ralentir les battements de cet organe.

Influence du repos et de l'activité musculaire.

§ 5. — Parmi les circonstances dont l'influence, au lieu d'être continue, comme celle du sexe ou de l'âge, ne s'exerce que d'une manière passagère, et détermine ainsi des variations dans la fréquence des mouvements du cœur chez le même individu considéré d'un jour à l'autre ou à différents moments dans la même journée, je signalerai d'abord l'état de repos ou d'activité musculaire.

Chacun a pu reconnaître par sa propre expérience que tout exercice musculaire un peu violent amène une accélération notable dans les mouvements du cœur (1), et, pour préciser davantage les faits à ce sujet, je rapporterai les résultats donnés par Bryan Robinson. Un homme, dit ce physiologiste, qui, étant couché, n'avait que 64 pulsations par minute, en offrait 78 après avoir marché d'un pas assez lent, 100 après avoir fait près d'une lieue et demie à l'heure, et jusqu'à 140, 150 ou même davantage, après avoir couru de toutes ses forces (2).

(1) Cette influence accélératrice se fait sentir aussi lorsque, sans déplacer tout le corps, une portion du système musculaire est mise en jeu avec force. Ainsi, en imprimant un mouvement oscillatoire à un poids assez léger tenu dans l'une des mains, pendant que le reste du corps demeure immobile, on peut déterminer une augmentation de 30, de 40, et même de 50, dans le nombre des battements du cœur (*a*).

(2) L'accélération du pouls par l'effet de la marche n'avait pas échappé à l'attention de Keil (*b*). Robinson présente les résultats mentionnés ci-dessus sous une forme générale, mais sans indiquer le nombre d'observations sur lesquelles il se fonde. Floyer et Schwenke ont fait aussi des recherches sur ce point (*c*).

Le docteur R. Knox, dont j'aurai souvent à citer les observations sur

(*a*) Bryan Robinson, *Treatise of the Animal Economy*, 1734, p. 180.

(*b*) Keil, *Medicina statica Britannica* (*Tentamina medico-physica*, etc., p. 172, édit. de 1730).

(*c*) Voyez Haller, *Elementa physiologiæ*, t. II, p. 265.

Ce n'est pas seulement chez l'Homme et les Animaux les plus semblables à nous par leur mode d'organisation que les phénomènes de cet ordre se remarquent. On en a constaté l'existence jusque dans la classe des Insectes, et l'accélération des battements du cœur sous l'influence de l'activité de l'appareil locomoteur paraît être une loi physiologique générale (1).

Nous reviendrons bientôt sur la cause de cette coïncidence entre l'exercice de nos muscles locomoteurs et la rapidité des mouvements du cœur. Je dois ajouter ici que les effets dont je viens de parler ne se manifestent pas seulement quand on fait des efforts violents, comme dans la course ou dans des manœuvres de force (2), mais sont même très appréciables toutes

le pouls, a été conduit à regarder l'exercice modéré comme étant le stimulant le plus puissant des battements du cœur. En expérimentant sur lui-même, il a trouvé que la marche à raison d'environ 6 kilomètres par heure faisait monter le pouls de 70 à 132 (*a*). M. Nick a fait des expériences analogues. En marchant à raison de 70 pas par minute, la fréquence de son pouls augmentait de 6 à 8 battements, et en doublant la vitesse de sa marche pendant une heure, l'accélération des mouvements de son cœur, d'abord de 10 à 16, s'élevait à 25 ou 26 battements. En montant rapidement une petite colline, l'augmentation des pulsations était d'environ 80, et en faisant la même ascension à la course, son pouls devenait si précipité, qu'il ne pouvait plus le compter avec précision (*b*).

(1) Ainsi, dans des expériences faites par Newport sur des Sphinx, les pulsations du vaisseau dorsal variaient entre 42 et 50 lorsque ces Insectes étaient complétement au repos, et s'élevaient à 60, 110, 123, 139 et même 151, sous l'influence des mouvements du vol (*c*). Chez des larves de la *Cerura vinula* (ou *Dicranoura*), il compta environ 50 pulsations pendant le repos, et souvent 80 ou même près de 100 pendant l'état d'activité (*d*).

(2) MM. Lichtenfels et Fröhlich ont fait plusieurs expériences intéressantes sur l'influence que le travail musculaire des bras exerce sur les mouvements du cœur. Il résulte de leurs recherches que les effets produits par

(*a*) R. Knox, *On the Relation subsisting between the Time of Day and Various Functions of the Human Body and on the Manner in which the Heart and Arteries are affected by Muscular Exertion* (*Edinburgh Med. and Surg. Journal*, 1815, vol. XI, p. 165).

(*b*) Nick, *Beobachtungen über die Bedingungen unter denen die Häufigkiet des Pulses im gesunden Zustand verändert wird*, 1826. — *Conditions qui font changer la fréquence du pouls dans l'état de santé* (*Arch. gén. de méd.*, 1831, t. XXVI, p. 412).

(*c*) Newport, *On the Temperature of Insects* (*Philos. Trans.*, 1837, p. 292).

(*d*) *Op. cit.*, p. 317.

les fois que notre corps, au lieu d'être dans un état de repos complet, se trouve placé dans une position telle que la contraction d'un certain nombre de muscles soit nécessaire au maintien de l'équilibre.

Ainsi il est bien établi que, toutes choses égales d'ailleurs, la fréquence des battements du cœur est plus grande quand on est debout que lorsqu'on est assis, et diminue davantage lorsqu'on est couché. Les différences qui s'observent ainsi d'un instant à l'autre chez le même individu, suivant que la position de son corps change, sont fort considérables, et s'élèvent souvent à plus d'un sixième du nombre initial. Dans les observations de Bryan Robinson, par exemple, une personne qui, étant couchée, avait 64 pulsations par minute, en offrait 68 quand elle se mettait sur son séant, et 73 quand elle se tenait debout. Des faits du même ordre ont été constatés en très grand nombre par les physiologistes de nos jours, principalement par M. Guy, et les moyennes auxquelles cet auteur est arrivé s'éloignent fort peu des résultats que je viens de rapporter (1).

Au premier abord on pourrait être disposé à attribuer ces changements dans le jeu de la pompe cardiaque à la nécessité d'un emploi de forces plus grandes pour faire circuler le sang

la répétition fréquente des contractions de muscles antagonistes sont beaucoup plus considérables que ceux déterminés par la contraction permanente de ces organes, résultat sur lequel je reviendrai dans une prochaine Leçon. Ils ont remarqué aussi que, toutes choses égales d'ailleurs, les mouvements du bras gauche exercent sur les battements du cœur une influence plus grande que ceux du bras droit (a).

Dans les expériences de M. Knox, l'influence accélératrice de la marche s'est montrée d'autant plus grande, que l'individu était plus affaibli par la fatigue (b).

(1) Robinson fut le premier à constater l'influence exercée par la position du corps sur la fréquence du

(a) R. Lichtenfels et R. Fröhlich, *Beobachtungen über die Gesetze des Ganges der Pulsfrequenz* (*Denkschriften der Akad. der Wissenschaften zu Wien*, 1852, t. III, 2ᵉ partie, p. 149 et suiv.).

(b) Knox, *Physiological Observations on the Pulsations of the Heart* (*Edinburgh Med. and Surg. Journ.*, 1837, t. XLVII, p. 375).

dans les vaisseaux, quand ceux-ci, au lieu d'affecter généralement une direction à peu près horizontale, deviennent pour la plupart verticaux, comme cela a lieu dans la station; mais, par un examen plus attentif de la question, on trouve que ces variations dans la fréquence des contractions du cœur, suivant la position du corps, se lient à la quantité de force musculaire développée par le maintien de l'équilibre dans chacune de ces attitudes (1). Ainsi, quand on est debout, mais appuyé

pouls (a). Des observations analogues ont été faites à diverses époques par plusieurs autres médecins (b); mais l'étude de ce point de l'histoire des mouvements du cœur a été surtout approfondie par le docteur Guy.

Ses recherches portèrent sur 79 Hommes entre vingt et cinquante ans d'âge, en bonne santé et dans un état de repos (n'étant excités ni par la digestion ni par l'exercice musculaire), et elles donnèrent, terme moyen, en nombres ronds :

78 pour la position verticale.
70 pour la position assise.
66 pour la position horizontale.

La différence entre le nombre moyen des pulsations chez ces personnes debout ou couchées était donc de 12, ou d'environ un sixième du premier de ces nombres. Mais les variations extrêmes s'éloignent beaucoup de ces moyennes. Ainsi M. Guy a vu, d'une part, la différence se réduire à 3 pulsations, et, d'autre part, s'élever à 26 (c).

En écartant les cas exceptionnels, M. Guy obtint les moyennes suivantes pour l'Homme adulte et en santé :

Debout.	81
Assis.	71
Couché.	66 (d).

(1) C'est de la sorte que M. Arnott, par exemple, a cherché à expliquer ce phénomène (e). D'autres physiologistes ont attribué l'accélération du pouls dans l'attitude verticale à la direction que le cœur et ses valvules affectent dans cette position (f). Robinson, Falconer, M. Knox et M. Guy s'en ren-

(a) Bryan Robinson, *A Treatise on the Animal Economy*, 1734, p. 180.
(b) Falconer, *Observations respecting the Pulse*, 1796, p. 34.
— Knox, *Op. cit.* (*Edinburgh. Med. and Surg. Journal*, t. XI).
— Roulin, *Observ. sur la vitesse du pouls* (*Journ. de Physiol* de Magendie, 1826, t. VI, p. 8).
— Nick, *Beobachtungen über die Bedingungen, unter denen die Häufigkeit des Pulses im gesunden Zustand verändert wird*. Tübingen, 1826, p. 41.
— Graves, *On the Effects produced by Posture on the Frequence and Character of the Pulse* (*Dublin Hospital Reports*, t. V, p. 561).
— Hohl, *Die geburtshülfliche Exploration*. Halle, 1835.
(c) W. Guy, *On the Effects produced upon the Pulse by Change of Posture* (*Guy's Hospital Reports*, 1838, t. III, p. 92).
(d) Guy, art. PULSE (Todd's *Cyclopædia*, vol. IV, p. 189).
(e) Arnott, *Elements of Physics*, t. I, p. 570.
(f) Blackley, *On the Cause of the Pulse being affected by the Position of the Body* (*Dublin Journ. of Med. and Chir. Sciences*, 1834).

contre un mur ou tout autre corps résistant, l'accélération du pouls est moins prononcée que lorsqu'on se tient en équilibre sur les jambes seulement; et quand on est assis, le nombre des battements du cœur diminue dès que l'on s'appuie contre le dossier d'une chaise (1).

dent compte par l'influence connue de la contraction des muscles de l'appareil de la locomotion sur les mouvements du cœur (*a*).

(1) M. Guy a constaté des différences très notables dans la fréquence du pouls chez les personnes qui, tout en restant dans la position verticale, s'appuyaient ou non contre un mur; ou bien encore chez celles qui étaient assises sur un tabouret ou sur une chaise dont le dossier leur servait d'appui. Or, dans ces diverses attitudes, l'effort musculaire mis en jeu varie beaucoup, et c'était à mesure que le repos devenait plus complet que le nombre des battements du cœur diminuait. Ce physiologiste a déterminé aussi des différences très considérables dans ce nombre chez des personnes dont le corps était placé horizontalement, mais soutenu de façon à exiger, pour le maintien de l'équilibre, des contractions musculaires plus ou moins puissantes. Ainsi, quand le corps était appuyé seulement sur deux chaises placées, l'une sous les épaules et l'autre sous les pieds, la moyenne des pulsations était 80; et lorsqu'on soutenait en même temps les reins à l'aide d'une troisième chaise, cette moyenne descendait à 66.

Des expériences dans lesquelles on faisait varier la position du corps sans l'intervention d'aucune action musculaire, donnèrent des résultats qui, au premier abord, semblaient défavorables à l'hypothèse adoptée ici pour expliquer les différences que les attitudes déterminent dans la fréquence du pouls. Ainsi M. Graves, en faisant mouvoir l'individu à l'aide d'une planche à bascule sur laquelle celui-ci était couché, a vu le pouls s'accélérer ou se ralentir suivant que le corps était placé verticalement ou horizontalement, à peu près comme dans les cas où ces changements sont effectués par le jeu des muscles; mais M. Guy, en répétant ces expériences, a vu que la position verticale déterminait une accélération un peu plus grande dans les battements du cœur, quand elle était produite par l'action musculaire, que dans le cas où elle avait lieu sans l'intervention de l'organisme. Et d'ailleurs, c'est surtout la contraction permanente des muscles extenseurs, nécessaire pour empêcher le corps de fléchir dans la position verticale, qui détermine l'accélération également persistante dans les battements du cœur durant la position verticale; et lorsqu'on relève un homme à l'aide d'une planche à bascule, on ne l'empêche pas d'avoir besoin de contracter les mêmes muscles pour se maintenir dans la position

(*a*) B. Robinson, *Op. cit.*, p. 177.
— Falconer, *Op. cit.*, p. 34.
— Knox, *Op. cit.* (*Edinb. Med. and Surg. Journ.*, t. IX).

Il est aussi à noter que les différences produites de la sorte sont, en général, d'autant plus grandes que les battements du cœur sont plus accélérés. Ainsi l'influence accélératrice de la position verticale est plus marquée chez les enfants que chez les adultes; et lorsque la fréquence du pouls a été beaucoup augmentée par la marche, on voit la position horizontale y déterminer un ralentissement beaucoup plus considérable que dans les circonstances ordinaires. J'ajouterai que dans l'état fébrile, pendant lequel les battements du cœur sont en général très accélérés, les différences produites par des changements dans la position du corps sont encore plus marquées (1).

verticale qu'on lui a donnée artificiellement, et pour l'empêcher de s'affaisser sur lui-même.

(1) Graves a remarqué que l'influence de la position du corps sur le nombre des battements du pouls croît avec la fréquence de ces battements (*a*), et M. Guy a cherché à déterminer la proportion suivant laquelle cette accélération s'effectue. Il a trouvé que la comparaison entre l'individu debout et assis donnait une différence de 9, quand le pouls est de 60 par minute, et, par conséquent, si l'accroissement était proportionnel au nombre des battements, la progression serait de 12 pour 80 pulsations, de 15 pour 100 pulsations et de 18 pour 120; mais les nombres observés ont donné, comme expression de ces différences, 15, 27 et 39.

La différence entre le pouls de l'individu couché et celui de l'individu debout a été, pour les mêmes nombres, 6, 13, 19, 27.

Le maximum de la différence déterminée par la position, chez des hommes en santé et en repos, a été de 44, le pouls donnant 94 dans la position verticale; mais lorsque, par suite de l'exercice musculaire, les pulsations s'étaient élevées à 128 par minute, la diminution amenée par la position horizontale a été même de 56; il est également à noter que la différence n'a jamais été égale à la moitié du nombre des battements observés dans la position verticale.

Ainsi que je l'ai déjà dit, l'influence de la position du corps sur la fréquence du pouls est plus considérable dans l'enfance que dans l'âge adulte, et les différences introduites ainsi par l'âge sont plus marquées chez la Femme que chez l'Homme. En effet, M. Guy a trouvé que les différences, suivant que le sujet se tenait debout, assis ou couché, était : pour les Hommes ayant plus de vingt ans, et, terme moyen, vingt-neuf ans, de :

7 et de 3, total 10;

tandis qu'elles étaient de

10 et de 4, total 14,

chez les adultes ayant, terme moyen,

(*a*) Graves, *Op. cit.* (*Dublin Hospital Reports*, t. V, p. 562).

Influence du sommeil.

§ 6. — Le sommeil tend, comme le repos musculaire, à ralentir l'action du cœur ; mais, dans l'état actuel de nos connaissances, on ne peut en évaluer numériquement l'influence,

quinze ans. Pour les Femmes âgées, en moyenne, de trente-huit ans, et pour les jeunes filles âgées de onze ans, en moyenne, ces mêmes termes étaient :

4, 0 ; total, 4 ;
10, 1 ; total, 11.

La différence attribuable à l'âge était donc de 4 chez les Hommes et de 9 chez les Femmes.

Chez les Femmes d'un âge moyen, le pouls était à 92 dans la station verticale, et à 88 dans le décubitus. Chez les jeunes filles, le pouls est descendu de 92 à 81 par ce changement de position. Enfin, chez les unes et les autres, la différence était nulle ou très petite entre la fréquence du pouls, quand l'individu était assis ou couché (*a*).

Les observations recueillies par M. Hohl sur l'influence comparative des attitudes chez les Hommes et les Femmes sont en accord avec la tendance générale des faits que je viens d'exposer. Effectivement, chez la Femme, le pouls est plus fréquent que chez l'Homme, et, d'après ce médecin, les variations déterminées par les différences dans la position du corps sont plus considérables chez les Femmes que chez l'Homme (*b*). M. Guy, il est vrai, n'est pas arrivé aux mêmes résultats, et pense qu'il faut attribuer l'accélération du pouls constatée par M. Hohl à la prolongation de la station verticale chez les Femmes soumises à son examen ; mais je suis disposé à croire qu'il est dans l'erreur à cet égard, et que s'il n'a pas observé des effets aussi considérables chez les Femmes que chez l'Homme, lorsqu'il faisait varier les attitudes, cela pouvait dépendre du genre d'habillement dont les premières font usage. Les observations de M. Hohl furent faites dans une maison d'accouchement, et portaient probablement en majeure partie sur des femmes enceintes ou sur des nourrices, qui d'ordinaire ne se servent pas de corsets, tandis que les femmes examinées par M. Guy étaient bien certainement revêtues de cette espèce d'étui résistant qui soutient le torse et fournit au corps des points d'appui lorsqu'on est assis aussi bien que lorsqu'on est debout.

J'ajouterai que, chez les enfants nouveau-nés, le moindre mouvement suffit pour accélérer assez notablement le pouls (*c*). Ainsi M. Trousseau a vu qu'il était à 112 pendant le sommeil du jeune enfant, et s'élevait à 180 dès que celui-ci s'agitait et criait (*d*).

Chez un enfant nouveau-né, observé par M. Seux, le pouls était à 104 pendant le sommeil, à 120 pendant la veille et l'immobilité, à 134 quand l'enfant s'agitait, et s'est élevé

(*a*) Guy, *On the Effects produced upon the Pulse by Change of Posture* (*Guy's Hospital Reports*, t. III, p. 316).

(*b*) Hohl, *Die geburtshülfliche Exploration*, 1855.

(*c*) Valleix, *Clinique des maladies des enfants nouveau-nés*, p. 18.

(*d*) Trousseau, *Lettre sur le pouls des enfants à la mamelle* (*Journal des connaissances médico-chirurgicales*, 1841, p. 23).

car, dans les observations publiées à ce sujet, on n'a pas tenu compte des effets qui chez les personnes endormies dépendent seulement de la position horizontale du corps (1). J'ajouterai cependant que chez l'Homme adulte le fait seul du sommeil ou de l'état de veille ne paraît pas changer bien notablement le nombre des pulsations, tandis que chez les Femmes, et surtout chez les jeunes enfants, les différences déterminées de la sorte semblent être assez considérables (2).

à 174 sous l'influence d'efforts musculaires prolongés (*a*).

Comme exemple de l'influence de la position du corps sur la fréquence du pouls dans l'état morbide, je citerai les résultats constatés par M. Smith. D'après plus de 1500 observations recueillies chez des phthisiques, ce médecin a trouvé que, terme moyen, le nombre des battements était de 87 quand les malades étaient couchés, de 95,5 quand ils étaient assis, et de 104,1 quand ils étaient debout. La différence pour les deux premières positions était donc de 8 ½, et celle entre le pouls, chez les individus couchés ou debout, dans la position verticale, de 17. L'augmentation déterminée par le seul fait de la différence de position s'est élevée à 29 chez le même individu couché ou assis, et dans un cas elle a été de 44 quand le malade était debout au lieu d'être couché (*b*).

(1) Cet effet du sommeil a été remarqué par Galien (*c*), et Haller rapporte que, suivant Hamberger, le ralentissement serait, chez l'Homme en bonne santé, de 10 pulsations (*d*). Mais si la position du corps est la même, cette estimation s'éloigne beaucoup de la vérité (*e*).

(2) M. Quetelet a fait un assez grand nombre d'observations numériques sur un petit garçon de quatre à cinq ans, et il a trouvé que pendant l'état de veille le nombre de pulsations était, terme moyen, de 93,4, tandis que pendant le sommeil cette moyenne n'était que de 77,3. Chez une petite fille de trois à quatre ans, les nombres observés étaient, terme moyen : 102,3 ; 92.

Enfin, chez une femme de vingt-six ans, la différence était aussi d'environ 10 dans les états de veille et de sommeil ; mais M. Quetelet ne dit pas si, pendant la veille, la position horizontale avait été conservée (*f*).

Nick a fait des observations analogues sur dix jeunes gens. La différence était d'environ, en moyenne, 3 pulsations (*g*).

Enfin M. Hohl a observé que le sommeil amenait une diminution de 10 ou

(*a*) Roger, *Rapport sur le travail de M. Seux* (*Union médicale*, 1855, t. IX, p. 522).

(*b*) Smith, *On the Rate of Pulsation and Respiration in Phthisis* (*British and Foreign Med. and Chirg. Review*, 1856, t. XVII, p. 475).

(*c*) Galien, *De causis pulsuum*, lib. III, cap. IX.

(*d*) Haller, *Elementa physiologiæ corporis humani*, t. II, p. 263.

(*e*) Knox, *Op. cit.* (*Edinburgh Med. and Surg. Journ.*, 1837, vol. XLVII, p. 375).

(*f*) Quetelet, *Sur l'Homme et le développement de ses facultés*, t. II, p. 87.

(*g*) Nick, *Op. cit.*

Chez les Mammifères hibernants, la fréquence des battements du cœur diminue beaucoup toutes les fois que la léthargie se déclare; mais ce ralentissement n'est pas une conséquence du sommeil seulement, et dépend surtout de l'affaiblissement général des forces vitales qu'entraîne l'abaissement de la température intérieure du corps (1).

de 11 battements dans le pouls, chez les Femmes, vers la fin de la période de gestation, et que, chez les enfants nouveau-nés, cette différence s'élevait en général de 20 à 40 battements. Ce médecin attribue aussi à l'état de sommeil ou de veille une influence très grande sur le nombre de contractions du cœur chez le fœtus (*a*).

M. Gorham, dans trois observations faites sur des enfants âgés de moins d'un mois, a trouvé pendant le sommeil, terme moyen, 108 pulsations; tandis que, pendant la veille, la moyenne générale était d'environ 128. Mais les faits qu'il rapporte ne sont ni suffisamment nombreux, ni assez comparatifs pour qu'on en puisse rien conclure (*b*).

M. Trousseau a trouvé que, chez des enfants de quinze à trente jours, le nombre moyen des pulsations était de 121 pendant le sommeil et de 140 pendant la veille. Chez les enfants de six à vingt et un mois, ces moyennes étaient 112 et 128 (*c*).

(1) Nous verrons ailleurs que chez les Animaux hibernants la faculté de produire de la chaleur n'est pas assez grande pour que l'organisme conserve une température constante sous l'influence d'un froid un peu vif; de sorte que sous ce rapport ils se rapprochent des Animaux dits à sang froid. Or, l'abaissement de la température intérieure de ces Animaux est accompagné d'un ralentissement dans l'action du cœur, lors même que ce refroidissement n'est pas assez considérable pour amener la léthargie. Ainsi, dans quelques expériences faites par Saissy, un Hérisson dont le cœur battait 75 fois en août, lorsque la température extérieure était de 19 degrés, ne donna que 25 pulsations en novembre, par une température de 6 degrés; chez un Lérot, les pulsations sont tombées de 105 à 60 sans que l'engourdissement se soit manifesté. Le même observateur a vu que chez la Marmotte dans l'état d'activité le cœur bat environ 90 fois par minute, mais que dans l'état de léthargie il ne se contracte que très faiblement, 10 ou 12 fois par minute (*d*). Prunelle a vu les battements du cœur tomber à 8 ou 10 chez le même Animal, quand l'engourdissement était profond (*e*), et Marshall-Hall a trouvé que chez la

(*a*) Hohl, *Die geburtshülfliche Exploration*.

(*b*) Gorham, *Observ. on the Pulses of Infants* (*Lond. Med. Gazette*, 1837, t. XXI, p. 325).

(*c*) Trousseau, *Op. cit.* (*Journ. des connaiss. médico-chirurg.*, 1841, p. 28).

(*d*) Saissy, *Recherches expérimentales sur la physique des Animaux hibernants*, 1808, p. 42 et suiv.

(*e*) Prunelle, *Recherches sur les phénomènes et les causes du sommeil hibernal de quelques Mammifères* (*Ann. du Muséum*, 1811, t. XVIII, p. 28).

§ 7. — Les variations dans la température extérieure influent aussi sur le degré d'activité du cœur de l'Homme. Ainsi Delaroche, en restant pendant quelques minutes soumis à l'action d'une atmosphère chauffée à environ 65°, vit son pouls s'élever à 160, ce qui devait être beaucoup plus du double du nombre ordinaire (1). Influence de la température extérieure.

Il paraîtrait aussi que, dans les régions tropicales, les battements du cœur sont en général plus fréquents que dans nos

Chauve-Souris en activité les pulsations s'élèvent parfois à 200, tandis que dans le sommeil hivernal elles se réduisent à 28 (*a*).

Des phénomènes analogues se remarquent chez les Insectes à métamorphoses complètes pendant que ces Animaux sont à l'état de nymphes, période de leur existence durant laquelle ils restent dans une sorte d'engourdissement très profond. Ainsi Newport a vu que chez le *Sphinx ligustri* les pulsations du vaisseau dorsal, après avoir été d'environ 90 chez la jeune Chenille, descendent à 30 vers l'époque de la dernière mue, et tombent à environ 12 chez la nymphe, ou se ralentissent même davantage (*b*).

(1) Il est à regretter que cet auteur n'ait pas indiqué le nombre des battements de son pouls avant son entrée dans l'étuve (*c*).

Dans les recherches de MM. Leuret et Mitivié sur la fréquence du pouls chez les aliénés, les variations journalières de température n'ont paru exercer aucune influence directe sur ce phénomène ; mais le nombre moyen des pulsations s'est trouvé plus élevé en été qu'en hiver (comme 82 : 78). Du reste, il est à noter que cet effet n'a pas été constant (*d*).

Chez les enfants nouveau-nés, lorsque la température du corps s'abaisse beaucoup, comme dans les cas de *sclérème*, ou endurcissement du tissu cellulaire, on observe un ralentissement très considérable dans les battements du cœur. Au lieu de compter environ 130 pulsations par minute, il arrive souvent qu'on n'en trouve qu'environ 80, et quelquefois il y en a moins de 50 (*e*).

On doit aussi à M. Lisle quelques observations relatives à l'influence des variations de la température atmosphérique sur la fréquence du pouls chez les enfants (*f*) ; et j'ajouterai que M. Smith a constaté une augmentation très notable dans le nombre des battements du cœur chez les phthisiques, à mesure que la température extérieure s'élevait (*g*).

M. Calliburcès a fait récemment une

(*a*) Marshall-Hall, art. HIBERNATION (Todd's *Cyclop. of Anat. and Physiol.*, t. II, p. 772).

(*b*) Newport, *Op. cit.* (*Trans. Philos.*, 1837, p. 315 et 316).

(*c*) Delaroche, *Expériences sur les effets qu'une forte chaleur produit sur l'économie animale.* Thèse, Paris, 1806, p. 33.

(*d*) Leuret et Mitivié, *De la fréquence du pouls*, p. 73.

(*e*) Mignot, *Recherches sur les phénomènes normaux et morbides de la circulation, etc., chez les nouveau-nés*, 1851, p. 22.

(*f*) Lisle, *Note sur la fréquence du pouls chez les enfants* (*Gazette médicale*, 1837, t. V, p. 689).

(*g*) Smith, *Op. cit.* (*Brit. and For. Med. Chir. Review*, 1856, t. XVII, p. 475).

climats tempérés, et l'on assure que chez les habitants des régions polaires le nombre des pulsations est inférieur de beaucoup à ce qui s'observe ici (1); mais on ne possède à ce sujet que peu de données positives.

Influence de la pression atmosphérique.

§ 8. — On admet généralement que les variations dans la pression atmosphérique influent aussi beaucoup sur le degré de fréquence du pouls, et que le nombre des battements devient d'autant plus considérable que l'on s'élève davantage au-dessus du niveau de la mer; mais les observations sur lesquelles on se fonde ne sont ni assez multipliées, ni assez comparatives, pour qu'on en puisse tirer des résultats dignes de confiance, et, d'après divers faits qu'il serait trop long d'exposer ici, je suis porté à croire que les effets attribués à la raréfaction de l'air

série d'expériences intéressantes relatives à l'influence de la chaleur sur l'activité du cœur chez la Grenouille. Il a vu que des applications chaudes faites, soit sur une partie éloignée du corps, telle que la patte postérieure, ou directement sur le cœur mis à nu, déterminent dans les pulsations de cet organe une grande accélération (par exemple, les portent de 40 ou de 50 à 80, ou même davantage), et que cette accélération se produit indépendamment de l'action du système nerveux cérébro-spinal; car il a obtenu les mêmes effets en opérant sur des Animaux intacts et sur d'autres dont il avait détruit préalablement l'encéphale et la moelle épinière, ou dont il avait paralysé les nerfs moteurs par l'administration du curare. Enfin il a étudié les effets produits par l'action directe de l'eau à 40° sur le cœur, après son extirpation, et il a obtenu les mêmes résultats : ainsi, dans une de ses expériences, les battements étant de 18 avant l'immersion de cet organe dans le bain à 40°, se sont élevés à 94 quelques minutes après (a).

(1) Blumenbach assure que chez les Groënlandais on ne compte que 30 ou 40 battements du cœur par minute (b); mais cela me paraît peu probable, et je regrette de n'avoir pu trouver aucun renseignement sur ce sujet dans les divers voyages dans les régions polaires publiés récemment.

Les douches froides déterminent une diminution très considérable dans la fréquence du pouls, mais cet effet est de peu de durée (c).

(a) Calliburcès, *De l'influence de la chaleur sur l'activité du cœur* (*Gazette hebdomadaire de médecine*, 1857, t. IV, p. 468).

(b) Blumenbach, *Institutions physiologiques*, 1797, p. 57.

(c) Bence Jones et Dickinson, *Rech. sur l'effet produit sur la circulation par l'application prolongée de l'eau froide à la surface du corps de l'homme* (*Journ. de physiologie*, 1858, t. I, p. 72).

sont souvent dus en grande partie à la fatigue musculaire ou à d'autres causes (1).

§ 9. — Le travail de la digestion tend à accélérer les battements du cœur, et la nature des aliments ingérés dans l'estomac exerce aussi une influence considérable sur le degré de fréquence de ces mouvements. Ces faits sont connus depuis fort

Influence de la digestion.

(1) Les voyageurs qui se sont élevés à des altitudes considérables ont souvent remarqué une grande accélération dans les battements de leur pouls, et ont attribué ce phénomène à la diminution de la pression barométrique. Ainsi de Saussure, dans sa célèbre ascension au Mont-Blanc, remarqua que même après un repos de quatre heures au niveau du col du Géant, son pouls donnait 110 battements par minute, tandis qu'à Chamounix il n'en comptait que 72. Un de ses guides avait le pouls à 112 dans la première de ces stations et à 60 dans la seconde, et chez un autre la différence était dans le rapport de 98 à 49 (*a*). Gay-Lussac, dans son voyage aérostatique, constata aussi une certaine accélération dans son pouls lorsqu'il s'était élevé à une grande hauteur dans l'atmosphère (*b*). Enfin M. Parrot, d'après quelques observations faites sur lui-même dans diverses stations, pendant une excursion dans les Pyrénées, a cru pouvoir poser en règle que le pouls étant à 70 au niveau de la mer, bat 75 à 1000 mètres d'altitude, 82 à 1500 mètres, 90 à 2000 mètres, 100 à 3000 mètres, et 110 à 4000 mètres au-dessus de ce niveau (*c*).

Mais je suis porté à croire que l'influence des variations de la pression atmosphérique est loin de produire ordinairement des effets aussi considérables sur la fréquence des battements du cœur, et que, dans les cas précédents, les fatigues du voyage avaient surtout contribué à amener l'accélération du pouls signalée ci-dessus. Effectivement je vois, par les observations de M. Roulin, qu'à Santa-Fé de Bogota le pouls n'est pas notablement plus fréquent qu'à Paris; or, Santa-Fé est à une hauteur de 2643 mètres au-dessus du niveau de la mer. Je vois aussi que ce physiologiste, après un voyage fatigant de Santa-Fé à Servidad, dont l'altitude n'est que de 1000 mètres, avait 102 pulsations au lieu de 69, comme dans la première de ses stations. J'ajouterai que l'ensemble de ses observations ne permet de saisir aucune relation constante entre le degré de fréquence de ces battements et la pression atmosphérique (*d*).

Il est cependant indubitable que souvent les mouvements du cœur sont ralentis par une grande augmentation de la pression barométrique. Cela a été remarqué d'abord chez les

(*a*) Horace de Saussure, *Voyage dans les Alpes*, t. IV, p. 207.

(*b*) Gay-Lussac, *Relation d'un voyage aérostatique* (*Ann. de chim.*, t. LII, p. 89, an XIII).

(*c*) Parrot, *Ueber die Beschleunigung des menschlichen Pulses, nach Maassgabe der Erhöhung des Standpunktes über der Meeresfläche* (Froriep's *Notizen*, 1826, t. X, p. 216).

(*d*) Roulin, *Observations sur la vitesse du pouls à différents degrés de pression atmosphérique et de température* (*Journal de physiologie* de Magendie, 1826, t. VI, p. 1).

longtemps (1), mais ils ont été mis en évidence de la manière la plus nette par une série de recherches dues à deux jeunes physiologistes de l'école de Vienne : MM. Lichtenfels et Fröhlich. Ces observateurs ont noté d'heure en heure le nombre des battements de leur pouls, et ont enregistré comparativement le

ouvriers mineurs, mais les résultats étaient très variables. Ainsi M. Hutchinson a fait quelques observations sur le pouls de six Hommes que l'on descendit au fond d'une mine à une profondeur de 455 mètres. La diminution dans la pression ainsi produite était d'environ 1/20e d'atmosphère, mais la température de la mine était de plus de 5° supérieure à celle de l'air extérieur. Cette chaleur devait tendre à augmenter la fréquence du pouls, et cependant chez trois de ces individus les battements étaient moins nombreux au fond de la mine qu'à la surface du sol, et dans deux cas on ne trouva aucune différence. Dans un cas il y avait au contraire une augmentation très considérable. Le nombre des inspirations était toujours augmenté (*a*).

Depuis quelques années plusieurs médecins ont fait usage de bains d'air comprimé, et ils s'accordent à dire que, sous l'influence d'une pression additionnelle d'environ une demi-atmosphère, il y a le plus ordinairement un certain ralentissement dans la marche du pouls; mais ils n'ont pas donné des renseignements numériques assez précis pour satisfaire les physiologistes. Il paraîtrait que les variations brusques dans la densité de l'air ambiant déterminent souvent, au premier abord, une accélération dans le jeu du cœur, et que chez les individus bien portants le séjour prolongé dans un bain d'air comprimé n'influe que peu sur la rapidité de la circulation ; mais que chez les individus dont les mouvements du cœur sont très accélérés il en résulte souvent un ralentissement fort considérable (*b*). Ainsi M. Privaz a vu quelquefois une réduction des deux cinquièmes se produire de la sorte ; et M. Bertin assure qu'à la suite d'un seul bain d'air comprimé, il y a ordinairement une diminution de 12 ou 15 dans le nombre des pulsations, quelquefois même de 30 ou de 36. Il cite un cas dans lequel le pouls était habituellement à 106 ou 108, et descendit à 72 après une séance dans la chambre à air comprimé; dans une circonstance, le pouls tomba même à 45, et resta pendant fort longtemps au-dessous de 56 (*c*).

(1) L'accélération du pouls à la suite des repas, que les médecins ont appelée *febris à prandio* (*d*), a été notée par Keil (*e*), et Robinson a fait à ce sujet des observations plus précises. Il trouva que le matin, avant déjeuner, le nombre des battements descend

(*a*) Hutchinson, *On the Capacity of the Lungs* (*Med. Chirurg. Trans.*, 1846, t. XXIX, p, 228).
(*b*) Privaz, *Essai sur l'emploi médicinal de l'air comprimé*, 1850, p. 37.
(*c*) Bertin, *Étude clinique de l'emploi et des effets du bain d'air comprimé*, 1855, p. 34.
(*d*) Van Swieten, *Comment.*, t. I, p. 680.
(*e*) Keil, *Tentamina medico-physica et medicina statica Britannica*, p. 178.

moment de chaque repas et les aliments dont ils faisaient usage. Or, les tableaux ainsi dressés nous montrent que, peu de temps après chaque repas ordinaire, le pouls s'élève notablement, puis se ralentit peu à peu jusqu'au moment où le travail digestif s'exerce de nouveau (1).

Par l'effet de l'abstinence prolongée pendant plus de vingt heures, le nombre des battements du cœur a diminué de 12 et même de 16. Mais il s'est manifesté dans cette expérience un phénomène remarquable qui montre combien l'influence de l'habitude sur le mode d'action de nos organes est considérable, même là où ces actions se produisent sans le concours de notre

au minimum et se relève vers l'heure de ce premier repas, puis redescend jusqu'au dîner, et s'accélère de nouveau immédiatement après : cette augmentation persiste pendant trois ou quatre heures (*a*). Des faits du même ordre ont été enregistrés par Floyer, Schwenke et Haller (*b*) ; mais les recherches les mieux conduites me paraissent être celles publiées récemment par MM. Lichtenfels et Frölich.

(1) Ces auteurs, dont les observations s'accordent très bien avec celles de Bryan Robinson, ont fait leurs recherches sur eux-mêmes, et en se plaçant dans les conditions voulues, pour rendre les résultats aussi comparatifs que possible. Ils se levaient un peu avant sept heures du matin et déjeunaient entre sept et huit heures, en prenant du café au lait ; un second repas avait lieu à deux heures, puis ils prenaient encore du café à sept heures du soir et de la bière à dix heures.

Voici les nombres de pulsations observées chez l'individu A dans une première expérience.

Heures.	Nombre moyen des pulsations.	Remarques.
7	69,36	Avant le déjeuner.
8	78,62	Après le déjeuner.
8 ½	82,43	
9	80,52	
10	74,45	
11	73,81	
12	71,78	
1	68,50	Avant le dîner.
2	77,26	Après le dîner.
3	74,31	
4	69,30	
5	66,87	
6	67,65	Avant le goûter.
7	72,60	Après le goûter.
8	70,11	
9	67,92	
10	65,85	Avant le souper.
11	70,88	Après le souper.

Il résulte de l'ensemble de ces recherches qu'au moment du lever, le pouls est très lent, et que, dans l'heure

(*a*) Bryan Robinson, *Op. cit.*, p. 151.
(*b*) Haller, *Elementa physiologiæ*, t. II, p. 264.

volonté. Effectivement, aux heures où d'ordinaire les contractions du cœur étaient accélérées par l'ingestion des aliments dans l'estomac, le ralentissement progressif de ces mouvements a été suspendu et une légère réaction s'est opérée (1).

Influence de la nature des aliments.

La nature des aliments ingérés dans l'estomac n'est pas sans influence sur les effets produits par le travail digestif sur la contractilité du cœur. Ainsi, les deux jeunes physiologistes dont je viens de citer les recherches ont remarqué que l'accélération du pouls se manifeste plus promptement quand on fait usage d'aliments azotés que lorsqu'on n'emploie que des aliments amylacés ; mais, d'un autre côté, ces derniers produisent sous ce rapport des effets plus considérables et plus prolongés.

qui suit le déjeuner, le nombre des battements augmente d'environ 8.

Pendant les six heures suivantes le pouls se ralentit graduellement, et arrive à peu près au même point qu'avant le déjeuner.

Le dîner, repas fort léger, était bientôt suivi d'une accélération dans le pouls, qui était moins prononcée que celle du matin. L'augmentation était d'environ six ou sept battements. Puis survenait un nouvel abaissement qui s'effectuait plus rapidement que celui qui avait eu lieu avant le dîner, et qui, interrompu à la suite du goûter, a continué bientôt après, et a atteint le point le plus bas vers onze heures du soir. L'usage d'une certaine quantité de bière à la fin de la soirée paraît avoir contribué d'abord à augmenter ce ralentissement, mais a déterminé ensuite une petite réaction (a).

(1) Dans une de ces expériences où le jeûne avait été observé depuis la veille, le pouls était à 77 le matin à sept heures, et à 76 à dix heures ; ensuite on a compté :

A 11	heures,	71	battements.
12	—	62	—
1	—	58	—
2	—	58,5	—
3	—	58,5	—
4	—	59	—
5	—	61	—

Chez un autre individu, placé dans les mêmes circonstances, le pouls est descendu de 87 à 75 vers une heure, tandis que d'ordinaire le minimum atteint à cette époque de la journée était de 82 seulement ; pendant l'après-midi, sous l'influence de la faim, le nombre des battements a ensuite oscillé entre 76 et 79, pour retomber à 75 vers six heures, au lieu de se maintenir entre 88 et 92, comme cela se voyait quand cette personne suivait son régime accoutumé (b).

(a) Lichtenfels et Fröhlich, *Op. cit.* (*Mém. de l'Acad. de Vienne*, t. III, 2e partie, p. 121 et suiv.).

(b) Lichtenfels et Fröhlich, *loc. cit.*, p. 122.

J'ajouterai que les boissons fermentées déterminent d'abord un ralentissement plus ou moins grand dans les mouvements du cœur, puis en précipitent les mouvements ; mais que le café possède à un plus haut degré cette puissance stimulante (1).

Il est d'ailleurs à noter que, dans les études de ce genre, il ne faut pas confondre les effets transitoires produits par la digestion de tel ou tel aliment avec les conséquences secondaires qui peuvent résulter de régimes variés. Ainsi, quoique l'accélération du pouls soit plus marquée à la suite d'un repas composé de substances végétales que lorsque les facultés digestives s'exercent sur des matières animales, l'usage habituel et presque exclusif d'aliments pauvres en azote paraît tendre à ralentir l'action du cœur (2). Mais, en ce moment, je n'insisterai pas

(1) MM. Lichtenfels et Frölich ont vu que l'ingestion d'une certaine quantité d'eau tiède dans l'estomac détermine presque immédiatement dans les battements du cœur un ralentissement considérable, mais très passager ; la diminution dans le nombre des pulsations est en général de 8 à 11, mais au bout d'un quart d'heure l'effet disparaît complétement.

L'eau chargée d'acide carbonique détermine pendant environ vingt minutes un ralentissement qui peut être porté à 16 pulsations par minute.

La bière produit un effet analogue, mais beaucoup plus faible. Le vin et l'alcool agissent d'abord de la même manière, et le ralentissement produit par cette dernière boisson a été parfois de 13 pulsations par minute ; mais la réaction qui se manifeste bientôt peut amener une accélération d'environ 17 battements au-dessus du nombre initial.

Ces auteurs ont expérimenté de la même manière sur divers médicaments, tels que la belladone, l'atropine, l'opium, le chloroforme et l'éther.

(2) M. Volkmann a eu l'occasion de recueillir un nombre considérable d'observations numériques sur le pouls chez des détenus dans une des prisons de l'Allemagne où le régime est presque entièrement végétal, et il a trouvé que la moyenne ainsi obtenue était notablement inférieure à celle fournie par l'examen du pouls de personnes de même taille dont le régime n'offrait rien d'exceptionnel.

La moyenne pour les prisonniers en question était d'environ 68 pulsations, tandis que la moyenne normale correspondante était d'environ 73 (a).

(a) Volkmann, *Die Hämodynamik*, p. 435.

davantage sur ce sujet, qui trouvera mieux sa place quand nous étudierons d'une manière spéciale l'alimentation.

Variations diurnes.

§ 10. — Les diverses circonstances dont nous venons d'étudier l'influence concourent à produire les changements qui s'observent dans le pouls aux diverses heures du jour. Keil et la plupart des anciens physiologistes qui ont fait des recherches à ce sujet ont trouvé les battements du cœur plus fréquents le soir que le matin, et les médecins admettent généralement que cette accélération vers la fin du jour est un phénomène normal. Mais lorsqu'on se met autant que possible à l'abri des perturbations déterminées par les repas, l'exercice musculaire sous ses diverses formes, et les autres causes d'excitation, on arrive à un résultat contraire (1), et l'on voit que la fatigue de la journée tend

(1) *Pulsus nocturnus matutino multò celerior est*, a dit Keil (*a*), et l'on voit, par le dépouillement de ses observations numériques, qu'en effet la moyenne des battements enregistrés dans ses tableaux est, pour le matin, 80,5, et pour le soir, 89,7 (*b*). Robinson, dont les recherches datent également du commencement du XVIIIe siècle, trouva aussi, terme moyen, chez un individu, 70 pulsations dans la matinée (de huit heures A. M. à deux heures P. M.), et 76 dans l'après-midi (de trois heures du soir à onze); un autre individu lui donna en moyenne, pour les mêmes périodes, 68,5 et 78 (*c*). Falconer a obtenu des résultats analogues, savoir : pouls du matin, 69,6 ; pouls du soir, 76 (*d*). Enfin, M. Nick a trouvé aussi une fréquence plus grande le soir dans trois séries d'observations faites dans les conditions ordinaires de la vie ; mais, dans d'autres séries faites de façon à écarter l'influence excitante des repas, des contractions musculaires et de l'activité mentale, il obtint un résultat inverse : à huit heures du matin, il y avait en moyenne 63 pulsations, et à sept heures du soir, 58 seulement (*e*).

Ce dernier résultat s'accordait avec les conclusions que le docteur Knox (d'Édimbourg) avait tirées précédemment de l'ensemble de ses observations sur la fréquence relative du pouls à neuf heures du matin (avant le déjeuner), et vers minuit, après un souper très léger. Son pouls était, terme moyen, à 68 le matin et à 64 le soir (*f*). En 1837, le même auteur publia de nouveaux faits

(*a*) Keil, *Tentamina medico-physica quibus accedet medicina statica Britannica*, p. 178 (édit. de 1730).

(*b*) Guy, art. PULSE (Todd's *Cyclopædia of Anat. and Physiol.*, vol. IV, p. 190).

(*c*) Bryan Robinson, *Op. cit.*, p. 150.

(*d*) Falconer, *Observations respecting the Pulse*, 1796.

(*e*) Nick, *Beobachtungen über der Bedingungen unter denen die Häufigkeit des Pulses*, etc., 1826.

(*f*) R. Knox, *On the Relation subsisting between Time of the Day and Various Functions of the Human Body*, etc. (*Edinburgh Med. and Surg. Journ.*, 1815, t. XI, p. 54).

non-seulement à rendre le cœur moins actif sous le rapport du nombre des contractions effectuées en un temps donné, mais aussi moins irritable, de sorte que les effets produits par une même puissance stimulante sont moins grands le soir que le matin (1). Chez les malades, il en est autrement, car la fatigue

à l'appui de l'opinion qu'il avait été le premier à professer, relativement à la diminution du nombre des pulsations vers la fin du jour (*a*), et les recherches plus nombreuses de M. Guy sont venues montrer que, dans l'état normal de l'organisation, cette tendance est assez générale.

Il est vrai que la différence constatée par cet auteur entre le matin et le soir était tantôt en plus, tantôt en moins ; mais, dans la grande majorité des cas, le pouls s'est trouvé moins fréquent le soir que dans la matinée (*b*). Une certaine infériorité numérique dans le pouls du soir a été constatée aussi chez des femmes enceintes par M. Hohl (*c*). Enfin, M. Herden a porté également son attention sur cette question, et il a trouvé en moyenne 2 pulsations de moins le soir que le matin (*d*). Des observations analogues ont été faites par M. Tournesco (*e*).

(1) La diminution dans l'irritabilité du cœur vers la fin du jour est mise en évidence par divers faits recueillis d'abord par M. Knox, puis par d'autres physiologistes (*f*). Ainsi, M. Guy a trouvé que l'accélération du pouls déterminée par des repas identiques était plus considérable le matin que le soir ; des aliments qui ne produisaient aucun effet appréciable le soir augmentaient dans la matinée le nombre des battements de 5 à 12, et prolongeaient leur influence pendant une ou deux heures (*g*). On sait aussi que les boissons alcooliques déterminent une accélération du pouls, qui est plus marquée quand on en fait usage de bonne heure dans la journée que dans l'après-midi.

M. Knox a remarqué que les différences produites par les changements de position du corps sont plus grandes le matin qu'au milieu du jour, et sont le moins marquées vers le soir (*h*). M. Nick a fait la même observation (*i*), et les recherches de M. Guy ont conduit à un résultat analogue en ce qui concerne la comparaison entre le matin et le milieu du jour, mais accusent au contraire une augmentation dans ces inégalités vers le soir. La différence entre le nombre des pulsations chez l'Homme debout ou couché a été de 8 vers midi, de 9 pendant la soirée, et de 10 le matin (*j*).

(*a*) Knox, *Physiological Observations on the Pulsations of the Heart* (*Edinburgh med. and Surg. Journ.*, 1837, t. XLVII, p. 358).

(*b*) Guy, art. PULSE (Todd's *Cyclop. of Anat. and Physiol.*, t. IV, p. 191).

(*c*) Hohl, *Die geburtshülfliche Exploration*, 1833.

(*d*) Harden, *Observ. on the Pulse and Respiration* (*American Journ. of Med. Science*, 1843, vol. V).

(*e*) Tournesco, *Du pouls*. Thèse, 1853, p. 26.

(*f*) Knox, *Op. cit.* (*Edinb. Med. and Surg. Journ.*, 1815, vol. XI).

(*g*) Guy, *Op. cit.* (Todd's *Cyclop.*, t. IV, p. 191).

(*h*) Knox, *Op. cit.* (*Edinb. Med. and Surg. Journ.*, 1839, vol. XLVII, p. 369).

(*i*) Nick, *Op. cit.*

(*j*) Guy, *Op. cit.* (*Guy's Hospital Reports*, t. III, p. 321).

de la journée détermine un état fiévreux qui est accompagné d'une accélération du pouls (1).

Rapports entre la fréquence des battements du cœur et les mouvements respiratoires.

§ 11. — Je dois aussi faire remarquer les rapports intimes qui existent entre la fréquence des mouvements du cœur et de l'appareil respiratoire. En général, le nombre des pulsations est à peu près quatre fois plus considérable que celui des inspirations; mais on observe à cet égard de grandes variations, et le rapport entre ces deux fonctions change notablement avec la position du corps, la fréquence du pouls et plusieurs autres circonstances (2).

(1) Ainsi, chez les phthisiques, M. Smith a trouvé, terme moyen, 91 le matin et 98 le soir; le minimum était 65 le matin et 70 le soir; le maximum 143 le matin et 152 le soir. Il a remarqué que la différence était d'autant plus grande que la lésion locale était plus étendue et le pouls moyen plus fréquent (*a*).

(2) M. Guy a recueilli sur ce sujet une série d'observations nombreuses et intéressantes (*b*). Il a remarqué d'abord qu'en plaçant les personnes dans la même position et en empêchant, autant que possible, toute préoccupation intellectuelle de nature à influer sur les résultats, on trouve des variations individuelles assez considérables : ainsi il a vu le rapport entre les inspirations et les pulsations être, d'une part, comme 1 : 2,7, et, d'autre part, comme 1 : 4,3 ; mais, dans la très grande majorité des cas, elles étaient dans la proportion d'une inspiration pour 3,5 pulsations.

Le nombre de pulsations correspondant à une inspiration s'est élevé de la sorte à mesure que les battements du cœur s'accéléraient.

Ces observations tendent à établir aussi qu'à nombre égal de pulsations, les mouvements respiratoires sont plus fréquents le soir que le matin. Ainsi, le pouls étant à 65, M. Guy a trouvé, en moyenne, 17 inspirations le matin et 18 dans la soirée. Des faits analogues ont été enregistrés par M. Harden (*c*).

Les effets de la position du corps sont encore plus marqués. Ainsi, pour 64 pulsations par minute, dans les trois positions suivantes, M. Guy a trouvé que chaque inspiration correspondait à

2,9	pulsations	chez l'individu	debout.
3,3	—	—	assis.
4,9	—	—	couché.

La moyenne de 14 observations faites sur les personnes couchées ou

(*a*) Smith, *The Rate of Pulsation and Respiration in Phthisis* (*Brit. and Foreign Review*, 1856, t. XVII, p. 475).

(*b*) Guy, art. PULSE (Todd's *Cyclopædia of Anat. and Physiol.*, vol. IV, p. 193).

(*c*) Harden, *Observ. on the Pulse and Respiration* (*American Journ. of Med. Science*, 1843, t. V, p. 340).

Influence de la pression thoracique.

Nous verrons bientôt que la dilatation de la cavité thoracique ou sa contraction influent notablement sur la facilité avec laquelle le sang arrive au cœur ou s'en échappe pour aller dans les artères périphériques ; mais je dois noter ici que les variations de pression produites de la sorte peuvent modifier aussi le jeu de cet organe. Ainsi, dans les mouvements expiratoires ordinaires, le pouls est un peu plus fréquent que pendant l'inspiration, et la pression exercée sur le cœur par l'air emprisonné dans les poumons, quand on contracte à la fois la glotte et les parois du thorax, rend les battements plus rares (1); en agissant de la sorte, on peut même les sus-

assises a donné les proportions suivantes :

Position assise	1 : 3,30
Position couchée	1 : 4,39

Dans les recherches faites par M. Harden les différences étaient moins grandes, mais dans le même sens, et ces résultats s'accordent avec ceux obtenus par M. Pennock (a). Il résulterait aussi de quelques observations faites par M. Quetelet que, pendant le sommeil, la fréquence des battements du cœur, comparée à celle des mouvements respiratoires, serait un peu moins grande que pendant la veillée (b).

Les recherches de ce statisticien tendent aussi à établir que chez la Femme la différence entre le nombre des pulsations et des mouvements inspiratoires est un peu plus considérable que chez l'Homme.

Une légère inégalité dans le même sens a été constatée par M. Pennock chez les vieillards, comparés aux vieilles femmes.

Dans une série d'observations faites plus récemment sur ce sujet, par M. Marcé, les nombres moyens ont été, pour les Hommes, 69 pulsations et 19 inspirations ; pour les Femmes, 77 pulsations et 23 inspirations. Ce jeune médecin a vu aussi que le nombre relatif des mouvements inspiratoires augmente quand le pouls est moins fréquent que d'ordinaire, et diminue quand les battements du cœur s'accélèrent d'une manière anormale. Ainsi le nombre des pulsations correspondantes à une inspiration était de 2,7 quand le pouls était entre 50 et 60 ; de 3,7 pour un pouls de 80 à 90, et d'environ 4 pour un pouls d'environ 140 (c).

(1) D'après les observations de M. Vierordt, la différence entre la durée d'un battement complet du

(a) Pennock, *On the Frequency of the Pulse and Respiration of the Aged* (*Amer. Journ. of Med. Science*, 1847).

(b) Quetelet, *Sur l'Homme et le développement de ses facultés*, t. II, p. 86 et suiv.

(c) Marcé, *Recherches sur les rapports numériques qui existent, chez l'adulte à l'état normal et à l'état pathologique, entre le pouls et la respiration* (*Archives générales de médecine*, 1855, 5e série, t. II, p. 72).

pendre momentanément. Ainsi, le professeur E. F. Weber (de Leipzig) a fait voir que cet arrêt des mouvements du cœur peut être produit à volonté, et détermine parfois un état de syncope (1).

cœur pendant l'inspiration et l'expiration, chez l'Homme, serait comme 1000 : 987 (*a*). Chez le Chien le pouls devient quelquefois remarquablement rare pendant l'inspiration (*b*).

(1) C'est sur lui-même que M. E. F. Weber a fait ces expériences curieuses. En suspendant sa respiration, et en contractant en même temps très fortement sa poitrine, il a vu les battements de son cœur s'affaiblir beaucoup, et après 3 à 5 pulsations, qui n'étaient accompagnées ni de choc cardiaque, ni des bruits ordinaires, s'arrêter tout à coup. Dans une de ces expériences, ayant retenu ainsi sa respiration plus longtemps que d'ordinaire, il tomba en syncope. Enfin, il constata que cette cessation temporaire de l'action du cœur ne tient pas au fait de la suspension de la respiration, soit que cette suspension ait lieu pendant l'inspiration ou pendant l'expiration, mais dépend de la pression déterminée par la contraction violente du thorax (*c*).

Ces faits nous permettent de comprendre la possibilité de suicides déterminés par des efforts analogues dont la violence serait extrême.

Galien et quelques autres écrivains de l'antiquité ont fait mention de cas de mort occasionnés par la suppression volontaire de la respiration (*d*). En général, on traite ces récits de fables; mais, d'après l'accident survenu dans l'une des expériences de M. Weber, et d'après une observation recueillie, il y a environ un siècle, par Cheyne, je serais disposé à croire que chez certaines personnes les suites de cet arrêt du cœur pourraient être mortelles. Cheyne raconte avec beaucoup de détail l'histoire d'un de ses malades qui, en retenant sa respiration d'une manière particulière, faisait cesser les battements de son pouls et tombait sans connaissance. Il fut témoin de ce fait, et l'homme qui offrait ce singulier phénomène resta dans un état de syncope pendant près d'une demi-heure, puis revint graduellement à son état ordinaire (*e*).

M. Donders a fait aussi quelques observations sur l'influence que les divers modes de respiration exercent

(*a*) Vierordt, *Die Lehre vom Arterienpuls*, 1855, p. 193.

(*b*) Ludwig, *Beiträge zur Kenntniss des Einflusses der Respirations-Bewegungen auf den Blutlauf im Aortensysteme* (Müller's *Archiv für Anatomie und Phys.*, 1847, p. 253).
— Vierordt, *loc. cit.*

(*c*) E. F. Weber, *Ueber ein Verfahren den Kreislauf des Blutes und die Function des Herzens willkührlich zu unterbrechen* (*Berichte über die Verhandlungen der Sächsischen Gesellschaft der Wissenschaften zu Leipzig*, 1850, p. 29, et *Archiv. gén. de méd.*, 1853, 5ᵉ série, t. I, p. 399).

(*d*) Galien, *Mouvements des muscles*, liv. II, chap. VI (*Œuvres*, trad. de Daremberg, t. I, p. 366).
— Valerius Maximus, *Memorabilia*, lib. IX, chap. XII (hist. de la mort de Coma).

(*e*) G. Cheyne, *The English Malady or a Treatise of Nervous Diseases*, 1733, p. 307 (cas du colonel Townshead).

Variations individuelles.

§ 12. — Il existe aussi dans la fréquence des battements du cœur des différences individuelles très considérables dont le physiologiste ne peut se rendre compte. Ainsi, parmi les hommes dont l'âge, la taille et le tempérament sont les mêmes et dont toutes les fonctions paraissent être parfois dans leur état normal, on trouve que le pouls est habituellement très lent chez les uns et accéléré chez d'autres; on cite des exemples de personnes dont la santé était bonne et dont le cœur ne battait que trente ou quarante fois par minute; on a même vu ce nombre descendre à 23 (1). Les cas d'une grande accélération normale du pouls, indépendante de tout état pathologique, sont plus rares (2).

§ 13. — Nous n'avons pas à nous occuper ici des modifications que les maladies peuvent déterminer dans la fréquence des contractions du cœur (3); je ferai remarquer cependant que

sur les battements du cœur. Il a vu que les expirations laborieuses troublaient les mouvements de cet organe, mais les rendaient tantôt plus fréquents, d'autres fois plus rares. Des inspirations très profondes tendaient à rendre les mouvements de ce viscère plus faibles et moins fréquents que dans les circonstances ordinaires (a).

(1) Haller rapporte cet exemple d'extrême lenteur du pouls, observé par Henkel (b); et, de nos jours, des cas assez semblables ont été décrits par plusieurs médecins. M. Tournesco et M. Bérard ont réuni un assez grand nombre de cas de ce genre, rapportés par divers auteurs; et, parmi les hommes dont le cœur ne donnait qu'environ 40 contractions par minute, se trouve Napoléon Ier (c).

(2) Whest a rapporté l'exemple d'une femme dont le pouls, à l'état de santé, battait 120 fois par minute (d).

(3) Voyez, à ce sujet, les recherches de M. Donné (e).

J'ajouterai seulement ici que les pertes sanguines considérables, tout en affaiblissant beaucoup les contractions du cœur, y déterminent une grande accélération. Ainsi Hales a constaté que le pouls du Cheval bat ordinairement environ 36 fois par minute, mais s'élève à 100 et même

(a) Donders, *Weitere Beiträge zur Physiol. der Respir. und Circulation* (*Zeitschrift für rationn. Med.*, 1854, 2e série, t. IV, p. 241).

(b) Haller, *Elementa physiologiæ*, t. II, p. 256.

(c) Tournesco, *Du pouls*. Thèse, Paris, 1853, n° 99, p. 31.

— Bérard, *Cours de physiologie*, t. IV, p. 113.

(d) Voyez Chomel, *Pathologie générale*, p. 264.

(e) Donné, *Recherches sur l'état du pouls, etc., dans les maladies* (*Arch. gén. de méd.*, 1835, 2e série, t. IX, p. 129).

ces phénomènes pathologiques viennent souvent confirmer ce que les expériences physiologiques rendent très probable au sujet de l'influence du système nerveux sur l'activité fonctionnelle de cet organe. Mais l'étude de cette influence fera le sujet de la prochaine Leçon, et pour le moment je négligerai également l'étude des modifications que l'action des substances médicamenteuses ou toxiques peut exercer sur la contractilité du cœur; car aujourd'hui je ne veux appeler l'attention que sur le jeu normal de cette espèce de pompe foulante dont le rôle est si important dans le travail irrigatoire.

Rhythme des battements du cœur.

§ 14. — Lorsqu'on veut déterminer seulement la fréquence des mouvements du cœur, il suffit d'en compter le nombre par minute en se réglant sur une montre à secondes ; mais quand on veut évaluer avec quelque précision leur durée relative, il devient nécessaire d'avoir recours à d'autres instruments, tels qu'un sphygmographe ou sphygmomètre enregistreur, à l'aide duquel on trace la courbure des oscillations du pouls (1). Dans

davantage, quand l'Animal est près de périr par hémorrhagie (*a*). Une petite saignée produit au contraire un ralentissement du pouls.

(1) Le sphygmographe employé par M. Vierordt consiste en un levier suspendu comme le fléau d'une romaine, dont le long bras est garni en dessous, à peu de distance de son point d'appui, d'une petite tige terminée par un disque et destinée à être appuyée sur l'artère; de petites coupes placées sur chacun des bras du levier reçoivent des tares et permettent à l'expérimentateur de régler le degré de pression ainsi exercé sur le vaisseau; enfin l'extrémité du long bras est terminée par un pinceau très fin, qui s'élève ou descend à mesure que les battements de l'artère soulèvent ou laissent retomber le petit disque déjà mentionné, et qui trace sur un rouleau de papier en mouvement une ligne courbe correspondante à ces pulsations. Pour que cet instrument donne des indications exactes, il faut que le frottement produit par le déplacement du pinceau sur le papier soit très faible, et, pour remplir cette condition, M. Vierordt fait usage d'un cheveu qui, en se promenant sur du papier enduit de noir de fumée, enlève cette poudre et trace une ligne blanchâtre. Enfin, il est également nécessaire de graduer

(*a*) Hales, *Hémastatique*, p. 15.

ces derniers temps, le professeur Vierordt (de Tubingue) a fait beaucoup de recherches de ce genre, et a trouvé que dans l'état normal ces mouvements sont moins isochrones qu'on ne serait porté à le croire au premier abord. Ainsi le temps qui s'écoule entre un battement artériel et le battement suivant varie souvent dans le rapport de 100 à 133, ou même davantage (1). Ce physiologiste s'est appliqué aussi à mesurer les variations qui s'observent dans la grandeur des pulsations et dans les autres particularités dépendantes de la manière dont le travail de la circulation s'accomplit; mais la plupart de ces phénomènes sont complexes et dépendent de la réaction des parois vasculaires non moins que du jeu du cœur, et par conséquent ce n'est pas ici le moment de nous en occuper (2).

convenablement la pression exercée sur l'artère; car, pour peu qu'elle devienne trop faible, les mouvements du levier sont insuffisants, et, quand elle est trop forte, la courbe ne représente pas fidèlement les oscillations du pouls et offre des inégalités dues seulement à cette cause. Il est aussi à noter que, dans cet appareil, le levier qui trace la courbe est très long, comparé au bras du levier de la puissance, de façon à grandir beaucoup le mouvement produit, et que son extrémité libre est maintenue dans un même plan vertical par des pièces articulées qui en régularisent le jeu. M. Vierordt en a donné une description très détaillée, accompagnée de figures (a).

(1) Chez des personnes en bonne santé et dont la respiration était calme, M. Vierordt a trouvé, sous ce rapport, des variations très grandes. Dans une série d'expériences de ce genre, la différence a été, dans le rapport de 100:161 ; chez les malades, elle a été parfois comme 100 : 222 (b).

M. Prudente a remarqué que chez la Grenouille on peut rendre les battements du cœur intermittents, non-seulement en soumettant cet organe à l'action directe de diverses substances, telles que de l'ammoniaque, une solution aqueuse d'opium et de la jusquiame, mais aussi en introduisant ces matières dans la bouche de l'animal. L'irrégularité des pulsations dépend tantôt du prolongement de la systole, tantôt de la durée plus considérable de la diastole (c).

(2) Voyez la trente-quatrième Leçon.

(a) Vierordt, *Die Lehre vom Arterienpuls in gesunden und kranken Zuständen*, 1855, p. 21 et suiv., fig. 6.

(b) Idem, *ibid.*, p. 82.

(c) Prudente, *Zur Erklärung des Intermittirens der Herzschläge* (Froriep's *Neue Notizen*, 1841, t. XX, p. 352).

Débit de la pompe cardiaque.

§ 15. — Pour évaluer le débit d'une pompe dont on connaît la contenance et dont le piston joue d'une manière complète et régulière, il suffit de compter le nombre de coups donnés en un temps déterminé, et de multiplier par ce nombre le volume de liquide correspondant au jaugeage de l'instrument. Au premier abord, on peut donc croire qu'il serait facile de calculer, avec les données que nous possédons déjà, la quantité de sang que le ventricule gauche du cœur envoie par minute dans le système aortique. En effet, nous avons vu que le nombre de coups de piston réalisés par cette espèce de pompe foulante, c'est-à-dire le nombre de ses contractions, est, terme moyen, chez l'Homme adulte, d'environ 72 par minute. Si nous estimons la capacité du ventricule gauche à environ 80 centimètres cubes (1),

(1) Au premier abord, il semble très facile de déterminer avec une grande précision la capacité de chacune des cavités du cœur, et que, pour obtenir ce résultat, il doit suffire de peser cet organe à vide, puis de le peser de nouveau après avoir rempli une ou plusieurs de ses cavités avec un liquide dont la densité est connue, du mercure, par exemple. Mais ce procédé ne donne en réalité que des résultats fort incertains, à cause de l'état de resserrement plus ou moins grand du ventricule gauche qui persiste chez le cadavre. Pour s'en convaincre, il suffit de jeter les yeux sur les tableaux publiés par Legallois. En effet, dans quelques-unes des expériences de ce physiologiste, faites sur le même cœur, le ventricule gauche offrait successivement une capacité de cinq, puis de vingt mesures, suivant que ce viscère était encore dans son état de rigidité cadavérique, ou avait été rendu flasque par la malaxation : et dans ce dernier cas il ne paraissait pas encore avoir regagné, à beaucoup près, sa grandeur physiologique ; car on sait que les deux ventricules sont à peu près de même capacité, et le ventricule droit pouvait contenir quarante-six des mêmes mesures (a).

J'ajouterai que dans des expériences encore inédites de M. Colin sur la capacité des ventricules du cœur du Cheval, les effets de la contraction cadavérique ont été encore plus considérables. En effet, ce jeune physiologiste a constaté que le ventricule gauche peut contenir, terme moyen, 1 litre de liquide quand ses parois sont dans l'état de relâchement qui accompagne la diastole, mais qu'une heure ou deux après la mort, cette même cavité ne peut recevoir que 1 ou 2 décilitres, et qu'après que la rigidité cadavérique paraît avoir cessé, le cœur ne reprend jamais sa flaccidité primitive ; de façon

(a) Legallois, *Anatomie et physiologie du cœur* (*Œuvres*, t. I, p. 333).

et si nous admettons aussi qu'en général à chaque mouvement de systole il se vide presque complétement, il en résultera que cet organe, fonctionnant dans ces conditions, serait capable de

que la capacité du ventricule gauche reste inférieure à ce qu'elle était durant la vie. Pour le ventricule droit, ce changement est beaucoup moins marqué.

Ainsi, en expérimentant sur un Porc, M. Colin a trouvé qu'immédiatement après la mort, la capacité du ventricule gauche était représentée par 48 grammes d'eau, et celle du ventricule droit par 56 grammes; tandis qu'une demi-heure après, lorsque la rigidité cadavérique avait commencé à se manifester dans cet organe, la seconde de ces cavités pouvait encore recevoir 34 grammes d'eau, mais la première 5 grammes seulement.

Les variations qui se remarquent dans la capacité des ventricules chez les divers individus de la même espèce sont d'ailleurs très considérables. Par exemple, chez le Cheval, M. Colin a vu la capacité du ventricule gauche s'élever à 1500 centimètres cubes, et dans un autre cas n'être que de 770 centimètres cubes. En général, elle est plus considérable chez les individus de grande taille que chez les petits; mais il n'existe à cet égard aucun rapport constant. Ainsi c'est chez un Cheval du poids de 450 kilogrammes que le ventricule gauche contenait 1 litre et demi d'eau, et chez un autre individu du poids de 460 kilogrammes, ce réservoir ne pouvait loger que 980 centimètres cubes de liquide.

Chez le Mouton, la capacité du ventricule gauche s'est trouvée être de 42 centimètres cubes dans une expérience, et de 54 dans une autre. Chez le Chien, elle était de 7 centimètres cubes chez un individu pesant 5 kilogrammes: de 16 centimètres cubes chez un individu du poids de 10 kilogrammes, et de 35 centimètres cubes chez un autre dont le corps pesait 17 kilogrammes.

C'était probablement en pesant le sang contenu dans le ventricule gauche que Harvey est arrivé à estimer la cont-nance de ce réservoir comme étant égale, chez l'Homme, au moins à 2 onces de ce liquide, c'est-à-dire à environ 65 centimètres cubes (*a*). Mais cette évaluation est évidemment trop faible ; et, dans une expérience analogue faite par Legallois, la capacité du ventricule droit s'est trouvée être de 86 centimètres cubes. Le ventricule gauche ne jaugea que 78 centimètres cubes. Du reste, il est à présumer que si ses parois avaient été dans un état de relâchement complet, sa cavité aurait été à peu près de même grandeur que celle du ventricule droit (*b*).

Abegg a cherché la solution de cette question par un autre procédé. Il mit à découvert le cœur chez des Lapins, et au moment de la diastole il lia les vaisseaux qui partent de cet

(*a*) Harvey, *Exercit. de motu cordis*, cap. IX, p. 43.
(*b*) Legallois, *Op. cit.*, p. 334.

fournir au système irrigatoire environ 6 litres ½ de sang artériel par minute, ou 108 centimètres cubes par seconde (1).

Mais lorsqu'on examine ce phénomène de plus près, on voit que la question est loin d'être aussi simple, et que la quantité de sang mise en mouvement par les contractions du ventricule gauche du cœur ne dépend pas seulement de la fréquence plus ou moins grande des battements de cet organe. Quand le jeu de cette espèce de pompe s'accélère beaucoup, sa cavité ne se dilate pas autant que lorsque ses mouvements sont lents, et en se contractant il se vide moins complétement (2). Les évaluations que je viens de présenter ne peuvent donc être considé-

organe ; puis il ouvrit les cavités cardiaques, et pesa, d'une part le sang qui s'en écoula, d'autre part le cœur vide. D'après ces données, il estima que le poids du sang reçu dans le cœur de ces Animaux est égal aux neuf dixièmes du poids du viscère lui-même. Enfin, appliquant ce résultat à l'évaluation de la capacité du cœur de l'Homme déduite du poids de cet organe, il calcule que, suivant les individus, la quantité de sang reçue dans ses cavités peut varier entre 6 et 12 onces (*a*).

(1) Klein a fait usage d'un raisonnement de ce genre pour évaluer la quantité de sang qui, dans un temps donné, est lancée dans l'aorte par les contractions du ventricule gauche chez l'Homme ; mais il estime arbitrairement la capacité de ce réservoir pulsatile à une once de sang ou 1po. c.,65 ; ce qui correspond à environ 32 centimètres cubes, quantité qui est beaucoup trop faible. Il prend 80 comme expression du nombre de pulsations par minute, et calcule aussi qu'il sort pendant cet espace de temps environ 133 pouces cubes de sang, c'est-à-dire 2638 centimètres cubes, ou un peu plus de 2 litres et demi (*b*).

Hales, en se fondant sur l'opinion de Harvey et de Lower, base ses calculs sur une capacité ventriculaire égale au volume de 2 onces de sang, ou 3po. c.,318 ; ce qui supposerait un débit double, c'est-à-dire d'environ 5 litres par minute (*c*).

(2) Je reviendrai bientôt sur les moyens à l'aide desquels on a pu constater expérimentalement la diminution de la valeur fonctionnelle de la systole, lorsque la fréquence des battements du cœur augmente, et je me bornerai à citer ici quelques résultats. Dans les expériences de M. Hering, faites sur un Cheval, le nombre des pulsations du cœur s'est élevé de 36 à 100 par minute, par l'effet d'une course au trot, et la valeur de chacun

(*a*) Abegg, *De capacitate arteriarum et venarum pulmonum*, p. 3. Breslau, 1848.
(*b*) Klein, *Tentamina medico-physica*, tent. 2, *De velocitate sanguinis*, p. 30 et suiv.
(*c*) Hales, *Hémastatique*, p. 34.

rées que comme s'appliquant au maximum d'effet que le cœur produira; mais elles ne sont pas sans importance, ne fût-ce que comme moyen de contrôle, pour juger de la valeur des conclusions déduites d'autres recherches entreprises dans le même but.

§ 16. — Quelques physiologistes ont espéré résoudre d'une manière plus rigoureuse les questions dont nous nous occupons ici, en empruntant à l'hydrodynamique un autre procédé. Pour évaluer la quantité de liquide qu'un réservoir débite en un temps donné, il suffit de connaître l'aire de l'orifice d'écoulement et la vitesse du courant qui s'en échappe, puis de multiplier ces quantités l'une par l'autre, c'est-à-dire de se représenter la quantité de liquide qui sort pendant un temps donné, une seconde, par exemple, sous la forme d'un cylindre solide dont la base serait l'aire de l'orifice, et la hauteur la distance parcourue par une molécule du liquide durant ce même espace de temps. Pour calculer cette base, on peut se borner à mesurer le diamètre de l'orifice; car, ainsi que chacun le sait, le rapport du diamètre à la circonférence du cercle est bien connu, et, pour évaluer la surface cherchée, on n'a qu'à multiplier la cir-

de ces coups de pompe a diminué en même temps dans le rapport de 29 à 13 (*a*).

M. Vierordt a constaté aussi que chez un Chien la valeur de chaque coup de pompe donné par le ventricule gauche a diminué dans le rapport de 17 à 10, en même temps que la fréquence des battements du cœur s'élevait de 62 à 109 (*b*).

On voit, par d'autres expériences de M. Hering, que, pour pousser dans le système circulatoire une même quantité de sang, le cœur du Cheval emploie généralement environ 25 secondes, quand il bat 35 ou 40 fois par minute; mais que dans les affections fébriles ou inflammatoires, où cet organe donne 80 ou 100 pulsations dans le même espace de temps, il lui faut souvent 35 ou même 40 secondes pour produire le même résultat (*c*).

(*a*) Hering, *Versuche über einige Momente, die auf die Schnelligkiet des Blutlaufs Einfluss haben* (*Arch. für physiol. Heilkunde*, 1853, t. XII, p. 133).

(*b*) Vierordt, *Die Erscheinungen und Gesetze der Stromgeschwindigkeiten des Blutes*, 1858, p. 158.

(*c*) Hering, *Op. cit.* (*Arch. für phys. Heilk.*, t. XII, p. 133, etc.).

conférence de l'orifice par le quart de son diamètre. La détermination de la vitesse du courant est plus difficile à effectuer dans la pratique, mais en théorie elle est non moins simple, et peut se faire à l'aide du théorème de Torricelli. En effet, la physique nous apprend que la vitesse d'un liquide qui s'échappe librement d'un réservoir est théoriquement égale à la vitesse acquise par un corps grave en tombant dans le vide d'une hauteur égale à la longueur de la verticale comprise entre le plan du niveau de la surface du liquide dans le réservoir et le centre de l'orifice d'écoulement. On a constaté aussi que la hauteur à laquelle le liquide s'élève dans un tube manométrique adapté à l'orifice d'écoulement est égale à la hauteur du même liquide dans le réservoir; et par conséquent, lorsque le jet est déterminé non par la pression due à une colonne liquide, comme dans le cas du réservoir dont je viens de parler, mais à la charge dépendant d'une pression exercée par les parois du vase, ainsi que cela a lieu dans une pompe foulante, on peut encore évaluer la vitesse théorique du courant efférent en substituant dans le théorème de Torricelli la hauteur de la colonne manométrique à la longueur de la verticale comprise entre le centre de l'orifice d'écoulement et la surface libre du liquide contenu dans le réservoir ouvert en dessus. Ainsi l'eau qui, lancée par une pompe foulante, s'élèverait à une hauteur d'un mètre dans le tube manométrique adapté à l'orifice d'écoulement, est animée d'une vitesse théorique égale à celle qu'un corps grave acquiert en tombant dans le vide de la hauteur d'un mètre.

Or, nous avons vu que, d'après les recherches de Hales et des autres physiologistes qui ont étudié expérimentalement la pression sous laquelle le sang s'échappe du ventricule gauche du cœur, on est conduit à penser que chez l'Homme, de même que chez les Mammifères les plus voisins de nous par leur mode d'organisation, la charge développée par la contraction de ce réservoir est capable de faire équilibre à une colonne de sang d'environ 2 mètres de haut. Si la sortie de ce liquide se faisait librement, on pourrait donc penser que sa vitesse théorique serait d'environ 6m,3 ; car telle est à peu près la vitesse acquise par un corps en tombant dans le vide d'une hauteur de 2 mètres (1).

D'autre part, la mesure de l'entrée de l'aorte nous apprend que le plus ordinairement la circonférence de cet orifice est d'environ 65 millimètres, ce qui donne, pour la valeur de son aire, à peu près 340 millimètres carrés.

Si l'effet de la systole ventriculaire était continu, l'application des principes de l'hydraulique à l'évaluation des résultats obtenus par le jeu de l'appareil circulatoire nous conduirait donc à supposer que le volume du sang poussé dans le système artériel dans l'espace d'une seconde serait égal à la solidité d'un cylindre ayant plus de 6 mètres de haut et 340 millimètres carrés de base. Mais nous savons que la systole est un phénomène intermittent dont la durée n'occupe qu'environ le tiers du temps employé par les battements du cœur, et, par conséquent, en poursuivant l'hypothèse que j'expose ici, il faudrait réduire des deux tiers la somme obtenue par le calcul précédent comme expression du volume de sang expulsé du ventricule gauche du cœur par seconde. Ce calcul donnerait 680 centimètres cubes, quantité qu'il faudrait réduire encore proportionnellement aux résistances qui s'opposent au libre écoulement du liquide. On sait, en effet, que dans nos appareils hydrauliques l'écoulement s'opère rarement avec la vitesse que la théorie y assigne, par suite des résistances qui se développent près des bords de l'orifice ou dans l'intérieur des tuyaux de sortie. Nous verrons bientôt que dans le système artériel les obstacles opposés à

(1) Voyez les traités de mécanique : par exemple, Delaunay, *Cours élémentaire de mécanique*, p. 102.

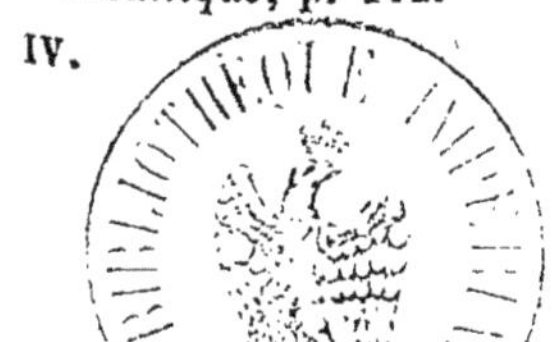

l'entrée du jet lancé par le cœur sont fort considérables, et que, pendant la diastole de ce dernier organe, la colonne de liquide occupant l'intérieur du tube aortique supporte une pression très grande. Or, la pression exercée sur ce liquide doit se transmettre également dans tous les sens, sur la colonne sanguine arrivant du cœur tout comme sur les autres points de sa surface; et, par conséquent, elle doit diminuer d'autant les effets produits par la pression en sens opposé due à l'action des parois ventriculaires. Les résultats du calcul exposé ci-dessus doivent donc subir une nouvelle correction et être diminués d'une quantité correspondante à la charge que le sang renfermé dans l'aorte supporte au moment où le mouvement de systole du cœur commence et où une portion de la force vive développée par cet organe est employée à y faire équilibre. Or, cette pression qui s'oppose au libre écoulement du sang de l'intérieur du cœur dans l'aorte nous est donnée approximativement par la hauteur à laquelle la colonne manométrique se maintient pendant la diastole dans les expériences dont j'ai déjà parlé. Enfin, nous verrons bientôt que la force avec laquelle le sang coule dans les gros vaisseaux voisins du cœur est modifiée tantôt en plus, tantôt en moins par les variations de pressions dépendantes des mouvements respiratoires. Il se produit ainsi dans la colonne manométrique des oscillations très étendues; et si l'on compare la pression constante qui peut être considérée comme s'opposant à l'écoulement du liquide dans l'aorte, à la pression additionnelle qui se manifeste chaque fois que la courbe s'élève, on verra que dans les expériences de M. Poiseuille elle est dans la proportion de 4 ou de 5 à 1. Le volume de sang qui, d'après ces calculs, sortirait du cœur en une seconde se trouverait donc réduit à 136 centimètres cubes, ou même à 113 centimètres cubes, quantités qui se rapprochent extrêmement de celle fournie par le premier mode d'évaluation.

Mais les données numériques employées dans ce long calcul

manquent de précision, et l'on comprend que le résultat obtenu de la sorte puisse être facilement affecté d'erreurs très considérables. On ne peut donc l'accepter avec confiance, et, dans ces derniers temps, M. Volkmann et M. Vierordt se sont appliqués à mesurer directement la vitesse du sang dans le voisinage du cœur, vitesse qui est un des éléments de la question dont nous cherchons ici la solution. J'exposerai ailleurs les méthodes expérimentales qu'ils ont mises en usage, et je me bornerai à dire ici que M. Vierordt a été conduit à considérer le courant comme sortant, terme moyen, avec une vitesse de 261 millimètres par seconde, et qu'en faisant la somme des quantités qui arrivent dans les artères carotides et sous-clavières, ou qui passent dans l'aorte descendante, il obtint comme évaluation du volume chassé par le ventricule gauche du cœur en une seconde, 207 centimètres cubes, ce qui donnerait 165 centimètres cubes pour chaque systole, si l'on compte 75 de ces mouvements par minute (1).

L'estimation de M. Volkmann, quoique basée sur des données fournies par des expériences très différentes, est à peu près la même que celle adoptée par M. Vierordt ; mais si on les compare l'une et l'autre aux résultats obtenus par la détermination directe de la capacité de la pompe aortique, on est conduit à les considérer comme étant au-dessus de la vérité. En effet, si le ventricule gauche du cœur débitait par seconde 180 grammes de sang, comme l'admet M. Vierordt, ou 188 grammes, comme le pense M. Volkmann, la capacité de ce ventricule serait au moins de 165, ou même de 172 centimètres cubes, si l'on

(1) Je reviendrai sur ce sujet dans les trente-cinquième et trente-septième Leçons, et ici je me bornerai à citer les ouvrages où les résultats indiqués ci-dessus se trouvent consignés (*a*).

(*a*) Voyez Volkmann, *Die Hämodynamik*, p. 251 et suiv. — Vierordt, *Die Erscheinungen und Gesetze der Stromgeschwindigkeiten des Blutes*, 1858, p. 103 et suiv.

prend avec M. Vierordt 72 battements du cœur par minute pour le nombre moyen des coups de pompe donnés par cet organe. Or cette capacité ne s'observe presque jamais et ne me semble pas pouvoir être adoptée comme un terme moyen.

Travail mécanique du cœur.

§ 17. — C'est à l'aide de raisonnements analogues, fondés sur les principes de l'hydrodynamique, que quelques auteurs ont cherché à évaluer le travail mécanique du cœur, c'est-à-dire le poids que la force développée par les contractions de cet organe pourrait élever à une certaine hauteur dans un temps déterminé (1). Mais, d'après ce que je viens de dire sur ce mode

(1) C'est par une série de raisonnements assez semblables à ceux employés ci-dessus et en s'appuyant sur des résultats numériques encore plus hypothétiques que Keil, dont les travaux sont cités dans tous les Traités de physiologie, a cherché à évaluer ce qu'il appelle la force du cœur. Il fut conduit de la sorte à admettre que cette force est égale à celle qui en 1/5e de seconde élèverait à une hauteur de 8 pouces 6 lignes un poids de 5 onces (*a*).

Dans ces derniers temps, M. Vierordt a publié des recherches analogues.

Pour évaluer le travail mécanique du cœur, ce physiologiste admet d'abord :

1° Que la quantité de sang expulsée du ventricule gauche, à chaque contraction de ce réservoir, est de 120 grammes;

2° Que la pression exercée sur le sang en ce moment fait équilibre à une colonne de ce liquide haute de 2 mètres, ce qui indiquerait, en supposant son écoulement libre, une vitesse théorique de $6^{m},3$ par seconde ;

3° Que le nombre de contractions est de 75 par minute.

D'après ces bases, il calcule que la force vive du sang qui sort du ventricule gauche est de $0^{kil},3$, c'est-à-dire est capable de faire équilibre à une force qui élèverait à la hauteur de 1 mètre un poids de $0^{kil},3$ par seconde.

La pression exercée par le ventricule droit, et indiquée par la hauteur de la colonne manométrique, est beaucoup moindre, et M. Vierordt en déduit que la vitesse théorique du sang lancé par ce réservoir doit être de $4^{m},8$; d'où il conclut que la force vive communiquée à ce liquide par la systole ventriculaire droite est de $0^{kil},17$ par seconde.

Mais les pressions indiquées ci-dessus sont les sommes de la pression sous laquelle le sang arrive dans le cœur pendant la diastole et de la pression additionnelle développée par la systole; et, d'après les calculs de

(*a*) Keil, *De vi cordis sanguinem per totum corpus impellendo* (*Tentamina medico-physica*, 1730, p. 40).

d'investigation, on a pu voir combien il règne d'incertitude dans les données numériques que le physiologiste peut introduire dans les formules dont il fait usage, et par conséquent aussi combien les résultats qu'il en tire sont peu dignes de confiance.

Puissance motrice du cœur.

§ 18. — Quelques auteurs ont cherché à mesurer la puissance motrice développée par les contractions du cœur. Le premier qui se soit livré à des recherches de ce genre est Borelli, mathématicien célèbre du XVIIe siècle; mais ses calculs à ce sujet, basés sur des hypothèses qu'on ne saurait admettre aujourd'hui, ne conduisirent à aucun résultat utile pour la science (1).

Hales, dont j'ai déjà eu l'occasion de citer les travaux, attaqua la question d'une autre manière; il ne chercha pas à deviner

M. Hering, la première est égale à environ 1/15e de la pression totale. Pour évaluer le travail musculaire du cœur, M. Vierordt réduit donc proportionnellement à cette fraction les résultats indiqués ci-dessus, et arrive de la sorte à considérer le travail effectif du ventricule gauche comme étant égal à 0^kil,02 par seconde, et celui du ventricule droit comme étant de 0^kil,015. D'après cela, le travail musculaire de ces deux pompes foulantes serait de 0^kil,035, c'est-à-dire capable d'élever à la hauteur de 1 mètre un poids de 0^kil,035 par seconde.

D'après les mêmes bases, le travail quotidien serait donc égal à celui d'une pompe qui, en vingt-quatre heures, élèverait 3024 kilogrammes d'eau à la hauteur de 1 mètre (*a*).

(1) Borelli a évalué à 180 000 livres la force développée par l'organisme dans les contractions du cœur ; et pour comprendre comment il a pu arriver à un pareil résultat, il faut suivre la série de raisonnements et d'observations sur lesquels il s'appuie. Il détermina d'abord expérimentalement le poids que la main d'un Homme peut soutenir à bras tendu, et il calcula, d'après les principes connus de la mécanique, quelle devait être la force développée par les muscles de l'épaule et du bras dans cette circonstance, vu les longueurs inégales des bras du levier de la puissance et de la résistance. Il trouva ainsi qu'en faisant équilibre à un poids de 26 livres, les muscles biceps et brachial antérieur développaient une force égale à un poids de 560 livres appliqué directement à leur extrémité inférieure

(*a*) Vierordt, *Ueber die Herzkraft* (*Archiv für physiologische Heilkunde*, 1850, t. IX, p. 373).

quelle pouvait être la somme de force dépensée par l'organisme pour effectuer la contraction du cœur, malgré la résistance que le sang oppose à ce mouvement, mais à évaluer la pression que

et agissant dans la direction de leurs fibres (a). D'après des expériences analogues et des calculs du même ordre, il considéra la force des muscles masséters et temporaux comme équivalant à un poids de 300 livres (b). Mais Borelli supposait que la contraction de toute fibre musculaire est le résultat de l'élargissement d'une série de petites vésicules rhomboïdales ou *machinules* dont ces fibres seraient composées (c) ; machinules qui agiraient de la même manière que les losanges articulées dont se compose un joujou d'enfant à l'aide duquel on fait avancer ou reculer l'un des bouts en écartant ou rapprochant les branches mobiles de cette petite machine. Pour évaluer la force développée dans la contraction musculaire, il se crut donc obligé de calculer quelle serait la puissance motrice nécessaire pour agrandir de la sorte la diagonale de chaque machinule constitutive d'une fibre musculaire, lorsque le résultat de cette dilatation s'effectuant dans l'ensemble du muscle, est égal à la résistance vaincue dans l'expérience précédente (d) ; or il trouva qu'en supposant chaque fibre composée d'un certain nombre de ces rhombes, il faudrait que la force totale développée par les muscles masséters et temporaux, pour faire équilibre au poids de 300 livres, fût égale à 375 420 livres. Puis admettant que deux muscles de même masse doivent avoir la même force, et trouvant que le volume du cœur est à peu près égal à celui des muscles masséters et temporaux réunis, il suppose que la force employée par la Nature pour enfler les machinules constitutives des fibres du cœur doit être égale aussi à 3000 livres (e). Enfin, trouvant que la résistance que le sang présente dans le système artériel est 60 fois plus grande que la résistance vaincue dans l'expérience précédente, il en conclut que, puisque le cœur surmonte cette résistance, la force déployée par la Nature pour produire le phénomène de la systole doit être égale à 3000 × 60, c'est-à-dire à 180 000 livres (f). On voit donc que cette estimation de la dépense de force effectuée à chaque contraction du cœur ne repose que sur une série d'hypothèses sans fondement, et doit être considérée comme un exercice de calcul plutôt que comme un travail physiologique. Le naturaliste ne saurait y trouver aucun secours, et si j'en ai parlé ici, c'est seulement pour en montrer l'inutilité. M. Poiseuille en a très bien exposé la marche (g), et je m'étonne de voir

(a) J.-A. Borelli, *De motu Animalium*, pars prima, cap. VIII, prop. 22, etc.
(b) Idem, *ibid.*, cap. XV, prop. 8.
(c) Idem, *ibid.*, cap. XVII, prop. 113 et suiv.
(d) Idem, *ibid.*, cap. XVI, prop. 91 et suiv.
(e) Idem, *ibid.*, pars secunda, cap. V, prop. 66 et 67.
(f) Idem, *ibid.*, cap. V, prop. 73.
(g) Poiseuille, *Recherches sur la force du cœur aortique*. Thèse, Paris, 1828.

la surface interne de cette espèce de pompe foulante exerce sur le liquide qu'elle déplace pour le lancer dans l'artère aorte.

Expériences de Hales.

L'hydraulique nous apprend que la pression exercée par un liquide sur chaque point de la surface des parois du vase qui le contient est égale au poids d'un prisme de ce même liquide qui aurait pour hauteur la verticale abaissée de la surface libre de celui-ci sur ce même point, et pour base cette surface. Pour évaluer la pression totale à laquelle les parois du vase font équilibre, il faut donc connaître : d'une part, l'étendue de la surface par laquelle celles-ci sont en contact avec le liquide ; d'autre part, la hauteur du prisme liquide au-dessus du centre de gravité de la surface pressée, et, en troisième lieu, la densité du liquide employé. Afin de résoudre le problème qu'il s'était posé, Hales avait donc à mesurer l'étendue de la surface interne du ventricule et à constater la hauteur à laquelle le sang, liquide dont la pesanteur spécifique est connue, peut être élevé par les contractions du cœur dans un tube vertical mis en communication avec l'embouchure de l'aorte. Il pratiqua cette dernière expérience tantôt sur des Chevaux, tantôt sur des Chiens ou sur d'autres Animaux vivants, et il chercha ensuite à évaluer directement la superficie des parois ventriculaires (1). Le mode

que de nos jours quelques médecins instruits en parlent comme d'une chose digne d'admiration (*a*).

M. Arnott, se fondant sur la supposition que le cœur de l'Homme peut faire équilibre à une colonne de sang haute de 8 pieds anglais (environ 2m,44), et que cet organe, pour vaincre l'inertie de la masse du sang existant dans le système circulatoire, a besoin d'exercer une pression de moitié plus grande que dans le cas précédent, évalue la force produite par cet organe à 6 livres par pouce carré ; puis, calculant que le ventricule gauche offre à l'intérieur une surface d'environ 10 pouces carrés, il se trouve conduit à attribuer à l'action de ce réservoir une puissance égale à 60 livres (*b*).

(1) Pour évaluer l'étendue de la surface interne du ventricule gauche chez le Cheval, Hales y appliqua de petites pièces de papier ajustées de

(*a*) Bérard, *Cours de physiologie*, 1851, t. III, p. 654.
(*b*) Neil Arnott, *Elements of Physics or Natural Philosophy*.

d'estimation dont il fit usage n'était pas susceptible d'une grande précision, mais donna des résultats assez comparatifs, et en appliquant ensuite à l'Homme, par voie d'analogie, les données fournies par les expériences sur ces quadrupèdes, il crut pouvoir conclure que l'effort exercé par le cœur sur le sang artériel, au commencement de chaque systole, est égal à un poids d'environ 51 livres ou 25 kilogrammes.

Pression exercée par le cœur sur le liquide en circulation.

§ 19. — Mais ce qu'il importe surtout au physiologiste de connaître, c'est la pression sous laquelle le sang, poussé par la systole ventriculaire, entre dans le système artériel. En effet, c'est la charge sous laquelle ce liquide est lancé de la sorte qui influe le plus sur la manière dont la circulation s'en effectue, et c'est en étudiant les variations dont cette pression est susceptible que l'on peut obtenir avec le plus de sûreté et de facilité quelques

façon à se joindre et à en suivre toutes les inégalités, puis il reporta chacune de ces pièces sur une planche divisée en lignes carrées, pour en mesurer la grandeur. La somme de ces mesures partielles lui donna 26 pouces carrés pour la surface interne des parois de ce réservoir, abstraction faite de la coupe de l'orifice aortique (*a*).

Afin de déterminer le poids auquel le sang, en s'échappant du ventricule, peut faire équilibre, ce physiologiste introduisit dans l'une des artères voisines du cœur l'extrémité de la branche horizontale d'un tube recourbé, dont l'orifice était dirigé vers cet organe, et l'assujettit à l'aide d'une ligature. Le sang s'éleva à une certaine hauteur dans la branche verticale de ce tube, et, d'après cette hauteur et la densité connue du sang, il calcula la pression exercée. En opérant ainsi, Hales trouva que la hauteur de la colonne sanguine élevée par les contractions du cœur était de 8 pieds 3 pouces à 9 pieds 8 pouces chez les Chevaux ; de 6 pieds 5 pouces chez un Mouton, et de 4 pieds 2 pouces chez un Daim. Chez les Chiens, le résultat obtenu varia beaucoup, suivant le poids de l'animal et d'autres circonstances individuelles ; chez les sujets de grande taille, le sang s'élevait en général à environ 6 pieds et demi, et atteignit une fois 7 pieds 11 pouces ; mais chez les Chiens de petite taille et en bon état, il ne montait que de 3 à 4 pieds environ (*b*).

Au moment de mettre cette feuille sous presse, je reçois communication d'un travail inédit de M. Colin sur la question traitée par Hales, et je pro-

(*a*) Hales, *Hémastatique*, trad. par Sauvages, p. 20.
(*b*) Hales, *Op. cit.*, p. 1 et 35.

lumières sur les conditions qui en règlent le développement. Or, pour mesurer cet effet, nous n'avons besoin de connaître que le poids de la colonne d'un liquide à laquelle la puissance d'impulsion développée par le cœur fait équilibre.

Expériences de M. Poiseuille.

Depuis une vingtaine d'années, beaucoup de travaux ont été faits dans cette direction, et ils ont conduit à des résultats dont nous aurons souvent à profiter dans cette étude des phénomènes mécaniques de la circulation. M. Poiseuille a été le premier à s'en occuper d'une manière suivie et à introduire dans les procédés d'expérimentation le degré de précision nécessaire. Il a employé à cet usage une espèce de manomètre à air libre, qu'il nomme *hémodynamomètre*. C'est un tube en U, dont la petite branche est recourbée et disposée de façon à pouvoir être assu-

fite de cette circonstance pour en dire quelques mots (a).

M. Colin pose le problème à résoudre comme l'avait fait son ingénieux prédécesseur, mais cherche à évaluer avec plus d'exactitude les éléments du calcul. Ainsi, pour mesurer la surface interne du ventricule gauche du cœur du Cheval, animal sur lequel portent ses recherches, il remplit cette cavité avec du plâtre gâché, en ayant soin de pratiquer ce moulage avant que la rigidité cadavérique ait commencé à se déclarer. Le plâtre, étant solidifié, lui donne un modèle en relief du ventricule, et en traçant sur ce modèle des figures géométriques (la plupart carrées ou triangulaires), il arrive facilement à en évaluer la surface avec un degré suffisant d'approximation. En procédant ainsi, M. Colin a trouvé que, chez un Cheval de taille moyenne, l'étendue de la surface interne des parois du ventricule gauche était de 565 centimètres carrés, quantité qui est plus que le double de celle obtenue par Hales, et cette différence s'explique facilement par l'état de resserrement où se trouvait probablement le cœur étudié par ce dernier expérimentateur.

Pour évaluer le poids de la colonne sanguine à laquelle les contractions de la pompe cardiaque font équilibre, M. Colin adapte à l'artère carotide d'un Cheval un tube vertical, et il détermine la hauteur à laquelle le sang s'y élève. En procédant de la sorte, il trouve, comme l'avait fait Hales, que cette hauteur est d'environ 2 mètres, et, à l'aide de ces données, il évalue à 118 kilogrammes 650 grammes la pression exercée sur le sang par la surface du ventricule gauche du cœur du Cheval, lorsque cet organe se contracte.

(a) Colin, *De la détermination expérimentale de la force du cœur*, mémoire présenté à l'Académie le 26 juillet 1858 (voyez *Comptes rendus*, t. XLVII, p. 155).

jettie dans l'intérieur de l'artère sur laquelle on expérimente, et dont la grande branche s'élève verticalement; une certaine quantité de mercure occupe la partie inférieure de l'instrument, et une dissolution de carbonate de soude, destinée à empêcher la coagulation du sang dans la petite branche, transmet la pression de celui-ci à la surface correspondante de la colonne mercurielle. Enfin celle-ci s'élève proportionnellement à cette pression dans la branche opposée du tube, et la différence entre son niveau dans les deux branches donne la mesure de la pression exercée sur le sang lui-même, sauf les corrections qui sont rendues nécessaires par l'interposition de la dissolution de carbonate de soude, et qui sont très faciles à effectuer (1).

(1) L'hémodynamomètre étant ainsi disposé, la petite branche de l'instrument se trouve entièrement remplie, près de son extrémité, par la dissolution de carbonate de soude, plus bas par le mercure qui s'élève dans l'autre branche, de façon à faire équilibre au poids de la colonne formée par les deux liquides dans la première branche. Dès que l'extrémité de la petite branche aura été introduite dans l'artère et les parois de celle-ci assujetties autour du tube à l'aide d'une ligature, le sang viendra se mêler à la solution alcaline et refoulera le mercure, qui s'élèvera d'autant plus dans la branche opposée du manomètre. Mais, en déterminant ce déplacement, le mélange de sang et de dissolution alcaline forme dans la petite branche de l'instrument une colonne de liquide de plus en plus considérable, dont le poids vient s'ajouter à l'effort exercé par le courant sanguin; la colonne mercurielle qui dans la grande branche de l'instrument s'élève au-dessus du niveau du métal dans la petite branche est donc tenue en équilibre par ces deux forces, et pour dégager l'effet dû à la pression circulatoire, il faut déduire du résultat total l'effet attribuable au poids de la colonne de liquide aqueux en question, poids qui est égal à celui d'une colonne de mercure, divisée par la différence qui existe entre la densité de ce mélange et la densité du métal, c'est-à-dire environ 1/10ᵉ. Ainsi, dans le cas où le mélange sanguin occuperait dans la petite branche du manomètre une hauteur de 10 millimètres, son poids élèverait de 1 millimètre le mercure dans la branche opposée de l'instrument, et, pour opérer les corrections voulues, il faudrait déduire 1 millimètre de la hauteur observée dans le niveau de cette colonne au-dessus de la surface du mercure dans la petite branche (a).

Cet instrument présente quelques

(a) Poiseuille, *Recherches sur la force du cœur aortique*, thèse, Paris, 1828, p. 23 et suiv., c par extrait dans le *Journal de physiologie* de Magendie, t. VIII, p. 272.

Pour obtenir ainsi d'une manière exacte la mesure de la force d'impulsion que déploie le cœur, il faudrait adapter le manomètre à l'orifice même par lequel le sang s'échappe de cet organe; car, à raison de l'extensibilité des artères, la pression exercée sur le liquide en mouvement s'affaiblit à mesure que celui-ci s'avance dans le système vasculaire. Or, il serait très difficile d'opérer ainsi sans introduire une grande perturbation dans les mouvements du cœur, et l'on est en général obligé de se borner à prendre la pression du sang dans une des grosses artères voisines de cet organe, la carotide à la base du cou, par exemple, et par conséquent les résultats auxquels on arrive sont un peu au-dessous des valeurs cherchées. Des considérations dont j'aurai l'occasion de parler dans une prochaine Leçon avaient conduit M. Poiseuille à penser que cette différence n'existait pas; mais elle a été constatée par d'autres

inconvénients auxquels les physiologistes ont cherché à remédier de diverses manières, et lorsque nous étudierons d'une manière spéciale les phénomènes de la circulation dans les artères, j'aurai l'occasion d'y revenir; mais je crois devoir ajouter ici que, pour éviter les oscillations de la colonne mercurielle dues à l'action de la pesanteur, quand la pression développée par la contraction ventriculaire cesse brusquement, Magendie a eu recours à ce petit appareil manométrique fondé sur les mêmes principes, et dans lequel la branche ascendante, constituée par un tube très étroit, est séparée de la petite branche par un réservoir dont la largeur est assez grande pour que le niveau du mercure ne varie pas sensiblement quand la colonne manométrique s'élève ou descend (a). Cet *hémomètre* de Magendie, un peu perfectionné, est connu aujourd'hui sous le nom de *cardiomètre*. Il consiste en un flacon à deux tubulures, auquel est adapté, d'une part, un tube vertical d'une longueur considérable, et, d'autre part, un tube coudé dont la branche horizontale est garnie d'un ajutage propre à être introduit dans le vaisseau sanguin sur lequel on veut opérer et à y être fixé. Le fond du flacon est occupé par du mercure, et le tube vertical plonge dans ce bain par son extrémité inférieure. Enfin, le reste du flacon et le tube coudé qui s'élève de sa partie supérieure sont remplis d'une solution alcaline destinée, comme dans l'hémodynamomètre de

(a) Guettet, *Mémoire sur les hémomètres* (*Comptes rendus de l'Académie des sciences*, 1850, t. XXX, p. 64).

expérimentateurs, et la théorie montre qu'elle doit exister. Les évaluations données par ce physiologiste sont par conséquent un peu trop faibles, mais elles n'en sont pas moins comparatives entre elles, et l'erreur constante dont elles sont affectées est de peu d'importance.

Similitude des résultats fournis par différents Animaux.

Les expériences de M. Poiseuille nous apprennent qu'il existe chez les divers individus d'une même espèce des variations très grandes dans le degré de pression exercé sur le sang artériel par les contractions du ventricule gauche; mais que, sous ce rapport, il n'y a que peu de différence entre les divers Mammifères dont il a pu faire usage dans ses recherches, et que la hauteur de la colonne manométrique à laquelle la force du cœur fait équilibre n'est point réglée par le volume de cet organe d'impulsion.

Ainsi, ce physiologiste a vu le liquide lancé par les systoles

M. Poiseuille, à empêcher la coagulation du sang. Quand l'instrument est mis en communication avec le système circulatoire, le sang, poussé dans la branche horizontale du tube coudé, et de là dans le flacon faisant office de cuvette, presse sur le bain de mercure et fait monter ce liquide dans le tube vertical. Par conséquent, l'action exercée de la sorte se mesure directement par la hauteur de la colonne mercurielle, dans ce dernier tube, au-dessus du niveau du métal dans la cuvette. Afin de rendre ce petit manomètre d'un emploi commode, on donne à la cuvette certaines dispositions qu'il serait trop long de décrire ici, mais que M. Cl. Bernard a fait connaître avec tous les détails désirables (*a*).

Hales faisait usage d'un tube de gros calibre long d'environ 3 mètres, qui était maintenu verticalement et mis en communication avec le système circulatoire par son extrémité inférieure, à l'aide d'un ajutage recourbé (*b*). Le sang lancé par le cœur s'élève dans ce tube jusqu'à ce que la colonne ainsi formée fasse équilibre avec la force d'impulsion développée par le cœur ; et tout dernièrement ce mode d'expérimentation a été préconisé par M. Colin (*c*). Dans certains cas, on peut effectivement y avoir recours ; mais la prompte coagulation du sang dans l'ajutage, et même dans tout l'appareil, en rend l'emploi impossible dans la plupart des recherches de ce genre.

(*a*) Cl. Bernard, *Leçons sur la physiologie et la pathologie du système nerveux*, 1858, t. I, p. 279, fig. 41.

(*b*) Hales, *Hémastatique*, p. 1.

(*c*) Colin, *De la détermination expérimentale de la force du cœur*.

ventriculaires s'élever à peu près à la même hauteur dans son hémodynamomètre, lorsqu'il soumettait à ses expériences des Chiens de taille très différente et dont le cœur pesait, chez l'un de ces Animaux, 83 grammes seulement, tandis que chez un second individu le poids de cet organe était de 120 grammes, et que chez un troisième il s'élevait à 200 grammes. Mais ce qui au premier abord pouvait surprendre davantage, c'est de trouver que la pression exercée par le cœur d'un Cheval, pesant 2 ½ ou même 3 kilogrammes, ne tenait pas en équilibre une colonne liquide notablement plus haute que ne le fait parfois la force statique développée par les contractions du cœur d'un petit Chien.

Des expériences du même genre, faites plus récemment par d'autres physiologistes, tendent à établir aussi que, sous ce rapport, il n'y a que peu de différence entre les divers Mammifères. Ainsi M. Volkmann a trouvé même que le cœur d'une Poule est susceptible d'élever la colonne manométrique à peu près aussi haut que le fait d'ordinaire le cœur d'un Cheval, dont le volume est cependant mille fois plus grand (1).

(1) Dans les expériences de M. Poiseuille, les pressions observées ont varié entre 146 et 182 millimètres de mercure chez les Chevaux, et entre 141 et 179 millimètres chez les Chiens. La différence, comme on le voit, est insignifiante (*a*).

Dans les expériences de M. Volkmann, les variations individuelles ont été plus considérables.

Chez le Cheval, la pression obtenue a été, dans un cas, de 214 millimètres; dans un second 122 millimètres, et dans un troisième 110 millimètres seulement (*b*).

Enfin, dans une expérience de M. Spengler, elle s'est élevée à 318 (*c*).

Pour le Chien, M. Volkmann a trouvé tantôt 172, 157 ou 143 millimètres; d'autres fois 104 millimètres seulement.

Chez des Moutons, il a trouvé tantôt 206 millimètres, tantôt 177 milli-

(*a*) Poiseuille, *Recherches sur la force du cœur aortique*, p. 41.
(*b*) Volkmann, *Die Hämodynamik*, p. 177.
(*c*) Spengler, *Ueber die Stärke des arteriellen Blutstroms* (Müller's *Archiv für Anat. und Physiol.*, 1844, p. 49).

Chez les Vertébrés à sang froid, tels que les Grenouilles et nos Poissons d'eau douce, la force statique du cœur est moins considérable : ainsi, dans les expériences de M. Volkmann, les pressions observées chez ces Animaux ont varié entre 18 et 84 millimètres, tandis que chez les Mammifères et les Oiseaux elles se sont maintenues entre 88 et 214.

Variations de la force statique du cœur.

Du reste, cette grande similitude dans la pression sous laquelle le sang s'échappe du ventricule gauche du cœur chez les divers Mammifères n'implique pas une égalité dans la puissance d'impulsion développée par cet organe chez ces Animaux si différents par la taille et le poids du corps. En effet, la quantité du liquide à mettre en mouvement est très variable, et le volume du cœur est toujours dans un rapport assez direct avec la masse du sang contenu dans son intérieur et poussé avec une même vitesse dans les conduits irrigatoires. La force déployée par la pompe cardiaque, pour élever chaque molécule de sang à une même hauteur, sera proportionnée au nombre de ces molécules qui traversent à la fois l'ouverture d'écoulement, et par conséquent elle se représente par la hauteur de la

mètres, et d'autres fois 98 millimètres seulement.

Les pressions observées par le même expérimentateur ont été, chez des Veaux, de 177, 153 et 133 millimètres.

Chez un Coq, 171 millimètres, et chez un Porc 88 millimètres ; chez une Cigogne, 161 millimètres.

Chez un Pigeon, de 157 millimètres.

Chez un Lapin, il n'a observé qu'une pression de 90 millimètres ; mais M. Blake a trouvé 108 millimètres (a).

On voit que les variations individuelles sont trop grandes pour que, dans l'état actuel de la science, on puisse rien établir relativement à la pression moyenne chez les diverses espèces.

Mais, ainsi que nous le verrons bientôt, les résultats obtenus dans les expériences dont il vient d'être question n'étaient pas dus à l'action du cœur seulement, et la pression exercée par le thorax au moment des mouvements d'expiration y contribuait souvent beaucoup.

(a) Voyez Volkmann, *Die Hämodynamik*, p. 178.

colonne manométrique multipliée par l'aire de la base du cylindre liquide qui sort du ventricule gauche, c'est-à-dire l'aire de l'orifice aortique. Or la grandeur de cette ouverture est en rapport avec le volume du cœur, et M. Poiseuille, en calculant d'après ces données, évalue à un peu plus de 5 kilogrammes la force statique du cœur aortique de l'un des Chevaux soumis à ses expériences, tandis qu'en supposant la pression indiquée par le manomètre non moins considérable chez l'Homme, il trouve que la même force n'équivaudrait qu'à environ 2 kilogrammes (1).

§ 20. — Si, au lieu de considérer les résultats absolus produits par le jeu de la pompe circulatoire, on examine d'une manière comparative la force développée par cet organe et les résistances qu'il est appelé à vaincre pour maintenir le cours du sang dans le système vasculaire, on voit qu'il existe entre les divers Mammifères des différences considérables. Ainsi, chez le Lapin, l'effet utile des contractions du ventricule gauche ne dépasse que de très peu les résistances qui s'opposent au mouvement circulatoire, tandis que chez le Cheval l'excédant de force développée par cet organe d'impulsion est très considérable. Il me paraît probable que des recherches ultérieures

(1) M. Poiseuille évalue le diamètre de l'aorte au niveau des valvules sigmoïdes, chez un Homme adulte, à 34 millimètres, ce qui suppose que l'aire de l'orifice est d'environ 908 millimètres carrés. En admettant que la pression manométrique serait égale à la moyenne fournie par les extrêmes observées dans les expériences sur les deux espèces de Mammifères mentionnées ci-dessus, on aurait comme évaluation de la force statique totale du sang dans l'aorte, au moment où le cœur se contracte, 145 325 millimètres cubes de mercure, ou, en d'autres mots, un poids de 4 livres 3 gros 43 grains, c'est-à-dire 1[kil],981. Le même calcul, appliqué à un autre individu dont le diamètre de l'orifice aortique était de 35 millimètres, donne 1[kil],858, en supposant la pression indiquée par le manomètre égale à 140 millimètres, c'est-à-dire au minimum moyen observé dans les expériences précédentes (a).

(a) Poiseuille, *Recherches sur la force du cœur aortique*, p. 44.

dévoileront quelques relations intéressantes à connaître entre la puissance cardiaque et la grandeur des forces locomotrices; mais, dans l'état actuel de la science, on ne peut rien affirmer à cet égard, et, par conséquent, je ne m'y arrêterai pas (1).

(1) Je citerai, à ce sujet, quelques expériences intéressantes de M. Claude Bernard, mais je ne saurais admettre la distinction fondamentale que ce physiologiste habile a cru devoir établir entre ce qu'il nomme la pression artérielle et la pression cardiaque. M. Bernard fait remarquer avec raison que lorsqu'on introduit le manomètre directement dans le ventricule du cœur, on obtient la mesure de l'impulsion déterminée par la contraction de ce réservoir, et du moment que cette contraction cesse, la colonne manométrique retombe à son niveau primitif; tandis qu'en plaçant l'instrument dans une artère plus ou moins éloignée du cœur, les effets sont plus complexes, et pendant la diastole du cœur, comme on le sait, la colonne manométrique se maintient à une certaine hauteur, au-dessus de laquelle elle s'élève momentanément à chaque coup de piston de la pompe cardiaque. Or, c'est la pression dont dépend cette élévation constante que M. Bernard appelle la pression artérielle, et il considère la pression cardiaque comme venant seulement s'y ajouter pour produire l'oscillation dont je viens de parler (a). Mais, ainsi que nous le verrons dans une prochaine Leçon, cette pression constante, de même que la pression intermittente, est une conséquence de la contraction du ventricule gauche du cœur ; elle est produite par la transformation d'une portion de cette force qui, au lieu de déplacer directement la totalité de la colonne liquide contenue dans le système vasculaire, dilate les parois artérielles, et s'utilise ensuite pendant la durée du repos du ventricule. C'est donc en réalité le résultat de la relation qui existe entre la puissance cardiaque, la résistance que le système capillaire et les autres parties du cercle vasculaire opposent au déplacement du sang, et le degré d'extensibilité des parois artérielles. La hauteur à laquelle la colonne manométrique se maintient pendant la diastole du cœur, quand l'instrument est introduit dans une artère, correspond donc à cette portion de la force cardiaque qui n'est pas employée directement à pousser le sang dans les capillaires, et qui, à raison des obstacles qui s'opposent à ce mouvement, se reporte sur les parois artérielles pour les distendre et remonter l'espèce de ressort constitué par leurs tuniques élastiques. Or, on voit, par les expériences de M. Bernard, que la quantité de force employée de la sorte est à peu près la même chez les divers Mammifères, mais que l'autre portion de la force cardiaque, c'est-à-dire celle qui déplace directement la colonne sanguine et détermine dans les artères voisines du cœur un jet intermittent, est au contraire très variable suivant les espèces. Ainsi, dans une de ses expériences,

(a) Cl. Bernard, *Leçons sur la physiologie et la pathologie du système nerveux*, 1858, t. I, p. 277.

Influence de la taille et de l'âge sur la puissance cardiaque.

§ 21. — Il existe, comme je l'ai déjà dit, des variations considérables dans la force du cœur chez le même individu ou chez les divers individus d'une même espèce, et l'étude des circonstances qui déterminent ces différences est d'un grand intérêt; mais ici encore nos connaissances sont très incomplètes.

Nous avons vu qu'on n'observe aucun rapport constant entre le volume du corps et le degré de développement de la force du cœur; cependant je suis porté à croire que les variations de la taille sont au nombre des circonstances qui influent sur ce phénomène, et que, toutes choses étant égales d'ailleurs, pour une même espèce, la colonne manométrique doit s'élever davantage chez les grands individus que chez les petits (1).

Les recherches de M. Volkmann ont conduit cet auteur à penser qu'en général la pression de la pompe cardiaque est plus

la portion de la force ventriculaire employée à produire la pression constante correspondait, chez le Lapin, à 95 degrés du cardiomètre, et la portion complémentaire de cette même force qui opérait directement le déplacement de la colonne sanguine au moment de la systole n'était représentée que par 5, tandis que chez le Cheval, où la pression constante était aussi d'environ 95, la pression complémentaire intermittente était égale à environ 80 (*a*). M. Bernard a été même conduit à penser que cet excédant de la force ventriculaire (excédant auquel il réserve le nom de force cardiaque) est d'autant plus considérable que l'Animal est plus grand (*b*).

(1) Ainsi, dans les six expériences faites sur des Chiens par M. Poiseuille, je vois que chez les trois individus les plus petits la pression était, terme moyen, de 155 millimètres, tandis que chez les trois individus les plus gros elle s'est élevée, en moyenne, à 165 millimètres. Chez les deux individus dont le poids était au-dessous de 15 kilogrammes, la moyenne était de 153; chez les trois individus dont le poids variait entre 15 et 21 kilogrammes, cette moyenne s'est élevée à 157, et chez l'individu dont le poids dépassait 40 kilogrammes, elle était de 179. Enfin, il est aussi à remarquer que la pression la plus faible (141 millimètres) était donnée par l'individu le plus petit, et la pression la plus forte (179 millimètres) par l'individu le plus grand (*c*).

(*a*) Bernard, *Op. cit.*, p. 286.
(*b*) Idem, *ibid.*, t. I, p. 280.
(*c*) Poiseuille, *Recherches sur la force du cœur aortique*, p. 41.

grande chez les individus de moyen âge que chez les individus jeunes ou très vieux ; mais il n'a pas donné tous les renseignements nécessaires pour nous permettre d'apprécier la valeur de cette opinion qui, du reste, est probablement fondée (1).

Influence de la quantité de sang sur la puissance cardiaque.

§ 22. — La pression exercée sur le sang du système artériel par les contractions du cœur est susceptible de varier aussi sous l'influence de diverses causes dont l'action est transitoire.

Ainsi une de ces conditions de puissance musculaire dans le cœur comme dans les autres parties de l'organisme, est évidemment l'abondance du sang en circulation dans l'économie. Pour s'en convaincre, il suffit de comparer la pression exercée sur la colonne manométrique par le liquide qui s'échappe du ventricule gauche chez un Animal auquel on pratique une série de saignées jusqu'à le faire périr d'hémorrhagie. Hales a réalisé cette expérience sur un Cheval, et il a vu la pression produite par les contractions du cœur diminuer rapidement à mesure que l'Animal perdait son sang, mais rester encore assez grande jusqu'au moment où la mort est survenue (2).

(1) M. Volkmann présente ce résultat sous la forme de proposition (*a*) ; mais je n'ai trouvé dans son ouvrage qu'une seule expérience où l'influence de l'âge ait pu être appréciée : c'est celle qui porte sur un jeune Chien, et qui donna pour la pression carotidienne seulement 104 millimètres, tandis que dans les autres expériences faites par ce physiologiste sur des Animaux de la même espèce, et probablement adultes, la colonne manométrique s'est élevée au moins à 123 et a atteint même 157 (*b*).

(2) Pour constater les effets des émissions sanguines, Hales ajusta, comme d'ordinaire, dans l'artère carotide d'un Cheval, son tube manométrique, et interrompit de temps en temps l'expérience pour laisser sortir du vaisseau une certaine quantité de sang. Au début, le liquide s'élevait dans le tube à 9 pieds 6 pouces ; mais après la soustraction d'environ 60 pouces cubes de sang, le liquide ne monta que de 7 pieds 10 pouces ; puis, après chacune des saignées suivantes, le manomètre accusa des pressions de

(*a*) Volkmann, *Die Hämodynamik*, p. 178.
(*b*) Idem, *ibid.*, p. 177 et 178.

Influence de la richesse du sang.

Lorsqu'au lieu de diminuer considérablement la quantité de sang en circulation dans l'organisme, on appauvrit ce liquide en injectant de l'eau dans les veines, on produit sur le cœur un effet analogue : la colonne manométrique faisant équilibre à la force développée par la contraction du ventricule gauche baisse beaucoup ; mais si l'on substitue à ce liquide certaines

7,6, de 7,3, de 6,5, de 4,9, de 3,9, et ainsi de suite, avec quelques petites irrégularités, jusqu'à ce que la pression développée par la contraction du cœur ne déterminât plus qu'une ascension de 2 pieds, et alors l'Animal ne tarda pas à mourir (a).

M. Colin vient de soumettre au jugement de l'Académie des recherches analogues. Le tableau suivant contient les résultats d'une des expériences de ce jeune physiologiste, et montre avec quelle régularité la pression développée dans les artères par la contraction du cœur s'affaiblit à mesure que la masse du sang diminue. Le sujet était un Cheval très vigoureux.

NUMÉROS DES SAIGNÉES.	QUANTITÉS TOTALES DU SANG PERDU.	HAUTEUR DU SANG DANS LE TUBE MANOMÉTRIQUE.
	Grammes.	Mètres.
1	0	2,270
2	2	2,140
3	4	2,095
4	6	2,020
5	8	1,850
6	10	1,845
7	12	1,420
8	14	0,970
9	16	0,770
10	17	0,700
11	18	0,800
12	19	0,725
13	20	0,660
14	21	0,540
15	22	0,525
16	23	0,515
17	24	0,430
18	25	0,420

Enfin M. Colin a trouvé que la mort arrive dès que la pression développée de la sorte est réduite à peu près au cinquième de la pression normale (b).

(a) Hales, *Hémastatique*, p. 18. — Les expériences nos 1 et 2 donnèrent des résultats analogues (*Op. cit.*, p. 5, 13).

(b) Colin, *De la détermination expérimentale de la force du cœur* (Mém. manuscrit).

substances excitantes, une décoction de café, par exemple, on obtient un résultat contraire, et l'on voit la pression cardiaque s'élever d'une manière remarquable (1).

Rapport entre l'état des forces générales et la puissance cardiaque.

Enfin il paraît y avoir des rapports intimes entre l'état des forces générales de l'économie et la grandeur des pressions développées dans le système circulatoire par les battements du cœur. Effectivement, M. Colin, chef des travaux anatomiques à l'école vétérinaire d'Alfort, vient de faire une série d'expériences comparatives sur des Chevaux, dont les uns étaient jeunes et vigoureux, les autres plus ou moins affaiblis par l'âge, les fatigues ou les privations ; et il a vu que le sang s'élevait toujours d'autant plus haut dans l'hémodynamomètre, que l'Animal était plus fort (2).

Défaut d'isochronisme dans les battements du cœur.

Il est aussi à noter que les battements du cœur qui se succèdent n'ont pas tous la même intensité, et que les variations dans la force développée de la sorte sans qu'il se soit produit aucun changement notable dans l'économie peuvent être même assez considérables ; mais les oscillations de ce genre n'ont que peu d'importance, car d'ordinaire elles n'influent pas notable-

(1) Dans une expérience faite sur un Chien par Magendie, la colonne mercurielle de l'hémodynamomètre en communication avec l'artère carotide oscilla entre 80 et 105 millimètres ; mais après qu'une quantité un peu considérable d'eau tiède eut été injectée dans les veines de l'Animal, elle ne se tint qu'entre [illegible]0 et 60 millimètres (*a*). On injecta ensuite dans la veine jugulaire une petite quantité de café, et presque aussitôt après on vit, non-seulement le pouls devenir plus fréquent, mais la pression cardiaque faire monter le mercure à 90 et même à 105 millimètres (*b*).

(2) Voici les résultats consignés dans le Mémoire de M. Colin :

		m
Un Cheval	très vigoureux	2,70
—	fort	2,27
—	de moyenne énergie. .	2,02
—	vieux.	1,91
—	très maigre.	1,85
—	presque usé.	1,78
—	—	1,70
—	—	1,62
—	extrêmement faible. .	1,60 (*c*).

(*a*) Magendie, *Leçons sur les phénomènes physiques de la vie*, 1837, t. III, p. 51.
(*b*) Idem, *ibid.*, p. 53.
(*c*) Colin, *De la détermination expérimentale de la force du cœur.*

ment sur la pression moyenne résultante d'une dizaine de pulsations (1).

Dans la prochaine Leçon, lorsque nous étudierons l'influence que le système nerveux exerce sur les mouvements du cœur, nous verrons que la grandeur de la force motrice développée par les contractions de cet organe est soumise à d'autres causes de variations. En ce moment, je ne m'arrêterai pas davantage sur ce sujet, et je me bornerai à ajouter quelques mots relatifs à l'action de la pompe veineuse, car, dans tout ce qui précède, il n'a été question que du ventricule aortique.

Puissance développée par le ventricul droit.

§ 23. — On ne possède encore que peu de données sur cette partie de l'histoire du mécanisme de la circulation, mais je suis porté à croire que la force développée par la contraction du ventricule droit du cœur, et employée pour faire circuler le sang dans les vaisseaux pulmonaires, est moins considérable que celle produite par le ventricule gauche. Effectivement M. Hering a constaté cette inégalité en plaçant des tubes verticaux dans ces

(1) Ces variations successives dans la force des contractions du cœur contribuent à rendre le pouls inégal ; mais, ainsi que nous le verrons bientôt, elles ne sont pas la seule cause de l'irrégularité des battements artériels. Quoi qu'il en soit, le fait dont il est ici question a été mis très bien en évidence par une des expériences de M. Cl. Bernard. Ce physiologiste, ayant introduit l'ajutage de son cardiomètre par la veine jugulaire jusque dans le ventricule droit du cœur, vit la colonne mercurielle s'élever à chaque systole, et redescendre à zéro pendant la durée de chaque diastole ventriculaire ; mais les battements successifs ne portaient pas toujours la colonne à la même hauteur, et les résultats obtenus furent :

Pour la 1re pulsation,	une pression de	60
Pour la 2e —	—	50
Pour la 3e —	—	40
Pour la 4e —	—	65
Pour la 5e —	—	60
Pour la 6e —	—	40
Pour la 7e —	—	60
Pour la 8e —	—	45
Pour la 9e —	—	55
Pour la 10e —	—	60
Pour la 11 —	—	65
Pour la 12e —	—	65
Pour la 13e —	—	70
Pour la 14e —	—	60
Pour la 15e —	—	60 (a).

(a) Cl. Bernard, *Leçons sur la physiologie et la pathologie du système nerveux*, 1858, t. I, p. 278.

deux réservoirs, chez un Veau monstrueux dont le cœur était hors de la poitrine : le sang lancé par le ventricule droit ne s'éleva qu'à environ les deux tiers de la hauteur qu'atteignait celui fourni par le ventricule gauche (1). Quelques expériences

(1) Le maximum de l'élévation du sang observé dans le tube adapté au ventricule droit était de 21 pouces de Wurtemberg, et dans le tube en connexion avec le ventricule gauche il était de 33 pouces. Les minima correspondants étaient 18 et 27. Il en résulte que la pression exercée par le ventricule droit étant représentée par 1, celle développée par le ventricule gauche était de 1,7. Du reste, il est à noter que chez cet Animal la force déployée de la sorte était très faible, ce qui dépendait probablement du vice de conformation dont il était affecté (*a*).

Pour évaluer la force relative des deux ventricules, M. Valentin admet que ces forces sont proportionnelles au poids du tissu musculaire dont se compose chacun de ces réservoirs contractiles; et, pour déterminer ce poids, il pèse séparément la portion libre des parois de chaque cavité; quant à la cloison interventriculaire, il suppose qu'elle appartient également aux deux ventricules, et il attribue la moitié de son poids à chacun de ceux-ci. En procédant de la sorte, il trouve que le ventricule gauche pèse presque deux fois autant que le ventricule droit, et par conséquent il admet qu'il doit posséder deux fois autant de tissu musculaire que celui-ci. Or, la capacité des deux ventricules étant supposée égale, et la grandeur des orifices efférents la même, il en résulterait que la colonne manométrique tenue en équilibre par le ventricule droit n'aurait que la moitié de la hauteur de celle élevée par l'action du ventricule gauche (*b*).

Ce raisonnement a été l'objet de critiques très fondées de la part de M. Ludwig. D'abord, pour évaluer la force des muscles d'après leur poids, faut-il les considérer à l'état sec ou à l'état humide, et ensuite le poids du ventricule gauche est-il bien le double seulement de celui du ventricule droit? M. Ludwig a fait à ce sujet plusieurs expériences dont les résultats indiquent des variations assez grandes, et il fait remarquer avec raison que l'action de la cloison interventriculaire ne saurait être considérée comme étant également utile au travail mécanique des deux réservoirs. J'ajouterai même que, d'après la forme des ventricules, il me paraît évident que son influence doit être presque nulle dans la systole du ventricule droit, ou doit même tendre à diminuer l'effet utile de la contraction de la portion libre des parois de celui-ci, car elle fait saillie dans son intérieur, et, en se contractant, elle ne doit diminuer que la capacité de la cavité située du côté de sa surface concave, c'est-à-dire le ventricule gauche. Il en résulte donc qu'en adoptant même l'hypothèse fon-

(*a*) Hering, *Versuche die Druckkraft des Herzens zu bestimmen* (Vierordt's *Archiv für physiologische Heilkunde*, 1850, t. IX, p. 13 et suiv.).

(*b*) Valentin, *Lehrbuch der Physiologie des Menschen*, t. I, p. 442, édit. de 1847.

faites récemment par mon savant collègue M. Claude Bernard sont, il est vrai, défavorables à l'opinion que je viens d'émettre, mais elles ne me paraissent pas avoir la même signification qu'au premier abord on serait disposé à leur attribuer (1).

En résumé, nous voyons donc que la puissance motrice engendrée par les contractions des deux ventricules du cœur est en réalité très considérable, et que les jets de sang lancés dans le système irrigatoire par ces pompes foulantes sont grands aussi bien que fréquents.

damentale du raisonnement de M. Valentin, on serait conduit à évaluer la force relative du ventricule droit beaucoup moins haut que ne le fait ce physiologiste. Mais les données sur lesquelles reposent des calculs de ce genre sont trop incertaines pour qu'on puisse tirer de ceux-ci aucun résultat digne de confiance (a).

(1) M. Cl. Bernard, en introduisant son cardiomètre par la veine jugulaire jusque dans le ventricule droit du cœur d'un Chien, a vu la colonne manométrique s'élever plus haut que dans les expériences où il faisait communiquer cet instrument avec l'une des grosses artères qui proviennent du ventricule gauche. Mais, ainsi que ce physiologiste le fait remarquer avec raison, on ne saurait en conclure que la pression déployée par le ventricule droit est supérieure à celle exercée par le ventricule gauche ; car, dans les expériences faites sur les artères, la totalité de celle-ci n'agit pas sur le cardiomètre, et ainsi que nous le verrons bientôt, une portion est transmise aux parois des artères (b).

(a) Ludwig, *Einige Bemerkungen zu* Valentin's *Lehren vom Athmen und vom Blutkreislauf* (*Zeitschrift für rationnelle Medizin*, 1845, t. III, p. 153 et suiv.).

(b) Cl. Bernard, *Op. cit.*, t. I, p. 378.

TRENTE-TROISIÈME LEÇON.

Des causes de la contraction du cœur, et de l'influence du système nerveux sur les mouvements de cet organe.

Notions préliminaires.

§ 1. — Les recherches nombreuses dont j'ai rendu compte dans les deux dernières Leçons nous ont fait connaître le jeu de la pompe irrigatoire constituée par le cœur; mais les physiologistes n'ont pu se contenter de ce premier résultat, et ils ont été naturellement conduits à se demander quelle peut être la cause des mouvements de cet organe.

Pour aborder cette question, il est nécessaire d'anticiper un peu sur les matières qui feront le sujet d'une autre partie de ce cours. Lorsque nous étudierons d'une manière spéciale le mode de production des mouvements dans l'économie animale, nous verrons que toute fibre musculaire jouit de la faculté de se raccourcir brusquement lorsqu'elle y est sollicitée par l'action de certains agents que l'on appelle des stimulants. On donne le nom de *contractilité* à cette puissance motrice, et celui d'*irritabilité* à la propriété en vertu de laquelle la contractilité s'exerce sous l'influence des impressions que produisent les stimulants.

Afin de procéder méthodiquement dans nos investigations, il sera donc bon d'examiner quelles sont les causes déterminantes des mouvements du cœur, et quelle est la source de l'irritabilité dont cet organe est doué.

Les mouvements du cœur sont involontaires.

Chacun sait que les muscles de nos membres sont mis en jeu par l'influence de notre volonté, et que cette influence s'exerce par l'intermédiaire du cerveau et des nerfs qui se rendent à ces organes. Mais nous savons aussi que notre volonté ne peut rien sur les mouvements du cœur; elle ne saurait ni les arrêter, ni les provoquer, ni même en accélérer ou en retarder le retour. Les battements du cœur sont donc des mouvements involontaires, et ils doivent dépendre de quelque autre force.

Action des agents excitateurs.

Les expériences des physiologistes nous apprennent aussi que l'irritabilité musculaire n'est pas mise en jeu uniquement par la puissance nerveuse, et qu'elle obéit à d'autres mobiles. Ainsi la contraction des muscles de nos membres peut être déterminée par l'action de l'électricité ou de la chaleur, par le contact d'un grand nombre de substances dites stimulantes, ou même par une excitation mécanique. Or, si l'on ouvre la poitrine d'un Animal vivant, et si l'on agit de la même manière sur le cœur, on y produit les mêmes effets : vient-on à exciter mécaniquement le tissu charnu de cet organe avec la pointe d'un scalpel, on le voit se contracter comme tout autre muscle se contracterait en pareille circonstance (1), et le même phénomène se produit lorsque, au lieu de l'irriter mécaniquement, on en provoque l'action au moyen de l'électricité (2) ou à l'aide de quelque stimulant chimique : par exemple, en y

(1) Sténon, célèbre anatomiste danois du milieu du XVIIe siècle, fut, je crois, le premier à faire des expériences sur le rétablissement des mouvements du cœur par l'action des excitations mécaniques (*a*). Mais ce sont surtout les travaux de Haller et de Zimmermann auxquels je renverrai pour des exemples de faits de cet ordre (*b*). On trouve dans le grand ouvrage de Haller l'indication des principales observations faites à ce sujet par les devanciers de ce physiologiste (*c*).

(2) Galvani, le célèbre auteur de la découverte des effets physiologiques du courant électrique, n'a pas vu le cœur se contracter sous l'influence de cet agent, et plusieurs autres physiciens étant arrivés également à des résultats négatifs dans des expériences du même genre, on pensa d'abord que cet organe, de même que les autres muscles dont l'action n'est pas

(*a*) Sténon, *Ex variorum Animalium sectionibus hinc inde factis super motum cordis auriculorum et venæ cavæ* (*Mém. de Copenhague*, t. II, obs. 46).

(*b*) Haller, *Mém. sur les parties sensibles et irritables du corps animal*, t. I, p. 344 et suiv. — Zimmermann, *Expériences* (Haller, *Op. cit.*, t. II, p. 35 et suiv.).

(*c*) Haller, *Elementa physiologiæ*, t. I, p. 467.

appliquant de l'eau chaude (1) ou en l'exposant à l'action de l'air (2).

On reconnaît aussi, à l'aide de ces expériences, que l'irritabilité est beaucoup plus développée à la face interne des cavités

soumise à la volonté, différait, sous ce rapport, des muscles de l'appareil locomoteur, et était insensible à ce stimulant (*a*); mais le fait de l'excitabilité des mouvements du cœur par le galvanisme fut bientôt constaté par une commission de l'Académie de Turin, composée de Vassali, Giulio et Rossi (*b*). Des expériences plus nombreuses faites peu de temps après par Schmuck, Fowler, M. de Humboldt, Nysten et quelques autres physiciens, donnèrent le même résultat (*c*).

(1) Les expériences de Woodward, de Senac et de plusieurs autres physiologistes (*d*), montrent que le contact de corps chauds excite énergiquement les contractions du cœur. Haller a publié à ce sujet des observations intéressantes faites sur le cœur de l'embryon du Poulet (*e*), et je citerai également les expériences de M. Weber, relatives à l'influence de la température sur la fréquence des battements du cœur de la Grenouille, après l'extirpation de cet organe (*f*). Tout récemment M. Calliburcès a publié des faits du même ordre (*g*).

(2) L'action excitante de l'air sur le cœur a été constituée par les expériences de Wepfer (*h*) et de plusieurs autres physiologistes des XVIIe et XVIIIe siècles (*i*), mais a été mise encore mieux en lumière par les recherches de Haller (*j*) et de Zimmermann (*k*).

(*a*) Voyez Sue, *Histoire du galvanisme*, t. III, p. 222.
— Valli, *Lettre* (*Journal de physique*, t. XLI, p. 185).
— Aldini, *Essai théorique et expérimental sur le galvanisme*, 1804, p. 63, 77, 91, etc.
— Bichat, *Recherches sur la vie et la mort*, p. 489 (édit. de Magendie, 1822).

(*b*) Vassali-Eandi, Giulio et Rossi, *Rapport sur des expériences galvaniques* (*Commentarii biographici*, 1792, et *Bibliothèque britannique, sciences et arts*, 1802, t. XXI, p. 92). — *De excitabilitate contractionum in partibus musculosis involuntariis ope animalis electricitatis* (*Mém. de l'Acad. de Turin*, 1792 à 1800, t. VI, p. 40 et suiv.).

(*c*) Fowler, *Experiments and Observations relative to the Influence lately discovered by M. Galvani*, 1793.
— Humboldt, *Expériences sur le galvanisme*, trad. par Jadelot, 1799, p. 342.
— Nysten, *De l'état des propriétés vitales après la mort* (*Recherches de physiologie et de chimie pathologiques*, 1811, p. 300 et suiv.).

(*d*) Woodward, *Géographie physique*, trad. par Noguiez, p. 193 et suiv.
— Senac, *Traité de la structure du cœur*, t. I, p. 322, 328, etc.
— Haller, *Mém. sur la nature sensible et irritable des parties du corps animal*, t. I, p. 73.
— Caldani, *Lettre à Haller* (*loc. cit.*, t. III, p. 127).

(*e*) Haller, *Sur la formation du cœur du Poulet*, 2e mém., p. 113.

(*f*) Weber, *Muskelbewegung* (Wagner's *Handwörterbuch der Physiologie*, tome III, 2e partie, p. 35).

(*g*) Voyez ci-dessus, p. 78.

(*h*) Wepfer, *Cicutæ aquaticæ historia*, p. 29, etc.

(*i*) Voyez Haller, *Elem. physiol.*, t. I, p. 468.

(*j*) Haller, *Mém. sur les parties sensibles et irritables du corps animal*, t. I, p. 174, 348, 352, etc.

(*k*) Zimmermann, *De irritabilitate* (Haller, *Mém. sur les parties sensibles*, etc., t. II, p. 37 et suiv.).

du cœur qu'à la surface de cet organe (1). Ainsi, dans diverses expériences, quelques bulles d'air ou quelques gouttes d'un liquide irritant introduites dans ces cavités ont rétabli les mouvements, lorsque ceux-ci paraissaient avoir complétement cessé et que la surface externe du cœur était devenue indifférente à l'action des stimulants (2).

Action du sang.

§ 2. — Les recherches de Haller tendent à prouver que l'agent dont l'influence détermine dans l'état normal de l'économie les

(1) Cette observation a été faite par Haller et plusieurs autres physiologistes (*a*). M. Virchow a trouvé cependant que chez le Chien l'endocarde est peu sensible au contact des corps étrangers, tels qu'une sonde (*b*).

(2) L'action stimulante de l'air sur le cœur se manifeste parfois d'une manière très remarquable. Ainsi il arrive souvent que chez des Animaux morts en apparence, et dont le cœur a cessé de se contracter depuis très longtemps, on voit cet organe recommencer à battre lorsqu'en ouvrant le thorax et le péricarde, on l'expose au contact de ce fluide. M. Valentin a souvent observé ce phénomène chez les Grenouilles.

On cite plusieurs cas d'autopsies dans lesquels l'ouverture du thorax et l'introduction de l'air dans le péricarde ou même dans l'intérieur du cœur déterminèrent des battements de cet organe chez l'Homme fort longtemps après la cessation de tout signe de vie. Senac a vu ainsi les mouvements du cœur rétablis dans un cadavre par l'effet de l'insufflation de l'air par le canal thoracique, chez un Homme mort depuis douze heures (*c*), et Hunaud, l'un des anciens professeurs au Jardin des plantes à Paris, fut témoin d'un fait analogue (*d*).

L'action stimulante de l'air sur le cœur a été également mise en évidence par des expériences de M. Tiedemann, dans lesquelles ce physiologiste a étudié ce qui se passe lorsqu'on place dans le vide le cœur d'une Grenouille excisé et encore palpitant. Aussitôt que la raréfaction de l'air atteint un certain degré, les mouvements du cœur s'affaiblissent, et dans l'espace d'environ une demi-minute, ils s'arrêtent tout à fait quand le vide est presque complet; mais ils se déclarent de nouveau lorsqu'on fait rentrer l'air dans le récipient. Dans une des expériences de M. Tiedemann, ces alternatives d'activité et de repos, suivant que le cœur a été exposé au contact de l'air ou soustrait à l'action de ce fluide, ont été constatées dix fois de suite.

Un résultat analogue avait été obtenu précédemment par Fontana; et si Caldani, dans des expériences du même genre, n'a vu les battements cesser

(*a*) Haller, *Elementa physiol.*, t. I, p. 469.
(*b*) Virchow, *Gesammelte Abhandlungen*, p. 723.
(*c*) Senac, *Traité du cœur*, t. I, p. 426.
(*d*) Haller, *Mém. sur la nature sensible et irritable des parties*, t. I, p. 74.

contractions du cœur, est un stimulant local du même ordre, et consiste dans le sang qui, à chaque mouvement de diastole, afflue dans les cavités dont cet organe est creusé (1). En effet, lorsque le cœur est vide et ne reçoit plus de sang dans son intérieur, il cesse de battre, à moins qu'il ne soit excité par quelque autre stimulant; et si l'on dispose l'expérience de telle sorte que l'un des réservoirs cardiaques reste privé de sang, tandis que l'autre en contiendra, ce dernier continuera à battre, tandis que le premier restera en repos. Ainsi, dans une des expériences de Haller, la veine cave et l'artère branchiale furent liées chez une Anguille; l'oreillette, en se contractant, se vida dans le ventricule, mais, ne recevant plus de sang, cessa de battre; tandis que le ventricule, au contraire, ne pouvant chasser dans l'artère branchiale tout le sang qu'il contenait, continua à se contracter et à se relâcher alternativement, et l'on vit le liquide, ballotté par ces mouvements, monter et

qu'au bout d'un quart d'heure, cela devait tenir à l'imperfection de la machine pneumatique dont il faisait usage (*a*).

M. Tiedemann a constaté aussi que l'action stimulante de l'air augmente lorsque la densité de ce fluide se trouve accrue. Il a obtenu les mêmes résultats en répétant ces expériences sur le cœur du Triton (*b*).

M. Schiff a trouvé que le cœur de la Grenouille, après avoir cessé de battre dans le vide, recommence à se contracter quand on l'expose à l'air, pourvu qu'il y ait encore du sang dans ses vaisseaux; mais qu'il ne reprend pas ses mouvements s'il est devenu exsangue (*c*).

(1) Le rôle du sang comme excitant des mouvements du cœur avait été entrevu par plusieurs physiologistes du XVIIe siècle, et notamment par Bartholin, Lancisi et Fantoni (*d*); mais c'est à Haller que l'on doit la connaissance de la plupart des faits les plus propres à établir la proposition énoncée ci-dessus (*e*).

(*a*) Caldani, *Lettre à Haller* (*Mémoires sur les parties sensibles et irritables du corps animal*, par Haller, t. III, p. 135).

— Fontana, *Dissertation épistolaire* (Haller, *Op. cit.*, t. III, p. 217).

(*b*) Tiedemann, *Versuche über die Bewegung des Herzens unter dem Recipienten der Luftpumpe* (Müller's *Archiv für Anat. und Physiol.*, 1847, p. 490).

(*c*) Schiff, *Der Modus der Herzbewegung* (*Arch. für physiol. Heilk.*, t. IX).

(*d*) Voyez Senac, *Traité de la structure du cœur*, t. II, p. 615 (2e édit., 1777).

(*e*) Haller, *Mém. sur la nature sensible et irritable des diverses parties du corps animal*, t. I, p. 370.

descendre dans son intérieur. La ligature placée à l'entrée de l'oreillette fut alors enlevée de façon à permettre au sang d'affluer de nouveau dans ce réservoir, et aussitôt celui-ci recommença à battre.

Je citerai également une autre expérience du même physiologiste.

Lorsque l'action du cœur s'affaiblit et tend à s'éteindre, le mouvement ne s'arrête pas en même temps dans toutes les parties de cet organe, et la cessation des battements se produit toujours dans le même ordre. C'est l'oreillette droite qui conserve son activité le plus longtemps, et le ventricule gauche s'arrête avant son congénère. L'observation nous apprend aussi que, dans les cas où la circulation devient languissante, le sang cesse d'arriver dans le ventricule gauche avant que son afflux dans le ventricule droit se soit arrêté. Il y a donc là une coïncidence remarquable entre l'ordre suivant lequel ces deux cavités cessent de battre et cessent de recevoir du sang dans leur intérieur; mais une simple coïncidence n'entraîne aucune relation nécessaire de cause et d'effets, et pour tirer de cette circonstance des lumières utiles, il faudrait pouvoir, en changeant l'un des termes, changer aussi l'autre. Or, c'est précisément ce que Haller a fait. A l'aide de ligatures convenablement disposées, il a empêché l'entrée du sang dans le ventricule droit, et il a retenu une certaine quantité de ce liquide dans le ventricule gauche. L'ordre suivant lequel le mouvement s'arrête d'ordinaire dans ces deux réservoirs a été alors renversé, et c'est dans le ventricule gauche que les battements ont persisté le plus longtemps (1).

(1) Haller pratiqua cette expérience sur un Chat. Il coupa la veine cave supérieure, et lia la veine cave inférieure de façon à empêcher le sang d'arriver dans l'oreillette; puis il ouvrit l'artère pulmonaire et vida le ventricule droit. Le sang fut au contraire retenu dans le ventricule gauche par la ligature de l'aorte. Les battements s'arrêtèrent d'abord dans l'o-

Lorsqu'un Animal, tel qu'un Chien au tout autre Mammifère, est près de mourir d'hémorrhagie, son cœur se meut plus longtemps que toute autre partie, mais il arrive un moment où ces battements s'arrêtent, et si l'on introduit alors dans cet organe, au moyen de la transfusion, une petite quantité de sang, on voit ses contractions se rétablir. Pour que ce phénomène se manifeste, il n'est pas nécessaire que le sang parvienne ni au cerveau, ni à la moelle épinière, ni dans aucune autre partie de l'économie ; il suffit de son contact avec la face interne des parois du cœur.

Ainsi, lorsque le cœur d'une Grenouille, séparé du corps de l'animal et vidé de tout le sang qu'il contenait, a cessé de battre, on peut le remettre en mouvement en introduisant quelques gouttes de sang dans son ventricule (1). On peut même ranimer ainsi les contractions dans des fragments de cet organe (2).

reillette droite. Pendant quelque temps le ventricule droit continua à se contracter en même temps que son congénère, mais bientôt il cessa de se mouvoir, tandis que le ventricule gauche chargé de sang continua à battre pendant quatre heures (*a*). Des expériences analogues ont été faites par Caldani, et les résultats en ont été les mêmes (*b*). Dernièrement M. Schiff les a répétées aussi avec un plein succès (*c*).

(1) M. Schiff a pratiqué cette expérience sur des Crapauds et des Lézards aussi bien que sur des Grenouilles. Pour la faire, il place le cœur palpitant sur du papier buvard qui absorbe promptement le sang chassé par les mouvements de systole, et lorsque le ventricule s'est complétement vidé, les battements cessent presque aussitôt. Alors, au moyen d'un tube effilé, il introduit quelques gouttes de sang dans l'oreillette, et tout de suite les battements recommencent. Ce physiologiste a constaté aussi que les battements du cœur cessent quand cet organe est devenu exsangue par suite de contractions longues et violentes déterminées par le galvanisme ; mais que ses mouvements ne tardent pas à se rétablir, si l'on introduit un peu de sang dans le ventricule (*d*).

(2) M. Budge a trouvé que des

(*a*) Haller, *Mém. sur les parties sensibles et irritables*, t. I, p. 363.

(*b*) M. A. Caldani, *Lettre à Haller* (voyez *Mém. sur les parties sensibles et irritables*, t. III, p. 123 et suiv.).

(*c*) Schiff, *Der Modus der Herzbewegung* (Vierordt's *Arch. für physiol. Heilkunde*, 1850, t. IX, p. 34).

(*d*) Idem, *ibid.* (*Arch. für physiol. Heilkunde*, t. IX, p. 30).

Il est donc bien démontré que le contact du sang sur la paroi interne des cavités du cœur est capable de déterminer les contractions de cet organe, lors même que l'irritabilité de celui-ci se trouve affaiblie par les approches de la mort, et par conséquent il me paraît légitime de conclure qu'à plus forte raison, dans les circonstances ordinaires, la même action doit être suivie des mêmes effets.

La principale cause déterminante des battements du cœur me paraît donc être l'excitation produite par le contact de ce liquide sur les parois des cavités dont cet organe est creusé (1).

Mais, pendant la diastole ventriculaire, ce n'est pas seulement à la surface interne des cavités du cœur que l'influence

fragments du cœur, détachés de cet organe pendant que son action est vigoureuse, cessent de se contracter spontanément dès qu'on enlève tout le sang dont ils sont baignés, mais recommencent à palpiter avec force quand on les met en contact avec du liquide. L'excitation ainsi produite est plus efficace que celle déterminée mécaniquement (*a*).

(1) Diverses objections ont été faites contre cette théorie de l'excitation de la contractilité du cœur par l'abord du sang dans ses cavités. Ainsi Mark pense que l'action de ce liquide ne peut pas être la cause déterminante de la systole, parce que l'afflux du sang dans les ventricules a lieu lentement, et que la contraction se produit tout à coup, après que la surface interne des ventricules est en contact avec cet agent depuis quelque temps (*b*). Mais, ainsi que Burdach le fait remarquer avec raison, une irritation quelconque n'appelle une réaction qu'à la condition d'être portée elle-même jusqu'à un certain degré d'intensité, et par conséquent on comprend facilement que l'influence stimulante du sang puisse n'être suivie de la contraction du cœur que lorsque cet organe est suffisamment rempli (*c*).

On a dit aussi que le cœur de l'embryon du Poulet se contracte avant de contenir du sang ; mais, ainsi que nous le verrons dans une autre partie de ce cours, la formation du sang précède de quelques heures l'apparition des premiers mouvements pulsatiles dans le cœur (*d*).

Dans un Mémoire manuscrit que l'Académie des sciences a renvoyé dernièrement à mon examen, M. J. Paget

(*a*) Budge, *Die Abhängigkeit der Herzbewegung vom Rückenmarke und Gehirne* (*Archiv für physiol. Heilkunde*, 1846, t. V, p. 561).

(*b*) Mark, *Ueber die thierische Bewegung*, p. 112 (d'après Burdach).

(*c*) Burdach, *Traité de physiologie*, t. VI, p. 300.

(*d*) Voyez Prevost et Lebert, *Mémoire sur la formation des organes de la circulation et du sang dans l'embryon du Poulet* (*Ann. des sciences nat.*, 1844, 3e série, t. I, p. 283).

stimulante du sang s'accroît. Au moment de la contraction de cet organe, les petits vaisseaux qui en parcourent la substance se trouvent pressés par l'élargissement des fibres charnues dont ils sont entourés, et par conséquent se vident plus ou moins complétement, tandis que pendant la diastole ils reprennent leur calibre ordinaire, et la circulation s'active dans leur intérieur. La disposition anatomique des valvules sigmoïdes qui garnissent l'entrée de l'aorte doit contribuer aussi à rendre l'abord du sang dans les artères coronaires moins facile pendant la contraction que pendant le repos des ventricules, et par conséquent il y a là un concours de circonstances qui contribuent à faire varier périodiquement la somme des influences stimulantes dont la réunion provoque la systole (1).

a cru pouvoir expliquer la cause du retour périodique des contractions du cœur en attribuant ce phénomène à un mode rhythmique de la nutrition de cet organe ; mais il ne donne aucune preuve de l'existence d'une intermittence dans ce travail nutritif, et par conséquent je crois inutile de discuter ici cette hypothèse (a).

(1) Les physiologistes ont été très partagés d'opinions relativement au rôle de la circulation du sang dans les vaisseaux coronaires et à la manière dont cette circulation s'effectue; mais ici, comme dans beaucoup d'autres questions scientifiques, il y a eu de chaque côté des conclusions trop absolues, et la vérité me semble être entre les deux extrêmes.

Déjà, du temps de Haller et de Senac, les uns avaient soutenu que chez l'Homme les orifices des artères coronaires sont recouverts par les valvules sigmoïdes de l'aorte, lorsque ces soupapes se relèvent pour laisser passer le sang chassé du ventricule pendant la systole de cet organe ; mais d'autres anatomistes avaient remarqué que souvent ces orifices sont placés trop loin du cœur pour être obstrués de la sorte (b).

Dernièrement cette question a été traitée de nouveau par M. Brücke, et a donné lieu à une discussion très approfondie entre ce physiologiste et M. Hyrtl. Le premier de ces auteurs s'est appliqué à établir, mieux que ne l'avaient fait les anciens anatomistes, que chez l'Homme, ainsi que chez les autres Mammifères et chez les Oiseaux, les orifices des artères coronaires, situés immédiatement au-dessus de l'entrée de l'aorte, sont recouverts par les valvules sigmoïdes, lorsque

(a) J. Paget, *Recherches sur la cause des mouvements rhythmiques du cœur* (*Comptes rendus de l'Académie des sciences*, 1857, t. XLV, p. 469).

(b) Voyez Senac, *Traité de la structure du cœur*, t. I, p. 89 et suiv.

Ces résultats nous aideront à comprendre le retour périodique des contractions du cœur. En effet, cet organe, stimulé par la présence du sang dans son intérieur, se contracte, et par cela même fait cesser cette excitation, car il chasse ainsi la totalité ou la plus grande partie du liquide dont l'action avait déterminé ce mouvement, et dès lors il rentre dans l'état de repos; mais ce repos permet l'entrée d'une nouvelle quantité de sang dans son intérieur, et de là une nouvelle excitation à la contraction. L'action appelle le repos, et le repos devient une cause d'action. La nature nous offre donc là un nouvel exemple de ces enchaînements de phénomènes qui sont à la fois des effets et des causes, qui se renouvellent par cela même qu'ils cessent, et qui persistent avec le même caractère, tant que les

ces soupapes se relèvent pour laisser entrer le sang dans le système artériel; de façon que, pendant la systole ventriculaire, les vaisseaux propres du cœur ne recevraient pas de sang, et se videraient même en partie par suite de la compression exercée sur les capillaires lors de la contraction des fibres musculaires entre lesquelles ces vaisseaux sont logés. Il est vrai que sur le cadavre on trouve souvent l'orifice des artères coronaires un peu au delà de l'espace recouvert de la aorte par les valvules sigmoïdes; mais M. Brücke pense qu'en général ce déplacement est un résultat de la rigidité cadavérique. Il fait remarquer aussi que chez les Reptiles, où l'artère coronaire naît beaucoup plus haut, ce vaisseau traverse très obliquement les parois de l'aorte, de façon qu'il doit être oblitéré lorsque ce dernier tronc vasculaire est distendu par le jet de sang lancé du cœur dans son intérieur (a).

M. Hyrtl soutient une opinion contraire. Il pense que le sang arrive dans les vaisseaux coronaires pendant la systole ventriculaire aussi bien qu'après la clôture des valvules sigmoïdes, et il s'appuie sur ce fait que, si l'on injecte l'aorte par la veine pulmonaire, on remplit les artères coronaires, bien que, dans ce cas, les valvules en question aient dû être relevées pendant le passage de l'injection. Il a rappelé aussi que le jet de sang qui s'échappe de la piqûre faite à une artère coronaire est plus fort pendant la systole ventriculaire que pendant la diastole (b).

M. Brücke explique ce phénomène

(a) Brücke, *Physiologische Bemerkungen über die* Arteriæ coronariæ cordis (*Sitzungsberichte der wissensch. Akad. zu Wien*, 1855, t. XIV, p. 345).

(b) Hyrtl, *Vortrag. Beweis dass die Ursprünge der Coronar-Arterien, während der Systole der Kammer, von den Semilunarklappen nicht bedeckt werden und das der Entritt des Blutes in dieselben nicht während der Diastole stattfindet* (*Sitzungsber.*, t. XIV, p. 373).

instruments qui les produisent sont aptes à remplir leurs fonctions accoutumées. Ajoutons encore, pour compléter ce tableau, que l'expulsion du sang, au moment de la systole, est aussi la cause principale de l'afflux de ce liquide stimulant au

par la compression des capillaires lors de la contraction des fibres charnues du cœur (*a*). Mais M. Hyrtl a répliqué par une expérience faite sur le cœur d'un Silure. L'artère coronaire étant coupée transversalement et isolée, il a vu que le sang s'échappait du tronçon supérieur, et non du tronçon inférieur (*b*).

M. Endemann a fait aussi des expériences sur ce sujet, en simulant sur un cœur rempli de liquide les mouvements de contraction et de dilatation des ventricules, et en observant les oscillations de la colonne mercurielle dans un manomètre mis en communication avec l'une des artères coronaires. A chaque systole du cœur une poussée du liquide se manifestait dans ces vaisseaux, et, par conséquent, il conclut que les valvules sigmoïdes n'en ferment pas l'entrée lorsque ces soupapes se relèvent contre les parois de l'aorte (*c*).

J'ajouterai aussi que M. Donders a trouvé que les pulsations des artères coronaires sont synchroniques avec la systole ventriculaire (*d*).

D'après cet ensemble de faits, il me paraît évident que dans la plupart des cas l'entrée des artères coronaires doit être abordable pour le sang pendant la systole aussi bien que pendant la diastole ventriculaire ; mais je pense, comme M. Brücke, que, pendant l'état de contraction des parois charnues du cœur, les petits vaisseaux logés dans la substance de ces parois doivent être comprimés au point de se vider en partie, et qu'au moment de la diastole, le sang, pressé par les parois élastiques des grosses artères, doit affluer en abondance dans ces petits capillaires. Il me paraît probable qu'il y a même ainsi un mouvement de va-et-vient des grosses veines dans les capillaires, car on sait qu'excepté à leur terminaison dans le sinus commun, ces vaisseaux n'ont pas de valvules.

Il est d'ailleurs bien établi que la présence du sang dans les vaisseaux propres du cœur est une des conditions du développement de la puissance contractile dans le tissu musculaire de cet organe. Ainsi, dans des expériences faites sur ce sujet par M. Erichsen, on a vu que chez les Mammifères la ligature des artères coronaires est suivie assez promptement de la cessation des contractions du cœur, et que la durée de ces mouvements est encore abrégée si l'on ouvre les veines coronaires de façon à faciliter la sortie du sang, tandis

(*a*) Brücke, *Der Verschluss der Kranzschlagadern durch die Aorten Klappen*. Wien, 1855 (2ᵉ article).

(*b*) Hyrtl, *Ueber die Selbststeuerung des Herzens, ein Beiträg zur Mekanik der Aorten Klappen*. Wien, 1855.

(*c*) Endemann, *Beiträge zur Mekanik der Kreislaufs im Herzen* (Dissert. inaug.). Marburg, 1856 (voy. Henle et Meissner, *Bericht über die Fortschritte der Anat. und Physiol. im Jahre 1856*, p. 432).

(*d*) Donders, *Physiologie des Menschen*, t. I, p. 41.

moment de la diastole; car la colonne sanguine renfermée dans le système circulatoire est poussée, pour ainsi dire, tout d'une pièce, et l'entrée d'une ondée dans l'extrémité artérielle du système est suivie de la sortie d'une quantité correspondante par l'autre bout de cet appareil hydraulique, et, par

que l'effet contraire a lieu quand on place les ligatures de façon à emprisonner une certaine quantité de ce liquide dans les vaisseaux propres du cœur (*a*).

M. Schiff a obtenu des résultats analogues; et en pratiquant cette expérience sur l'artère qui porte le sang dans l'épaisseur des parois du ventricule droit sans oblitérer celles qui se distribuent au ventricule gauche, il a vu les mouvements de celui-ci continuer comme d'ordinaire, tandis que l'autre est demeuré promptement en repos, bien que dans les circonstances ordinaires ce soit le ventricule gauche qui s'arrête le premier (*b*).

J'ajouterai que M. Brown-Séquard a cru pouvoir aller plus loin dans l'explication du rôle du sang dans la production des mouvements du cœur. Il pense que c'est le sang veineux contenu dans les vaisseaux propres du cœur qui provoque la systole, et cela à raison de l'acide carbonique que ce liquide renferme. Suivant ce physiologiste, le développement de la puissance musculaire serait entretenu par le sang artériel, mais ce serait le sang veineux qui agirait comme stimulant pour déterminer la contraction des fibres musculaires du cœur (*c*).

M. Radcliffe a cherché aussi à expliquer les mouvements rhythmiques du cœur, en supposant que l'état de relâchement des fibres musculaires est déterminé par l'afflux du sang artériel dans les vaisseaux coronaires, et l'état de contraction par l'action de ce même sang devenu veineux par le fait de son séjour dans les capillaires (*d*). Mais cela me paraît peu probable. En effet, nous voyons par les expériences de M. Castell, que le cœur d'une Grenouille, séparé du corps et plongé dans du gaz acide carbonique, ne bat pas plus fortement que dans l'air, et que ses mouvements s'arrêtent beaucoup plus tôt. Dans les nombreuses expériences de cet auteur, les pulsations ont cessé au bout de huit ou même de six minutes dans le gaz acide carbonique, tandis qu'elles continuaient pendant environ une heure dans de l'azote ou dans de l'hydrogène, et se prolongeaient pendant plus de douze heures dans l'oxygène (*e*).

(*a*) Erichsen, *On the Influence of the Coronary Circulation on the Action of the Heart* (*London Medical Gazette*, 1842, 2e série, t. II, p. 561).

(*b*) Schiff, *Der Modus der Herzbewegung* (*Arch. für physiol. Heilkunde*, t. IX).

(*c*) Brown-Séquard, *On the Cause of the Beatings of the Heart* (*Experimental Researches applied to Physiology and Pathology*, 1853, p. 114).

(*d*) Radcliffe, *The Physical Theory of Muscular Contraction* (*Medical Times*, 1855, t. X, p. 641).

(*e*) Castell, *Ueber das Verhalten des Herzens in Verschidenen Gazarten* (Müller's *Archiv für Anat. und Physiol.*, 1854, p. 226).

conséquent, pour sortir de l'extrémité veineuse du cercle vasculaire, il ne peut que pénétrer dans le cœur.

Influence de l'épuisement sur le retour périodique des contractions du cœur.

§ 3. — Ainsi, dans les circonstances ordinaires, le retour rhythmique des contractions du cœur semble être déterminé par l'arrivée intermittente du sang dans les cavités ventriculaires. Mais cette cause n'est pas la seule dont dépende la périodicité des battements de cet organe. En effet, lorsque l'excitation produite par le contact du sang, ou de tout autre fluide stimulant, devient permanente, la contraction ne persiste guère plus longtemps que d'ordinaire et continue à être interrompue par des repos réguliers. Le caractère rhythmique de ces mouvements doit donc dépendre en partie au moins de quelque autre cause, et, pour s'en rendre compte, on est obligé d'invoquer des faits d'un ordre différent.

Lorsque nous étudierons d'une manière spéciale la production du mouvement par les muscles en général, nous verrons que la force en vertu de laquelle ces organes se contractent s'épuise toujours plus ou moins promptement par le fait même de son emploi; les fibres, dont la contraction a duré pendant un certain temps, cessent d'être irritables et se relâchent; mais le repos les rend aptes à fonctionner de nouveau, comme si la puissance motrice s'y engendrait d'une manière continue, et ne se dépensant que pendant la durée de la contraction, pouvait s'y accumuler pendant le repos, et arriver ainsi au degré d'intensité voulu pour déterminer une nouvelle contraction. La décharge de cette force, dont dépendrait la contraction, serait donc soumise à deux conditions, son accumulation en quantité suffisante et l'intervention d'une puissance stimulante. Si l'action de cette dernière force était continue, son effet se manifesterait dès que la puissance contractile serait arrivée à un certain degré, et cesserait du moment que la décharge déterminée par son influence se serait effectuée; l'action du muscle serait donc suivie d'un repos qui rendrait cet organe apte à agir de nouveau sous l'empire de la même cause d'activité, et, par cette succession d'états différents de la fibre musculaire, on comprend la possibilité de ses contractions rhythmiques, lors même que son action serait sollicitée d'une manière continue par une stimulation permanente.

Sous ce rapport, le cœur ne diffère pas des autres muscles : sa contraction amène l'épuisement de sa force contractile ; cet épuisement amène le repos, et le repos permet le rétablissement de la puissance contractile. Ainsi, à raison de la nature de ce phénomène, l'action du cœur serait périodique, lors même que la cause déterminante de la contraction ne se ferait pas sentir d'une manière intermittente, comme c'est le cas de l'excitation produite par l'afflux du sang.

Mais l'énergie de la contraction paraît être en rapport avec la quantité de force contractile accumulée dans l'organe qui se contracte, et, par conséquent, sous l'influence d'une stimulation constante qui en provoquerait l'emploi dès que cette accumulation atteindrait la limite inférieure indispensable à la production du mouvement, celui-ci devra être très faible, et, toutes choses étant égales d'ailleurs, très fréquent. Or c'est ce qui a lieu effectivement quand le sang se trouve retenu dans les cavités du cœur ; les battements de cet organe deviennent petits et précipités, tandis que dans les circonstances ordinaires, à la suite d'un repos prolongé, amené par l'absence de ce stimulant, les contractions déterminées par celui-ci ont une intensité très grande.

L'intermittence dans l'action stimulante du sang sur le cœur n'est donc pas la seule cause de la périodicité rhythmique des mouvements de cet organe, mais favorise beaucoup le développement de la force nécessaire pour donner à ces mouvements la puissance voulue pour l'exercice du travail circulatoire, et elle peut être considérée même comme étant, dans les circonstances ordinaires, le mobile dont dépend le retour régulier de ces battements. Résumé.

Rôle du système nerveux dans la production des contractions du cœur.

§ 4. — L'observation journalière nous apprend que la production de certaines sensations est suivie de la contraction involontaire de divers muscles qui obéissent cependant à la volonté, et que, par exemple, la douleur résultante de la piqûre ou du tiraillement d'une partie sensible détermine, soit dans la partie même, soit ailleurs, une réaction de ce genre. Au premier abord, on pourrait donc supposer que le cœur est influencé de la même manière par le contact du sang, et qu'il se contracte par suite de la sensation ainsi produite; mais cette hypothèse ne résiste pas à un examen sérieux, car il a été bien démontré que le cœur est en réalité insensible : le contact des corps étrangers n'y fait naître aucune sensation, c'est-à-dire n'y produit aucune impression dont nous ayons la conscience.

Insensibilité du cœur.

Cette insensibilité du cœur se déduit non-seulement de diverses expériences dans lesquelles la lésion de cet organe n'a été suivie d'aucun signe indicatif de souffrance, mais aussi de témoignages directs. Harvey s'en est assuré en examinant le jeune Montgomery dont j'ai déjà eu l'occasion de parler (1). Il a pu palper, à plusieurs reprises, le cœur de cet homme sans que ces mouvements donnassent lieu à aucune sensation. Montgomery n'avait conscience de l'application du doigt de l'observateur sur son cœur que lorsqu'on touchait en même temps les parties voisines des parois thoraciques (2).

Influence du cerveau et de la moelle épinière sur le cœur.

§ 5. — L'irritabilité du cœur ne saurait donc être attribuée à la sensibilité de cet organe; mais la faculté que possède le système nerveux d'exciter des mouvements dans l'organisme

(1) Voyez ci-dessus, page 15.

(2) Dans un cas d'ectopie partielle du cœur chez un enfant qui vécut trois mois, M. O'Brian a vu aussi que les attouchements pratiqués sur cet organe ne déterminaient la manifestation d'aucun signe de sensibilité (*a*).

(*a*) O'Brian, *Case of Partial Ectopia* (*Trans. of the Prov. Assoc.*, et *Amer. Journ. of Med. Scienc.*, 1838, t. XXIII, p. 194).

est indépendante de la faculté de sentir. On sait aussi que les muscles des membres, lors même qu'ils sont devenus insensibles, peuvent être mis en action par l'influence du cerveau ou de la moelle épinière, influence qui leur est transmise par les nerfs moteurs; et, par conséquent, on doit se demander si les contractions du cœur ne seraient pas, comme les contractions de tous ces muscles, dans la dépendance des grands foyers d'innervation, et ne se trouveraient pas placées sous l'empire, soit de l'axe cérébro-spinal, soit des ganglions du système sympathique.

Au premier abord, cela pouvait paraître probable, et diverses expériences mal interprétées ont fait penser qu'il en était ainsi : que les mouvements du cœur étaient dépendants de l'influence de l'encéphale transmise à cet organe par les nerfs pneumogastriques (1), ou bien encore que le principe de ces mouvements avait son siége dans la moelle épinière.

(1) Une expérience qui date de l'antiquité, et qui, après avoir été pratiquée par Rufus d'Éphèse (*a*) et par Galien (*b*), a été souvent répétée par les physiologistes de nos jours, aussi bien que par ceux du XVIIe et du XVIIIe siècle, avait conduit quelques auteurs à penser que les mouvements du cœur étaient sous l'empire des nerfs pneumogastriques. En effet, la section de ces nerfs est quelquefois suivie d'une mort très prompte, et Piccolomini, Willis et Lower, attribuèrent ce résultat à une paralysie du cœur, déterminée par l'opération (*c*); mais d'autres expérimentateurs virent que la section des nerfs en question ne produit rien d'analogue (*d*), et Haller fut conduit à considérer ces nerfs comme n'ayant pas d'action sur le cœur (*e*). Enfin les recherches de Legallois nous ont donné la clef de toutes les variations qui se remarquent dans les résultats de cette vivisection; car elles ont établi que la mort prompte qui s'observe parfois dans les expériences de ce genre résulte non pas de la cessation des battements du cœur, mais de la paralysie des muscles dilatateurs de la

(*a*) Voyez Morgagni, *De sedibus et causis morborum*, epist. XIX, art. 23.
(*b*) Galien, *De Hippocr. et Platon. decretis*, lib. II, cap. VI, et *De locis affectis*, lib. I, cap. VI.
(*c*) Piccolomini, *Anatomicæ prælectiones*, 1586, p. 272.
— Willis, *Nervorum descriptio* (*Opera omnia*, 1682, t. I, p. 86).
— Lower, *Tractatus de corde*, 1708, p. 90.
— Bohn, *Circulus anat. et physiol.*, 1697, p. 104.
(*d*) Riolan, *Opera anatomica*, 1649, p. 414.
— Plempius, *Fundamenta medicinæ*, 1644, p. 112.
— Chirac (voyez Senac, *Traité du cœur*, 1777, t. I, p. 424).
(*e*) Haller, *Elementa physiologiæ corporis humani*, t. I, p. 463.

Opinion de Legallois.

Ainsi Legallois, après avoir reconnu que l'ablation du cerveau n'arrête pas les battements du cœur, pourvu que la vie de l'Animal soit entretenue à l'aide de la respiration artificielle, trouva que cet organe est subitement paralysé lorsqu'en introduisant un stylet dans le canal vertébral, on écrase la moelle épinière; et il en conclut que la force en vertu de laquelle le cœur se contracte provient de cette portion centrale du système nerveux (1). Mais ce physiologiste aurait été plus réservé dans ses déductions, s'il avait connu les résultats obtenus par les expériences de quelques-uns de ses devanciers.

La contractilité du cœur ne dépend pas de la moelle épinière.

En effet, Zimmermann et Spallanzani avaient constaté que l'ablation complète de la moelle épinière pouvait être pratiquée sans déterminer la paralysie du cœur (2). Wilson Philip, en répétant les expériences de Legallois, a reproduit les faits observés par ce physiologiste, mais a trouvé

glotte; paralysie qui, à son tour, détermine l'asphyxie, si les cartilages du larynx ne sont pas assez résistants pour maintenir par eux-mêmes la communication libre entre l'arrière-bouche et les voies pulmonaires (*a*). Quant à l'influence que la section des pneumogastriques exerce réellement sur les mouvements du cœur, nous y reviendrons bientôt.

(1) Dans les expériences de Legallois, présentées à l'Académie des sciences en 1811, et faites sur de très jeunes Lapins, la respiration artificielle fut pratiquée lorsque les mouvements naturels du thorax devenaient insuffisants. Dans ces conditions, la décapitation n'interrompit pas la circulation; mais la destruction de la moelle épinière par écrasement détermina presque immédiatement la cessation des mouvements du cœur, et cela lors même que cette opération n'avait été étendue qu'à la région cervicale seulement ou bornée à la région dorsale (*b*).

(2) Zimmermann, ayant détruit le cerveau et la moelle épinière d'un Chien, ouvrit la poitrine de cet Animal, et vit que le mouvement du cœur se soutenait; au bout d'une heure, tout indice d'activité avait disparu (*c*).

Spallanzani fit une expérience analogue sur un Triton (*d*).

(*a*) Legallois, *Expériences sur le principe de la vie* (*Œuvres*, t. I, p. 152 et suiv.).

(*b*) Idem, *ibid.*, t. I, p. 96 et suiv.

(*c*) Zimmermann, *Dissert. de irritabilitate*. Göttingue, 1751. Voyez Haller, *Mém. sur les parties sensibles et irritables du corps animal*, t. II, p. 37.

(*d*) Spallanzani, *Expériences sur la circulation*, p. 342.

aussi que, même chez les Mammifères, les battements du cœur peuvent, dans certains cas, persister après la destruction complète de l'axe cérébro-spinal (1). Enfin M. Flourens a fait voir plus récemment que, même chez les Oiseaux, la circulation, soutenue par la respiration artificielle, peut continuer pendant plus d'une heure après que l'on a enlevé ou détruit le système cérébro-spinal tout entier (2).

Pour prouver que le principe d'activité du cœur ne provient pas de la moelle épinière, ainsi que le supposait Legallois, on peut arguer aussi des cas tératologiques dans lesquels la circulation du sang s'est effectuée de la manière ordinaire, bien que tout l'axe cérébro-spinal, frappé d'un arrêt de développement, eût depuis longtemps disparu de l'organisme (3).

(1) Wilson Philip reconnut qu'en opérant soit sur des Grenouilles, soit sur des Lapins rendus insensibles par un coup porté sur la tête, et maintenus en vie au moyen de la respiration artificielle, on pouvait enlever la totalité de l'axe cérébro-spinal sans arrêter les battements du cœur, et, dans ces conditions, la destruction de la moelle épinière à l'aide d'un stylet mince introduit dans le canal rachidien n'affecta pas davantage les mouvements de cet organe. Mais ce physiologiste observa des phénomènes analogues à ceux décrits par Legallois lorsqu'il écrasait brusquement, soit l'encéphale, soit la moelle épinière, par un coup de marteau, par exemple. Chez les Lapins, cette destruction subite du cerveau arrêta temporairement la circulation, et les battements du cœur, sans être anéantis, furent beaucoup affaiblis par l'écrasement rapide de la moelle épinière effectué à l'aide d'un gros stylet plongé dans le canal vertébral. Dans tous les cas, cependant, Wilson Philip vit les mouvements du cœur se rétablir spontanément après un certain temps de repos (a).

Les résultats obtenus par ce physiologiste ont été confirmés par plusieurs autres expérimentateurs (b).

(2) M. Flourens a trouvé qu'en pratiquant la respiration artificielle, on pouvait soutenir la circulation chez les Oiseaux pendant plus d'une heure après la destruction de tout le système cérébro-spinal (c).

(3) Lallemand a constaté l'absence

(a) W. Philip, *An Experimental Inquiry into the Laws of the Vital Functions*, p. 56 et suiv.

(b) Weinholdt, *Versuch über das Leben und seine Grundkräfte auf dem Wege der Experimental-Physiologie*, 1817.
— Nasse, *Untersuchungen zur Lebensnaturlehre und zur Heilkunde*, 1818.
— Wedemeyer, *Untersuchungen über den Kreislauf des Bluts*, 1828.
— Halliday, *Dissert. sur la cause des mouvements du cœur*. Thèse, Paris, 1824, n° 90.

(c) Flourens, *Recherches expérimentales sur les propriétés et les fonctions du système nerveux*, 1824, p. 191.

La contractilité du cœur ne dépend pas des ganglions extra cardiaques

Des expériences analogues à celles dont je viens de parler, mais faites sur les autres centres nerveux avec lesquels le cœur se trouve en relation, par l'intermédiaire des nerfs qui s'y rendent, montrent également que la faculté contractile de cet organe ne dépend de l'action d'aucun de ces foyers d'innervation situés au loin, et ne peut tenir qu'à une force engendrée sur place, c'est-à-dire dans l'intérieur du cœur lui-même. Effectivement, on a pu détruire tour à tour chacun des ganglions nerveux qui se trouvent dans son voisinage, ou dans d'autres régions plus éloignées, sans arrêter ses battements (1).

complète de la moelle épinière et de l'encéphale chez un fœtus humain qui était arrivé presque à terme, et qui n'aurait pu vivre de la sorte dans le sein de sa mère, si son cœur ne s'était pas contracté de manière à effectuer la circulation du sang.

Cet auteur cite aussi un certain nombre de faits analogues recueillis par Morgagni, Ruysch et plusieurs autres pathologistes (*a*).

(1) Prochaska fut, je crois, le premier à attribuer aux ganglions du grand sympathique la production de la force nerveuse qui entretiendrait la contractilité du cœur (*b*), et cette hypothèse a été soutenue de nos jours par plusieurs physiologistes (*c*); mais les foyers d'innervation auxquels ils faisaient allusion sont les ganglions cervicaux ou les autres organes du même ordre, qui sont situés plus ou moins loin du cœur, et la persistance des mouvements de ce viscère après sa résection suffirait pour prouver que le principe de ces mouvements ne saurait être localisé de la sorte en dehors de sa substance. Ainsi, dans un premier travail sur cette question, M. Brachet (de Lyon) a cru pouvoir établir expérimentalement que la section des nerfs qui émanent des ganglions cervicaux moyens et inférieurs détermine immédiatement la cessation des contractions du cœur (*d*). D'autres expérimentateurs ont constaté que cela n'est pas (*e*); puis, dans une nou-

(*a*) Lallemand, *Observations pathologiques propres à éclairer divers points de physiologie*. Thèse, Paris, 1818, et 2ᵉ édit., 1825, p. 40 et suiv.

(*b*) Prochaska, *Commentatio de functionibus systematis nervosi* (*Operum minorum* pars 2, p. 166).

(*c*) Lallemand, *Observations pathologiques propres à éclairer plusieurs points de physiologie*, 2ᵉ édit., 1825, p. 70 et suiv.

(*d*) Brachet, *Mém. sur les fonctions du système nerveux ganglionnaire*, 1821, p. 47.

(*e*) Milne Edwards et Vavasseur, *De l'influence que les ganglions cervicaux moyens et inférieurs du grand sympathique exercent sur les mouvements du cœur* (*Ann. des sciences nat.*, 1826, t. IX, p. 329).

Voyez aussi à ce sujet :

— Dupuis, *Observ. et expér. sur l'enlèvement des ganglions cervicaux des nerfs trisplanchniques des Chevaux* (*Journ. de méd.*, 1816, t. XXXVII, p. 340).

— Jobert, *Études sur le système nerveux*, 1838, p. 294.

On sait d'ailleurs que le cœur d'un Animal vivant continue de se contracter avec force et régularité, pendant un temps assez long, après qu'on l'a arraché de la poitrine (1).

Quelques physiologistes ont pensé qu'on pouvait expliquer

velle publication, le même auteur attribua ce rôle aux ganglions cardiaques qui sont placés près de la base du cœur (*a*); mais M. Longet a fait voir que ceux-ci pouvaient aussi être détruits sans que les battements de cet organe fussent interrompus par l'opération. Ainsi M. Longet, après avoir arraché le cœur d'un Animal vivant et en avoir retranché les oreillettes ainsi que les gros vaisseaux, en racla la base de façon à détruire complétement le plexus ganglionnaire situé dans cette partie, et il vit cependant les battements persister avec énergie (*b*).

Si les ganglions intrinsèques du cœur se trouvaient seulement dans la partie ainsi nettoyée, il faudrait conclure de cette expérience que l'irritabilité du cœur est complétement indépendante du système nerveux; mais l'anatomie nous apprend que certains petits centres médullaires du même ordre sont logés plus profondément dans l'épaisseur des parois ventriculaires (*c*), et par conséquent on peut supposer, par analogie, que si une puissance nerveuse est nécessaire à l'entretien de cette irritabilité, cette force serait développée dans ces derniers ganglions.

(1) Haller, avec son érudition accoutumée, a réuni un grand nombre d'observations éparses dans les auteurs, relativement à la durée des battements du cœur de divers Animaux après la résection de cet organe. Leeuwenhoeck a vu le cœur d'une Anguille se mouvoir ainsi pendant six heures; Redi a vu ce phénomène se maintenir pendant neuf heures dans le cœur d'une Torpille, et Montanus dit que chez le Saumon les battements ont persisté pendant vingt-quatre heures. Haller rapporte aussi des exemples d'une durée encore plus grande de l'irritabilité chez des Reptiles, surtout chez des Serpents (*d*). Chez les Mammifères et les Oiseaux adultes, les contractions du cœur ne se continuent en général que pendant quelques minutes après son extirpation; mais chez les Mammifères hibernants l'irritabilité se conserve quelquefois pendant fort longtemps. Ainsi Templer rapporte que, ayant ouvert deux Hérissons vivants, et ayant détaché le cœur, il vit cet organe, placé sur un plat, exécuter des mouvements alternatifs de systole et de diastole pendant deux heures; pendant la dernière demi-heure, les contractions s'étaient beaucoup affaiblies, mais se ranimaient quand on piquait l'organe avec la pointe d'une aiguille. Enfin un quart d'heure après que les cœurs en question eurent

(*a*) Brachet, *Recherches expérimentales sur les fonctions du système nerveux ganglionnaire*, 1830, p. 120 et suiv.).

(*b*) Longet, *Anatomie et physiologie du système nerveux*, t. II, p. 605.

(*c*) Voyez tome III, page 508.

(*d*) Haller, *Elementa physiologiæ*, t. I, p. 471.

cette persistance de l'irritabilité du cœur, ainsi séparé du reste du corps, par l'hypothèse de l'accumulation préalable d'une certaine quantité de force nerveuse qui aurait été engendrée dans la moelle épinière ou dans quelque autre foyer d'innervation plus ou moins éloigné de cet organe, et transmise à celui-ci par l'intermédiaire des nerfs (1).

La puissance contractile du cœur s'engendre dans cet organe.

Au premier abord, cette interprétation des faits peut paraître plausible, mais elle ne me semble pas être l'expression de la vérité. Effectivement, il est d'autres expériences qui prouvent, à mes yeux, que la production de la force dont dépend la contractilité du cœur, tout en pouvant être influencée par l'action des grands centres médullaires avec lesquels cet organe est en relation, a lieu sur place, et résulte de l'action, soit des fibres musculaires, soit des petits foyers d'innervation qui se trouvent en assez grand nombre dans l'épaisseur des parois ventriculaires.

Si le cœur tirait d'une source étrangère la puissance en vertu de laquelle ses fibres se contractent sous l'influence des stimulants locaux, cette force irait toujours en diminuant à mesure que l'on s'éloigne davantage du moment où cet organe ne pourrait plus en recevoir du dehors, soit parce que le foyer d'innervation aurait été détruit, soit parce que la communication avec celui-ci aurait été interrompue. Or les choses ne se passent pas de la sorte.

Wilson Philip, dont j'ai déjà eu l'occasion de citer les travaux, a reconnu que la paralysie du cœur déterminée par l'écrasement brusque de la moelle épinière ou du cerveau n'est pas permanente. Si l'on entretient la vie de l'Animal au moyen de la

cessé de battre de la sorte, il vit les pulsations reparaître sous l'influence d'une douce chaleur (*a*).

(1) Voyez Longet, *Anat. et phys. du système nerveux*, t. II, p. 601.

(*a*) Templer, *Upon the Motion of the Hearts of two Urchins after their being Cut out* (*Philos. Trans.*, 1673, t. VIII, p. 6016).

respiration artificielle, le cœur retrouve peu à peu son irritabilité, et recommence à battre, bien qu'il ne puisse plus tirer du dehors aucune nouvelle provision de force nerveuse (1).

Influence des ganglions cardiaques.

§ 6. — Mais, comme nous l'avons vu précédemment (2), il existe dans l'épaisseur des parois du cœur une multitude de nerfs, ainsi qu'un certain nombre de ganglions qui, par analogie, doivent être considérés comme autant de foyers d'innervation, et, par conséquent, tout en circonscrivant aux limites du cœur lui-même le siége du travail vital dont résulte sa force contractile, il nous reste encore à déterminer si cette force est engendrée par ses éléments nerveux ou par ses fibres musculaires, ou, en d'autres termes, si la contractilité musculaire est une propriété inhérente aux fibres constitutives des muscles ou une puissance qui leur est communiquée par les nerfs.

Source de l'irritabilité musculaire.

Depuis le temps de Haller les physiologistes sont partagés d'opinions à ce sujet, et aujourd'hui encore deux hypothèses sont en présence.

Haller supposait que l'irritabilité est une propriété inhérente à la fibre musculaire et ne dépend pas de l'activité fonctionnelle du système nerveux.

La plupart des physiologistes de l'époque actuelle considèrent au contraire cette propriété comme étant communiquée aux muscles par les nerfs, et se sont appliqués à découvrir le siége de la production de la force nerveuse dont cette faculté dépendrait (3). Nous examinerons d'une manière complète cette

(1) On doit à M. Schiff beaucoup d'expériences qui tendent aussi à établir que les mouvements rhythmiques du cœur ne dépendent pas d'une action nerveuse réflexe et n'ont pas leur principe au dehors de cet organe lui-même (*a*).

(2) Voyez tome III, page 510.

(3) La position de ces ganglions diffus est telle, qu'il serait difficile d'obtenir par des vivisections des preuves directes de leur influence sur les mouvements du cœur. En effet, nous avons vu que, chez les Mammi-

(*a*) Schiff, *Ueber der Modus der Herzbewegung* (*Arch. für phys. Heilk.*, t. IX).

question délicate, lorsque nous étudierons particulièrement les fonctions du système nerveux, et, pour le moment, je me bornerai à dire que des expériences récentes tendent à faire prévaloir la théorie hallérienne. Effectivement, mon savant collègue, M. Cl. Bernard, et M. Kölliker, professeur à l'université de Wurtzbourg, ont établi qu'à l'aide de certaines substances toxiques on peut annihiler l'action des nerfs moteurs chez un Animal vivant, sans détruire l'irritabilité des muscles (1), et que, d'autre part, on peut faire perdre à ces derniers organes

fères, il en existe sur le trajet de plusieurs branches des nerfs du cœur. Mais les expériences dans lesquelles on a divisé en fragments plus ou moins minimes le cœur de la Grenouille, sans faire cesser les phénomènes de contraction dans les portions ainsi isolées, sont défavorables à l'hypothèse de l'origine nerveuse de la puissance contractile.

Un des arguments qu'on a employés contre la théorie hallérienne est fondé sur l'analogie qui se remarque dans les effets de l'opium appliqué sur un nerf ou introduit directement dans la cavité du cœur.

Haller croyait que le cœur n'était pas soumis à l'influence sédative des narcotiques, parce que dans les cas où la sensibilité et les autres fonctions cérébrales sont interrompues par l'action générale de ces substances, on voit le cœur continuer à battre ; mais cela prouve seulement que le système cérébro-spinal est plus facile à engourdir ainsi que ne le sont les nerfs cardiaques et leurs ganglions, et un des contemporains de Haller, Whytt, a constaté que le cœur n'est pas soustrait à l'influence de l'opium (a). L'action sédative de cette substance sur ce viscère a été mieux démontrée par les expériences de M. W. Henry. Ce physiologiste a vu que l'injection d'une certaine quantité de solution aqueuse d'opium dans les cavités du cœur, chez le Lapin, est suivie non-seulement de la cessation de tout mouvement spontané dans cet organe, mais de la perte complète de l'irritabilité. L'action sédative de cette substance est beaucoup moins marquée quand on l'applique extérieurement (b).

(1) On sait depuis longtemps que le *curare* ou *woorara*, substance dont les indigènes de l'Amérique méridionale se servent pour empoisonner leurs flèches (c), paralyse les mouvements volontaires, mais n'arrête pas les

(a) Whytt, *Physiological Essays*.

(b) W. C. Henry, *A Critical and Experimental Inquiry into the Relations between Nerve and Muscle* (*Edinburgh Med. and Surg. Journal*, 1832, t. XXXVII, p. 11).

(c) Voyez Brodie, *Experiments and Observations on the Different Modes in which Death is produced by certain Vegetable Poisons* (*Philos. Trans.*, 1812 ; réimprimé dans ses *Physiolog. Research.*, p. 57 et suiv.).

leur irritabilité, sans altérer d'une manière appréciable les propriétés du système nerveux (1). Cette analyse physiologique

battements du cœur (a). Or M. Cl. Bernard a fait voir que cette paralysie dépend de l'annihilation de l'excitabilité des nerfs moteurs, mais laisse subsister l'irritabilité des muscles auxquels ces nerfs se rendent. En effet, quand l'organisme est sous l'influence de ce poison, le galvanisme appliqué à l'un de ces nerfs ne produit aucune contraction dans les muscles correspondants ; mais, en faisant agir ce stimulant directement sur les fibres musculaires, on provoque dans celles-ci les mouvements ordinaires (b). Une autre expérience, due à M. Kölliker, vient compléter les résultats ainsi obtenus, car elle montre que cette espèce de paralysie dépend de l'action locale du curare sur les nerfs situés dans l'épaisseur même des muscles affectés. Ce poison agit par l'intermédiaire du sang, qui le transporte dans les diverses parties de l'organisme, et M. Kölliker a constaté que si l'on empêche le fluide en circulation d'arriver dans un muscle en particulier, on préserve celui-ci de la paralysie générale dont le reste du système locomoteur est frappé (c). M. Bernard a fait plus récemment des expériences analogues (d). Il paraîtrait donc que, sous l'influence toxique du curare, les mouvements généraux sont anéantis, parce que les nerfs moteurs deviennent inaptes à mettre en jeu l'irritabilité des muscles, mais que cette irritabilité persiste dans toutes les parties de l'organisme, et continue à produire des contractions là où des stimulants d'un autre ordre interviennent : dans le cœur, par exemple, où le contact du sang provoque les mouvements systolaires.

Dans l'empoisonnement par le chlorure de baryum, M. Brodie a remarqué aussi que les battements du cœur persistaient et pouvaient être même plus fréquents que d'ordinaire, bien que l'Animal fût dans un état d'insensibilité générale avec paralysie et dilatation de la pupille (e).

(1) Cette annihilation de l'irrita-

(a) Voyez Humboldt, *Voyage aux régions équatoriales*, t. II, p. 547 et suiv.
— Roulin et Boussingault, *Examen chimique du curare, poison des Indiens de l'Orénoque* (*Ann. de chim.*, 1828, t. XXXIX, p. 24).
— Pelletier et Persoz, *Examen chimique du curare* (*Ann. de chim.*, 1829, t. XL, p. 213).
— R. Schomburg, *On the Urari, the Arrow Poison of the Indians* (*Ann. of Nat. Hist.*, 1841, t. VII, p. 407).
— Reynoso, *Recherches sur le curare*. Paris, 1835.
— R. Schomburg, *On the Urari* (*Pharmaceutical Journal*, April, 1857).

(b) Cl. Bernard et Pelouze, *Recherches sur le curare* (*Comptes rendus de l'Académie des sciences*, 1850, t. XXXI, p. 533).
— Cl. Bernard, *Action du curare et de la nicotine sur le système nerveux et sur le système musculaire* (*Comptes rendus de la Société de biologie*, 1850, t. II, p. 195).

(c) Kölliker, *Physiologische Untersuchungen über die Wirkung einiger Gifte* (Virchow's *Archiv für pathologische Anat. und Physiol.*, 1856, t. IX).

(d) Cl. Bernard, *Leçons sur les effets des substances toxiques et médicamenteuses*, 1857, p. 267 et suiv., p. 463 et suiv.

(e) Brodie, *Further Observations and Experiments in the Action of Poisons on the Animal System* (*Philos. Trans.*, 1812, et *Physiolog. Research.*, p. 91 et suiv.).

des fonctions conduit donc à faire penser que l'irritabilité n'est pas sous la dépendance des nerfs, et appartient à la fibre musculaire elle-même (1).

Action de divers poisons sur la contractilité du cœur.

§ 7. — Il est aussi à noter que la puissance contractile du cœur peut être considérablement affaiblie, ou même détruite par l'action de certains poisons, sans que des effets du même ordre se manifestent en même temps dans le système nerveux cérébro-spinal ou dans les muscles qui en dépendent. Ainsi, dans les cas d'empoisonnement déterminés chez des Chiens par l'upas antiar, on a vu les mouvements respiratoires continuer après que le cœur avait cessé de battre (2), et, dans d'autres expériences faites sur des Grenouilles pour constater le mode d'action du sulfate de cuivre, on a vu également le cœur s'arrêter lorsque l'Animal exécutait encore des mouvements volon-

bilité dans tout le système musculaire est déterminée par l'action du sulfocyanure de potassium. Dans les cas d'empoisonnement par cette substance, le cœur cesse de battre et les autres muscles ne se contractent plus sous l'influence du galvanisme, mais les nerfs de la sensibilité conservent leur excitabilité (a).

(1) Les expériences dont je viens de parler ne me semblent pas suffire pour trancher complétement la question en litige, car les influences exercées par le système nerveux sont très variées, et nous savons que certaines substances toxiques annihilent une ou plusieurs des propriétés de ce système sans détruire les autres facultés nerveuses. Il serait par conséquent possible que l'innervation ne fût pas complétement suspendue dans le tissu musculaire dont les nerfs sont devenus indifférents aux excitants qui d'ordinaire provoquent leur action sur des parties irritables. Du reste, nous examinerons à fond cette question dans une autre partie de ce cours.

(2) L'upas antiar est un poison préparé par les Javanais avec le suc d'un arbre de la famille des artocarpées nommé *Antiaris toxicaria*.

Sir B. Brodie a trouvé que l'introduction d'une très petite quantité de cette substance dans une plaie est promptement suivie d'un grand ralentissement des battements du cœur ; les contractions de cet organe deviennent irrégulières et s'interrompent fréquemment, tandis que les mouvements respiratoires continuent avec leur amplitude et leur fréquence ordinaire. La mort arrive subitement, et quand l'Animal tombe, son cœur ne bat plus, bien qu'il puisse encore faire

(a) Cl. Bernard, *Leçons sur les effets des substances toxiques*, p. 354 et suiv.

laires, ou que ses membres étaient agités de contractions convulsives très violentes (1).

J'ajouterai que le cœur, séparé du reste de l'organisme, éprouve des effets analogues par le contact de diverses sub-

des mouvements respiratoires et qu'il y ait quelquefois des mouvements convulsifs des membres (*a*).

Récemment M. Kölliker a fait des expériences analogues sur des Grenouilles, et il a trouvé aussi que la paralysie du cœur par l'upas antiar précède la cessation des mouvements volontaires (*b*).

J'ajouterai que le poison des Madécasses, provenant d'un arbre appelé *Tanghinia venenifera*, détermine également la cessation des mouvements du cœur et ne produit qu'assez longtemps après la paralysie des muscles volontaires et automatiques. Le ventricule reste dans un état de contraction permanente (*c*).

(1) On doit à M. J. Blake beaucoup d'expériences intéressantes sur l'action que diverses substances minérales exercent sur le cœur, lorsqu'on les introduit directement dans le torrent de la circulation. Quelques centigrammes de sulfate de zinc, administrés de la sorte, déterminent, au bout de peu de secondes, chez le Chien, une grande diminution dans la force des contractions ventriculaires, ainsi que ce physiologiste s'en est assuré en mesurant par l'hémodynamomètre de M. Poiseuille la pression du sang dans les artères. L'injection d'une quantité un peu plus considérable de ce sel arrête presque subitement les battements du cœur et détruit l'irritabilité de cet organe.

Le sulfate de magnésie produit des effets analogues, mais moins intenses.

Le sulfate de cuivre, au contraire, est plus actif. Dans une expérience faite sur un Chien, l'injection de 30 centigrammes fut suivie immédiatement de quelques palpitations irrégulières du cœur, puis d'une grande diminution dans la pression exercée par cet organe sur le sang artériel, et l'emploi d'une dose un peu plus considérable du même sel détermina en douze secondes la cessation de tout mouvement dans les oreillettes aussi bien que dans les ventricules (*d*).

Pour mettre mieux en évidence les effets produits par le sulfate de cuivre sur le jeu du cœur, M. Moreau a fait sur des Grenouilles diverses expé-

(*a*) Brodie, *Op. cit.* (*Physiological Researches*, p. 60 et suiv.).

(*b*) Kölliker, *Einige Bemerkungen über die Wirkung des Upas antiar* (*Verhandlungen der Würzburger phys.-med. Gesellschaft*, 1857, Bd. VIII).

(*c*) Kölliker et Pelikan, *Some Remarks on the Physiological Action of the* Tanghinia venenifera (*Proceed. of the Royal Soc.*, 1858, t. IX, p. 173).

(*d*) M. Blake a publié plusieurs Mémoires relatifs à l'influence exercée par diverses substances toxiques sur la contractilité du cœur ; ce sont : 1° *Observ. on the Physiological Effects of various Agents introduced into the Circulation, as indicated by the Hæmodynamometer* (*Edinb. Med. and Surg. Journ.*, 1839, t. LI, p. 331). — 2° *On the Action of Poisons* (*Op. cit.*, t. LIII, p. 331, et t. LVI, p. 412).— 3° *On the Action of the Saline Substances when introduced into the Vascular System* (*Op. cit.*, 1840, t. LIV, p. 339). — 4° *Mém. sur les effets de diverses substances injectées dans le système circulatoire* (*Archives générales de médecine*, 1839, 3e série, t. VI, p. 284).

stances toxiques. Ainsi le cœur d'une Grenouille, isolé de la sorte et placé dans des conditions favorables, peut continuer à battre pendant plusieurs heures, tandis que son irritabilité se

riences dans lesquelles, au moyen d'une ouverture pratiquée à la paroi antérieure du thorax, cet organe fut poussé au dehors, opération qui ne paraît causer aucune perturbation grave dans ses fonctions, car les Animaux préparés de la sorte peuvent être facilement conservés pendant une huitaine de jours. Le cœur, ainsi mis à nu, bat avec la régularité ordinaire ; mais si l'on introduit un peu de sulfate de cuivre dans l'abdomen, en moins d'une heure les pulsations cessent complétement. Après que le cœur est devenu ainsi tout à fait inactif, M. Moreau a vu cependant l'animal exécuter quelques mouvements volontaires, et pendant cinq minutes il y eut encore quelques mouvements réflexes assez énergiques. Le galvanisme appliqué aux nerfs lombaires déterminait des mouvements violents dans les muscles des membres inférieurs, mais le cœur ne se contractait plus sous l'influence des stimulants.

Ce physiologiste a vu aussi l'excitabilité des nerfs périphériques persister plusieurs heures chez des Grenouilles, après la cessation des mouvements du cœur dans l'empoisonnement par le sulfate de mercure, et il a obtenu des effets analogues en employant d'autres préparations du même métal (*a*).

Les sels de baryte et de strontiane, injectés dans les veines, détruisent aussi très rapidement l'irritabilité du cœur, sans faire cesser les contractions des muscles des membres (*b*).

On connaît un grand nombre d'autres substances qui, introduites dans le torrent de la circulation en quantités même assez faibles, diminuent beaucoup la puissance contractile du cœur, ou même en arrêtent plus ou moins complétement l'action. Tels sont :

L'acide oxalique (*c*);

L'acide cyanhydrique, et le cyanure d'ammoniaque (*d*);

Le nitrate de potasse (*e*).

Le bichlorure de mercure (*f*).

Dans l'empoisonnement par l'arsenic, l'irritabilité du cœur est considérablement diminuée ou même éteinte (*g*). Appliquée directement

(*a*) Moreau, *Recherches sur l'action des poisons sur le cœur* (*Mém. de la Soc. de biologie*, 1855, 2e série, t. II, p. 171).

(*b*) Blake, *Op. cit.* (*Edinb. Med. and Surg. Journ.*, 1841, t. LVI, p. 113 et suiv.).

(*c*) Christison et Coindet, *An Experim. Inquiry on Poisoning by Oxalic Acid* (*Edinburgh Med. and Surg. Journ.*, 1823, t. XIX, p. 184, 324 et suiv.).

(*d*) Mayer, *Die Vergiftung durch Blausäure* (*Arch. für physiol. Heilkunde*, 1843, t. II, p. 249).
— Schiff, *Modus der Herzbewegung* (*Arch. für phys. Heilkunde*, t. IX).

(*e*) Blake, *Op. cit.* (*Arch. gén. de méd.*, 1839, 3e série, t. VI).

(*f*) Brodie, *Further Obs. and Exp. on the Action of Poisons* (*Philos. Trans.*, 1812, et *Physiol. Researches*, p. 98).
— Schiff, *Experimentelle Untersuchungen über die Nerven des Herzens* (*Arch. für physiol. Heilk.*, 1849, t. VIII, p. 186). — *Modus der Herzbewegung* (*Archiv für physiol. Heilkunde*, 1850, t. IX, p. 55).

(*g*) Jäger, *Dissertatio de effectibus arsenici in varios organismos*. Tübingen, 1808.
— Brodie, *Op. cit.*, p. 82 et suiv.
— Schiff, *Op. cit.*, p. 55.

perd en cinq ou six minutes dans le gaz acide carbonique, et en deux minutes quand il est exposé à l'action du chlore (1).

§ 8. — Mais si le principe de l'irritabilité musculaire ne réside pas dans le système nerveux, il n'en est pas moins évident que les divers foyers d'innervation exercent une très grande influence sur le développement de cette force. Effectivement, nous avons déjà vu, par les expériences de Legallois, que la destruction brusque de la moelle épinière arrête les mouvements du cœur, et Wilson Philip a trouvé que le même effet se produit lorsqu'on écrase tout à coup le cerveau (2). Mais, lorsque préalablement, on a interrompu les communications nerveuses entre le système cérébro-spinal et le cœur, en coupant les deux nerfs pneumogastriques qui s'étendent de la moelle allongée jusque dans l'abdomen et qui fournissent des branches à cet organe, la destruction de la moelle épinière ou de l'encéphale n'est plus suivie des mêmes effets : le cœur continue à battre.

Influence du système nerveux sur le développement de la contractilité du cœur.

Les effets sédatifs de certains médicaments sur la circula-

sur un nerf, cette substance en détruit aussi l'excitabilité ; mais, introduite dans la circulation, elle ne produit pas le même effet.

L'opium exerce une action sédative sur le cœur, même chez des Animaux dont tout l'axe cérébro-spinal a été détruit préalablement (*a*).

(1) M. Castell a publié une série intéressante d'expériences sur la durée de l'activité du cœur séparé de l'organisme et placé dans divers gaz. Elles ont été faites sur des Grenouilles, et ce physiologiste a vu que dans l'oxygène les battements persistaient pendant douze heures, tandis que dans l'hydrogène ou dans l'azote le cœur cessa de se contracter au bout d'environ une heure, mais sans avoir perdu son irritabilité. Dans le gaz acide sulfhydrique la paralysie s'est déclarée, terme moyen, au bout de douze minutes, et dans l'acide carbonique au bout d'environ six minutes. Le protoxyde d'azote détermine des effets non moins prompts, et l'action sédative du gaz acide sulfureux est encore plus rapide. Enfin, le gaz acide hydrochlorique, de même que le chlore, détruit toute irritabilité en deux minutes (*b*).

(2) Voyez ci-dessus, page 136.

(*a*) Castell, *Ueber das Verhalten des Herzens in verschiedenen Gasarten* (Müller's *Archiv für Anat. und Physiol.*, 1854, p. 248).

(*b*) Whytt, *An Account of Experiments made with Opium on living or dying Animals* (*Works*, 1768, p. 311).

tion, la digitale, par exemple, sont la conséquence de l'action de ces substances sur le cerveau, et cessent de se produire quand la communication entre le cœur et l'encéphale par l'intermédiaire des nerfs pneumogastriques vient à être interrompue. On peut donc les citer aussi comme preuves de l'influence de l'axe cérébro-spinal sur les mouvements du cœur (1).

Mais l'action des grands centres nerveux sur les mouvements de cet organe est plus facile à mettre en évidence à l'aide

(1) Vers la fin du siècle dernier, Cullen, médecin célèbre d'Édimbourg, constata la propriété dont jouit la digitale pourprée de ralentir les battements du cœur, et depuis lors on a fait souvent usage de ce médicament pour combattre les palpitations, les hémorrhagies, etc. Administrée à doses modérées, elle détermine en général une diminution de 15 à 20 pulsations par minute et même davantage. Ferriar a vu le nombre des battements du cœur être réduit ainsi de moitié, et l'on cite un cas dans lequel le pouls est tombé à 17 sous l'influence de cette substance (*a*). A hautes doses, la digitale produit souvent des effets contraires. Récemment, M. Traube (de Berlin) a fait des expériences intéressantes sur l'action de cette substance. En injectant une certaine quantité de digitale dans les veines d'un Chien, il a fait descendre le pouls de 128 à 32 dans l'espace d'une heure; mais quand la dose dépassait certaines limites, les battements du cœur se sont accélérés et sont montés à plus de 200. Lorsque les nerfs pneumogastriques étaient coupés préalablement, l'injection de la digitale dans les veines ne déterminait aucun effet appréciable sur les mouvements du cœur (*b*).

Il est aussi à noter que dans certains états pathologiques du système nerveux, dans les cas de commotions violentes du cerveau, par exemple, le pouls devient souvent très rare. Chomel cite un cas de ce genre dans lequel, pendant plusieurs heures, le cœur ne donnait que 14 battements par minute (*c*).

On a vu aussi les battements du cœur devenir intermittents sous l'influence de la pression exercée par une tumeur sur les filets des nerfs pneumogastriques qui se rendent au plexus cardiaque (*d*).

(*a*) Ferriar, *An Essay on the Medical Properties of* Digitalis purpurea, 1799.
— Hamilton, *Observ. on* Digitalis purpurea *or Foxglove*, 1807, p. 87.
— Bidault de Villiers, *Essai sur les propriétés médicinales de la digitale pourprée*, 1812.
— Homolle et Quevenne, *Mém. sur la digitaline et la digitale pourprée* (*Archives de physiologie* de Bouchardat, 1854, p. 176).

(*b*) Traube, *Ueber die Wirkungen der Digitalis* (Canstatt's *Jahresbericht*, 1853, t. V, p. 121).

(*c*) Chomel, *Pathologie générale*, p. 268.

(*d*) Heine, *Ueber die organische Ursache der Herzbewegung* (Müller's *Archiv für Anat. und Physiol.*, 1841, p. 234).

des expériences dans lesquelles on fait passer à travers la substance de ces foyers d'innervation un courant galvanique discontinu. En agissant de la sorte sur la moelle épinière, on détermine dans tous les muscles de l'appareil locomoteur des contractions tétaniques d'une grande violence, sans affecter notablement l'action du cœur ; mais M. Weber et M. Budge ont trouvé que si l'on dirige le même courant sur la moelle allongée, on arrête aussitôt les mouvements de ce dernier organe, et ce n'est pas une contraction permanente qu'on y détermine de la sorte, c'est un état de repos, une sorte de paralysie (1). La

(1) La plupart des auteurs attribuent tout le mérite de cette découverte importante à M. Ed. Weber (de Leipzig) ; mais elle me paraît avoir été faite en même temps par ce physiologiste et par M. Budge.

Le point de départ de toutes ces expériences est un travail publié en 1837 par M. Masson. Ce physicien trouva que le passage d'une série rapide de commotions galvaniques de la tête à l'abdomen détermine non-seulement des contractions tétaniques générales d'une grande intensité, mais la mort très promptement (*a*).

En 1845, M. Er. H. Weber communiqua à la réunion des naturalistes italiens à Naples les résultats des recherches qu'il avait faites en commun avec son frère sur la contraction musculaire, et d'après l'influence que l'excitation électro-magnétique de la moelle allongée ou des nerfs pneumogastriques exerce sur les mouvements du cœur, il arriva à cette conclusion : que l'énergie de ces mouvements dépend essentiellement de l'axe cérébro-spinal ; que le centre d'action de cette force est dans la moelle allongée ; que les nerfs pneumogastriques la transmettent de là au cœur ; enfin que le rhythme des mouvements du cœur est réglé par le grand sympathique (*b*).

Au commencement de 1846, M. Budge publia des expériences établissant que, chez la Grenouille, le passage d'un courant électro-magnétique discontinu dans la moelle allongée détermine le *repos du cœur*, tandis que les muscles de la vie animale sont mis dans un état de contraction spasmodique, et que les mouvements du cœur sont égalementsuspendus par la galvanisation discontinue des nerfs pneumogastriques (*c*).

Peu de temps après, MM. Weber firent paraître pour la première fois,

(*a*) Masson, *De l'induction d'un courant sur lui-même* (*Ann. de chimie et de physique*, 1837, t. LXVI, p. 29).

(*b*) Weber, *Circa l'influenza dell' asse cerebro-spinale et del gran simpatico su i movimenti del cuore* (*Atti della settima adunanza degli scienziati italiani tenuta in Napoli, in octobre* 1845, p. 712, Napoli, 1840).

(*c*) Budge, *Briefliche Mittheilung über die Herzbewegung* (Müller's *Archiv für Anat. und Physiol.*, 1846, p. 294).

section ou la ligature des nerfs pneumogastriques empêche ces effets de se produire ; mais si l'on galvanise de la même

en Allemagne, le travail dont des extraits avaient été communiqués précédemment à la réunion des naturalistes italiens, et en ce qui concerne le point dont nous nous occupons ici, ils y formulèrent des conclusions identiques avec celles présentées par M. Budge (*a*).

Une discussion s'est alors élevée sur la question de priorité entre M. Budge et MM. Weber, et c'est à raison de la communication faite l'année précédente, à la réunion de Naples, que l'on donna gain de cause à ces derniers. Mais rien dans les actes de cette réunion n'autorise à croire qu'antérieurement à la publication de M. Budge, MM. Weber eussent reconnu l'effet sédatif produit sur le cœur par la galvanisation discontinue de la moelle allongée ou des pneumogastriques ; et s'ils avaient vu que dans ces expériences les battements du cœur étaient arrêtés, il y a tout lieu de croire qu'ils attribuaient cet arrêt à une contraction permanente de l'organe et non au relâchement de ses fibres, puisqu'ils concluent de ces mêmes expériences que le principe d'activité du cœur réside dans la moelle épinière. Si la question de priorité ne devait se décider que sur ces pièces, M. Budge me paraîtrait donc avoir été incontestablement le premier à faire connaître au public le phénomène si curieux du repos du cœur sous l'influence de l'excitation de la moelle allongée ; mais on trouve dans les *Annales* d'Omodei, publiées à Milan, un autre document qui porte la date de 1845, et qui établit d'une manière plus nette les droits de MM. Weber. C'est un article des frères Weber, relatif aux expériences dont ils avaient communiqué précédemment quelques résultats au congrès de Naples, car le fait de l'arrêt des mouvements du cœur y est formellement annoncé (*b*). On sait cependant que les journaux de médecine italiens paraissent souvent fort longtemps après le moment qui est indiqué sur leur titre, et dans le mémoire publié par ces auteurs en 1846, il n'est pas fait mention de l'article dont je viens de parler. Il me semble donc probable que la découverte de MM. Weber a été faite à peu près en même temps que le travail de M. Budge, et que c'est indépendamment l'un de l'autre que ces deux auteurs sont arrivés au même résultat.

Quoi qu'il en soit, les faits ainsi introduits dans la science ont été bientôt après vérifiés et complétés par les expériences de MM. Schiff (*c*),

(*a*) E. H. Weber, *Ueber E. Weber's Entdeckungen in der Lehre von der Muskel Contraction* (Müller's *Archiv für Anat. und Physiol.*, 1846, p. 497).

(*b*) *Experimenta physiologica in theatro anatomico Lipsiensi facta a professoribus Ed. et Ern. H. Weber fratribus et ab hoc cum viris doctis septimi congressus Italici communicata.* Napoli (*Ann. univers. di medicina* del Dott. Omodei, t. CXVI, p. 227, nov. 1845).

(*c*) Schiff, *Experim. Untersuch. über die Nerven des Herzens* (*Arch. für physiol. Heilkunde*, 1849, t. VIII, p. 166 et 442). — *Der modus der Herzbewegung* (*Arch. für physiol. Heilkunde*, t. IX, p. 60).

manière le tronçon cardiaque du nerf coupé, on suspend les contractions du cœur, tout comme en galvanisant dans les

Höffa et Ludwig (*a*), Claude Bernard (*b*), Brown-Séquard (*c*) et plusieurs autres physiologistes (*d*).

On avait d'abord pensé que, pour produire cet arrêt des mouvements du cœur par la galvanisation des pneumogastriques, il fallait agir à la fois sur ces deux nerfs; mais M. Schiff a constaté que ce résultat peut être obtenu par la galvanisation d'un seul de ces nerfs, pourvu que le courant d'induction soit assez puissant (*e*), et que, si l'Animal soumis à l'expérience est très vigoureux, l'effet sédatif est moins marqué et ne détermine souvent qu'un ralentissement du pouls. Il paraîtrait aussi, d'après les expériences de M. Cl. Bernard, que l'influence exercée sur le cœur par la galvanisation des nerfs pneumogastriques, est moins grande chez les Oiseaux que chez les Mammifères et les Batraciens (*f*).

Si l'on continue l'expérience au delà d'un certain temps, l'influence paralysante s'émousse, et les battements du cœur peuvent se rétablir spontanément (*g*); mais on peut alors produire un nouvel arrêt en faisant passer le courant d'induction dans une portion du nerf située au-dessous du premier point d'application (*h*).

M. Eckbard a constaté qu'en soumettant les pneumogastriques à l'action du sel commun, on produit sur le cœur les mêmes effets qu'en surexcitant ces nerfs à l'aide d'un courant galvanique discontinu (*i*).

Enfin, il résulte des expériences de M. Waller, que l'exercice de cette in-

(a) Höffa et Ludwig, *Einige neue Versuche über Herzbewegung* (*Zeitschrift für rationn. Medicin*, 1850, t. IX, p. 127).

(b) En 1848, M. Lefebvre mentionna brièvement le fait de l'arrêt du cœur observé par M. Cl. Bernard quand ce physiologiste galvanisait l'extrémité périphérique des nerfs vagues (*Observ. d'anat., de physiol. et de pathol.*, thèse, Paris, 1848, n° 58), et plus récemment M. Cl. Bernard a publié une nouvelle série d'expériences sur ce sujet (voyez *Leçons sur la physiologie et la pathologie du système nerveux*, 1858, t. II, p. 381 et suiv.).

(c) Brown-Séquard, *De l'arrêt passif des battements du cœur par l'excitation galvanique de la moelle allongée et par la destruction subite du centre cérébro-rachidien* (*Comptes rendus de la Soc. de biologie*, 1850, t. II, p. 26).

(d) Mayer, *Ueber die Einwirkung der Magnetelektricität auf das Bluthers und die Lymphherzen* (Froriep's *Neue Notizen*, 1846, t. XXXVIII, p. 312).

— Jacobson, *Questiones de vi nervorum vagorum in cordis motu*. Halis, 1847 (voyez Canstatt's *Jahresber.*, 1848, t. I, p. 165).

— Bidder, *Ueber functionell verschiedene und räumlich getrennte Nervencentra im Froschherzen* (Müller's *Arch. für Anat. und Physiol.*, 1852, p. 163).

— Voyez aussi Budge, *Einfluss der Reizung und Zerstörung von Theilen des Gehirns und Rückenmarks auf Bewegung der vom N. sympathicus versorgten Organen* (Wagner's *Handwörterbuch der Physiologie*, 1846, t. III, p. 412).

(e) Schiff, *Exper. Untersuch. über die Nerven des Herzens* (*Arch. für physiol. Heilk.*, t. VIII, p. 179).

(f) Cl. Bernard, *Leçons sur la physiologie et la pathologie du système nerveux*, 1858, t. II, p. 394.

(g) Weber, *Op. cit.*

— Valentin, *Grundriss der Physiologie*, p. 551.

(h) Schiff, *Op. cit.* (*Arch. für physiol. Heilkunde*, 1849, t. VIII, p. 179).

(i) Eckhard, *Zur Theorie der Vagus-Wirkung* (Müller's *Arch. für Anat. und Physiol.*, 1851, p. 205).

circonstances ordinaires le centre nerveux dont ce cordon émane (1).

fluence sédative est subordonnée à l'intégrité des filets nerveux que les pneumogastriques reçoivent de l'accessoire de Willis; car si l'on détruit celui-ci d'un côté du cou, la galvanisation du pneumogastrique correspondant devient sans effet sur le cœur, tandis qu'en agissant de la même manière du côté opposé, on arrête, comme d'ordinaire, les battements de cet organe (a).

M. Brown-Séquard a constaté que la piqûre ou l'ablation de la portion de la moelle épinière appelée le *point vital*, peut produire sur le cœur des effets analogues à ceux déterminés par la galvanisation de cette portion du système nerveux; le pouls diminue subitement de force et de vitesse ou s'arrête même complétement (b).

Enfin, ce physiologiste pense que le ralentissement ou l'arrêt du pouls qui avait été observé par M. Weber et quelques autres physiologistes, lors des mouvements respiratoires laborieux (c), ne dépend pas seulement des effets mécaniques de ces mouvements sur le cœur, mais tient plutôt à l'action nerveuse qui est développée pour les produire, et qui s'étendrait au cœur aussi bien qu'aux muscles thoraciques. Effectivement, quand le pouls est devenu lent, M. Brown-Séquard a vu un ralentissement marqué dans les contractions du cœur à la suite de chaque effort inspiratoire, chez de jeunes Animaux dont le thorax avait été largement ouvert (d).

(1) La suspension de la fonction conductrice des nerfs en général, par l'effet des ligatures, est bien connue depuis longtemps, et M. Stannius a constaté que par ce moyen on empêche la manifestation des phénomènes qui, dans les circonstances ordinaires, résultent de l'action de la moelle épinière sur le cœur. Ainsi le passage d'un courant galvanique discontinu dans cette portion du système nerveux n'arrête plus les mouvements du cœur quand les pneumogastriques sont liés (e).

Je rappellerai aussi que, par l'action toxique de certaines substances, du curare par exemple, on peut rendre les nerfs pneumogastriques inaptes à remplir leurs fonctions ordinaires; et lorsqu'ils sont sous l'influence de cet agent, l'excitation intense de la moelle allongée par le courant d'induction reste sans effet sur les mouvements du cœur (f). Quand les nerfs ont été excités de la sorte, l'écrasement

(a) Waller, *Expériences sur les nerfs pneumogastrique et accessoire de Willis* (*Gaz. méd.*, 1856, p. 420).

(b) Brown-Séquard, *Recherches sur les causes de la mort après l'ablation de la partie de la moelle allongée qui a été nommée point vital* (*Journal de physiologie*, 1858, t. I, p. 222).

(c) Voyez ci-dessus, page 87.

(d) Brown-Séquard, *Note sur l'association des efforts inspiratoires avec une diminution ou l'arrêt des mouvements du cœur* (*Journal de physiologie*, 1858, t. I, p. 512).

(e) Stannius, *Zwei Reihen physiologischer Versuche* (Müller's *Archiv für Anat. und Physiol.*, 1852, p. 85).

(f) Cl. Bernard, *Leçons sur les effets des substances toxiques*, 1857, p. 348, 367, etc.

§ 9. — Il est donc bien démontré qu'il existe des relations intimes entre le mode d'action du cœur et de la moelle allongée, et que ces relations s'établissent principalement, sinon exclusivement, par l'intermédiaire des nerfs pneumogastriques (1).

D'après les faits que je viens de rapporter, on serait tenté de croire aussi que l'influence exercée par ce foyer d'innervation est essentiellement sédative et tend à arrêter les mouvements du cœur. Une autre expérience dont les résultats sont moins nets, mais n'en sont pas moins très intéressants, semble au premier abord mettre ce point hors de toute contestation. Quand on coupe les nerfs pneumogastriques et que l'on soustrait, par conséquent, le cœur à l'action directe de la moelle allongée, on voit les battements de cet organe s'accélérer (2). On en a conclu

brusque de la moelle épinière est également sans influence sur les battements du cœur.

(1) M. Brown-Séquard a constaté que l'écrasement rapide de l'un des ganglions semi-lunaires détermine aussi l'arrêt des mouvements du cœur, mais que cet effet se produit probablement par suite de la réaction exercée sur la moelle allongée, car le même résultat ne s'obtient pas quand les nerfs pneumogastriques ont été coupés préalablement (*a*). Ce physiologiste explique ainsi les cas de mort subite produits par l'application d'un coup violent sur le ventre, et il pense que lorsque l'ingestion d'une certaine quantité d'eau très froide dans l'estomac a été immédiatement mortelle, comme cela s'est vu plusieurs fois (*b*), c'est encore à l'arrêt des battements du cœur qu'il faut attribuer ce singulier phénomène (*c*).

(2) Cette accélération des mouvements du cœur, à la suite de la section des nerfs pneumogastriques, a été constatée par beaucoup d'expérimentateurs ; mais ce phénomène n'est pas constant, et quelquefois l'effet contraire s'observe. Ainsi, dans deux expériences de ce genre faites sur des Chiens par MM. Höffa et Ludwig, on mesura, à l'aide d'un instrument particulier qui représente graphiquement la marche des pulsations du cœur, la durée des mouvements de systole et de diastole des ventricules avant et après la section de ces nerfs.

(*a*) Brown-Séquard, *Recherches expérimentales sur la physiologie et la pathologie des capsules surrénales*, p. 30 (extr. des *Archives générales de médecine*, 1856).

(*b*) Voyez Guérard, *Considérations générales sur l'hygiène et sur les accidents qui peuvent succéder à l'ingestion des boissons froides lorsque le corps est échauffé* (*Annales d'hygiène publique*, 1842, t. XXVII, p. 43).

(*c*) Brown-Séquard, *Recherches sur les causes de la mort après l'ablation de la partie de la moelle allongée nommée point vital* (*Journ. de physiologie*, 1858, p. 230).

que dans l'état normal le système cérébro-spinal tient, pour ainsi dire, en bride la force contractile du cœur, et que l'exaltation de cette puissance sédative déterminée par le passage d'un courant galvanique discontinu dans la moelle allongée est la cause du repos qui se manifeste dans cette circonstance (1).

Mais cette hypothèse n'est pas en accord avec l'ensemble des faits connus ; car, dans d'autres cas, on voit l'excitation de l'axe cérébro-spinal produire une augmentation dans l'action du cœur.

Ainsi, plusieurs physiologistes ont vu le pouls s'accélérer lorsqu'ils excitaient directement le cerveau ou la moelle épinière

Dans la première expérience, la durée moyenne d'une série complète de ces mouvements était de 0,22 secondes avant la section, et de 0,15 après l'opération ; mais dans la deuxième expérience le résultat fut inverse ; la durée moyenne des battements était de 0,18 avant et de 0,20 après la section des pneumogastriques (*a*).

Dans les expériences faites sur des Chiens, le nombre des battements du cœur a souvent doublé à la suite de la section des nerfs pneumogastriques (*b*) ; mais il paraîtrait, d'après quelques expériences de M. A. Moreau, que chez les Grenouilles cette opération est sans influence sur le nombre des pulsations (*c*).

M. Eckhard a trouvé que si l'on fait passer un courant galvanique continu et puissant par une partie du pneumogastrique, on produit le même effet que si l'on coupait ce nerf, et que les mouvements du cœur s'accélèrent (*d*).

(1) Quelques physiologistes pensent qu'il existe une sorte d'antagonisme entre l'action de la moelle allongée qui s'exerce sur le cœur par l'intermédiaire des pneumogastriques et celle de la portion cardiaque du grand sympathique ; que cette dernière serait excito-motrice et la précédente sédative (ou bridante, pour employer ici l'expression adoptée par les auteurs allemands), de sorte que les mouvements de cet organe seraient réglés par la résultante de ces deux forces (*e*) ; mais cette hypothèse ne paraît pas être fondée et ne compte aujourd'hui que peu de partisans.

(*a*) Ludwig und Höffa, *Einige neue Versuche über Herzbewegung* (*Zeitschr. für rationn. Med.*, 1850, t. IX, p. 140).

(*b*) Cl. Bernard, *Leçons sur la physiologie et la pathologie du système nerveux*, t. II, p. 394.

(*c*) Voyez Cl. Bernard, *Op. cit.*, p. 395.

(*d*) Eckhard, *Physiologie des nerfs et traitement du tétanos* (*Gazette hebdomadaire de médecine*, 1854, t. I, p. 607).

(*e*) E. H. Weber, *Ueber Ed. Weber's Entdeckungen in der Lehre von der Muskelcontraction* (Müller's *Arch. für Anat. und Physiol.*, 1846, p. 503.

— Valentin, *Grundriss der Physiologie*, p. 563.

en appliquant de l'alcool sur la surface de ces organes préalablement dénudés (1).

On connaît aussi des substances qui, introduites dans le torrent de la circulation, agissent sur le système cérébro-spinal et déterminent également d'une manière consécutive une grande accélération dans les mouvements du cœur. La nicotine produit cet effet; et, pour s'assurer que l'excitation du cœur est bien le résultat, non de l'action directe du poison sur cet organe, mais de l'influence de cette substance sur le système nerveux,

(1) Wilson Philip a fait cette expérience de la manière suivante sur des Lapins. L'Animal étant rendu insensible par un coup assené sur la tête, il ouvrit le thorax et pratiqua la respiration artificielle de façon à maintenir la vie. Il découvrit ensuite le cerveau et la moelle épinière, et appliqua sur ce dernier organe un peu d'alcool. Une grande accélération dans les battements du cœur se manifesta aussitôt. Le même effet fut produit par l'application de l'alcool sur le cerveau (*a*). Ces expériences ont été répétées par plusieurs physiologistes, et les mêmes résultats ont été obtenus (*b*).

Pour bien apprécier l'influence que des excitations faibles de diverses parties du système nerveux peuvent exercer sur les mouvements du cœur, M. Schiff a déterminé d'abord la manière dont cet organe bat chez divers Animaux, après l'enlèvement du cerveau. Il a vu ainsi que chez la Grenouille, le Bombinator et le Lézard, les pulsations diminuent d'abord de fréquence assez graduellement, puis restent à peu près stationnaires pendant un temps assez long, après lequel elles se ralentissent de nouveau et deviennent irrégulières. Dans une seconde série d'expériences, il a soumis les Animaux mutilés de la sorte à de faibles excitations galvaniques ou à l'action de divers stimulants chimiques appliqués sur la moelle épinière ou sur quelque autre partie du système cérébro-spinal, et il a constaté que, dans la plupart des cas, il en résultait une légère accélération dans les battements du cœur (*c*).

Chez un jeune Lapin, dont il avait lié les nerfs pneumogastriques pour empêcher la transmission de tout effet réflexe, il a vu les battements du cœur s'élever de 94 à 112 par minute, quand il excitait d'une manière très modérée la portion inférieure de ces nerfs par le galvanisme (*d*).

(*a*) W. Philip, *An Experimental Inquiry into the Laws of the Vital Functions* (1826, 3ᵉ édit., p. 68).

(*b*) Halliday, *Dissert. sur la cause des mouvements du cœur*. Thèse, Paris, 1824, nº 90, p. 18. — Longet, *Anat. et physiol. du système nerveux de l'Homme* (t. I, p. 293).

(*c*) Schiff, *Experimentelle Untersuchungen über die Nerven des Herzens* (*Archiv für physiologische Heilkunde*, 1849, t. VIII, p. 196 et suiv.).

(*d*) Schiff, *loc. cit.*, p. 233.

il suffit d'interrompre la communication directe entre ces parties au moyen de la section des nerfs pneumogastriques, car alors la nicotine, tout en produisant les symptômes nerveux observés précédemment, ne modifie pas la fréquence du pouls (1).

Dans diverses expériences, on a vu aussi l'excitation des nerfs pneumogastriques être suivie d'une augmentation dans la fréquence du pouls (2).

Enfin l'excitation de quelques parties du système ganglionnaire a été également suivie d'une certaine accélération dans les battements du cœur (3).

(1) Ainsi, dans des expériences faites sur un Chien, M. Cl. Bernard a vu que l'introduction de quelques gouttes de nicotine dans une plaie faite à la cuisse, détermina divers symptômes nerveux et fit monter le pouls de 115 à 332. Quelques jours après, l'Animal, étant parfaitement rétabli, fut soumis de nouveau à la même expérience, mais on coupa les nerfs pneumogastriques avant d'administrer la nicotine ; avant l'introduction de cette substance dans la plaie, le pouls était à 206, et après il ne devint pas plus rapide ; au bout de quelques minutes, il descendit même à 195, mais les symptômes nerveux généraux se manifestèrent comme précédemment (*a*).

(2) Je ne cite ces résultats qu'avec beaucoup de réserve ; car, dans la plupart des expériences où l'accélération des mouvements du cœur a été observée sous l'influence de l'action d'un faible courant galvanique continu sur les pneumogastriques (*b*), il est possible que l'action de cet agent n'ait pas été limitée aux nerfs et se soit étendue jusque sur le tissu musculaire du cœur, où son passage détermine presque toujours des contractions.

(3) Ce fait a été constaté par Burdach, en stimulant la portion cervicale du grand sympathique à l'aide d'applications alcalines (*c*). M. Longet a fait des observations analogues (*d*), et M. Valentin a vu que chez les Animaux dont le cœur vient de cesser ses mouvements, on peut les réveiller en stimulant soit le nerf accessoire, soit le système sympathique cervical (*e*). Enfin M. Vierordt assure que l'excitation de la portion cervicale du

(*a*) Cl. Bernard, *Leçons sur les effets des substances toxiques et médicamenteuses*, p. 401 et suiv.

(*b*) Fowler, *Experiments on Animal Electricity*, 1794.

— Humboldt, *Expériences sur le galvanisme*, p. 343.

— Longet, *Anatomie et physiologie du système nerveux*, t. II, p. 314.

(*c*) Burdach, *Traité de physiologie*, t. VII, p. 74.

(*d*) Longet, *Anatomie et physiologie du système nerveux*, t. II, p. 605

(*e*) Valentin, *Grundriss der Physiologie*, p. 567.

Au premier abord, ces faits paraissent contradictoires, ou du moins fort difficiles à mettre en accord avec une théorie quelconque de l'action nerveuse sur le cœur. Mais en les examinant de plus près, il me semble possible d'en saisir la clef. D'autres considérations, que je ne pourrai exposer qu'en faisant l'histoire des fonctions du système nerveux, me conduisent à penser qu'il existe une certaine solidarité entre la puissance vitale qui se développe dans divers organes et qui revêt tantôt le caractère de la sensibilité ou de la force excito-motrice, d'autres fois celui de la puissance mécanique ou même d'un agent chimique, et qu'il y a une sorte d'équilibre instable entre ces diverses forces ; de telle sorte que tout accroissement dans la production ou dans la dépense de l'une d'elles dans un point déterminé de l'organisme tend à déterminer un certain effet, une augmentation ou une diminution dans la quantité de force emmagasinée, pour ainsi dire, dans les autres parties de l'organisme. Ainsi, il me semble qu'on peut s'expliquer l'affaiblissement ou l'arrêt des mouvements du cœur, soit dans le cas où l'on écrase le cerveau, soit dans celui où l'on fait passer un courant galvanique discontinu dans les parties du système nerveux qui sont le plus directement en relation avec le premier de ces organes, en supposant qu'on détermine ainsi une dépense excessive de la puissance nerveuse, et qu'alors la force engendrée dans le cœur, et employée d'ordinaire à faire battre cet organe, s'en écoule pour se porter vers l'axe cérébro-spinal ; tandis que dans le cas où l'on stimule

grand sympathique par un courant galvanique continu détermine aussi une accélération dans les mouvements du cœur (*a*).

Il est aussi à noter que M. Weber a vu le cœur de la Grenouille battre avec plus de force et de rapidité quand il galvanisait le bulbe aortique, où se trouvent beaucoup de branches du plexus cardiaque (*b*).

(*a*) Vierordt, *Die Lehre vom Arterienpuls*, p. 68 (1855).

(*b*) E. H. Weber, *Ueber Ed. Weber's Entdeckungen in der Lehre von der Muskelcontraction* (Müller's *Archiv für Anat. und Pysiol.*, 1846, p. 502).

le cerveau ou la moelle épinière de façon à en exalter l'action et non à l'épuiser, on détermine par l'intermédiaire des pneumogastriques un courant en sens inverse, et l'on augmente la charge nerveuse du cœur. Si cette hypothèse est vraie, toute dépense excesssive de force vitale doit tendre à arrêter ou à affaiblir les mouvements du cœur. La douleur, quel qu'en soit le siége, semble devoir être considérée comme un phénomène de cet ordre ; et, par conséquent, une douleur intense aurait pour effet de ralentir ou de suspendre l'action de cet organe. Or, l'expérience nous apprend que, dans un grand nombre de cas, le pouls devient rare ou cesse même complétement de se faire sentir pendant quelque temps, lorsque des accidents nerveux de ce genre se manifestent (1).

(1) Les mouvements du cœur sont également suspendus, ou tout au moins beaucoup ralentis par une commotion violente. Ainsi, quand on jette fortement à terre une Grenouille, on voit les battements de cet organe s'arrêter subitement, et cette espèce de paralysie persiste pendant quelque temps après que l'Animal a recouvré la faculté d'exécuter des mouvements généraux.

Une douleur intense, celle produite par l'écrasement de la patte, peut déterminer aussi un arrêt plus ou moins long dans les fonctions du cœur chez ces Batraciens, et la lésion qui occasionne cette douleur est encore suivie des mêmes effets, lors même que l'Animal est devenu insensible à la souffrance par la destruction préalable de son système cérébro-spinal (*a*).

On doit à M. Cl. Bernard une série d'expériences intéressantes sur l'influence que l'excitation des racines des nerfs rachidiens exerce sur les mouvements du cœur ; nous aurons à y revenir bientôt, et je me bornerai à ajouter ici que les sensations douloureuses même très légères que l'on produit de la sorte sont toujours suivies d'un arrêt brusque, mais de peu de durée, dans les battements de cet organe (*b*).

Chacun sait qu'une émotion vive est susceptible de produire la syncope, état dans lequel les battements du cœur sont suspendus ou extrêmement affaiblis et ralentis.

M. Wagner a observé quelque chose d'analogue chez le Lapin. Il a vu qu'en effrayant l'Animal on peut produire un arrêt momentané du cœur ; le pouls normal est très fréquent et l'ar-

(*a*) Budge, *Die Abhängigkeit der Herzbewegung vom Rückenmarke und Gehirne* (*Archiv für physiol. Heilkunde*, 1846, t. V, p. 584).
— Schiff, *Experimentelle Untersuchung über die Nerven des Herzens* (*Archiv für physiol. Heilkunde*, 1849, t. VIII, p. 170 et suiv.).

(*b*) Cl. Bernard, *Leçons sur la physiologie et la pathologie du système nerveux*, t. II, p. 268.

Mais comment se fait-il alors que les battements du cœur soient accélérés par la section des nerfs pneumogastriques?

L'explication de ce résultat nous sera fournie quand nous étudierons l'action des nerfs sur les vaisseaux capillaires. Nous verrons alors que si l'on soustrait les petites artères à l'influence du système nerveux, on en détermine une sorte de paralysie qui en amène l'élargissement. Il est donc à présumer qu'à la suite de la section des pneumogastriques, les vaisseaux de la substance du cœur se dilatent, et recevant plus de sang dans leur intérieur, les fibres musculaires circonvoisines sont plus sollicitées à se contracter, et entrent en action plus fréquemment que d'ordinaire, bien que leur puissance contractile soit diminuée (1).

§ 10. — Dans une autre partie de mon cours, je reviendrai

rêt déterminé de la sorte dure environ une seconde, puis les battements du cœur s'accélèrent (*a*).

(1) M. Brown-Séquard pense qu'il faut attribuer à un phénomène inverse, c'est-à-dire à un état de contraction spasmodique des vaisseaux capillaires du cœur, la paralysie de cet organe qui résulte de la galvanisation de la moelle allongée ou des nerfs pneumogastriques. Nous savons que les nerfs du cœur se distribuent en grande partie aux vaisseaux sanguins de ce viscère, et nous verrons dans une prochaine Leçon que la galvanisation des nerfs qui se rendent aux parois des artères peut déterminer la contraction de celles-ci. M. Brown-Séquard suppose donc que lors de la galvanisation de la moelle allongée ou des pneumogastriques, le système irrigatoire du cœur se resserre au point d'empêcher le sang d'arriver aux fibres musculaires de ce viscère, circonstance qui les priverait tout à coup du stimulant dont le contact est nécessaire à leur action, et qui, par conséquent, ferait cesser leurs contractions rhythmiques (*b*). Cette explication paraît au premier abord très plausible; mais si la paralysie temporaire du cœur, qui résulte de la galvanisation de la moelle allongée, dépendait d'une cause de ce genre, le tissu charnu des ventricules devrait être exsangue pendant qu'il est ainsi maintenu en repos, et, à en juger par sa couleur, il ne se trouve pas dans cet état (*c*).

(*a*) Wagner, *Neurologische Untersuchungen*, 1854.

(*b*) Brown-Séquard, *Cause of the Stopping of the Hearts Movements Produced by an Excitation of the Medulla oblongata or the Par vagum* (*Experimental Researches applied to Physiology and Pathology*, 1853, p. 77).

(*c*) Vulpian, *Rech. expérim. sur la contractilité des vaisseaux*, p. 5 (extr. des *Mém. de la Soc de biologie*, 1858).

sur cette manière d'envisager les relations qui existent entre le cœur et les divers foyers d'innervation ou de leurs annexes (1); et en ce moment je me bornerai à ajouter que pour se rendre compte de la cause des modifications qui s'observent souvent dans le mode d'action du cœur, il est nécessaire de porter encore plus loin l'analyse des phénomènes physiologiques, et de distinguer, par exemple, ce qui tient d'une part à la production, et d'autre part à l'emploi de la puissance contractile de cet organe.

La puissance contractile n'est pas en rapport avec le degré d'excitabilité.

Effectivement, les circonstances qui sont favorables à l'un de ces résultats ne le sont pas toujours à l'autre, et en général il semble même y avoir à cet égard une espèce d'antagonisme; de sorte qu'une grande irritabilité du cœur, ou, en d'autres mots, une grande fréquence dans ses contractions, toutes choses étant égales d'ailleurs, est plutôt un indice de faiblesse que d'activité dans le développement de sa puissance contractile. Ainsi, dans la dernière Leçon, nous avons vu que chez les Animaux grands et vigoureux les battements du cœur sont rares, tandis qu'ils sont fréquents chez ceux qui sont petits et faibles. Nous avons vu également que la fatigue accé-

(1) Lorsque nous étudierons les fonctions de la vie animale, nous verrons que les phénomènes dont il vient d'être question ne s'observent pas seulement dans le cœur, et se produisent dans les muscles de l'appareil de la locomotion, quand ces organes viennent à se contracter d'une manière indépendante de la volonté. Ainsi M. Eckhard a trouvé que l'on peut déterminer des contractions spasmodiques dans les muscles volontaires, en faisant agir du sel marin sur le nerf qui s'y distribue, et que cet état tétanique cesse dès que l'on fait passer un courant galvanique dans ce même nerf (a). On a formulé d'une manière générale ces faits, en disant que la galvanisation du nerf change l'état du muscle correspondant, le fait contracter quand il est en repos, et le met en repos quand il est en contraction (b).

(a) Eckhard, *Physiologie des nerfs et traitement du tétanos* (*Gazette hebdomadaire de médecine*, 1854, t. I, p. 606).

(b) Cl. Bernard, *Leçons sur la physiologie et la pathologie du système nerveux*, 1858, t. I, p. 207.

lère le pouls, et l'on remarque encore que d'ordinaire les mouvements du cœur se précipitent beaucoup aux approches de la mort (1).

On a constaté aussi que dans les pulsations de ce genre, malgré la vitesse des battements, la pression exercée sur le sang par les contractions du ventricule gauche diminue beaucoup, ce qui indique un affaiblissement dans le travail de cet organe.

L'indépendance du degré d'irritabilité du cœur (c'est-à-dire de l'aptitude plus ou moins grande de cet organe à se contracter sous l'influence d'un stimulant d'une intensité donnée) et de la quantité de force motrice engendrée par sa contraction, semble ressortir aussi de quelques expériences dans lesquelles on est parvenu à le rendre presque indifférent à l'action excitante du sang sans affaiblir notablement la puissance des systoles qui s'y effectuent de loin en loin. Ainsi lorsque, après avoir coupé les pneumogastriques, on galvanise le bout inférieur de ces nerfs, on arrête, comme nous l'avons vu, les battements du cœur ;

(1) Des phénomènes analogues s'observent quand les forces générales de l'organisme sont très affaiblies par une hémorrhagie ou par quelque autre cause ; le cœur est alors agité de palpitations faibles et précipitées qui ont beaucoup de ressemblance avec le tremblement convulsif qui se manifeste souvent dans les muscles de l'appareil locomoteur quand, sous l'influence du froid ou de toute autre circonstance, la volonté devient impuissante à régler l'action de ces parties.

M. Budge a trouvé aussi que chez des Chiens dans un état de maigreur très grande, la pression du sang dans les carotides ne faisait équilibre qu'à 90 ou 108 millimètres de mercure (*a*).

M. Cl. Bernard a vu qu'à la suite de la section des nerfs pneumogastriques, le cœur, tout en battant avec beaucoup plus de fréquence que d'ordinaire, a perdu une grande partie de sa force ; au lieu d'élever la colonne mercurielle du cardiomètre à 15 ou 18 millimètres, comme dans les circonstances ordinaires, il ne la fait monter que fort peu (*b*).

(*a*) Budge, *Bericht über die Arbeiten im physiologischen Institut in Bonn* (Berlin, *Med. Zeitschr.*, 1854, n° 50, p. 241).

(*b*) Cl. Bernard, *Influence de la section des nerfs pneumogastriques sur les contractions du cœur* (*Comptes rendus de la Société de biologie*, 1849, t. I, p. 13).

mais, au bout d'un certain temps, cet organe exécute quelques mouvements, et les contractions qui s'y déclarent alors, au lieu d'être très faibles, ainsi que l'on s'y serait attendu, paraissent être souvent plus puissantes que dans les circonstances ordinaires (1).

Je ferai remarquer également que l'irritabilité du cœur peut être accrue par l'action des stimulants qui déterminent cependant la dépense de la force contractile engendrée dans son tissu. Par exemple, quand cet organe est affaibli et près de cesser ses battements, on le voit reprendre de l'excitabilité par cela seul qu'on l'a excité (2).

§ 11. — Il est d'ailleurs à remarquer que ces relations entre le développement de la puissance contractile du cœur et l'action

(1) MM. Ludwig et Höffa ont étudié avec beaucoup d'attention les modifications qui se manifestent dans le rhythme des mouvements du cœur, lorsque, après la section des nerfs pneumogastriques, on excite le tronçon cardiaque de ceux-ci à l'aide d'un courant d'induction ; et ils ont trouvé que si ce courant n'est pas très intense, les temps de repos du cœur sont prolongés, mais les systoles qui se déclarent de loin en loin ont souvent une grande puissance (*a*). M. Ludwig a vu aussi qu'après la cessation du courant d'induction à l'aide duquel on a arrêté les mouvements du cœur, cet organe bat souvent avec une rapidité extraordinaire ; il a compté jusqu'à 600 pulsations par minute (*b*).

(2) Cette exaltation de l'irritabilité, par le fait même de l'emploi de cette propriété se voit très bien dans quelques-unes des expériences faites vers la fin du siècle dernier par l'illustre physicien de Berlin, M. de Humboldt. Ce savant a trouvé que si l'on excite de la sorte le cœur détaché du corps d'un Animal vivant, non-seulement on y détermine directement des contractions, mais qu'on le rend plus apte à continuer de battre après que la cause de ces mouvements a cessé. Ainsi, dans une expérience faite sur le cœur d'une Carpe, lorsque cet organe ne donnait plus qu'un mouvement en quatre minutes et était devenu insensible aux irritations mécaniques, M. de Humboldt y a fait passer pendant quelques instants un courant galvanique, et l'a vu alors se contracter avec rapidité non-seulement pendant l'application de ce stimulant, mais assez longtemps après.

(*a*) Höffa et Ludwig, *Einige neue Versuche über Herzbewegung* (*Zeitschrift für rationelle Medizin*, 1850, t. IX, p. 107).

(*b*) Ludwig, *Lehrbuch der Physiologie des Menschens*, 1856, t. II, p. 69.

des grands centres nerveux paraissent devenir d'autant plus intimes et plus nécessaires que l'organisme se perfectionne davantage. Ainsi il existe de grandes différences dans la durée de temps pendant lequel le cœur est susceptible de continuer à agir après avoir été séparé du reste de l'économie, et son indépendance est en général d'autant plus grande chez les Animaux appartenant à un même type zooolgique, que ceux-ci sont moins élevés en organisation. Le cœur d'un Poisson ou d'un Reptile, séparé du corps et abandonné, par conséquent, à ses propres forces seulement, continue à battre beaucoup plus longtemps que celui d'un Mammifère, et parmi ces derniers Animaux on a constaté, sous ce rapport, des différences qui coïncident aussi avec des inégalités dans le perfectionnement physiologique (1). On a remarqué aussi que dans la classe des Mammifères ce phénomène est plus persistant chez le nouveau-né que chez l'adulte, et qu'il dure encore plus longtemps chez les Animaux hibernants, quand ils sont dans l'état de léthargie (2).

Le cœur, réveillé pour ainsi dire par le galvanisme, donna 35 pulsations par minute ; le nombre de ses battements descendit ensuite à 31, puis à 23, à 12 et à 3 par minute ; mais une seconde application du galvanisme les porta de nouveau à 25, et l'activité de cet organe fut entretenue de la sorte pendant près d'un quart d'heure (a). Ces faits, auxquels les physiologistes n'ont pas accordé assez d'attention, me paraissent importants, car ils jettent d'utiles lumières sur beaucoup de phénomènes pathologiques.

Il paraîtrait, d'après les expériences de MM. J. Czermak et Piotrowsky, que le temps pendant lequel le cœur continue à battre, après son extirpation du corps, varie suivant l'état dans lequel se trouve le système nerveux au moment de l'opération : quand les nerfs pneumogastriques ont été coupés préalablement, les pulsations sont en général moins persistantes que lorsque ces mêmes nerfs ont été stimulés (b).

(1) Voyez ci-dessus, page 139.

(2) Dans des expériences comparatives sur la durée de l'irritabilité musculaire pendant l'état de veille et l'état de léthargie, faites par Mangili, les bat-

(a) Humboldt, *Expériences sur le galvanisme*, trad. par Jadelot, 1799, p. 345 et suiv.

(b) J. Czermak et Piotrowski, *Ueber die Dauer und Anzahl der Ventrikel-Contractionen des ausgeschnitten Kaninchenherzens* (*Sitzungsber. der Akad. zu Wien*, 1857, t. XXV, p. 431).

L'étude attentive des mouvements du cœur nous rend également témoins de plusieurs autres phénomènes intéressants, mais dont l'explication serait difficile et incertaine dans l'état actuel de nos connaissances ; et comme ces faits particuliers ne jetteraient aucune lumière nouvelle sur l'histoire générale des fonctions de cet organe, je ne crois pas devoir m'y arrêter.

Influence du système nerveux sur le caractère rhythmique des battements du cœur.

§ 12. — Il me resterait cependant une question importante à examiner : c'est la cause de la coordination des mouvements qui se remarquent dans les diverses parties constitutives de la pompe cardiaque, et qui se succèdent toujours dans un ordre régulier ; mais ici encore les faits significatifs nous font presque entièrement défaut.

Cette coordination paraît être dévolue aux ganglions nerveux qui sont logés dans la substance des parois du cœur (1) ; mais

tements du cœur ont persisté pendant plus de trois heures, après la décapitation, chez des Marmottes qui étaient plongées dans le sommeil hibernal au moment de l'opération ; tandis que chez un autre Animal de la même espèce, qui était éveillé depuis deux mois, tout mouvement de cet organe cessa en moins de cinquante minutes après la décapitation (a). Marshall-Hall a obtenu des résultats encore plus remarquables, dans des expériences analogues pratiquées sur des Hérissons. La section de la moelle allongée détermina, chez un individu en état d'activité, la cessation des battements du ventricule gauche et des oreillettes en quelques minutes, et les contractions du ventricule droit s'arrêtèrent au bout d'environ deux heures ; mais chez un individu en léthargie, ce physiologiste, après avoir divisé la moelle allongée, enleva la totalité du cerveau et de la moelle épinière, et vit ensuite les battements du cœur continuer, d'une manière régulière et énergique, pendant plus de dix heures. Onze heures après l'opération, les contractions spontanées de cet organe cessèrent, mais se rétablissaient encore sous l'influence des stimulants mécaniques (b).

(1) M. Volkmann a cherché à déterminer le siége de la puissance coordinatrice des mouvements du cœur, en divisant de diverses manières cet organe et en observant les phénomènes qui se manifestent dans les fragments ainsi obtenus. En opérant sur la Grenouille, où les pulsations persistent pendant assez longtemps malgré ces mutilations, il a trouvé

(a) Mangili, *Mém. sur la léthargie périodique de quelques Mammifères* (*Annales du Muséum*, t. X, p. 454 et suiv.).

(b) Marshall-Hall, *On Hibernation* (*Philos. Trans.*, 1832, p. 346).

les expériences tentées en vue de la détermination du rôle particulier de ces divers centres d'innervation n'ont pas conduit à des résultats nets, et les conséquences que l'on en

que si l'on sépare le ventricule de la portion auriculaire du cœur, cette dernière continue à battre régulièrement, tandis que le ventricule reste en repos, ou, s'il se contracte, ses mouvements ne sont plus en harmonie avec ceux des oreillettes, mais son irritabilité persiste. En faisant une section longitudinale, il a vu que si la division est portée au delà d'un certain point, l'une des moitiés reste en repos, tandis que l'autre continue de battre, mais que l'excitation du lambeau immobile est suivie d'un mouvement général. Si l'on achève la section, l'un des fragments continue à battre, et l'autre ne se contracte que sous l'influence d'un stimulant, et chaque irritation n'est suivie que d'une seule contraction (*a*).

M. Bidder a repris ce sujet de recherches, et a été conduit à admettre une distinction entre les mouvements rhythmiques du cœur, qui commencent toujours dans les oreillettes pour se propager ensuite dans le ventricule, et les mouvements sympathiques ou réflexes qui sont provoqués par l'irritation locale d'un point de la surface de ce viscère. Les premiers continuent dans les oreillettes après que ceux-ci ont été séparés du ventricule, et M. Bidder les attribue à l'action des ganglions situés sur le trajet des branches du nerf pneumogastrique dans l'épaisseur de la cloison interauriculaire (*b*). Dans le ventricule isolé, les mouvements rhythmiques cessent immédiatement, mais l'irritabilité persiste, et chaque attouchement y détermine une contraction. Enfin, quand on enlève la portion de la base des ventricules qui loge les ganglions dont l'existence a été constatée dans le voisinage des valvules auriculo-ventriculaires, l'irritation d'un point des parois du ventricule est encore suivie d'une contraction partielle, mais ne détermine plus de mouvements généraux dans l'ensemble du viscère. Cependant la destruction de ces ganglions ventriculaires n'empêche pas les battements rhythmiques de continuer (*c*).

M. Ludwig a vu aussi qu'en coupant en deux le cœur d'une Grenouille, de façon à avoir d'une part les oreillettes et la portion voisine du ventricule, d'autre part la portion moyenne et inférieure du ventricule, on fait en général cesser les mouvements dans ce dernier fragment, tandis qu'on n'arrête pas les pulsations dans l'autre partie où se trouvent les principaux centres médullaires.

Des faits du même ordre ont été

(*a*) Volkmann, *Nachweisung der Nervencentra, von welchen die Bewegung der Lymph-und Blutgefäss Herzen ausgeht* (Müller's *Archiv für Anat. und Physiol.*, 1844, p. 423 et suiv.).

(*b*) Voyez ci-dessus tome III, page 370, et Ludwig, *Ueber die Herznerven des Frosches* (Müller's *Arch. für Anat. und Physiol.*, 1848, p. 139, pl. 5).

(*c*) Bidder, *Ueber functionnell verschiedene und räumlich getrennte Nervencentra im Froschherzen* (Müller's *Arch. für Anat. und Physiol.*, 1852, p. 163, pl. 6).
— Voyez aussi Rosenberger, *De centris motuum cordis*. Dorpat, 1850.

pourrait déduire sont trop hypothétiques pour prendre place dans un enseignement classique (1).

Résumé. § 13. — En résumé, nous voyons donc que le cœur ne tire son principe d'activité ni du cerveau, ni de la moelle allongée, ni de la moelle épinière, ni d'aucun des autres foyers nerveux qui sont situés plus ou moins loin de cet organe; qu'il puise en lui-même la force en vertu de laquelle il exécute ses mouvements rhythmiques ; et que la volonté ne saurait exercer aucune influence directe sur la manière dont il bat, mais que son mode de contraction peut être considérablement modifié par l'action de divers centres nerveux, et plus particulièrement de la moelle allongée ; que certains états de ces parties

constatés par M. Heidenheim. Ce physiologiste a vu que si l'on excise le cœur d'une Grenouille, et qu'on le place verticalement en laissant un peu de sang dans son intérieur, on peut enlever les oreillettes sans influer notablement sur les battements du ventricule; mais que si l'on continue à enlever par tranches le bord supérieur de ce dernier organe, on détermine d'abord un affaiblissement progressif, et l'on produit l'arrêt complet de ses mouvements lorsqu'on a rescisé une zone d'une certaine largeur, tout en laissant intacte la portion inférieure du cœur (a).

(1) Ainsi je ne vois aucune explication plausible à donner de quelques faits constatés expérimentalement par M. Stannius. Ce physiologiste a reconnu que si on lie successivement les trois veines caves qui, chez la Grenouille, s'ouvrent dans le cœur, on n'arrête pas les battements de cet organe, mais que cet effet se produit quand la ligature est placée sur le point même où ces vaisseaux débouchent dans l'oreillette, bien que les pulsations ne soient pas interrompues dans le sinus de ces veines situé en amont de ce point. Ainsi une forte pression exercée sur une partie déterminée de l'oreillette produit un effet analogue à celui qui résulte de la galvanisation des nerfs pneumogastriques ou de la moelle allongée. Si la ligature, au lieu d'être placée à l'entrée même de l'oreillette, est appliquée sur le sillon transversal qui sépare le ventricule des oreillettes, les battements continuent dans les deux portions du cœur ainsi isolées, mais cessent d'y alterner suivant un rhythme régulier. Enfin, ce qui est bien plus singulier, c'est l'effet produit par l'application d'une ligature sur ce sillon transversal, après que les battements du cœur ont été arrêtés

(a) Heidenheim, *Disquisitiones de nervis organisque centralibus cordis*. Berlin, 1854 (voyez Canstatt's *Jahresbericht*, 1855, t. I, p. 130).

peuvent même arrêter tout à coup ses mouvements, et que c'est principalement par l'intermédiaire des nerfs pneumogastriques que toutes ces relations s'établissent. Il reste encore beaucoup à découvrir touchant la source de la puissance dont cette pompe irrigatoire est animée ; mais les résultats qui sont déjà obtenus jettent, comme nous l'avons vu, beaucoup de lumière sur ce point important, et suffisent pour nous donner l'explication de plusieurs des phénomènes du travail circulatoire dont nous avons eu à nous occuper dans les Leçons précédentes.

Je ne pousserai pas plus loin cette étude, un peu longue,

par l'action d'une ligature placée sur l'entrée de l'oreillette ; car cette seconde ligature détermine le rétablissement des pulsations, bien qu'on n'ait rien changé dans l'état de l'autre lien dont la présence avait déterminé la suppression de ces mouvements. Il est aussi à noter que lorsque le cœur a cessé de battre par suite de la ligature de l'entrée de l'oreillette, il n'a pas perdu son irritabilité, mais a cessé seulement d'être excitable par les stimulants physiologiques qui, d'ordinaire, en provoquent l'action ; en effet, si alors on l'excite mécaniquement, on peut le déterminer à se contracter (a).

D'après cette série de faits remarquables, on peut soupçonner que la pression produite par la ligature sur le point de jonction du sinus veineux et de l'oreillette exerce son action sur quelqu'un des ganglions nerveux situés dans l'épaisseur des parois de l'oreillette ; que cette excitation détermine un effet sédatif analogue à celui précédemment observé dans les cas d'excitation violente de la moelle allongée ou des nerfs pneumogastriques, et que le rétablissement des mouvements du ventricule par l'application d'une seconde ligature sur le sillon auriculo-ventriculaire résulte de l'interruption ainsi effectuée entre les ganglions auriculaires et les ganglions ventriculaires, de la même manière que la ligature des pneumogastriques empêche les effets de la galvanisation de la moelle allongée de se faire sentir sur le cœur.

Il serait intéressant de voir si un courant d'induction dirigé sur le point même où l'application d'une ligature paralyse temporairement le cœur, déterminerait des effets analogues, tandis que, dirigé sur le ventricule, il excite, comme on le sait, des contractions convulsives dans tout cet organe.

(a) Stannius, *Zwei Reihen physiologischer Versuche* (Müller's *Archiv für Anat. und Physiol.*, 1852, p. 85).

des fonctions du cœur, et dans la prochaine Leçon nous examinerons ce qui se passe dans le système artériel lorsque, sous l'influence des contractions du ventricule gauche, le sang est lancé dans cette portion de l'appareil vasculaire.

TRENTE-QUATRIÈME LEÇON.

Du cours du sang dans les artères, et de l'influence de ces vaisseaux sur ce mouvement. — Élasticité et contractilité des artères ; influence du système nerveux sur leur calibre ; action des stimulants, etc.

Mode de progression du sang dans le système artériel.

§ 1. — Chaque fois que le cœur se contracte, il lance une ondée de sang dans les artères (1) ; si ces vaisseaux avaient des parois inextensibles, la colonne liquide contenue dans leur intérieur serait alors refoulée, pour ainsi dire, tout d'une pièce, et le déplacement, qui serait en rapport avec la longueur de l'ondée injectée de la sorte, cesserait dès que le coup de piston donné par la pompe cardiaque serait achevé. La circulation se ferait par conséquent d'une manière intermittente, et le courant irrigatoire s'arrêterait pendant chaque temps de repos des ventricules. Mais les choses ne se passent pas de la sorte. Si l'on ouvre, sur un Animal vivant, une grosse artère située à quelque distance du cœur, on voit le sang s'en échapper d'une manière continue ; le jet devient plus fort à chaque mouvement de systole, mais il ne s'arrête pas quand la contraction du cœur est terminée ; et si l'on ouvre une artère de très petit calibre, on voit que l'écoulement du liquide s'effectue d'une manière presque uniforme. Plus on s'éloignera de l'organe d'impulsion, moins l'accélération du courant correspondant aux coups de piston donnés par celui-ci sera marquée, et si l'on observe au

(1) L'hypothèse d'un mouvement circulatoire indépendant de l'action mécanique du cœur et des vaisseaux a été soutenue, dans le siècle dernier et même tout récemment, par divers auteurs (*a*) ; mais il me paraît inutile de discuter ici leurs opinions.

(*a*) Par exemple : A. Wilson, *An Inquiry into the Moving Powers employed in the Circulation of the Blood*, 1774.
— Grabeau, *Die vitale Theorie des Blutkreislaufes*. Altona, 1841.
— Wanner, *Nouvelle théorie de la circulation du sang*. Paris, 1856.

microscope le mouvement du sang dans les ramuscules terminaux du système artériel, on verra le sang y couler d'un mouvement uniforme.

Transformation du mouvement intermittent en un mouvement continu.

Cette transformation graduelle d'un mouvement saccadé, intermittent, en un mouvement continu et uniforme, est due à l'action des parois des vaisseaux dans lesquels le courant s'établit. En effet, l'hydraulique nous apprend que tout mouvement intermittent peut être converti en mouvement continu, si l'on emploie la force primitive à comprimer un réservoir ou un ressort qui exerce une action constante : or les parois des artères sont extensibles et élastiques (1) ; elles sont donc susceptibles de jouer le rôle d'un ressort de ce genre, et la pression exercée par l'ondée de sang lancée par la systole ventriculaire se faisant sentir sur leur surface interne aussi bien que sur la colonne de liquide contenue dans ces tubes, les met en jeu. Ainsi, pendant la durée de la systole, une portion seulement de la force engendrée par l'injection de l'ondée sanguine est employée à faire avancer cette colonne liquide, et l'autre portion produit la dilatation du vaisseau (2) ; mais dès que l'action

(1) Les physiologistes confondent souvent, mais bien à tort, ces deux propriétés. L'élasticité n'est pas la faculté de céder à la pression en s'allongeant ou en éprouvant tout autre changement de forme, mais la propriété que les corps possèdent de reprendre plus ou moins complétement leur état primitif quand la cause qui change leur volume ou leur forme cesse d'agir.

(2) Pour expliquer aux personnes qui n'ont accordé que peu d'attention à l'étude de la mécanique les effets produits par l'injection d'une certaine quantité de sang dans une artère, tube dont les parois sont élastiques et dont l'intérieur est rempli d'un fluide incompressible, il me paraît utile de s'appuyer sur le principe bien connu de l'égalité des pressions.

La physique nous apprend que les liquides ont la propriété de transmettre dans tous les sens et également les pressions qui agissent sur une de leurs surfaces ; par conséquent la tranche A du liquide occupant la portion du vaisseau voisine du cœur, et pressée par le flot arrivant de ce dernier organe, transmettra dans tous les sens cette même pression, et agira à la fois sur la branche liquide suivante B, et sur les parois élastiques a

du cœur vient à cesser, les parois des artères tendent à revenir sur elles-mêmes et compriment le liquide qui les dis-

qui circonscrivent latéralement l'espace qu'elle occupe. Le déplacement produit ainsi de part et d'autre sera proportionné aux résistances que le liquide A trouvera en B et en *a*. Si l'écoulement en aval était impossible, et B immobile, l'effort total s'exercerait sur *a* et déterminerait un agrandissement correspondant dans le diamètre du cylindre liquide A, car la totalité du liquide injecté par la contraction du cœur serait obligée de se loger conjointement avec le liquide A dans cette portion circonscrite du vaisseau que j'appelle *a*; mais, en réalité, B cède à la pression, et, par conséquent, la poussée latérale se trouve diminuée de toute la différence qui existe en ce point entre les deux forces contraires tendantes l'une à arrêter le mouvement de A, l'autre à déplacer B. Il se produira donc dans le cylindre fluide un renflement circulaire en *a*. Mais la tranche liquide B devra transmettre aussi dans tous les sens la pression exercée sur sa surface par A, et, par conséquent elle produira une poussée sur la tranche suivante du même cylindre, que j'appellerai C, ainsi que sur les parois qui l'entourent latéralement et que je désignerai par *b*. Il se formera donc en B un renflement analogue à celui dont nous venons de constater la production en A; mais la pression exercée par A sur B est moindre que la charge à laquelle A était soumis, puisqu'une portion de la force communiquée à celui-ci a été employée au déplacement des parois élastiques *a* : la poussée latérale sera par conséquent aussi moins grande en *b* qu'en *a*, et ce que je viens de dire au sujet de B sera applicable à C, puis à D, et ainsi de suite, dans toute la longueur du prisme liquide renfermé dans le tube élastique. Il se produira donc dans l'intérieur de ce tube une sorte de vague circulaire qui se propagera instantanément dans toute cette longueur, mais dont la hauteur diminuera à mesure qu'elle s'éloignera de son origine; car une portion de plus en plus considérable de la force motrice aura été transmise aux parois élastiques du vaisseau et employée à tendre le ressort constitué par ces mêmes parois.

La forme de cette vague pourra être modifiée par la manière dont les parois extensibles des artères reviennent sur elles-mêmes en vertu, soit de leur élasticité, soit de leur contractilité. M. Frey a cherché à préciser le mode de transmission des dilatations dont elles sont le siége, en y appliquant les formules qui représentent la propagation des ondes dans des cordes élastiques et en assimilant les parois artérielles à un faisceau circulaire de ces cordes (*a*). Mais, dans l'état actuel de la science, les calculs que l'on pourrait effectuer sur ces bases ne me paraissent pas susceptibles d'être d'une grande utilité en physiologie, car nous ne connaissons pas assez bien la part due à la contractilité mus-

(*a*) Frey, *Versuch einer Theorie der Wellenbewegung des Blutes in den Arterien* (Müller's Archiv für *Anat. und Physiol.*, 1845, p. 132).

tend. Or le sang ainsi pressé ne saurait rentrer dans le cœur, parce que les valvules sigmoïdes, dont l'entrée de l'aorte est garnie, se rabattent et se rapprochent de façon à fermer le passage dès que le liquide en rapport avec leur surface concave les pousse vers cet organe. Il faut donc que le sang déplacé par le rapprochement des parois artérielles suive le courant déterminé directement par la systole ventriculaire, et se dirige vers la périphérie de l'appareil irrigatoire. C'est effectivement ce qui a lieu, et c'est de la sorte que le mouvement circulatoire, intermittent à la sortie du cœur se continue pendant la diastole de cet organe, et, ainsi que je l'ai déjà dit, se transforme peu

culaire des tuniques artérielles pour pouvoir admettre que dans les vaisseaux vivants les choses se passent de la même manière que dans les tubes inertes.

C'est pour cette raison que j'ai cru devoir ne pas entrer ici dans un examen spécial des principes d'hydrodynamique que l'on trouve exposés avec beaucoup de détails dans quelques ouvrages récents de physiologie. Les personnes qui voudraient approfondir ces applications de la mécanique à la théorie du phénomène de la circulation pourront consulter avec fruit les écrits de MM. Weber, Frey, Volkmann, Ludwig, Donders et plusieurs autres expérimentateurs qui, dans ces dernières années, ont traité ce sujet délicat (*a*).

(*a*) T. Young, *On the Functions of the Heart and Arteries* (*Philos. Trans.*, 1809, p. 1).
— E. H. Weber und W. Weber, *Wellenlehre auf Experimente gegründet, oder über die Wellen tropfbarer Flüssigkeiten mit Anwendung auf die Schall-und Lichtwellen*, 1825.
— E. H. Weber, *Annotationes anatomicæ et physiologicæ*. Lipsiæ, 1827 (réimprimé en 1834 sous le titre : *De pulsu, resorptione, auditu et tactu annotationes*).
— Maissiat, *Des lois des mouvements des liquides dans les canaux, et de leurs applications à la circulation des êtres organisés en général*. Thèse de concours, Paris, 1839.
— Frey, *Versuch einer Theorie der Wellenbewegung des Blutes in den Arterien* (Müller's *Archiv für Anat. und Physiol.*, 1845, p. 132).
— E. H. Weber, *Ueber die Anwendung der Wellenlehre auf die Lehre vom Kreislaufe des Blutes und insbesondere auf die Pulslehre* (Müller's *Archiv für Anat. und Physiol.*, 1851, p. 497).
— E. H. Weber, *Widerlegung der von Volkmann gegen meine Abhandlung über die Anwendung der Wellenlehre auf die Lehre vom Kreislaufe des Blutes und insbesondere auf die Pulslehre gemachten Einwendungen* (Müller's *Archiv für Anat.*, 1853, p. 156).
— Volkmann, *Die Hämodynamik, nach Versuchen*. In-8, Leipz., 1850.
— Donders, *Kritische en experimentele Bijdragen op het Gebied der Hæmodynamica* (*Nederlandsch Lancet*, 1855, t. IV, p. 601, et t. V, p. 129). — Une partie du même travail a été traduite en allemand dans Müller's *Archiv für Anat. und Physiol.*, 1856, p 433.
— P. Black, *On the Forces of the Circulation* (*Medical Times*, 1855, t. X, p. 305, etc.).
— Volkmann, *Erörterungen zur Hydrodynamik* (Müller's *Archiv*, 1856, p. 523).
— Ludwig, *Lehrbuch der Physiologie des Menschen* (*Physikalische Einleitung*), 1856, t. II, p. 28.
— Donders, *Berechnung des Widerstandes, bei hydraulischen Versuchen* (*Archiv für die Holländischen Beiträge zur Natur-und Heilkunde*, 1857, t. I, p. 60).

à peu en un mouvement uniforme ; car les parois artérielles jouent ici le rôle d'un ressort qui serait monté à chaque systole, et qui presserait sur la colonne liquide dès que le mouvement dont sa tension dépend vient à s'affaiblir (1).

§ 2. — Pour donner une idée nette de ce qui se passe dans cette portion du travail irrigatoire, il me semble utile de représenter le phénomène physiologique par le jeu d'un appareil hydraulique inerte et assez semblable à un instrument dont un jeune expérimentateur de l'école de Paris, M. Marey, vient de faire usage pour étudier les lois de l'écoulement des liquides dans les tuyaux élastiques (2). Cette machine consiste en une petite pompe foulante, à laquelle est adapté un tube de caoutchouc très long et terminé par un robinet qui permet d'en régulariser le débit. Le tout est rempli d'eau ; la pompe est en communication avec un réservoir destiné à l'alimenter : on imprime au piston des mouvements de va-et-vient parfaitement réguliers, et l'on dispose le robinet terminal de façon à obtenir un jet continu et uniforme, ce qui est facile, pourvu que le tube élastique ait une longueur suffisante et que l'orifice d'écoulement soit assez petit. On compte le nombre de coups de

(1) Ce mode de transformation du mouvement circulatoire dans les artères a été très bien expliqué par Hales (*a*), et Hunter a comparé fort judicieusement ce mécanisme à celui du réservoir à air d'un double soufflet, dans lequel le courant est continu, bien que le mouvement soit alternatif (*b*). Comme divers auteurs l'ont fait remarquer, c'est aussi d'après le même principe que le jet continu s'obtient dans une pompe à incendie, où l'eau, en sortant du corps de pompe, traverse un réservoir contenant de l'air comprimé, lequel fait office de ressort, et, après avoir été refoulé pendant la descente du piston, réagit lorsque la pression ainsi produite vient à cesser (*c*).

(2) Voyez ses *Recherches hydrauliques sur la circulation du sang* (*Annales des sciences naturelles*, 1857, t. VIII, p. 329).

(*a*) Hales, *Hæmostatique*, p. 23.
(*b*) Hunter, *Sur le sang*, etc. (*Œuvres*, t. III, p. 199).
(*c*) Steinbuch, Arnott, etc. (voyez Burdach, *Traité de physiologie*, t. VI, p. 359).

piston qui ont été donnés pendant un temps déterminé, et l'on constate qu'à la fin de l'expérience le tube de caoutchouc est plein d'eau comme il l'était au début. Il est dès lors évident que la quantité d'eau qui pendant ce temps s'est échappée par l'extrémité libre du tube est égale à la quantité que la pompe y a poussée. Mais l'écoulement, comme nous l'avons vu, était continu, tandis que l'injection ne s'opérait que pendant la descente du piston, c'est-à-dire pendant la moitié du temps qu'a duré l'expérience. Il faut donc que, pendant la durée de chaque coup de piston, la quantité injectée dans le tube ait été double de celle débitée par l'extrémité opposée de ce conduit, et qu'à la fin de chacun de ces coups la moitié de la charge de la pompe ait trouvé à se loger dans le tuyau, conjointement avec la quantité initiale dont celui-ci était lui-même chargé. Ce volume d'eau correspondant à l'excédant de la recette sur la dépense constitue ainsi une charge complémentaire qui vient s'ajouter à la charge initiale du tuyau et qui augmente d'autant le volume total du liquide contenu dans ce tube. Il faut par conséquent que, pendant la durée de chaque coup de piston de la pompe foulante, la capacité du conduit d'écoulement ait été augmentée d'une quantité égale à cette charge additionnelle, c'est-à-dire égale à la quantité lancée par la pompe, moins la quantité émise par l'extrémité libre de l'appareil pendant le même laps de temps (1). Cette dilatation du tube est le résultat de la pression exercée contre ses parois par la charge additionnelle, et

(1) M. Volkmann a cherché à calculer l'augmentation de capacité de l'ensemble du système artériel de l'Homme sous l'influence de chaque ondée de sang lancée par le ventricule gauche ; il se base sur l'évaluation de la quantité de sang poussée de la sorte dans les artères (voyez ci-dessus, page 99), comparée à celle qui pendant le même laps de temps arrive dans les capillaires, et il en conclut que la charge additionnelle du système artériel est d'environ 94 centimètres cubes (a).

(a) Volkmann, *Die Hämodynamik*, p. 418.

comme ces parois sont élastiques aussi bien qu'extensibles, elles doivent réagir sur le liquide qui les distend ; par conséquent, dès que celui-ci ne sera plus poussé par le piston, il cédera à la pression exercée par ces parois, et s'échappera au dehors jusqu'à ce que l'équilibre se soit de nouveau établi entre le contenant et le contenu, état qui sera réalisé lorsque le volume de celui-ci sera redevenu égal à celui de la charge initiale du tube.

A l'aide d'expériences de ce genre, on peut facilement vérifier la plupart des principes d'hydraulique sur lesquels repose l'explication de beaucoup de phénomènes dont le physiologiste est témoin lorsqu'il étudie le cours du sang dans le système artériel. Ainsi, en activant le jeu de la pompe foulante, ou en faisant varier la grandeur de l'obstacle que le robinet terminal oppose à l'écoulement, on voit que la force élastique des parois du tube croît à mesure que leur élasticité a été sollicitée davantage; que, sous l'influence d'un effort donné, cette élasticité est sollicitée en raison de l'intensité de l'obstacle à l'écoulement, et que la transformation du mouvement intermittent développé par les coups de piston en un mouvement de progression uniforme est d'autant plus complète que le tube se dilate plus facilement, et par conséquent que l'élasticité de ses parois a été moins mise en jeu. Enfin, si l'on fait varier le calibre ou la longueur du tube élastique employé dans la construction de cet appareil hydraulique, on démontre également bien que, toutes choses étant égales d'ailleurs, la transformation du mouvement intermittent en mouvement uniforme est d'autant plus complète que la surface pariétale du tube dont l'élasticité est mise en jeu offre plus d'étendue.

Influence de l'élasticité des artères sur le débit de ces tuyaux.

§ 3. — L'élasticité des artères n'a pas seulement pour effet de régulariser ainsi le cours du sang dans la portion périphérique du système irrigatoire; elle influe aussi sur la quantité de liquide que ces tuyaux de conduite sont susceptibles de débiter sous un effort cardiaque donné. On sait depuis longtemps, par les expériences des physiciens, que la rigidité ou la dilatabilité et l'élasticité des parois d'un tuyau de conduite n'influent que peu sur les quantités du liquide qui s'écoule de celui-ci quand le courant qui le traverse est déterminé par une pression constante; car le maximum de dilatation du tuyau est promptement atteint, et la force élastique ainsi développée demeure en équilibre avec la pression exercée par le liquide en mouvement. Mais lorsque l'impulsion, au lieu d'être continue, est intermittente, les choses ne se passent plus de la même manière, et l'on trouve que l'élasticité des parois du tube contribue à augmenter le débit de l'orifice d'écoulement.

Ce résultat obtenu par l'expérience (1) est facile à expliquer par les lois de l'hydraulique.

L'obstacle qui s'oppose au libre écoulement du liquide mis en mouvement par la pompe cardiaque résulte principalement des frottements de ce liquide contre les parois des vaisseaux qui le contiennent, et la physique nous apprend que ces frottements croissent comme le carré de la vitesse du courant. Or l'élasticité du tube a pour effet de ralentir le mouvement imprimé au sang pendant la systole ventriculaire et de continuer ce mouvement pendant la durée du repos; le déplacement d'un volume

(1) Jusque dans ces divers temps, ni les physiciens, ni les physiologistes, n'avaient étudié suffisamment l'influence de l'élasticité des parois des tuyaux de conduite sur la marche des courants qui sont déterminés par des impulsions intermittentes. M. Marey vient de publier à ce sujet une série de recherches intéressantes, et il a très bien mis en évidence le résultat indiqué ci-dessus. Il a vu qu'à égalité de pression, l'écoulement est beaucoup plus abondant par un tube élastique que par un tube à parois rigides de même diamètre.

Pour le démontrer, M. Marey fait usage d'un petit appareil très simple et très facile à employer dans l'enseignement public. Il adapte à un flacon contenant de l'eau deux tubes dont l'extrémité inférieure plonge dans ce liquide; l'un de ces tubes se recourbe de façon à constituer un siphon dont l'extrémité inférieure est en communication avec un ajutage à deux branches qui sont munies de robinets

donné de liquide s'effectue donc dans un temps à peu près double de celui qu'il emploierait si les artères étaient des tubes rigides, et la vitesse du courant étant réduite dans la même proportion, les résistances doivent être diminuées comme les carrés des nombres représentant ces vitesses différentes.

Ainsi l'extensibilité et l'élasticité des parois artérielles jouent un rôle très important dans le travail de la circulation.

Examinons donc de plus près le jeu de ces parties, et cherchons d'abord comment l'augmentation de la capacité des artères s'effectue sous l'influence de la charge additionnelle de sang poussée dans un vaisseau par chaque systole ventriculaire.

Manière dont les artères augmentent de capacité.

§ 4. — Ce phénomène est complexe et résulte de l'allongement aussi bien que de l'élargissement de ces vaisseaux.

Dilatation transversale.

Harvey, à qui il faut toujours remonter lorsqu'on veut chercher la solution de quelque question touchant la circulation du sang, avait reconnu l'existence de cette augmentation dans le calibre des artères à l'arrivée de chaque ondée de sang lancée dans leur intérieur par la contraction du cœur; mais l'expérience très simple sur laquelle il fonda son opinion ne pouvait donner des résultats assez nets pour rendre le phéno-

et se continuent l'une avec un tuyau rigide, l'autre avec un tuyau à parois élastiques de même calibre que le précédent. L'autre tube, dont l'extrémité inférieure, comme je l'ai dit, plonge dans l'eau du flacon, dépasse le bouchon qui ferme hermétiquement le vase, et son extrémité supérieure est ouverte, de façon à laisser entrer de l'air à mesure que l'eau s'écoule par le siphon, dès que celui-ci est amorcé. Les bulles d'air qui entrent ainsi dans le flacon sont faciles à compter, et leur nombre correspond à la quantité d'eau écoulée. Or, en faisant passer alternativement le courant par l'une et l'autre des branches terminales du siphon bifurqué, on voit que le passage des bulles est beaucoup plus rapide quand c'est le tube élastique qui débite le liquide que lorsque l'écoulement se fait par le tube rigide (*a*).

(*a*) Marey, *Recherches hydrauliques sur la circulation du sang* (*Ann. des sciences nat.*, 1857, 4e série, t. VIII, p. 331, pl. 7, fig. 1).

mène sensible à tous les yeux. Elle consiste à dénuder un de ces vaisseaux, à le couper transversalement et à en saisir avec les doigts l'extrémité tronquée : à chaque battement du cœur, dit ce grand physiologiste, on voit l'artère se dilater (1). D'autres observateurs ont révoqué en doute l'existence de cette dilatation, et, en effet, elle est trop faible pour pouvoir être bien constatée de la sorte (2). Cependant elle est bien réelle, et, pour en démontrer l'existence, il suffit de répéter l'expérience faite, il y a une vingtaine d'années, par M. Flourens. On introduit l'artère dans un petit anneau brisé d'acier bien trempé, très mince et de dimension convenable pour embrasser le vaisseau sans le comprimer. Dans le point ainsi emprisonné l'artère ne peut se dilater qu'à la condition d'ouvrir l'anneau élastique dont il est entouré ; et si les bords de la fente pratiquée dans

(1) Harvey rend compte de cette expérience dans sa deuxième dissertation sur la circulation du sang, adressée à J. Riolan (*a*).

(2) Les mouvements de locomotion qui accompagnent la dilatation des artères rendent celle-ci très difficile à constater par l'observation directe, et d'ailleurs elle est presque toujours à peine appréciable à l'œil ; aussi plusieurs physiologistes, tels que Lamure, Arthaud et Parry, ont-ils été conduits à en nier l'existence (*b*). Mais Spallanzani l'a très bien observée dans l'aorte du Triton et du Lézard, ainsi que dans l'artère pulmonaire, où elle lui a paru plus considérable que dans le premier de ces vaisseaux (*c*).

Enfin M. Poiseuille a mis en évidence la dilatation de l'artère carotide du Cheval, à l'aide d'un instrument disposé de façon à emprisonner une portion de ce vaisseau dans un vase rempli d'eau et surmonté d'un tube capillaire, dans lequel le liquide s'élevait ou s'abaissait suivant que l'artère, en se gonflant ou en se rétrécissant, chassait du réservoir une certaine quantité d'eau ou la laissait entrer (*d*).

(*a*) Harvey, *Exercitatio altera ad J. Riolanum, in qua multæ contra circuitum sanguinis objectiones refelluntur* (*Opera omnia*, p. 111).

(*b*) Lamure, *Recherches sur la pulsation des artères*, 1769.
— Arthaud, *Dissertation sur la dilatation des artères*, 1771.
— Parry, *Experimental Inquiry on the Arterial Pulse*, p. 50.
— E. H. Parry, *Additional Experiments on Arteries*, 1819, p. 11.
— Davies, *General principles of Physiology* (*London Medical Repository*, 1828, t. XXIX, p. 389).

(*c*) Spallanzani, *Expériences sur la circulation*, p. 359, 360, 362, etc.

(*d*) Poiseuille, *Recherches sur l'action des artères dans la circulation artérielle* (*Journal de physiologie* de Magendie, 1829, t. IX, p. 46, pl. 1, fig. 1).

celui-ci s'écartent, il sera évident que la dilatation a lieu. Or, M. Flourens ayant placé autour de l'aorte de divers Mammifères un de ces anneaux à branches mobiles, a toujours vu les deux bouts de celles-ci s'écarter au moment de la systole, et se rapprocher quand le cœur était en repos (1).

Allongement des artères.

§ 5. — L'allongement des artères sous l'influence de l'impulsion imprimée au sang par la contraction du cœur est plus facile à constater. Pour la rendre évidente, il suffit de marquer d'un trait coloré un point donné de la carotide primitive préalablement mis à nu chez un Mouton ou quelque autre grand Mammifère, puis de placer à côté de ce trait, comme point de repère, une aiguille fixée d'une manière immobile. En effet, on voit alors le trait coloré avancer et reculer alternativement d'une manière synchronique avec les mouvements de systole et de diastole des ventricules du cœur (2). Cette élongation déter-

(1) Les anneaux brisés dont M. Flourens se servait étaient faits avec des ressorts de montre, et ses expériences ont été pratiquées sur des Lapins et des Chiens (*a*).

(2) Le fait de l'allongement des artères lors de l'afflux du sang dans leur intérieur a été constaté depuis longtemps par plusieurs autres physiologistes, tels que Haller, Parry, Bell, Schultz et Wedemeyer (*b*) ; mais l'expérience citée ci-dessus est due à M. Flourens.

Toutes choses égales d'ailleurs, ce changement dans l'état du vaisseau est d'autant plus marqué, que celui-ci offre au courant sanguin un obstacle plus brusque. Ainsi il est plus marqué au niveau d'une bifurcation que dans un tronc droit et indivis, parce que l'éperon, faisant obstacle à l'ondée sanguine, est poussé en avant avec force à chaque systole ventriculaire, et revient en arrière dès que cette impulsion s'arrête. J'ajouterai que l'allongement de l'artère sous l'influence de l'afflux du sang poussé dans son intérieur par les contractions du cœur est beaucoup augmenté par le fait de la ligature du vaisseau, car alors tout le mouvement de progression imprimé directement à la colonne de liquide ainsi emprisonnée tend à pousser en avant l'extrémité fermée du vaisseau. Haller a noté ce phénomène (*c*), qui est surtout remarquable

(*a*) Flourens, *Expériences sur le mécanisme du mouvement ou battement des artères* (*Ann. des sciences nat.*, 1837, 2e série, t. VII, p. 106).

(*b*) Parry, *An Experim. Inquiry into the Nature of the Arterial Pulse*, 1816, p. 102 et suiv.
— Ch. Bell, *An Essay on the Forces which circulate the Blood*, 1819, p. 30.
— Schultz, *Das System der Circulation*, p. 339.
— Wedemeyer, *Untersuchungen über den Kreislauf des Blutes*, 1828.

(*c*) Haller, *Mémoires sur le mouvement du sang*, p. 41.

Locomotion des artères.

mine souvent un déplacement de tout le vaisseau qui se courbe en arc et se relève. On donne à ce phénomène le nom de *locomotion des artères* (1).

à l'extrémité du moignon d'un membre amputé : on voit l'extrémité de l'artère liée s'avancer à chaque pulsation et faire saillie à la surface de la plaie.

M. Volkmann a cherché à découvrir les rapports qui existent entre l'allongement et l'élargissement des artères, lorsque ces vaisseaux sont distendus par un afflux de liquide dans leur intérieur. L'observation directe ne permet pas de résoudre cette question ; mais, à l'aide d'une série d'expériences délicates faites sur le cadavre, ce physiologiste est arrivé à des résultats intéressants. En déterminant le poids de la quantité d'eau contenue dans un tronçon artériel d'une longueur connue et non distendu, il a pu calculer par les données de la géométrie l'aire du cylindre représenté par ce liquide, et par conséquent aussi le diamètre intérieur du vaisseau à l'état de repos ; puis il injecta dans ce même tronçon d'artère une quantité additionnelle d'eau de façon à le distendre fortement ; il pesa de nouveau pour connaître la quantité du liquide introduit de la sorte, et il mesura la longueur du vaisseau pour déterminer l'allongement que celui-ci avait subi ; enfin à l'aide des éléments de calculs ainsi obtenus, il a estimé le diamètre de ce second cylindre liquide, et il a pu comparer l'augmentation du vaisseau en largeur à l'allongement que ce tube avait éprouvé. Il a fait cette expérience sur des portions de l'artère brachiale et de l'artère iliaque de l'Homme et sur diverses artères du Chien, du Lapin, de la Chèvre et du Bœuf, et toujours il a trouvé que l'extension latérale était de beaucoup supérieure à l'allongement. En prenant pour unité de mesure la dilatation transversale, il a trouvé que l'allongement pour une même étendue n'était souvent que d'environ 0,45, et ne s'est jamais élevé au-dessus de 0,83. Au premier abord, ce résultat peut paraître en opposition avec ce qui s'observe pendant la vie ; car en général, quand une artère bat, il est facile de voir qu'elle s'allonge, tandis que son élargissement n'est que rarement visible à l'œil. Mais, ainsi que le fait remarquer M. Volkmann, cela dépend de ce qu'on ne peut observer qu'une très petite longueur transversale pendant que la vue embrasse le vaisseau dans une étendue longitudinale considérable (*a*).

(1) Si le vaisseau est rectiligne et si ses deux extrémités sont fixées de façon à ne pouvoir s'écarter pour obéir à l'impulsion ainsi produite, il s'y produira un mouvement de locomotion par inflexion latérale, et il s'y formera une ou plusieurs courbures suivant la disposition des points de plus grande extensibilité (*b*).

Si l'artère est un peu courbée, sa courbure sera alors augmentée ; mais

(*a*) Volkmann, *Die Hämodynamik*, p. 420 et suiv.

(*b*) Voyez Frey, *Op. cit.* (Müller's *Archiv für Anat. und Physiol.*, 1845, p. 147).

Théorie du pouls.

§ 6. — Le pouls, ou battement des artères, dépend aussi de l'impulsion imprimée au sang par les contractions du cœur, et consiste en partie dans les divers mouvements que je viens de décrire (1). Ainsi, quand ces pulsations sont visibles à l'œil, elles si elle est coudée ou si elle présente une courbure brusque, elle tendra à se redresser et à augmenter en diamètre dans le point correspondant à la rencontre de l'axe de sa première portion rectiligne avec la grande courbure décrite par ses parois dans la partie courbée.

Quand la portion du vaisseau située au delà de la courbure est libre, elle se redresse plus ou moins sous l'influence de la pression exercée ainsi sur ses parois ; mais lorsqu'elle ne peut être déplacée de la sorte, l'allongement de la première partie du tube détermine au contraire une augmentation dans la flexuosité de la seconde, phénomène dont on est souvent témoin quand on observe au microscope la circulation dans les petites artères (*a*).

(1) Ainsi que je l'ai déjà dit (*b*), Galien et ses disciples attribuaient les pulsations des artères à une force qui résiderait dans les parois mêmes de ces vaisseaux et qui leur serait transmise par le cœur ; mais Harvey fit voir que l'expérience sur laquelle Galien fondait son opinion ne donnait pas les résultats que celui-ci avait cru obtenir (*c*), et il prouva que le battement des artères est produit par le choc du sang contre les parois de ces vaisseaux. En effet, il reconnut que la ligature d'une artère, opération qui empêche le passage du sang dans son intérieur, fait cesser les battements au-dessous du point oblitéré ; mais que les battements continuent à s'y produire si, à l'aide d'un tube rigide introduit préalablement dans sa cavité, là où la ligature doit être placée, on maintient la communication libre entre les portions du vaisseau qui sont situées en amont et en aval de cette ligature. Harvey cite aussi un cas pathologique dans lequel les parois de l'aorte étant devenues osseuses dans une longueur considérable, le pouls n'aurait pas dû se faire sentir dans les membres abdominaux, si la théorie de Galien avait été l'expression de la vérité ; or, les battements artériels s'y manifestaient à peu près comme dans les circonstances ordinaires (*d*).

A l'époque où vivait Harvey, on admettait généralement avec Galien que la dilatation des artères coïncidait avec celle du cœur. Harvey établit expérimentalement que c'est le contraire qui a lieu, et que la systole des

(*a*) Wharton Jones, *On the State of the Blood and Blood-Vessels in Inflammation* (Guy's *Hospital Reports*, 1851, t. VII, p. 108).
— Voyez aussi, au sujet de la locomotion des artères, les expériences de M. Flourens (*Op. cit.*, *Ann. des sciences nat.*, 2ᵉ série, t. VII, p. 108).

(*b*) Voyez ci-dessus, t. III, p. 26.

(*c*) Harvey, *Exercitatio altera ad J. Riolanum, in qua multæ contra circuitum sanguinis objectiones refelluntur* (*Opera omnia*, p. 111).

(*d*) *Op. cit.*, p. 112.

résultent principalement de la locomotion du vaisseau; mais, dans la plupart des cas, ce déplacement et la dilatation produite par la charge additionnelle que détermine la systole ventriculaire sont trop faibles pour être aperçus de la sorte, ou pour être sensibles au toucher, et l'impulsion cardiaque ne devient manifeste que si l'on oppose un obstacle au cours du sang dans ce conduit flexible en déprimant un peu les parois de celui-ci. C'est pour cette raison que l'observateur ne sent aucune pulsation quand il applique le doigt sur une artère qui se trouve entourée de parties molles et qui fuit sous la pression plutôt que de se laisser déprimer; mais si le vaisseau dont il fait choix est à la fois assez rapproché de la peau pour être facile à comprimer et repose

ventricules se manifeste en même temps que la diastole des artères. Il paraît, du reste, qu'avant l'époque où vivait Galien, la vérité avait été découverte, mais avait passé presque inaperçue des physiologistes. Effectivement, dans un écrit que l'on attribue à Rufus d'Éphèse, et que M. Daremberg a mis en lumière dernièrement (*a*), il est dit positivement que les battements synchroniques des artères et du cœur ne sont pas de même nature; que les artères battent quand elles se remplissent, et le cœur quand il se vide.

Voici la traduction du passage en question : « Le pouls se produit de la » manière suivante. Le cœur, après » avoir attiré le pneuma du poumon, » le reçoit d'abord dans sa cavité » gauche, puis, retombant sur lui» même, il le distribue aux artères » remplies par l'affaissement du cœur, » les artères de tout le corps produi» sant le pouls; quand elles se vident, » il y a systole. Ainsi le pouls a lieu » dans les artères quand elles se rem» plissent et qu'elles reçoivent le » pneuma, et dans le cœur lorsqu'il » se vide, comme nous l'établissons » plus bas. Nous avons donc donné » une définition convenable du pouls » en disant : le pouls est la diastole et » la systole du cœur et des artères; il » est composé de diastole et de sys» tole. Les artères et le cœur battent » en même temps; aussi presque tous » les médecins pensent-ils que le pouls » se produit par la réplétion simulta» née du cœur et des artères; cela est » évident, mais les battements ont lieu » pour les artères quand elles se rem» plissent, et pour le cœur quand il » se vide (*b*). »

(*a*) Σύνοψις περὶ σφυγμῶν : *Traité sur le pouls*, attribué à Rufus d'Éphèse, publié pour la première fois en grec et en français avec une introduction et des notes par M. Ch. Daremberg. Paris, 1846.

(*b*) *Op. cit.*, p. 21.

sur un plan résistant, un os, par exemple, il éprouve un petit choc chaque fois que le cœur lance une ondée de sang dans le système circulatoire, et c'est ce choc que les médecins désignent plus spécialement sous le nom de *pouls*.

Le mécanisme de ce phénomène est facile à expliquer.

La pression exercée par la colonne sanguine en mouvement sur les parois de l'artère croît proportionnellement aux obstacles qui s'opposent à son écoulement, jusqu'à ce qu'elle soit devenue égale à la pression motrice développée par le cœur, et alors le courant s'arrête.

Ainsi que je l'ai déjà dit, le principal obstacle qui s'oppose au libre écoulement du sang contenu dans les artères est dû au frottement de ce liquide contre les parois du système vasculaire, et ce frottement croît proportionnellement au carré de la vitesse du courant.

Or la quantité de ce liquide qui, dans un temps donné, passe dans les diverses sections d'un tube qui en est rempli, est partout la même, et par conséquent la vitesse du courant devient d'autant plus grande dans une de ces sections, que l'aire de celle-ci est plus petite.

Par conséquent aussi, lorsqu'en déprimant sur un point les parois de l'artère on rétrécit brusquement le calibre de ce vaisseau, on développe dans ce même point une résistance à l'écoulement du sang; cette résistance a pour conséquence une poussée correspondante du liquide contre l'obstacle, et cette pression, accrue à chaque systole par l'arrivée subite d'une nouvelle ondée de sang dans le vaisseau, produit sur le doigt qui constitue l'obstacle un choc plus ou moins fort. En effet, le courant étranglé dans ce point fait effort pour pousser l'obstacle en avant et en dehors. Pour produire un phénomène analogue dans un tube flexible quelconque, il suffit de faire passer dans ce conduit un courant d'eau mis en mouvement par une force intermittente, et de déprimer sur un point de sa longueur, avec le doigt ou avec un petit levier, les parois du tube ainsi rempli. A chaque coup de piston donné par l'organe moteur, on sentira sous le doigt une pulsation, ou l'on verra le levier soulevé par le choc du courant (1).

Influence de la longueur des vaisseaux sur la force du pouls.

§ 7. — Cette expérience, qui a été pratiquée récemment par M. Marey, nous permet aussi de comprendre facilement comment le caractère de ces pulsations peut varier sous l'influence d'efforts cardiaques identiques, lorsque les propriétés du tube traversé par le courant viennent à se modifier. Ainsi, lorsqu'on fait usage d'un tuyau dont les parois sont dépressibles sans être sensiblement élastiques, la pulsation a le même caractère que l'impulsion initiale dont elle est la conséquence : elle est brève si le coup de piston est brusque et court ; elle est forte si ce coup est puissant, et elle se fait sentir au même moment

(1) Pendant longtemps il a régné parmi les physiologistes et les médecins de grandes divergences d'opinions au sujet de la cause du pouls, et là, comme dans beaucoup d'autres circonstances analogues, le désaccord est venu en grande partie de ce que chacun soutenait d'une manière exclusive une portion de la vérité. Ainsi Galien et Harvey attribuent ce phénomène uniquement à la dilatation des artères. Weitbrecht et Bichat soutenaient qu'il dépendait essentiellement du déplacement du vaisseau (*a*) ; tandis que Arthaud l'expliquait par l'effort du sang contre l'obstacle produit par la dépression de l'artère sous le doigt de l'observateur (*b*). Enfin Parry n'y voyait qu'un effet de l'allongement de celui-ci (*c*). M. Flourens a fort bien établi que ce phénomène se complique de tous les éléments qui peuvent concourir à la production des battements de l'artère (*d*) ; opinion qui était aussi celle de Haller (*e*) et de Sœmmering (*f*). Enfin, M. Marey a démontré expérimentalement la part qui est due à la dépression du vaisseau par le doigt de l'observateur, et a expliqué d'une manière très claire le mécanisme de ce mouvement (*g*).

(*a*) Weitbrecht, *De circulatione sanguinis cogitationes physiologicæ* (*Comment. Acad. Petropol.*, 1724 et 1735, t. VII, p. 316).
— Bichat, *Anatomie générale*, t. I, p. 315 (édit. de 1818).
(*b*) Arthaud, *Dissertation sur la dilatation des artères*. Paris, 1771.
(*c*) Parry, *Inquiry into the Nature of the Arterial Pulse*, 1816, p. 100 et suiv.
(*d*) Flourens, *Op. cit.* (*Ann. des sciences nat.*, 1837, 2ᵉ série, t. VII, p. 112).
(*e*) Haller, *Elem. physiologiæ*, t. II, p. 238.
(*f*) Sœmmering, *De corporis humani fabrica*, t. V, p. 84.
(*g*) Marey, *Recherches hydrauliques sur la circulation du sang* (*Ann. des sciences nat.*, 1857, 4ᵉ série, t. VII, p. 344).

dans toute la longueur du conduit. Mais lorsqu'on emploie un tuyau à parois élastiques, tel qu'un tube de caoutchouc ou une artère, les choses ne se passent plus de la même manière; le choc pulsatile se modifie à mesure que la distance déjà parcourue par le courant est plus grande, et ne devient sensible que plus tardivement, quand cette distance est considérable.

Du reste, nous aurions pu prévoir qu'il devait en être ainsi, d'après ce que j'ai eu déjà l'occasion de dire relativement à la transformation graduelle du mouvement intermittent imprimé au sang par les contractions du cœur, en un mouvement uniforme par l'effet du jeu des parois artérielles.

Ainsi le pouls s'affaiblit à mesure que l'on s'éloigne du cœur, et, en général, cesse d'être perceptible dans les très petits vaisseaux (1). Effectivement il doit en être ainsi, puisque le battement du pouls est dû au mouvement de progression imprimé directement à la colonne sanguine par la portion de l'ondée qui est lancée dans le système artériel par chaque systole du ventricule gauche et qui ne trouve pas à se loger temporairement dans le tronçon de ce système de tubes compris entre le cœur et le point où la pulsation se produit; portion qui est d'autant moins grande que ce tronçon du système vasculaire offre moins de longueur (2).

(1) Haller a trouvé qu'en général le pouls disparaît complétement là où le diamètre de l'artère est descendu à environ 1/3 de millimètre (*a*); mais il existe à cet égard des différences considérables suivant les circonstances physiologiques.

(2) Pour faire bien comprendre cette partie du mécanisme de la circulation, il sera peut-être bon de prendre comme exemple un cas particulier, et de calculer les effets produits, sans tenir compte des effets de l'écoulement qui s'opère en même temps.

Supposons qu'à chaque systole le cœur lance dans l'artère 50 centimètres cubes de liquide, que la capacité initiale de ce tube soit de 10 cen-

(*a*) Haller, *Mémoire sur le mouvement du sang*, p. 35.

Nous voyons là l'utilité de certaines dispositions anatomiques qui se remarquent dans diverses parties du système artériel, soit chez l'Homme, soit chez les Animaux. Parfois le vaisseau nourricier d'un organe, au lieu de se rendre à sa destination en suivant une ligne à peu près droite, présente de nombreuses flexuosités. Or ces courbures augmentent l'étendue de la surface élastique sur laquelle le sang vient presser avant que d'arriver dans le système capillaire, et puisque la transformation du mouvement saccadé imprimé à ce liquide par les contractions du cœur, en un mouvement uniforme, est une conséquence de l'action de l'espèce de ressort ainsi constitué et devient d'autant plus complète que les surfaces en question sont plus étendues, il s'ensuit que ces méandres artériels doivent avoir pour effet

timètres cubes par centimètre de longueur, et que le degré d'élasticité des parois dudit vaisseau soit telle que, sous l'influence de la pression développée par la contraction ventriculaire, sa capacité puisse être augmentée de 1/10e. Il est évident qu'à une distance de 1 décimètre du cœur, la charge additionnelle déterminée par la systole n'aura été que de 10 centimètres cubes, et que l'ondée lancée par cette systole aura dû faire avancer 40 centimètres cubes du liquide préexistant dans cette même portion de l'artère. Mais, à une distance de 2 décimètres, la dilatation du tube aura permis le placement d'une charge additionnelle de 20 centimètres cubes, et par conséquent la portion de la charge initiale déplacée par le jet parti du cœur ne sera que de 30 centimètres cubes. A une distance de 3 décimètres, ce déplacement pourra se trouver réduit à 20 centimètres cubes ; enfin, à 5 décimètres, elle pourra être nulle, car la totalité des 30 centimètres cubes de liquide projeté durant la systole, et des 500 centimètres cubes qui occupaient déjà le vaisseau avant le commencement de ce coup de piston, aura trouvé dans cette longueur de 5 décimètres, dilatée par l'effort systolique, la place nécessaire pour se loger, et ce sera seulement lorsque la pression développée par le cœur aura cessé que la charge additionnelle commencera à s'avancer vers les capillaires. On voit donc que, dans cette hypothèse, la vitesse du courant, déterminée directement par la systole ventriculaire décroît rapidement à mesure que la longueur du tube d'écoulement augmente, et que par conséquent aussi la transformation du mouvement intermittent ou saccadé en un mouvement uniforme tend à devenir de plus en plus complète à mesure que la surface des parois extensibles dont l'élasticité est mise en jeu s'est accrue.

On peut résumer ces résultats, comme je l'ai déjà fait, en disant

de régulariser davantage le cours du liquide dans la portion correspondante du système capillaire, et de mettre les parties molles dont celui-ci est entouré plus complétement à l'abri des secousses résultant des pulsations artérielles.

Influence de la longueur de l'artère sur le retard du pouls.

§ 8. — Le synchronisme de la systole ventriculaire et du battement des artères est complet dans le voisinage immédiat du cœur ; mais, dans les parties éloignées du système circulatoire, un certain intervalle se manifeste entre le moment où le premier de ces mouvements s'accomplit et celui où le second devient appréciable. On remarque aussi que ce retard du pouls augmente à mesure que le point exploré est situé plus loin de l'organe d'impulsion (1). Cela dépend de la manière dont les

que les effets de l'élasticité des parois artérielles croissent comme la surface de ces parois.

Or, le battement du pouls est produit par le surcroît de pression déterminé par la charge additionnelle, et par conséquent, à mesure que la dilatation de l'artère se trouve sollicitée par une quantité de liquide en mouvement moins considérable, l'intensité des pulsations diminuera.

La présence d'une ampoule à parois élastiques sur le trajet du vaisseau tend aussi à diminuer, et peut même éteindre complétement les pulsations dans toute la portion du tube qui est située en aval de cette dilatation. Effectivement elle augmente l'étendue de la surface extensible située en amont de l'obstacle qui, en retardant le passage du sang, développe la pulsation, et cette augmentation de surface permet à une plus grande portion de la charge additionnelle lancée par la systole de se loger dans la partie du vaisseau comprise entre cet obstacle et le cœur. La charge additionnelle qui arrive dans le point où l'observateur cherche à sentir les battements artériels en est diminuée d'autant, et par conséquent le pouls se trouve affaibli proportionnellement.

C'est pour cette raison que, dans les cas d'anévrysmes, le pouls est considérablement diminué ou même supprimé dans la portion du vaisseau qui se trouve en aval de la dilatation, et l'effet est d'autant plus marqué, que la poche anévrysmale est plus grande, qu'elle communique plus largement avec l'artère et que ses parois sont plus élastiques. On a observé des cas d'anévrysmes de l'origine de l'aorte qui supprimaient le pouls dans toutes les artères du corps (a).

(1) L'existence d'un certain retard dans le pouls des artères éloignées du cœur avait été remarquée, vers le milieu du siècle dernier, par Weit-

(a) Sauwers, *Anévrysme de l'aorte ascendante* (*Moniteur des hôpitaux*, 1857, p. 588).

parois artérielles réagissent sur l'ondée de sang lancée par la systole ventriculaire et de la durée de cette contraction. La portion du liquide qui arrive dans l'artère au commencement de la systole, trouvant à se loger dans la partie de ce tube qui avoisine le cœur, y détermine aussitôt le degré de tension additionnelle dont dépend le pouls, et n'agit que faiblement sur les parties éloignées de la colonne sanguine artérielle ; mais la portion suivante du même jet, trouvant cette portion cardiaque de l'artère déjà dans un état de tension, fait sentir son action sur la partie suivante du vaisseau, et ainsi de proche en proche, de façon qu'à mesure que la longueur du conduit augmente, la pression exercée sur les parois vasculaires, et par suite la pulsation, ne devient sensible qu'à un moment correspondant à une

brecht et Senac (*a*), mais avait été révoquée en doute par Haller (*b*), et n'a été bien établie que par les observations récentes de Rochoux, de Carlisle, de M. E. H. Weber, de M. Hamernik, et de quelques autres physiologistes de la période actuelle (*c*).

M. Weber a trouvé que la différence entre le moment de la manifestation de la systole ventriculaire et de la pulsation de l'artère pédieuse est d'environ 1/7e de seconde. Ce retard est surtout sensible chez les personnes dont la circulation est lente et dont les systoles sont prolongées (*d*).

Dans quelques états pathologiques il devient beaucoup plus grand que dans l'état normal : par exemple, lorsqu'une poche anévrysmale se trouve en amont de l'artère où les pulsations s'observent (*e*). M. Marey a remarqué que dans ce cas le défaut de synchronisme est d'autant plus grand que le sac anévrysmal est plus volumineux, et il explique très bien ce phénomène par l'influence de l'étendue des parois élastiques interposées entre le cœur et la partie explorée (*f*).

(*a*) Weitbrecht, *De circulatione sanguinis cogitationes physiologicæ* (*Comment. Acad. Petropol.*, 1734-35, t. VII, p. 317 et suiv.).

— Senac, *Traité de la structure du cœur*, 1777, t. II, p. 204.

(*b*) Haller, *Elem. phys.*, IV, § 42.

— Rochoux, art. POULS, *Dictionnaire de médecine* par Adelon, Andral, etc., 1827, t. XVII, p. 426.

— Carlisle, *Observ. on the Motions and Sounds of the Heart* (*Brit. Associat.*, 1833, p. 455).

(*c*) Weber, *De pulsu in omnib. arter. plane non synchronico* (*Annot. Acad.*, Leipzig, 1834).

— Hamernik, *Die Verhältnisse des Pulses zur Diagnostic innerer Krankheiten* (*Medicinischer Jahresbericht des Oesterreichen Staates*, 1843, t. XXXIII, p. 129).

(*d*) E. H. Weber, *Ueber die Anwendung der Wellenlehre* (Müller's *Archiv für Anat. und Physiol.*, 1851, p. 530).

(*e*) Hamernik, *Op. cit.*

— Valleix, *Guide du médecin praticien*, t. II, p. 52.

(*f*) Marey, *Op. cit.* (*Ann. des sciences nat.*, 4e série, t. VII, p. 340).

période de plus en plus avancée de la contraction ventriculaire. L'impulsion commence, il est vrai, au même instant dans toute l'étendue de ce système hydraulique, mais ne devient appréciable au doigt que lorsqu'elle a atteint un certain degré d'intensité, et cette intensité n'est obtenue que successivement dans les divers points du parcours artériel ; aussi tous les observateurs sont-ils aujourd'hui d'accord pour reconnaître le défaut de synchronisme dans les battements des artères de la portion centrale et de la portion périphérique du système circulatoire ; mais quelques auteurs croient voir dans cette différence un retard apparent et non un retard réel (1).

(1) Dans la prochaine Leçon j'aurai à revenir sur ces faits, et je rendrai compte alors des expériences hydrodynamiques à l'aide desquelles M. Marey a cherché dernièrement à mettre en évidence la forme de l'ondée sanguine lancée par la systole ventriculaire, et à donner une théorie simple du retard des pulsations dans les parties lointaines du système artériel.

M. E. H. Weber, comme je l'ai déjà dit, assimile à une vague sanguine la charge additionnelle lancée dans les artères par chaque contraction du ventricule gauche, et explique le phénomène du pouls par la progression de cette onde ; puis, se basant sur le retard observé dans le battement des artères à mesure que la distance du cœur augmente, il cherche à calculer la vitesse de progression de cette même onde, et il l'évalue à 9m,240 par seconde ; marche qui ne diffère que peu de celle observée par ce physiologiste dans ses expériences sur la propagation des ondes dans un cylindre d'eau renfermé dans un tube de caoutchouc. M. Weber fait remarquer aussi qu'à raison de cette grande vitesse et du temps pendant lequel dure chaque contraction systolique, l'espèce de vague sanguine ainsi produite doit avoir une longueur considérable, et que sa partie antérieure doit être déjà anéantie dans le système capillaire avant que sa partie postérieure ait achevé de sortir du cœur (*a*).

Effectivement, dans cette théorie, la longueur du renflement de la colonne sanguine ou vague positive serait d'environ 2m,8, car le temps qui s'écoule entre le commencement et la fin de chaque systole peut être évalué à environ 1/4 de seconde, et par conséquent l'extrémité antérieure de la vague sanguine, marchant à raison de 9m,2 par seconde, serait à environ 2m,8 du cœur, lorsque la dernière portion de cette même ondée sortirait du ventricule gauche. Mais les élé-

(*a*) E. H. Weber, *Ueber die Anwendung der Wellenlehre auf die Lehre vom Kreislaufe des Blutes* (Müller's *Archiv für Anat. und Physiol.*, 1851, p. 536).

Influence du degré d'extensibilité et d'élasticité de l'artère sur le pouls.

§ 9. — Puisque le pouls est dû à la pression additionnelle qui se développe dans les divers points du système artériel sous l'influence de l'ondée de sang lancée par le cœur, et que la transformation du mouvement intermittent ainsi produit en un mouvement uniforme s'effectue peu à peu au moyen de la dilatation des artères et de la réaction mécanique de ces vaisseaux, il est évident que toute variation dans l'extensibilité et l'élasticité des parois de ces tubes doit influer sur la distance à laquelle cette transformation devient complète et sur la longueur du vaisseau où les pulsations se manifestent. Aussi, sans qu'il y ait aucun changement dans la force d'impulsion déployée par le cœur, l'intensité du pouls dans les parties périphériques du système circulatoire peut être augmentée par un état de rigidité anormale des artères qui avoisinent le cœur ; car celles-ci, en perdant de leur extensibilité et de leur ressort, perdront d'une manière proportionnelle le pouvoir transformateur qui tendait à régulariser le cours du sang, et le caractère saccadé de celui-ci se conservera plus loin.

On comprendra également que, si une artère devient rigide, les battements du pouls ne s'y feront plus sentir ; car le vaisseau, pour battre de la sorte, doit être dilatable (1).

ments de ces calculs sont trop incertains pour que les physiologistes puissent attacher beaucoup de valeur aux résultats obtenus de la sorte.

(1) Ainsi lorsqu'un tronçon d'artère vient à s'ossifier, comme cela a lieu quelquefois, le pouls disparaît dans la portion du vaisseau qui a subi cette altération. Le même phénomène peut s'observer dans quelques portions du système artériel qui, sans être ossifiées, sont trop résistantes pour se laisser distendre par l'afflux du sang ou déprimer sous le doigt, et c'est de la sorte qu'on peut rendre compte d'une observation de Haller. En expérimentant sur des Grenouilles, ce physiologiste remarqua que le pouls n'était pas sensible dans l'aorte descendante, tandis que l'aorte ascendante, les artères pulmonaires, les artères brachiales, etc., qui sont plus extensibles, offraient les battements ordinaires (*a*).

(*a*) Haller, *Mém. sur le mouvement du sang*, p. 46.

§ 10. — Le ressort des parois artérielles dépend en grande partie de l'élasticité, propriété purement physique dont elles sont douées à un haut degré; mais il tient aussi à une action vitale dont beaucoup de physiologistes ont méconnu l'existence (1).

Nature du ressort des artères.

Pour constater la première de ces propriétés, il suffit de prendre sur le cadavre de l'Homme, ou de tout autre Mammifère, un tronçon d'artère, et de le comprimer ou de le tendre. Si on le comprime, il s'aplatit; mais dès que la pression cesse, il reprend sa forme cylindrique, et sa lumière redevient aussi large qu'avant son aplatissement : si on le tiraille doucement, on le voit s'allonger, et il revient sur lui dès que l'effort auquel il a cédé vient à cesser (2).

Élasticité.

(1) Quelques auteurs ont soutenu que chez l'Homme et les autres Mammifères les artères n'offrent aucune trace d'irritabilité et ne sont que des tuyaux élastiques; Magendie, dont l'autorité était à bon droit très grande aux yeux des élèves de l'École de Paris, traitait d'hérésie physiologique toute opinion contraire à la sienne sur ce point, et déclarait que « du moment que l'on admet que les parois des artères, grosses ou petites, se contractent à la manière du tissu musculaire, il n'y a plus de théorie de la circulation possible (*a*). » On comprendra donc pourquoi il m'a paru nécessaire de multiplier beaucoup, dans mes Leçons à la Faculté des sciences de Paris, les preuves de cette contractilité des parois artérielles, qui aujourd'hui est indubitable.

(2) Si par l'injection ou l'insufflation on remplit avec excès une artère, on la voit s'élargir un peu et s'allonger; mais, au moment où l'effort cesse, elle revient sur elle-même et se vide en partie. Si l'on replie un de ces vaisseaux, il tend à se redresser, et si on le distend alternativement dans le sens de sa longueur et en travers, on voit qu'il est susceptible de s'allonger plus qu'il ne peut s'élargir (*b*). Un physiologiste du siècle dernier, Wintringham a fait des expériences sur la résistance des artères à la rupture, mais il n'a obtenu que peu de résultats intéressants (*c*). La résistance latérale est due principalement à la tunique moyenne, qui du reste ne contribue que fort peu à la résistance longitudinale, laquelle réside presque entièrement dans la tunique externe.

(*a*) Magendie, *Leçons sur les phénomènes physiques de la vie*, t. II, p. 78.
(*b*) Béclard, *Éléments d'anatomie générale*, 1823, p. 374.
(*c*) Wintringham, *An Experimental Inquiry on Some Parts of the Animal Structure*, 1740.

Le rôle de cette élasticité des tissus artériels, dans la production des phénomènes du pouls, est également facile à constater à l'aide d'une expérience pratiquée par Bichat. Ayant amputé le bras d'un cadavre et l'ayant assoupli par l'immersion dans un bain tiède, ce physiologiste adapta à l'extrémité de l'artère brachiale de ce membre un petit tube, et introduisit l'autre extremité de cet ajutage dans l'artère carotide d'un gros Chien. Le cœur de l'Animal poussa aussitôt du sang dans le bras du cadavre, et à chaque systole il se manifesta dans celui-ci un battement analogue à celui du pouls, quoique plus faible (1).

Contractilité tonique.

§ 11. — Mais pendant la vie le ressort des artères et la pression que les parois de ces vaisseaux exercent sur le sang qui les distend sont beaucoup plus considérables que dans l'organisme inanimé et dépendent en partie d'une autre cause. En effet, chez l'Animal vivant, les artères tendent constamment à se resserrer, et si elles conservent un calibre à peu près égal à celui qu'elles offrent dans l'état de vacuité sur le cadavre, c'est parce qu'elles sont distendues par le sang contenu dans leur intérieur (2).

(1) Bichat obtint un résultat analogue en adaptant à l'extrémité d'une artère un sac de peau ou de toute autre substance élastique, et en comprimant périodiquement le liquide dont ce sac était rempli, de façon à le lancer par saccades dans le vaisseau (*a*).

(2) Dans diverses expériences faites sur des Béliers, Parry a mesuré comparativement la circonférence de l'artère carotide : 1° pendant la vie ; 2° quelques minutes après la mort, lorsque la contraction tonique du vaisseau paraissait arrivée à son maximum ; et 3° un jour après la mort, lorsque les propriétés vitales ne pouvaient plus agir et que le calibre du vaisseau était déterminé seulement par l'élasticité de ses parois. L'unité de mesure employée était 1/440 de pouce, et, dans une de ces expériences, la première circonférence était égale à 379, la seconde à 270, et la troisième à 320. La diminution totale avait donc été de 105, dont 59 devait être dû à la contractilité vitale et 50 à l'élasticité physique. Dans une

(*a*) Bichat, *Anatomie générale*, t. I, p. 304.

En voici la preuve. Si l'on met à nu l'artère carotide sur un Chien vivant, et si l'on applique sur ce vaisseau deux ligatures, l'une vers la base du cou, l'autre à quelque distance de la tête, on interrompra toute communication entre le tronçon ainsi délimité et le reste du système circulatoire, car nous savons que dans cette région la carotide ne fournit aucune branche. Le sang, ainsi emprisonné, se trouvera donc soustrait à l'influence des mouvements du cœur et ne pourra être pressé que par les parois mêmes du vaisseau. Cependant, dès que l'on pratiquera à ces parois une petite ouverture, on verra ce liquide s'en échapper rapidement ; il sera lancé au dehors avec force et le tube se videra presque complétement (1).

La différence qui existe dans la force de réaction d'une artère vivante et d'une artère morte est également mise en évidence par une expérience très curieuse due à M. Poiseuille. A l'aide d'un petit appareil qui lui permettait de déterminer la charge nécessaire pour distendre avec de l'eau une portion d'artère et de mesurer comparativement la pression exercée par les parois

autre expérience faite sur une Brebis par le même physiologiste, la mort fut produite par hémorrhagie, et la carotide, qui, dans l'état normal, mesurait 320, s'est réduite à 160 ; mais après la mort elle a repris peu à peu une circonférence égale à 232 : le rétrécissement avait donc été de 160, dont 68 dépendant de la tonicité vitale et 92 de l'élasticité (*a*).

(1) Drélincurt a constaté que lorsqu'une artère est liée, la portion du vaisseau située en aval du point oblitéré se vide dans les veines (*b*), et Schwenke avait vu qu'une portion d'artère comprise entre deux ligatures chasse dans les vaisseaux voisins le sang compris entre ces deux liens (*c*).

L'expérience, telle que je l'ai décrite ci-dessus, a été faite par plusieurs physiologistes, et notamment par Sœmmering (*d*), par Reinarz (*e*) et par Magendie (*f*).

(*a*) Parry, *An Experimental Inquiry into the Nature of the Arterial Pulse*, 1816, p. 60 et suivantes.

(*b*) Caroli Drelincurtii *Experimenta anatomica ex vivorum sectionibus petita*, p. 3 (1684).

(*c*) Schwenke, *Hæmatologia*, p. 80.

(*d*) Sœmmering, *De corporis humani fabrica*, t. V, p. 86 (1800).

(*e*) Reinarz, *Diss. de irritabil. arteriarum* (voy. Burdach, *Traité de physiologie*, t. VI. p. 352).

(*f*) Magendie, *Mém. sur l'action des artères dans la circulation* (*Journal de physiologie*, 1821, t. I, p. 109).

de ce vaisseau, lorsqu'après avoir été distendu de la sorte, celui-ci revient sur lui-même, ce physiologiste a trouvé que la réaction est à peu près égale à l'action quand on opère sur une artère provenant du cadavre d'un Animal mort depuis plusieurs jours, mais la dépasse très notablement dans les artères prises au moment même sur un Animal vivant ou récemment mort (1).

Il est aussi à noter que les effets de la contractilité vitale des artères se révèlent souvent aux anatomistes qui, pour étudier le mode de distribution des petits vaisseaux, cherchent à les remplir par des injections. On sait qu'en général ces opérations réussissent

(1) Pour pratiquer cette expérience, M. Poiseuille adapte à chaque extrémité d'un tronçon d'artère un tube recourbé en forme de V, contenant du mercure, muni d'un robinet et disposé de façon à pouvoir servir de manomètre. L'artère et l'intervalle entre les deux tubes étant remplis d'eau, on ferme le robinet qui termine le second tube, et l'on verse dans la branche libre du premier la quantité de mercure nécessaire pour repousser l'eau de façon à dilater fortement l'artère. On note la hauteur de la colonne de mercure dans la grande branche de ce tube, au-dessus du niveau du métal dans l'autre branche, ce qui donne la mesure de la pression employée pour distendre l'artère; puis on ferme le robinet placé entre la terminaison de ce manomètre et l'artère, et l'on ouvre le robinet placé au bout du second tube manométrique : l'artère revient alors sur elle-même, et en chassant l'eau qui la distendait, élève le mercure dans la branche ascendante de ce dernier manomètre. Cette élévation donne la mesure de la pression exercée par les parois de l'artère au moment où elles reviennent sur elles-mêmes. Or, M. Poiseuille a trouvé que cette pression est supérieure à la première d'une quantité insignifiante dans une artère provenant d'un Animal mort depuis longtemps, et où l'élasticité seule peut être en jeu; mais qu'elle la dépasse d'une quantité très notable dans les artères prises sur des animaux vivants, et que l'on peut supposer être encore doués d'une certaine puissance vitale. Ainsi, dans une expérience, l'excès de la force de contraction sur la force de dilatation a été égale à 19, et même à 24 millimètres de mercure, lorsqu'il employait une artère vivante, et n'était égale qu'à environ 4 millimètres quand il se servait d'une artère extraite du cadavre d'un Cheval mort depuis plusieurs jours (a).

(a) Poiseuille, *Recherches sur l'action des artères dans la circulation artérielle* (*Journal de physiologie* de Magendie, 1829, t. IX, p. 44).

bien mieux sur le cadavre déjà refroidi que chez les Animaux vivants, ou chez ceux qui viennent de mourir (1).

Nature de la faculté contractile des artères.

§ 12. — Les physiologistes ont été très partagés d'opinions au sujet de la nature de cette faculté contractile des artères. Bichat et ses disciples ont pensé qu'elle différait essentiellement de la contractilité musculaire, et l'ont désignée sous le nom de *tonicité*. En effet, elle ne donne pas lieu à des mouvements brusques, comme ceux des muscles qui obéissent à la volonté, ou même des fibres musculaires du cœur. La constriction d'une artère ne se manifeste pas immédiatement après l'action des stimulants qui déterminent ce phénomène (2); elle s'effectue

(1) Ainsi Ch. Bell cite l'exemple d'une Tortue dont il lui fut impossible d'injecter les artères immédiatement après la mort, quelque force qu'il employât, mais chez laquelle cette opération se fit avec facilité le lendemain (*a*).

Du reste, la tonicité des artères peut quelquefois se conserver fort longtemps après que le vaisseau a été séparé du reste de l'organisme, et soustrait par conséquent à l'influence de la vie générale de l'individu. Hunter cite un exemple remarquable de la persistance du ressort vital dans les artères logées dans le cordon ombilical. Au moment de l'accouchement, le bout placentaire de ce cordon ayant été lié, le placenta fut expulsé plein de sang. Le lendemain une seconde ligature fut placée à environ un pouce au-dessous de la première, et le bout de cordon situé entre les deux ligatures ayant été rescisé, le sang en sortit immédiatement sous forme de jet. Hunter observa alors avec soin le diamètre des orifices béants des artères qui s'étaient vidées de la sorte, et en les examinant de nouveau vingt-quatre heures après, il trouva qu'ils s'étaient contractés au point de se fermer complétement. Il renouvela alors la section, et le lendemain il constata encore une fois la constriction de l'extrémité des artères coupées; mais le jour suivant, ayant répété pour la troisième fois l'opération, il vit les orifices de ces vaisseaux rester béants : d'où il conclut que les artères avaient cessé de vivre, tandis que pendant les trois premiers jours elles avaient conservé leur contractilité vitale (*b*).

(2) Hastings rapporte des expériences dans lesquelles la contraction des artères ne s'est déclarée qu'une heure après l'application du stimulant (*c*).

(*a*) Ch. Bell, *An Essay of the Forces which circulate the Blood, being an Examination of the Difference of the Motions of Fluids in Living and Dead Vessels*, p. 35 (1819).

(*b*) Hunter, *Sur le sang, l'inflammation, etc.* (*Œuvres*, t. III, p. 186).

(*c*) Hastings, *Treatise on the Inflammation of the Mucous Membrane of the Lungs*, p. 34.

lentement et dure pendant un temps considérable; mais ce mode de contraction ne diffère pas de celui qui s'observe dans d'autres organes dont la structure musculaire n'a soulevé aucun doute parmi les anatomistes, et aujourd'hui on est assez généralement d'accord pour le considérer comme étant de même nature (1). En étudiant la structure des artères, nous avons vu que des éléments musculaires s'y trouvent associés en plus ou moins grande proportion aux fibres élastiques (2), et les expériences faites sur les Animaux vivants, depuis l'époque où Bichat écrivait, prouvent clairement que ces vaisseaux sont doués de l'irritabilité musculaire.

Développement inégal de la contractilité dans les diverses artères.

Les divergences d'opinions que je viens de mentionner tiennent en partie aux différences qui existent dans le degré d'irritabilité des artères de divers calibres. Dans les gros troncs la contractilité est très obscure; dans les vaisseaux de moyenne grosseur elle devient plus grande, et varie en intensité suivant les espèces ou même les individus; mais dans les petites branches elle est beaucoup plus développée, et c'est dans les ramuscules qu'elle se manifeste avec le plus de puissance (3).

(1) Lorsque les contractions artérielles sont peu persistantes, on peut en déterminer le renouvellement à plusieurs reprises. Dans une des expériences faites par Thomson sur les vaisseaux sous-cutanés de la Grenouille, l'application de l'ammoniaque excita quatre fois de suite des contractions à des intervalles de quelques minutes, et dans un autre cas ce physiologiste a pu provoquer des mouvements analogues neuf fois dans l'espace d'une heure (*a*).

(2) Voyez tome III, p. 514.

(3) Haller, qui était resté indécis quant à l'existence de l'irritabilité dans les grosses artères, regardait les artérioles comme étant certainement privées de la faculté de se contracter (*b*). Mais les expériences de Thomson ont été favorables à l'opinion des physiologistes qui attribuaient aux petites artères une puissance de contractilité plus grande qu'aux gros troncs (*c*), et les faits dont la science s'est enrichie plus récemment, et dont je vais rendre compte, donnent tout à fait gain de cause à ces derniers auteurs.

(*a*) Thomson, *Traité médico-chirurgical de l'inflammation*, trad. de l'anglais, p. 56.
(*b*) Haller, *Elementa physiologiæ*, t. II, p. 212.
(*c*) Thomson, *Traité médico-chirurgical de l'inflammation*, p. 55 et suiv.

Ainsi des expériences dans lesquelles les résultats de la contraction vitale de diverses artères furent comparés aux effets qui sont produits après la mort, et qui sont dus à l'élasticité seulement, conduisirent Hunter à reconnaître que le développement relatif de ces deux propriétés est très inégal dans les diverses parties du système artériel; que dans les gros vaisseaux le ressort des parois dépend presque entièrement de l'élasticité, tandis que dans les petites artères c'est la contractilité qui domine (1).

Mais c'est surtout par l'étude du mode d'action des divers

(1) Pour établir cette comparaison, Hunter fit périr par hémorrhagie un Cheval, et aussitôt après la mort de l'Animal, enleva des tronçons d'artères de divers calibres, fendit longitudinalement ces bouts de tubes, et mesura avec soin les dimensions de fragments ainsi obtenus, puis les soumit à une extension assez considérable et les laissa revenir sur eux-mêmes. Au moment de la mort, ces vaisseaux étaient dans l'état de contraction où les avaient amenés les propriétés vitales de leurs tissus ; mais après avoir été soumis à la traction, ils ne pouvaient revenir sur eux-mêmes qu'en vertu de leur élasticité, et, par conséquent, la différence entre leurs dimensions dans ces deux périodes de l'expérience devait correspondre aux effets de la puissance vitale qui, concurremment avec l'élasticité, avait déterminé le rétrécissement subsistant au moment de la mort.

En opérant de la sorte sur une portion de l'aorte prise au sommet du thorax, Hunter trouva que le retrait dû à l'élasticité était inférieur à la contraction physiologique totale d'environ $\frac{1}{17}$.

Dans un fragment du même vaisseau pris à la partie inférieure du thorax, cette différence est devenue égale à $\frac{1}{10}$.

Pour l'artère axillaire, cette différence était de $\frac{1}{8}$.

Pour l'artère humérale, elle était de $\frac{1}{7}$.

Enfin, pour l'artère crurale, elle s'est élevée à $\frac{1}{4}$, et même à $\frac{2}{3}$.

Toutes les expériences ne marchèrent pas avec cette régularité, mais la tendance générale était que la part de rétrécissement afférente à la contractilité vitale était plus considérable dans les artères de moyen calibre que dans les gros troncs. Hunter reconnut aussi par ces expériences que cette contractilité vitale agit surtout dans la direction transversale de façon à amener la diminution du calibre du vaisseau, tandis que le retrait qui succède à un allongement du tube est dû entièrement ou presque entièrement à l'élasticité de ses parois (a).

(a) Hunter, *Sur le sang, l'inflammation, etc.* (*Œuvres*, t. III, p. 194 et suiv.).

stimulants sur les parois des artères que cette inégalité dans le développement de la puissance contractile a été nettement démontrée. En effet, la plupart des expériences tentées en vue de la constatation de l'irritabilité dans les gros troncs, n'ont donné que des résultats négatifs ou incertains, et en opérant sur des branches de moyenne grosseur, des contractions assez fortes ont été souvent observées, mais ne se produisent pas toujours, tandis que dans les petites branches ces phénomènes sont presque toujours faciles à provoquer (1).

Ainsi l'action directe d'un courant galvanique est souvent sans effet sensible sur les parois de l'aorte (2) ; mais en stimu-

(1) Lorsqu'on observe au microscope la circulation dans la membrane palmaire de la patte d'une Grenouille, on voit souvent des artérioles se resserrer au point de devenir tout à fait imperméables, et quelquefois cette contraction s'effectue d'une manière imprévue dans une étendue considérable du vaisseau, tandis que d'autres fois elle ne se manifeste que sur un ou plusieurs points assez circonscrits. En général, elle se fait avec lenteur et dure assez longtemps ; mais quelquefois plusieurs contractions se succèdent à des intervalles de moins d'une minute ; du reste, ces mouvements ne sont jamais rhythmiques et n'ont aucune relation avec les battements du cœur (a).

(2) Nysten a fait plusieurs expériences sur la contractilité de divers organes sous l'influence d'un courant galvanique assez puissant, soit chez des Animaux, soit chez des Hommes décapités depuis quelques minutes seulement, et il n'a jamais découvert le moindre indice d'irritabilité dans les parois de l'aorte (b).

Wedemeyer n'a aperçu également aucune contraction dans l'aorte d'une Grenouille qu'il stimulait à l'aide d'une pile galvanique de 50 couples ; mais sous l'influence d'une pile de 12 ou 15 paires, il vit les artères mésentériques de cet Animal se rétrécir du quart, de la moitié, et même des trois quarts de leur diamètre (c).

Dans les expériences faites également sur les artères mésentériques de ce Batracien par Ed. et E. H. Weber, l'action d'un courant discontinu a toujours déterminé une contraction très forte de ces vaisseaux ; souvent ils étaient réduits à $\frac{1}{6}$ de leur diamètre ordinaire, et ne laissaient passer qu'une seule série de globules sanguins ; quelquefois même la circulation s'y arrêtait complétement (d).

(a) Wharton Jones, *Op. cit.* (Guy's *Hospital Reports*, 1851, 2e série, t. VII, p. 7).
(b) Nysten, *Recherches de physiologie et de chimie pathologique*, 1811, p. 325.
(c) Wedemeyer, *Untersuchungen über den Kreislauf des Blutes*, p. 180.
(d) Ed. Weber und E. H. Weber, *Ueber die Wirkungen welche die magneto-electrische Reizung der Blutgefässe bei lebenden Thieren hervorbringt* (Müller's *Archiv für Anat. und Physiol.*, 1847, p. 234).

lant de la sorte les petites branches de l'artère mésentérique chez la Grenouille, on a vu en général ces vaisseaux se resserrer fortement, et M. Kölliker, en employant un courant interrompu, a constaté la manifestation du même phénomène dans l'artère tibiale de l'Homme (1).

Du reste, cette inégalité dans le degré de développement de la faculté contractile de ces vaisseaux est en complet accord avec différences anatomiques dont j'ai déjà signalé l'existence dans les les diverses zones du système artériel. Nous avons vu que dans les gros troncs les éléments musculaires de la tunique moyenne sont en très petite proportion, comparativement aux fibres élastiques; mais à mesure qu'on s'avance du cœur vers la périphérie de cet appareil irrigatoire, le tissu musculaire devient de plus en plus abondant, jusqu'à ce qu'enfin, dans les ramuscules artériels, il constitue presque à lui seul la portion intermédiaire des parois vasculaires (2).

§ 13. — La nature physiologique de la contractilité lente ou tonique des artères est mise également en évidence par les

(1) Dans ces expériences, faites sur la jambe d'un homme que l'on venait d'amputer, l'excitation produite par l'appareil électro-magnétique a déterminé, au bout de deux minutes, une contraction bien marquée dans l'artère poplitée, qui était déjà en grande partie vide ; mais l'effet a été beaucoup plus intense sur l'artère tibiale postérieure, un étranglement s'y est manifesté, et l'irritabilité a persisté pendant plus d'une heure (*a*).

Il est aussi à noter que M. Pflüger a trouvé qu'en galvanisant les racines antérieures des nerfs sciatiques de la Grenouille, on peut déterminer la contraction des vaisseaux de la patte au point d'y arrêter complétement la circulation (*b*).

(2) M. Wharton Jones a constaté que lors de la contraction des petites artères chez la Grenouille, la tunique interne du vaisseau est souvent froncée longitudinalement, et que la tunique moyenne augmente d'épaisseur; c'est cette dernière seulement dont le rôle est actif dans ce phénomène (*c*).

(a) Kölliker, *Zur Lehre von der Contractilität menschlicher Blut-und Lymphgefässe* (*Zeitschrift für wissenschaftliche Zoologie*, 1849, t. I, p. 259).

(b) Pflüger, *Vorläufige Mittheilungen über Einwirkung der Vorderen Rückenmerkswierzeln auf das Lumen der Gefässe* (*Allgem. Med. Centralzeitung*, 1855, Bd. II, p. 538, et Canstatt's *Jahresber.*, 1855, t. I, p. 132).

(c) W. Jones, *On the State of the Blood and Blood-vessels in Inflammation* (Guy's *Hospital Reports*, 1851, 2ᵉ série, t. VII, p. 7).

Influence du système nerveux sur la contraction des artères.

expériences relatives aux changements qui se produisent dans le calibre de ces vaisseaux sous l'influence du système nerveux. En étudiant l'histoire anatomique de ces tubes, nous avons vu que des filets nerveux viennent se répandre dans leurs parois (1). Or, on a constaté que la section de ces nerfs détermine dans les vaisseaux des effets analogues à ceux que la division du nerf moteur d'un membre produit sur les muscles de cette partie : il en résulte une véritable paralysie des parois vasculaires, et ceux-ci, ne pouvant plus résister, comme d'ordinaire, à la poussée du sang, se laissent distendre, effet qui détermine dans le tube ainsi modifié une augmentation de capacité.

Cette dilatation des vaisseaux est facile à constater dans certaines parties du corps. Ainsi, quand on coupe le nerf sympathique du cou chez un Lapin, on voit aussitôt les vaisseaux de l'oreille s'élargir, et bientôt après la rougeur qui se manifeste dans la conjonctive indique que les artérioles de cette membrane ont subi une modification analogue. Des faits du même ordre ont été constatés dans diverses parties de l'organisme à la suite de la section des nerfs qui se rendent aux vaisseaux correspondants, ou de la destruction des centres médullaires dont ces nerfs dépendent ; et l'augmentation dans la capacité de la portion du système circulatoire ainsi paralysée détermine à son tour divers phénomènes dont l'étude nous occupera ailleurs, l'augmentation de la chaleur animale, par exemple. Mais les artères qui ont été de la sorte soustraites à l'action du système nerveux, et qui, pour cette raison, ne se contractent plus, n'ont pas perdu leur irritabilité, et en substituant au stimulant normal l'excitation galvanique, on peut en réveiller la tonicité et y déterminer des contractions comme d'ordinaire (2).

(1) Voyez ci-dessus, tome III, p. 515.

(2) Depuis assez longtemps plusieurs auteurs, dont je ferai connaître les travaux lorsque je traiterai du système nerveux, avaient soupçonné, plutôt que constaté, l'action exercée par cet appareil sur la tonicité des

Des effets analogues s'observent quand on galvanise les filets nerveux du grand sympathique qui se rendent à la glande sous-maxillaire : les artères se resserrent et cessent bientôt d'être perméables au sang ; mais si l'on excite de la même manière les nerfs qui dépendent du système cérébro-spinal et qui se distri-

vaisseaux sanguins : ainsi M. Wharton Jones a remarqué que la section du nerf sciatique déterminait une légère dilatation dans les artères de la palmure interdigitale de la patte de la Grenouille. Mais c'est dans ces dernières années seulement que la question a été décidée par des expériences nettes et concluantes. A la suite des observations faites par M. Cl. Bernard sur l'augmentation locale de chaleur que la division du nerf sympathique au cou détermine dans l'oreille du même côté chez le Lapin, MM. Waller, Brown-Séquard, Schiff et quelques autres physiologistes ont porté leur attention sur les modifications que cette section et d'autres opérations analogues déterminent dans l'état des vaisseaux sanguins de la partie dépendante du nerf coupé, et ces expérimentateurs sont arrivés ainsi à des résultats très importants pour la physiologie de la circulation.

La dilatation des artères, et même des autres vaisseaux de l'oreille externe, se déclare presque aussitôt après la section de la portion cervicale du grand sympathique chez le Lapin ; et M. Waller a vu qu'en pratiquant une incision dans l'oreille ainsi injectée, on détermine une hémorrhagie beaucoup plus abondante qu'en blessant de la même manière l'oreille du côté opposé dont les nerfs sont restés intacts. Il a reconnu aussi qu'en excitant par le galvanisme le même nerf, on peut déterminer dans ces artères une contraction si énergique, que souvent elles se vident complétement ; mais dès qu'il suspendait l'action du courant galvanique, il voyait ces vaisseaux admettre de nouveau le sang dans leur intérieur. M. Waller a constaté aussi que la dilatation des petites artères de l'oreille du Lapin, déterminée par le contact de l'eau chaude, de la moutarde et d'autres rubéfiants, disparaît presque complétement par la galvanisation de la partie cervicale du sympathique, et que cette excitation diminue beaucoup l'écoulement du sang quand on fait une incision de la peau de l'oreille ainsi injectée. Enfin, de même que M. Budge (*a*), il a trouvé qu'en excitant de la même manière la moelle épinière entre la deuxième et la troisième vertèbre du cou, on détermine dans les vaisseaux du pavillon de l'oreille une contraction encore plus grande qu'en agissant sur le nerf sympathique cervical (*b*).

Ces résultats ont été, non-seulement confirmés par les expériences de MM. Brown-Séquard, Schiff, Kuss-

(*a*) Budge, *De l'influence de la moelle épinière sur la chaleur de la tête* (*Comptes rendus de l'Académie des sciences*, 1853, t. XXXVI, p. 377).

(*b*) Waller, *Neuvième Mémoire sur le système nerveux* (*Comptes rendus de l'Académie des sciences*, 1853, t. XXXVI, p. 378 et suiv.).

buent à la même glande, on détermine aussitôt des phénomènes dont on ne peut se rendre compte qu'en supposant que sous

maul et Tenner, Snellen, etc. (*a*), mais généralisés ; et l'on peut affirmer aujourd'hui que, chez les Mammifères, toutes les artères du corps sont soumises à l'influence du système nerveux ; qu'elles sont frappées d'une sorte de paralysie par la destruction de certaines parties de ce système, et que l'excitation galvanique des filets nerveux qui s'y rendent ou des centres nerveux dont ces filets dépendent les détermine à se resserrer d'une manière plus ou moins énergique.

Ainsi M. Brown-Séquard a constaté que par la galvanisation des nerfs sympathiques qui des ganglions abdominaux vont aux artères et aux veines des membres postérieurs on détermine dans ces vaisseaux les mêmes effets qui s'observent dans ceux de la tête quand on galvanise le grand sympathique du cou (*b*).

Après la section du nerf sympathique au milieu du cou, on peut aussi produire la contraction des vaisseaux de la pie-mère en galvanisant le ganglion cervical supérieur (*c*).

Du reste, les nerfs sympathiques ne sont pas les seuls qui agissent de la sorte sur les parois des vaisseaux sanguins. Ainsi M. Brown-Séquard a trouvé que la section du nerf auriculaire détermine dans l'état des artères du pavillon de l'oreille des effets analogues.

Magendie, M. Valentin et plusieurs autres physiologistes ont vu que la section du nerf trijumeau est suivie de la dilatation des vaisseaux sanguins de la conjonctive, et les expériences de M. Schiff tendent également à démontrer l'influence paralysante de cette opération sur les vaisseaux, non-seulement de l'œil, mais aussi de la membrane pituitaire (*d*).

Je citerai également à ce sujet les expériences de M. Schiff sur l'influence que la section des nerfs de la langue exerce sur la coloration de la membrane muqueuse de la face inférieure de cet organe. Dans l'état normal, les petits vaisseaux de cette partie ne laissent

(*a*) Brown-Séquard, *Sur les résultats de la section et de la galvanisation du nerf grand sympathique au cou* (*Comptes rendus de l'Académie des sciences*, 1854, t. XXXVIII, p. 73).

— Schiff, *De l'influence du grand sympathique sur la production de la chaleur animale et sur la contractilité vasculaire* (*Journal hebdomadaire de médecine*, 1854, t. I, p. 423).

— Kussmaul et Tenner, *Ueber den Einfluss der Blutströmung in den grossen Gefässen des Halses auf die Wärme des Ohrs beim Kaninchen und ihr Verhältniss zu den Wärmeveränderungen welche durch Lähmung und Reizung des Sympathicus bedingt werden* (Moleschott's *Unters. zur Naturlehre*, 1857, t. I, p. 90).

— Snellen, *Experimentelle Untersuchung über den Einfluss der Nerven auf den Entzundungsprocess* (*Archiv für die Holländischen Beiträge zur Natur und Heilkunde* von Donders und W. Berlin, 1857, t. I, p. 206).

— Callenfels, *Onderzoekingen over den invloed der Vaatzenuwen of den Bloedsomloop en den Warmtegraad* (*Nederlandsch Lancet*, 1855, 3e série, t. IV, p. 689), et *Ueber den Einfluss der vaso-motorischen Nerven auf den Kreislauf und die Temperatur* (*Zeitschrift für rationnelle Medecin*, 1855, 2e série, t. VII).

(*b*) Brown-Séquard, *Op. cit.* (*Comptes rendus de l'Académie des sciences*, 1854, t. XXXVIII, p. 96).

(*c*) Callenfels, *Op. cit.* (*Nederlandsch Lancet*, 1855, 3e série, t. IV, p. 753).

(*d*) Schiff, *Untersuchungen zur Physiologie des Nervensystems*, 1855, t. Ier, p. 2 et suiv.

cette influence les petits vaisseaux répandus dans sa substance ont éprouvé une grande dilatation (1).

J'ajouterai que l'excitation des nerfs de la sensibilité dans une portion circonscrite du corps peut même provoquer dans des parties fort éloignées une action réflexe sur les vaisseaux

passer que peu de sang, de sorte que la membrane est blanchâtre ; mais après la section de l'un des nerfs hypoglosses, ceux du côté correspondant se dilatent beaucoup et donnent à la muqueuse une couleur rouge qui contraste avec la teinte pâle du côté opposé. L'effet est encore plus marqué lorsqu'on coupe d'un côté de la tête les nerfs lingual et hypoglosse à la fois (a).

Ce physiologiste a vu aussi que chez les Chiens et les Lapins, l'excitation galvanique de la portion cervicale de la moelle épinière détermine la contraction des vaisseaux de l'oreille, comme M. Waller l'avait constaté ; mais que cet effet ne se produit plus lorsqu'on coupe préalablement les racines des nerfs qui mettent cette portion du système cérébro-spinal en communication avec les nerfs sympathiques du cou (b). On lui doit aussi plusieurs expériences qui tendent à établir que les artères des membres et des autres parties de l'organisme sont placées également sous la dépendance de certains nerfs. Enfin l'ensemble de ses recherches l'a conduit à penser que l'influence excito-motrice exercée sur les vaisseaux a sa source dans le cerveau et la moelle épinière, et que les ganglions sympathiques la transmettent seulement (c).

(1) Dans des expériences récentes et pleines d'intérêt, relatives à l'influence du système nerveux sur l'état du sang qui traverse les glandes, M. Cl. Bernard a trouvé que lorsqu'on a lié le filet sympathique qui se rend à la glande sous-maxillaire, le sang coule en plus grande abondance des veines de cet organe et offre une teinte vermeille ; mais que si l'on galvanise ensuite ce nerf, le sang devient noir, s'écoule plus lentement, et bientôt s'arrête même tout à fait ; ce qui paraît dépendre du resserrement des petits vaisseaux. Enfin, si on lie le filet du nerf lingual qui se rend à la même glande, et qu'on le galvanise, non-seulement le sang recommence à couler à flots et offre une teinte vermeille, mais s'échappe même de la veine en formant un jet saccadé, dont les moments d'accélération sont synchroniques avec les battements du pouls : phénomènes qui indiquent l'élargissement des voies de communication entre les artères et les veines de la glande (d).

(a) Schiff, *Ueber den Einfluss der Nerven auf die Gefässe der Zunge* (*Archiv für Physiol. Heilk.*, 1853, t. XII, p. 377).

(b) Schiff, *De l'influence du grand sympathique* (*Gazette hebdomadaire de médecine*, 1854, t. I, p. 423).

(c) Schiff, *Untersuchungen zur Physiologie des Nervensystems*, 1855, p. 131.

(d) Cl. Bernard, *Sur les variations de couleur dans le sang veineux des organes glandulaires, suivant leur état de fonction ou de repos* (*Journal de physiologie*, 1858, t. I, p. 241).

sanguins, et déterminer ceux-ci à se dilater ou à se contracter. C'est de la sorte que les applications froides sur la nuque arrêtent souvent le saignement du nez, et que dans divers cas d'hémorrhagies internes on peut espérer de bons effets de l'emploi de la glace à l'extérieur (1).

§ 14. — Ainsi, il est aujourd'hui bien démontré que ce n'est pas seulement à raison de l'élasticité de leur tissu que les artères pressent sur le sang qui, lancé dans leur intérieur par le jeu de la pompe ventriculaire, est venu les distendre, mais qu'elles

(1) Stock, médecin du commencement du siècle actuel, qui a beaucoup insisté sur les effets du froid sur l'organisme, cite plusieurs observations intéressantes au sujet de l'utilité des applications froides sur la peau, dans des cas d'hémorrhagies graves, soit de la membrane pituitaire, soit des reins, de l'utérus, etc. On connaît aussi des exemples de la suppression brusque des menstrues, à la suite de l'ingestion d'une quantité considérable d'eau froide dans l'estomac (*a*).

Dans ces derniers temps, M. Brown-Séquard a constaté expérimentalement que l'immersion de l'une des mains dans l'eau froide peut déterminer la contraction des vaisseaux sanguins dans la main du côté opposé (*b*), et M. Callenfels a vu qu'en pinçant l'oreille d'un Lapin, on peut déterminer la dilatation des vaisseaux dans l'oreille du côté opposé (*c*).

Ce dernier physiologiste a constaté aussi d'autres faits qui mettent en évidence l'action nerveuse réflexe sur la contractilité vasculaire. Si l'on coupe le nerf spinal chez un Lapin, opération qui détermine une légère dilatation des vaisseaux sanguins de l'oreille du côté correspondant, on peut produire ensuite la contraction de ces vaisseaux non-seulement en galvanisant le bout périphérique du nerf coupé, mais aussi en excitant de la même manière son tronçon supérieur qui est resté en communication avec la molle allongée, et qui n'a plus de relations directes avec la partie où l'effet s'observe. Il faut donc que l'excitation ait été transmise d'abord à l'axe cérébro-spinal et y ait déterminé une action nerveuse réflexe sur les vaisseaux de l'oreille (*d*). M. Snellen vient de répéter et de varier ces expériences de façon à mettre encore mieux en évidence l'action réflexe du système sur les vaisseaux.

(*a*) Stock, *Medical Collections on the Effects of Cold as a Remedy in certain Diseases*, 1805, p. 113 et suiv.

(*b*) Brown-Séquard, *Remarques sur l'influence du froid appliqué à une petite partie du corps humain* (*Journ. de physiologie*, 1858, t. I, p. 502).

(*c*) Callenfels, *Ueber den Einfluss der vaso-motorischen Nerven auf den Kreislauf und die Temperatur* (*Zeitschrift für rationnelle Medicin*, 1855, 2ᵉ série, t. VII, p. 191).

(*d*) Callenfels, *Op. cit.* (*Zeitschr.*, t. VII, p. 192).

tendent à se resserrer en vertu de la contractilité lente ou tonique dont leurs parois sont douées, et que cette contractilité, de même que celle des muscles ordinaires, est soumise à l'influence du système nerveux.

Ces faits nous fournissent une explication satisfaisante de phénomènes dont on est journellement témoin : par exemple, de la rougeur de la face et même du cou, qui se manifeste si souvent sous l'influence d'émotions légères (1), et de la pâleur subite qui, dans

Ainsi il a fait voir que la dilatation des vaisseaux de l'œil que Magendie avait remarquée comme une des conséquences de la section du nerf trijumeau (*a*) ne dépend pas de cette opération elle-même, mais bien de l'irritation de la conjonctive par suite de la paralysie des paupières ; car on empêche la congestion du sang de s'y établir, en maintenant les paupières de l'Animal fermées et en préservant l'œil du contact des corps étrangers (*b*).

(1) Plusieurs auteurs ont affirmé que les nègres ne sont pas susceptibles de présenter des phénomènes de ce genre : en effet, dans les circonstances où les blancs rougissent, leurs joues ne prennent qu'une teinte plus noire ; mais cela ne tient pas à une différence dans les propriétés du réseau capillaire sous-cutané de leur visage, et dépend seulement de l'épaisseur de la couche de pigment qui recouvre le derme et qui masque la rougeur due à l'injection de ces petits vaisseaux. Pour s'en convaincre, il suffit d'observer ce qui se passe chez les individus de cette race qui portent à la joue une cicatrice un peu étendue. On sait qu'à la suite d'une brûlure ou d'une blessure, le réseau muqueux de la peau ne se reproduit pas ou ne se reproduit que très imparfaitement, et que les cicatrices restent blanches chez les nègres comme chez les Hommes de la race caucasique. Or, on a remarqué que sous l'influence des émotions, ces cicatrices rougissent chez les nègres, comme le ferait la joue d'un individu de race blanche (*c*). Chez les albinos, ce phénomène prend une grande intensité. La rougeur des pommettes chez les malades affectés de pneumonie paraît dépendre aussi d'une action nerveuse réflexe exercée par l'intermédiaire soit des pneumogastriques, soit du grand sympathique sur les vaisseaux de cette partie de la face ; mais on ne sait pas si elle est due à une dilatation simple des petits vaisseaux sous-cutanés, à une sorte d'hypérémie active, ou à un arrêt du sang déterminé par la contraction des veinules (*d*).

(*a*) Magendie, *De l'influence de la cinquième paire de nerfs sur la nutrition et les fonctions de l'œil* (*Journal de physiologie*, 1824, t. IV, p. 176).

(*b*) Snellen, *Experimentelle Untersuchung über den Einfluss der Nerven auf den Entzündungsprocess* (*Arch. für die Holländischen Beiträge zur Natur-und Heilkunde*, 1858, t. I, p. 210).

(*c*) Burgess, *On the Physiology and Mechanism of Blushing*. In-8, 1839.

(*d*) Gubler, *Sur la rougeur des pommettes dans la pneumonie*, analysé par M. Brown-Séquard (*Journal de physiologie*, 1858, t. I, p. 411).

d'autres cas où le choc moral est plus intense, peut frapper notre visage. Si l'influence nerveuse cesse momentanément d'arriver avec l'abondance ordinaire dans les nerfs qui animent les petits vaisseaux sous-cutanés de la face, le sang y pénètre en plus grande quantité que dans l'état normal ; et si l'excitation du système nerveux s'étend à ces mêmes nerfs, la contraction des vaisseaux s'opère et la couleur des joues disparaît.

J'ajouterai que l'affaiblissement général de l'organisme paraît tendre à diminuer la force contractile des artères (1) ; mais le degré d'irritabilité de ces vaisseaux varie beaucoup suivant les individus, sans que l'on puisse toujours se rendre compte des causes de ces variations (2).

(1) M. Wharton Jones a remarqué que chez des Grenouilles affaiblies par une longue réclusion, les petites artères étaient souvent dilatées au point d'avoir jusqu'à quatre fois leur calibre ordinaire (*a*).

Il est aussi à noter que les différences sexuelles paraissent avoir quelque influence sur le développement de l'irritabilité des parois artérielles. Ainsi, dans les expériences de Parry, la contraction des artères déterminée par le contact de l'air était beaucoup plus grande chez les Brebis que chez les Béliers (*b*).

(2) La divergence des résultats obtenus par les divers physiologistes dépend en partie de ce que très souvent l'observation des effets des stimulants a été abandonnée trop tôt ; mais d'autres fois on ne peut attribuer la non-réussite des expériences qu'à un défaut d'irritabilité. Ainsi Verschuir a vu souvent les artères rester complétement immobiles à la suite de l'application de divers stimulants, tandis que d'autres fois l'emploi des mêmes moyens y déterminait des contractions très fortes ; quelquefois ces différences se sont produites entre les deux côtés du corps d'un même Animal, ou bien encore entre les divers rameaux d'une même branche vasculaire (*c*).

Il paraîtrait y avoir aussi, à cet égard, des différences spécifiques : ainsi M. Vulpian a trouvé que la contractilité vasculaire est plus développée chez le Surmulot que chez le Chien et le Lapin (*d*).

(*a*) Wharton Jones, *On the State of Blood and Blood-vessels in Inflammation* (Guy's *Hospital Reports*, 2ᵉ série, t. VII, p. 7).

(*b*) Parry, *Experim. Inquiry, on Arterial Pulse*, p. 76.

(*c*) Verschuir, *Dissertatio medica inauguralis de arteriarum et venarum vi irritabili*, 1766, p. 81 à 88.

(*d*) Vulpian, *Recherches expérimentales sur la contractilité des vaisseaux*, p. 4 (*Société de biologie*, 1858).

§ 15. — Le resserrement des artères peut être provoqué par des agents mécaniques aussi bien que par l'influence nerveuse. Ainsi on a vu souvent des contractions lentes, mais énergiques, se manifester dans les carotides et d'autres troncs d'un calibre considérable dont on irritait les parois en les raclant avec un scalpel ou en les piquant avec une aiguille (1); Action des stimulants mécaniques sur les artères.

(1) Verschuir, qui fut un des premiers à bien constater l'existence d'une faculté contractile dans les artères, vit dans une de ses expériences faite sur un Chien, la fémorale se resserrer d'espace en espace après qu'il eut stimulé les parois de ce vaisseau en les raclant avec un scalpel. En excitant de la même manière la carotide, il y détermina aussi des contractions locales (*a*).

Thomson, en irritant avec la pointe d'une aiguille les petites artères de la patte d'une Grenouille, est parvenu plusieurs fois à provoquer une contraction complète de ces vaisseaux (*b*).

Hastings a obtenu tantôt une constriction linéaire, tantôt un resserrement assez étendu, en irritant mécaniquement diverses artères, telles que la fémorale et les mésentériques, ou même l'aorte abdominale, chez le Chat, le Chien et le Lapin (*c*). En général, ce phénomène ne se manifestait qu'au bout de cinq minutes; quelquefois seulement au bout de quinze à vingt minutes.

Reinarz et Burdach ont vu des tronçons d'artères de Bœuf et de Cheval, détachés du corps, se resserrer sur des cylindres de cire d'un diamètre égal à leur calibre qu'on avait introduits sans effort dans ces vaisseaux (*d*).

M. Wharton Jones a vu que, sous l'influence d'une légère pression exercée avec un instrument mousse, les artérioles de la palmure des pattes, chez la Grenouille, se contractent promptement, mais ne tardent que peu à reprendre leur calibre ordinaire. Des effets semblables sont produits par l'application d'une goutte d'eau froide ou d'un courant galvanique très faible (*e*).

Enfin, tout dernièrement M. Marey a appelé de nouveau l'attention des physiologistes sur les phénomènes de contraction déterminés dans les petits vaisseaux de la peau par une irritation mécanique (*f*).

(*a*) Verschuir, *De arteriarum et venarum vi irritabili*, p. 89 et suiv.
(*b*) J. Thomson, *Traité médico-chirurgical de l'inflammation*, p. 57.
(*c*) Hastings, *Disputatio phys. inaug. de vi contractili vasorum*. Edinb., 1818.
— *A Treatise on Inflammation of the Mucous Membrane of the Lungs, to which is prefixed an Experimental Inquiry respecting the Contractile power of the Blood-vessels, etc.*, 1820, p. 24 et suiv.
(*d*) Burdach, *Traité de physiologie*, t. VI, 353.
(*e*) Wharton Jones, *Op. cit.*, p. 9.
(*f*) Marey, *Mémoire sur la contractilité vasculaire* (*Ann. des sciences nat.*, 1858, 4e série, t. IX, p. 68).

et ces effets sont plus faciles à produire dans les petites branches artérielles que dans les gros troncs que je viens de nommer (1).

Action du froid, etc.

L'action locale du froid détermine aussi le resserrement des petites artères (2), et une chaleur très forte produit des effets

(1) M. Vulpian a trouvé que la contraction des vaisseaux est plus facile à exciter à l'aide de stimulants mécaniques qu'au moyen de l'électricité, et que chez le Chien cette propriété est peu développée dans les grosses branches de l'artère mésentérique, mais le devient beaucoup dans les petites divisions du même vaisseau, et augmente à mesure qu'on se rapproche de la terminaison de celles-ci dans les parois de l'intestin (*a*).

(2) L'utilité des applications froides sur les blessures pour y arrêter l'écoulement du sang n'a pas échappé à l'observation du vulgaire, et paraît avoir été connue depuis longtemps même des sauvages de l'Amérique septentrionale(*b*). Cullen, dont l'autorité était très grande parmi les médecins du siècle dernier, préconisait le froid comme le plus puissant des astringents auxquels on peut avoir recours dans les cas d'hémorrhagie (*c*) ; et c'est principalement à raison de la contraction des vaisseaux sanguins produite par cet agent, que l'on peut se rendre compte des succès obtenus par plusieurs chirurgiens de nos jours, qui, à la suite d'opérations ou de blessures, ont recours aux topiques réfrigérants pour empêcher l'inflammation de se déclarer dans la partie lésée (*d*).

C'est aussi par suite de la constriction déterminée dans les petites artères par le contact de l'air froid que souvent, dans des opérations chirurgicales telles que l'ablation du sein et les amputations, il arrive que des petits vaisseaux échappent à l'attention du chirurgien et ne donnent pas de sang lorsque celui-ci commence le pansement de la plaie, mais ne tardent pas à devenir la source d'une hémorrhagie inquiétante dès que, le pansement étant achevé et le malade replacé dans son lit, la chaleur générale du corps fait

(*a*) Vulpian, *Recherches expérimentales sur la contractilité des vaisseaux, etc.*, p. 4 (extr. des *Mém. de la Soc. de biologie*, 1858).

(*b*) Stock, *Medical Collections on Effects of Cold*, 1805, p. 109.

(*c*) Cullen, *First Lines of the Practice of Physic*, 1784, t. II, p. 316.

(*d*) A. Bérard, *Mém. sur l'emploi de l'eau froide comme antiphlogistique dans le traitement des maladies chirurgicales* (*Archives générales de médecine*, 1835, 2ᵉ série, t. VII, p. 5).

— Baudens, *Des règles à suivre dans l'emploi de la glace après l'opération de la cataracte* (*Comptes rendus de l'Académie des sciences*, 1845, t. XLI, p. 264).

— *Souvenirs d'une mission médicale à l'armée d'Orient*, p. 46 et suiv. (extr. de la *Revue des Deux-Mondes*, août 1857).

— Chassaignac, *Mém. sur les hémorrhagies des cavités muqueuses ; nouveau mode d'application de la glace dans ces hémorrhagies* (*Archives générales de médecine*, 1851, 4ᵉ série, t. XXVI, p. 129).

— Magne, *Sur les heureux effets de la glace appliquée sur l'œil immédiatement après l'opération de la cataracte par abaissement* (*Gazette médicale*, 1855, p. 595).

analogues, tandis que sous l'influence d'une chaleur modérée on voit ces vaisseaux augmenter de calibre (1).

Influence du contact de l'air.

Hunter a reconnu que l'excitation produite par le contact de l'air sur la surface externe d'une artère suffit pour déterminer dans ce vaisseau un resserrement lent, mais très persistant (2),

cesser la constriction de ces vaisseaux. Pour arrêter les hémorrhagies de ce genre, on est quelquefois obligé de remettre la plaie à nu, afin de lier les artères dont l'ouverture est restée béante ; mais alors l'action de l'air froid produit de nouveau la contraction de ces vaisseaux et en rend la recherche très difficile, de façon que parfois quelques-uns d'entre eux se soustraient encore à l'œil de l'opérateur, et que les mêmes accidents se renouvellent plusieurs fois de suite. Mais les chirurgiens savent aussi que pour arrêter cet écoulement du sang, il suffit souvent de faire des applications froides sur la partie divisée.

Schwann a fait quelques recherches sur la contraction des artères par l'action du froid. Dans une de ses expériences, il étala sous le microscope le mésentère d'un Crapaud, et y versa ensuite quelques gouttes d'eau fraîche : une des branches artérielles, qui avait 0[lig.],0724 de diamètre avant l'application du froid, se resserra de façon à n'avoir au bout de quinze minutes que 0[lig.],0276 ; puis se dilata peu à peu, et en répétant l'instillation de l'eau froide, on vit reparaître la contraction plusieurs fois de suite (*a*).

Des phénomènes du même ordre se manifestent avec plus d'intensité dans les vaisseaux capillaires, ainsi que nous le verrons dans une des prochaines Leçons.

(1) Marshall-Hall a constaté qu'un phénomène analogue à la contraction tétanique dont les muscles de la Grenouille sont saisis quand on plonge un de ces Animaux dans un bain à la température de 49 degrés, se manifeste sous la même influence dans les parois des artères, et il a rapporté cette expérience comme un argument en faveur de l'opinion de ceux qui attribuent un pouvoir musculaire à ces vaisseaux (*b*).

(2) « Si l'on divise une artère transversalement, ou si l'on se borne à la dénuder, dit Hunter, on observe qu'elle se contracte par degrés jusqu'à ce que sa cavité soit entièrement oblitérée ; mais si on la laisse dans cet état de contraction jusqu'après la mort de l'Animal, et qu'alors on la dilate de manière à dépasser ce qui constitue l'état de repos du tissu élastique, elle ne se resserre ensuite qu'autant qu'il faut pour revenir à cet état, et ce retrait s'opère immédiatement, mais n'est pas égal à celui dont l'artère est capable pendant qu'elle est vivante. L'artère tibiale

(*a*) Schwann, art. GEFÆSSE (*Encyclopædische Wörterbuch*, p. 229).
(*b*) Marshall-Hall, *A Critical and Experimental Essay on the Circulation of the Blood*, 1831, p. 80.

et beaucoup d'autres physiologistes ont été témoins du même phénomène.

Influence des agents chimiques.

Les stimulants chimiques sont plus puissants pour exciter la contraction des artères (1), et c'est en grande partie de cette

postérieure d'un Chien ayant été mise à découvert, son volume fut déterminé, et l'on observa qu'elle se contracta tellement en un court espace de temps, qu'elle offrit un obstacle presque complet au passage du sang, et que lorsqu'on l'eut divisée, le sang ne fit que suinter par le bout du vaisseau. On dénuda de même l'artère carotide et l'artère crurale, et l'on suivit attentivement les changements qui s'opérèrent dans ces vaisseaux, tandis qu'on laissait couler le sang de l'Animal jusqu'à la mort; or, on remarqua que ces artères devinrent évidemment de plus en plus petites (*a*). »

La contraction des artères au contact de l'air a été observée aussi par Fowler, Jones, Hastings et beaucoup d'autres physiologistes (*b*).

(1) Haller et ses disciples ont vu la constriction des artères se produire quand on applique sur ces vaisseaux des acides énergiques, notamment l'acide sulfurique ; mais on pouvait penser que ces changements étaient dus seulement à quelque altération chimique dans la substance des parois vasculaires (*c*). Une des expériences faites par Hastings tend à prouver le contraire : en effet, ce physiologiste, en touchant l'artère fémorale d'un Chat avec de l'acide nitrique, a vu ce vaisseau se resserrer immédiatement ; mais, bien que la marque jaune produite par le contact de cet agent persistât sur la tunique artérielle externe, la contraction cessa dans l'espace de quelques heures ; on ne pouvait donc attribuer celle-ci à une modification chimique de la substance des parois vasculaires, car l'état produit de la sorte aurait été permanent (*d*). Du reste, Verschuir avait déjà remarqué que l'acide nitrique ne détermine pas le même resserrement de ces vaisseaux sur le cadavre que chez les Animaux vivants (*e*).

Thomson a constaté par plus de cent expériences que l'ammoniaque faible appliquée sur la peau interdigitale des Grenouilles détermine presque toujours très promptement la contraction des artères sous-jacentes (*f*). Mais Hastings, qui paraît avoir fait usage d'ammoniaque concentrée, a vu ce réactif provoquer parfois la dilatation de ces vaisseaux, tandis que d'autres fois il a observé des contractions (*g*).

Hastings a déterminé une contrac-

(*a*) Hunter, *Traité du sang, de l'inflammation*, etc. (*Œuvres*, t. III, p. 185).
(*b*) Fowler, *Disput. inaug. de inflammatione*.
— Jones, *De arteriæ sectæ consecutionibus*, p. 20.
— Hastings, *Treat. on the Inflam. of the Mucous Membrane of the Lungs*, p. 28.
(*c*) Haller, *Dissert. sur l'irritabilité* (*Mém. sur les parties sensibles et irrit.*, t. I, p. 56).
(*d*) Hastings, *Op. cit.*, p. 28.
(*e*) Verschuir, *Dissert. de arteriarum et venarum vi irritabili*, p. 90.
(*f*) Thomson, *Traité méd.-chir. de l'inflammation*, p. 56.
(*g*) Hastings, *Op. cit.*, p. 28 et 30.

propriété que dépend l'action utile des astringents et d'autres topiques dont les chirurgiens font parfois usage pour arrêter les hémorrhagies (1).

Dans l'état physiologique, ces vaisseaux tendent toujours à se

tion presque complète dans les petites artères interdigitales de la Grenouille, en y appliquant de l'essence de térébenthine (*a*).

Le contact d'une dissolution de chlorhydrate d'ammoniaque provoque en général une contraction considérable des petits vaisseaux, mais quelquefois une dilatation.

M. Wharton Jones a trouvé qu'une faible solution de sulfate d'atropine dans l'eau, appliquée sur la peau de la Grenouille, détermine dans les artérioles sous-cutanées une contraction lente, à la suite de laquelle ces vaisseaux ne reviennent à leur calibre ordinaire que très graduellement (*b*).

Prévost a trouvé que la teinture d'aconit étendue d'eau produit un rétrécissement très remarquable des petits vaisseaux, mais il n'a fait ses expériences que sur des parties affectées d'inflammation (*c*).

Le seigle ergoté et l'ergotine que l'on en extrait paraissent exercer une action très puissante sur la contractilité des vaisseaux sanguins. Dans une expérience faite par M. Chavallay, de Chambéry, l'artère crurale d'un Lapin ayant été ouverte, donna un jet de sang de la grosseur d'une plume d'oie ; mais un tampon de charpie imbibé d'une dissolution d'ergotine ayant été appliqué sur la plaie, le vaisseau s'est oblitéré au bout de cinq minutes, et l'hémorrhagie a cessé. Des effets analogues ont été obtenus en expérimentant sur l'artère crurale et sur la carotide d'un Mouton (*d*).

(1) Les topiques employés pour arrêter l'écoulement du sang, et appelés *hémostatiques*, agissent pour la plupart en déterminant tout à la fois la constriction des orifices béants des petits vaisseaux et la formation d'un caillot à l'extrémité de ceux-ci. L'eau de Rabel (qui est un mélange d'acide sulfurique et d'alcool) remplit ces indications, et l'alun est un des ingrédients les plus puissants de la plupart de ces eaux hémostatiques. L'acétate de plomb exerce une influence analogue sur les petits vaisseaux sanguins. Dans ces derniers temps on a beaucoup vanté l'emploi du matico, substance qui provient d'un arbre de la famille des Pipéritées, qui croît en Bolivie, et qui a reçu les noms d'*Artanthe elongata* ou de *Stephensia elongata* (*e*).

(*a*) Hastings, *On the Inflamm. of the Mucous Membranc of the Lugs*, p. 56.

(*b*) Wharton Jones, *On the State of the Blood and Blood-vessels in Inflammation* (*Guy's hosp. Reports*, t. VII, p. 8).

(*c*) Prévost, *Note sur l'inflammation* (*Mém. de la Soc. de physique et d'hist. nat. de Genève*, 1833, t. VI, p. 146).

(*d*) Bonjeau, *Note sur l'application de l'ergotine dans les hémorrhagies externes* (*Comptes rendus de l'Académie des sciences*, 1845, t. XXI, p. 53). — *Nouvelles expériences sur l'action de l'ergotine dans les hémorrhagies externes* (*Comptes rendus*, t. XXI, p. 490).

(*e*) Cazentre, *De la valeur du matico comme hémostatique* (*Bulletin de thérapeutique*, 1851, t. XLI, p. 32).

Influence du volume du sang.

resserrer et à presser sur le sang contenu dans leur intérieur, de sorte que leur capacité est subordonnée à la quantité de liquide ainsi renfermé, et qu'ils se vident quand le cœur cesse de leur en envoyer.

Ce resserrement de tout le système artériel est manifeste dans les cas d'hémorrhagie abondante (1).

Le même phénomène se produit d'une manière locale, lorsqu'à l'aide d'une ligature on interrompt la communication entre le cœur et une portion du système artériel. En aval du point oblitéré, le vaisseau se rétrécit et se vide complétement.

Influence de la fatigue.

§ 16. — Il est aussi à noter que le développement d'une contraction énergique dans les parois artérielles, de même que dans les autres parties irritables de l'organisme, est presque toujours suivi d'un affaiblissement temporaire de la puissance vitale de l'organe, lequel se décèle ici, non-seulement par une diminution de l'excitabilité (2), mais aussi par une dilatation

(1) Dans une expérience faite sur une Brebis par Parry, la circonférence de l'artère carotide qui, primitivement, était de $\frac{220}{400}$ de pouce, se réduisit dans les proportions suivantes après chaque saignée de 250 grammes de sang :

288, 250, 235, 233, 222, 201, 191, 161, 160.

A ce moment l'Animal mourut d'hémorrhagie, et la tonicité du vaisseau venant à se perdre graduellement, les mêmes mesures donnèrent :

5 minutes après la mort. 212
4 heures ½ après la mort 234
11 heures ¾ après la mort 232
28 heures après, la même dimension (a).

Dans une des expériences faites par Parry, la carotide d'une Brebis fut dénudée, et sa circonférence, mesurée avec soin, était égale à $\frac{225}{400}$ de pouce. Après une heure d'exposition à l'air, elle s'était retirée au point de n'avoir plus, vers le milieu de la portion dénudée que $\frac{162}{400}$ (b).

(2) L'épuisement de l'irritabilité par le fait de l'exercice de cette faculté s'est manifesté dans une des expériences de Thomson. A l'aide de l'application locale d'un peu d'ammoniaque affaiblie, il détermina dans l'espace de moins d'un quart d'heure quatre contractions dans certaines artères sous-cutanées de la patte d'une Grenouille ; la cinquième application du stimulant ne provoqua plus de mouvements dans ces vaisseaux, mais les artères voisines qui n'avaient pas été excitées

(a) Parry, *Experim. Inquiry into the Nature of Arterial Pulse*, p. 38 et suiv.
(b) Idem, *ibid.*, p. 37.

anormale du vaisseau. Ce relâchement des parois est surtout manifeste dans les très petites artères, et, sous l'influence de certains agents, il peut se déclarer directement sans avoir été précédé de contractions (1); il se produit d'autant plus vite, que l'excitation a été plus puissante, et sur les vaisseaux qui sont très irritables, tels que les petites branches sous-cutanées, la contraction n'est bien distincte que sous l'influence des stimulants faibles, tandis que la dilatation est un effet presque immédiat d'une excitation vive (2).

Différence dans l'action des stimulants faibles et puissants, etc.

de la sorte conservaient leur irritabilité (*a*).

Verschuir et Wedemeyer avaient reconnu aussi que lorsqu'une artère s'est contractée sous l'influence de quelque stimulant, l'emploi renouvelé du même moyen ne produit que peu ou point d'effet (*b*).

(1) Hastings a observé ces phénomènes d'une manière très distincte en appliquant de l'ammoniaque sur la membrane interdigitale de la Grenouille; mais la dilatation consécutive ou même primitive des petits vaisseaux est plus considérable, quand on emploie une solution de chlorhydrate d'ammoniaque, et, lorsqu'ils sont agrandis de la sorte, ils se resserrent de nouveau sous l'influence des applications froides, de l'alcool, etc.

Le contact d'une solution de sel commun détermine aussi une dilatation considérable dans les petits vaisseaux (*c*). Dans les expériences de M. Wharton Jones ce phénomène a été souvent précédé d'une contraction momentanée des artérioles.

L'action locale d'un mélange de teinture d'opium et d'une solution de sulfate de cuivre détermine cette dilatation sans contraction préalable (*d*).

(2) Les recherches récentes de M. Marey sur la contractilité vasculaire ont conduit ce jeune physiologiste à penser que les variations dans les effets dus à l'excitation des artérioles dépendent, d'une part, du degré d'intensité du stimulant, et, d'autre part, du degré d'excitabilité du vaisseau;

Qu'une excitation modérée tend toujours à faire contracter les vaisseaux;

Qu'une excitation forte tend à les dilater par suite d'une sorte d'épuisement d'innervation comparable à la fatigue qui suit l'exercice musculaire;

Enfin, que la répétition fréquente

(*a*) Thomson, *Traité méd.-chir. de l'inflammation*, p. 56.
(*b*) Verschuir, *Dissert. de arteriarum et venarum vi irritabili*, p. 84.
— Wedemeyer, *Untersuchungen über der Kreislauf des Blutes*, p. 242.
(*c*) Hastings, *On the Inflamm. of the Mucous Membrane*, p. 54 et suiv.
(*d*) Wharton Jones, *Op. cit.* (*Guy's Hospital Reports*, vol. VII, p. 9).

Relâchement des artères.

A la suite d'une contraction très intense ou très prolongée, telle qu'on en voit se manifester par l'action stimulante d'un fort courant d'induction, le relâchement des parois artérielles peut même devenir si considérable, que, sous l'influence de la pression exercée par le sang, la portion du vaisseau ainsi affaibli se dilate au point d'offrir le double de son diamètre ordinaire et quelquefois prend l'apparence d'une petite poche anévrysmale (1).

de l'excitation tend à émousser l'irritabilité de ces organes et les rend plus difficiles à exciter.

Ainsi, quand en appuyant légèrement sur la peau avec un corps mousse, on y trace une ligne, on chasse mécaniquement le sang des vaisseaux que l'on comprime, et la ligne devient pâle pendant une seconde ; mais le sang ne tarde pas à revenir, et la peau reprend sa teinte normale. Cependant, vingt ou trente secondes après, la ligne blanche reparaît comme la première fois et persiste davantage. Quelquefois elle dure plus d'une minute, et elle dépend évidemment d'une contraction des petits vaisseaux correspondants qui, excités par la pression, ont réagi contre cette excitation et se sont contractés lentement. Si, en traçant cette ligne, on appuie davantage ou si l'on fait usage d'un instrument un peu aigu, de façon à produire une légère douleur, on détermine l'apparition d'une traînée rouge sur chaque côté de laquelle se montre un liséré blanc; phénomène qui s'explique par la dilatation des petits vaisseaux là où ils ont été fortement excités, et leur contraction dans les parties adjacentes où leur excitation a été moins vive.

M. Marey a remarqué aussi que le premier effet de l'électricité appliquée à dose modérée sur la peau au moyen de houppes métalliques est une contraction des vaisseaux du derme, tandis que l'effet d'un courant plus fort ou plus prolongé est une dilatation des mêmes vaisseaux.

(1) Ce fait de la dilatation anormale d'une portion d'artère à la suite d'une contraction excessive a été constaté sur les vaisseaux mésentériques de la Grenouille par les frères Weber (a), et me semble de nature à jeter beaucoup de jour sur la formation de quelques-uns de ces élargissements permanents, connus sous le nom d'*ectasies*, qui se remarquent parfois sur certains points des petites branches du système artériel chez l'Homme, et qui ont été l'objet d'une étude très approfondie de la part de M. Virchow (b).

(a) Ed. und E. H. Weber, *Ueber die Wirkungen, welche die magneto-elektrische Reizung der Blutgefässe bei lebenden Thieren hervorbringt* (Müller's *Archiv. für Anat. und Physiol.*, 1847, p. 235).

(b) Virchow, *Ueber die Erweiterung kleinerer Gefässe* (*Archiv für pathologische Anat. und Physiol.*, 1851, t. III, p. 427).

Je dois ajouter que par l'effet de l'habitude l'irritabilité des vaisseaux sanguins s'émousse. Ainsi l'action du froid, qui produirait une contraction marquée dans les artérioles de la peau d'une région du corps qui est d'ordinaire bien abritée contre les variations de température, restera sans influence appréciable sur les vaisseaux d'une partie qui est accoutumée à subir l'impression de l'air extérieur (1).

Influence des contractions partielles et du relâchement des artérioles sur la circulation locale.

§ 17. — Les variations qui peuvent survenir dans le calibre des artères d'une portion très circonscrite de l'organisme, et qui sont déterminées soit par les nerfs, soit par toute autre cause, sont de nature à influer beaucoup sur la manière dont le sang y circule. En effet, si la branche artérielle qui se rend à un réseau capillaire vient à se contracter de façon à n'avoir temporairement que la moitié ou le quart de son diamètre ordinaire, elle débitera beaucoup moins de liquide dans un temps donné, et si les canalicules dans lesquels elle va se terminer conservent leurs dimensions primitives, le sang ne coulera plus dans ceux-ci avec la vitesse accoutumée et pourra tendre à y devenir stagnant. Enfin si le resserrement partiel des artérioles est accompagné d'un relâchement ou défaut de contractilité dans la partie suivante du même système de petits vaisseaux, le trouble ainsi produit s'aggravera, et la stase du sang dans les

(1) M. Marey a appelé dernièrement l'attention des physiologistes sur cet ordre de faits, et a cité un assez grand nombre d'exemples d'amoindrissement de l'irritabilité des parois vasculaires, par suite de ce qu'il nomme l'*accoutumance* aux excitations.

Ainsi le degré d'excitation mécanique qui ne produirait sur le dos de la main qu'une ligne blanche due à la contraction des petits vaisseaux sous-jacents détermine sur la peau de l'épigastre une ligne rouge lisérée de blanc, comme dans le cas où sur la main on froisse fortement les téguments. M. Marey explique de la même manière les différences qui s'observent dans les effets produits sur les petits vaisseaux sous-cutanés par une application froide portée sur la peau du corps ou sur la peau des mains ou de la face (*a*).

(*a*) Marey, *Mém. sur la contractilité vasculaire* (*Ann. des sciences nat.*, 1858, 4ᵉ série, t. IX, p. 69 et suiv.).

capillaires deviendra plus complète. Or ce sont là précisément les phénomènes qui s'observent au début de l'état morbide que les pathologistes désignent sous le nom d'inflammation (1). L'harmonie normale cesse alors d'exister entre le degré de tonicité des diverses portions du système vasculaire de la partie malade. Le rétrécissement spasmodique de l'artériole dans une certaine étendue de ce vaisseau détermine un ralentissement de la circulation dans les capillaires qui en dépendent, et si d'autres influences, dont j'aurai bientôt à parler, viennent concourir à entraver la marche du sang en aval du détroit ainsi formé, les globules que ce liquide charrie ne tardent pas à s'y agglomérer et à boucher le passage; puis la partie du vaisseau qui s'était contractée tombe dans l'état d'atonie qui suit toujours une action désordonnée, et se dilate de façon à verser une quantité extraordinaire de sang dans les capillaires ainsi engorgés. Quelquefois cet afflux de liquide suffit pour vaincre l'obstacle, pour désagréger les amas de globules et rétablir le mouvement circulatoire dans les vaisseaux obstrués (2); mais d'autres fois il ne produit pas ce résultat et ne fait qu'accumuler de nouveaux globules contre les agglomérations déjà formées, et dilater davantage les capillaires en amont de l'obstacle, de façon à étendre les limites du mal. Ces phénomènes sont loin de constituer à eux seuls l'état de phlogose, et l'excitation locale qui

(1) La dilatation des capillaires dans l'inflammation a été révoquée en doute, ou même niée par quelques pathologistes, mais est bien réelle. Les observations de Emmert, de M. Lebert et de M. Brücke ne laissent aucune incertitude à cet égard (a). Ce phénomène contribue beaucoup à la production de la rougeur, qui est un des caractères de l'état inflammatoire; mais cette coloration est due aussi en grande partie à l'accumulation des globules hématiques dans les capillaires malades, ainsi que nous le verrons plus en détail dans la trente-sixième Leçon.

(2) C'est ce qui a lieu lorsque l'inflammation se dissipe ou se *résout*, pour employer ici le terme technique.

(a) Emmert, *Beitr. zur pathol.* (voy. Henle, *Bericht. Zeitschr. für rationn. Med.*, 1846, t. II, p. 37). — Lebert, *Physiologie pathologique*, 1845, t. I, p. 7. — Brücke, *Bemerkungen über die Mechanick des Entzündungsprocesses* (*Sitzungsberichte der Akad. der Wissenschaften zu Wien*, 1849, t. III, p. 131).

les détermine est la source d'autres désordres physiologiques dont nous n'avons pas à nous occuper en ce moment, mais ils sont au nombre des caractères les plus importants du travail inflammatoire, et ils amènent souvent de grandes modifications dans la forme et dans le mode d'action des vaisseaux affectés (1). Ainsi il n'est pas rare de voir les artérioles perdre de la sorte leur disposition cylindrique, et devenir moniliformes par suite des rétrécissements et des dilatations qui alternent entre eux, ou bien encore simuler des espèces de poches anévrysmales microscopiques (2).

Contractions rhythmiques de quelques artères.

§ 18. — Dans l'immense majorité des cas, la contraction et la dilatation des artères ne se font que très lentement et n'offrent rien de rhythmique; mais il n'en est pas toujours ainsi, et chez certains Mammifères quelques-uns de ces vaisseaux s'agrandissent et se resserrent alternativement d'une manière assez régulière. Le professeur Schiff (de Berne) a découvert ce curieux phénomène dans les vaisseaux sous-cutanés de l'oreille chez le Lapin, et il le considère comme venant en

(1) Cette constriction initiale des artérioles qui conduisent à un point où l'état inflammatoire se déclare, et le ralentissement du cours du sang qui en résulte dans les capillaires situés au delà, ont été constatés d'abord par M. Brücke, professeur de physiologie à Vienne, puis par MM. Paget et Wharton Jones à Londres, et par M. Lebert à Paris (*a*).

(2) Ces dilatations circonscrites et en forme d'ampoules paraissent ne pas avoir échappé à l'attention de Leuwenhoeck (*b*), et constituaient probablement une partie des petites tumeurs vasculaires dont Haller a parlé sous le nom d'*anévrysmes vrais* (*c*); mais celles-ci n'ont pas toujours ce mode d'origine, et la nature n'en est bien connue que depuis la publication des observations de MM. Kölliker et Hasse, Virchow, etc. (*d*).

(*a*) Brücke, *Op. cit.*
— Paget, *Lectures on the Surgical Pathology*, 1853, t. I, p. 302, etc.
— Wharton Jones, *Op. cit.* (*Guy's Hospital Reports*, 2ᵉ série, t. VII).
— Lebert, *Mém. sur les changements vasculaires que provoque la localisation inflammatoire* (*Mém. de la Société de biologie*, 1852, t. IV, p. 84).

(*b*) Leuwenhoeck, *Experimenta et contemplationes* (*Arcana Naturæ*, t. II, p. 179).

(*c*) Haller, *Mém. sur le mouvement du sang*, p. 9.

(*d*) Kölliker et Hasse, *Ueber blutkörperchenhaltige Zellen* (*Zeitschr. für Wissensch. Zool.*, 1848, t. I, p. 260).
— Virchow, *Op. cit.* (*Archiv für patholog. Anat. und Physiol.*, 1851, t. III, p. 427).

aide aux mouvements du cœur; mais les changements de calibre dans les artères de cette partie me semblent, au contraire, devoir retarder plutôt qu'accélérer le cours du sang (1).

Fonctions de la tunique moyenne des artères.

§ 19. — L'élasticité et la contractilité des artères sont dues à la tunique moyenne de ces vaisseaux, tunique que nous avons déjà vue se composer de fibres de tissu jaune et d'éléments musculaires (2). La force de résistance des parois artérielles dépend aussi principalement de cette couche moyenne, et cette circonstance nous fait comprendre comment ces tubes cylin-

(1) M. Schiff a trouvé que ces dilatations périodiques commencent dans les branches artérielles situées à la base du pavillon de l'oreille, et s'étendent ensuite aux ramuscules et aux veines. Les contractions suivent la même direction, et ces états alternatifs se succèdent plus ou moins rapidement, suivant la température extérieure et diverses autres circonstances. La contraction de ces artères peut être provoquée par des stimulants mécaniques aussi bien que par le galvanisme; et, chose importante à noter, quand on pince une des oreilles, l'effet produit n'est pas seulement local, mais se manifeste aussi dans l'oreille du côté opposé. M. Schiff a observé le même phénomène quand il pinçait fortement une des pattes de l'Animal ou quand il l'effrayait (*a*).

M. Van der Beke Callenfels a répété les expériences de M. Schiff, et a constaté également ces changements périodiques dans le calibre des vaisseaux de l'oreille externe du Lapin; mais il n'a observé ni la régularité ni la fréquence de ces mouvements annoncés par le professeur de Berne. Dans ses expériences, chaque état de contraction ou de dilatation durait une minute ou davantage, tandis que M. Schiff a vu les changements se répéter plusieurs fois dans le même espace de temps. Quand l'air est froid, les vaisseaux restent quelquefois contractés pendant plusieurs heures; mais quand la température atmosphérique est élevée, l'état de dilatation est prédominant (*b*).

MM. Donders, Hoppe et Callenfels ont fait remarquer avec raison que ces mouvements rhythmiques ne doivent pas contribuer à accélérer la circulation du sang dans les vaisseaux de l'oreille, car ils se propagent beaucoup plus lentement que ne marche le courant déterminé par l'action du cœur.

La contractilité de ces vaisseaux a été étudiée aussi par M. Vulpian (*c*).

(2) Voyez ci-dessus, tome III, p. 514.

(*a*) Schiff, *Ein accessorisches Arterienherz bei Kaninchen* (*Arch. für physiol. Heilkunde*, 1854, t. XIII, p. 521).

(*b*) J. Van der Beke Callenfels, *Ueber den Einfluss der vaso-motorischen Nerven auf den Kreislauf und die Temperatur* (*Zeitschr. für rationnelle Medicin*, 1855, 2ᵉ série, t. VII, p. 172 et suiv.).

(*c*) Vulpian, *Sur la contractilité des vaisseaux de l'oreille du Lapin* (*Compte rendu de la Société de biologie*, 1856, 2ᵉ série, t. III, p. 183).

driques se laissent distendre par le sang, et se transforment parfois en une vaste poche, lorsque, dans un point de leur étendue, ils se trouvent réduits à leurs tuniques interne et externe, soit par suite d'une blessure et de la non-cicatrisation de la plaie faite à leur tunique moyenne, soit par l'effet d'une sorte d'ulcération de celle-ci. On donne à ces dilatations artérielles le nom d'*anévrysmes*, et il arrive souvent que les chocs répétés du sang contre leurs parois, après en avoir déterminé l'amincissement, en effectuent la rupture, accident qui amène d'ordinaire une hémorrhagie mortelle.

C'est aussi à raison des propriétés physiologiques de cette tunique moyenne que dans certains cas une artère divisée se ferme spontanément et cesse de livrer passage au sang, qui d'abord s'en échappait comme un torrent ; mais le retrait de cette gaîne ne suffit que rarement à produire à lui seul l'occlusion du vaisseau, et dans la plupart des cas la coagulation du sang entre les lèvres de la plaie contribue aussi pour beaucoup à la suppression de l'hémorrhagie (1).

§ 20. — Il est facile de comprendre que de légères variations dans la puissance contractile des artères doivent influer sur le caractère des pulsations dont ces vaisseaux sont le siége. Si les

Influence sur le pouls.

(1) Dans les plaies d'armes à feu, par exemple dans les cas où un membre a été emporté par un boulet de canon, il arrive parfois que l'artère déchirée se contracte si fortement à son extrémité, que le sang ne peut plus y passer et n'y constitue qu'un caillot filiforme (*a*) ; mais dans la plupart des cas où une grosse artère a été divisée transversalement, son extrémité reste béante, et c'est par suite de la formation d'un caillot qu'elle s'oblitère. Le mécanisme de ce travail curatif a été étudié, pour la première fois, par un des chirurgiens les plus célèbres du siècle dernier, J.-L. Petit (*b*). Vers la même époque, Morand, tout en méconnaissant l'importance des résultats constatés par son devancier, enrichit la science de

(*a*) Guthrie, *On the Diseases and Injuries of Arteries*, 1830, p. 224.

(*b*) J.-L. Petit, *Dissertation sur la manière d'arrêter le sang dans les hémorrhagies* (Mém. de l'Acad. des sciences, 1731, p. 85). — *Second Mémoire sur la manière d'arrêter des hémorrhagies, contenant deux observations qui prouvent que le sang s'arrête par un caillot* (Mém. de l'Acad. des sciences, 1732, p. 388).

parois vasculaires sont à la fois très irritables, mais incapables de résister fortement à l'impulsion produite par le choc du sang contre leur surface interne, elles céderont beaucoup sous l'influence de chacune des ondées lancées par le cœur, et reviendront promptement sur elles-mêmes dès qu'elles auront été

nouveaux faits relatifs à la contractilité de ces vaisseaux (*a*); Kirkland et quelques autres physiologistes firent également des travaux sur ce point important; mais ce sont principalement les expériences de J. Jones, de P. Béclard et d'Amussat, qui ont complété les recherches commencées si heureusement par J.-L. Petit.

Lorsqu'une artère d'un calibre considérable a été complétement divisée en travers, elle se raccourcit et se contracte tout en restant béante; mais sa tunique externe se retire beaucoup moins que sa tunique moyenne et sa membrane interne, et le sang ne tarde pas à y adhérer en se coagulant. Une sorte de bourrelet se constitue ainsi et se rétrécit de plus en plus par l'addition de nouveaux dépôts de sang coagulé, jusqu'à ce qu'enfin il forme une espèce de bonnet ou de capuchon qui recouvre l'extrémité du vaisseau et adhère à ses parois. Ce couvercle arrête l'hémorrhagie et détermine la formation d'un autre caillot intérieur, ou *bouchon*, qui est conique et s'étend dans l'intérieur du vaisseau jusqu'au niveau de la première branche latérale de celui-ci, mais n'adhère que faiblement à ses parois, et ne tarderait pas à être expulsé par le sang, si le caillot extérieur ou capuchon n'existait pas. L'inflammation adhésive peut ensuite s'établir dans la plaie, et la portion de l'artère qui est occupée par le caillot se contracte alors graduellement, et finit par s'oblitérer complétement et se transformer en un cordon ligamentiforme. Mais il arrive d'ordinaire que le caillot cède au torrent circulatoire avant que le travail de consolidation se soit complété, et qu'une nouvelle hémorrhagie se déclare. Aussi, dans les cas de la section d'une artère d'un calibre un peu considérable, faut-il toujours avoir recours à la ligature, la compression, ou quelque autre moyen analogue, pour prévenir des accidents funestes.

Lorsqu'une artère n'a été coupée qu'à moitié, la rétraction des bords de la plaie, au lieu de contribuer à en

(*a*) Morand, *Sur les changements qui arrivent aux artères coupées* (*Mém. de l'Acad. des sciences*, 1736, p. 321).

— Pouteau, *Mélanges de chirurgie*, 1760, p. 299 et suiv.

— Kirkland, *Essay on the Method of Suppressing Hemorrhage from Divided Arteries*, 1763.

— J. F. Jones, *A Treatise on the Process employed by Nature in Suppressing the Hemorrhage from Divided and Punctured Arteries*, 1810.

— Béclard, *Recherches et expériences sur les blessures des artères* (*Mém. de la Soc. médicale d'émulation*, 1817, t. II, 2ᵉ partie).

— Amussat, *Nouvelles recherches expérimentales sur les hémorrhagies traumatiques* (*Mém. de l'Acad. de médecine*, 1836, t. V, p. 68). — *Recherches expérimentales sur les blessures des artères et des veines* (extr. du *Journal de chirurgie* de Malgaigne, 1843).

excitées par ce stimulant mécanique. Les battements du pouls seront alors plus grands que dans l'état normal, et pourront même devenir visibles à l'œil là où ils étaient d'ordinaire à peine appréciables au toucher (1). Si, par suite du relâchement de

amener l'oblitération, ne peut que la rendre plus béante ; par conséquent, une blessure de ce genre est souvent plus dangereuse que la section complète du vaisseau, et c'est pour cette raison que parfois le chirurgien trouve avantage à diviser complétement une artère qui a été ouverte de la sorte.

Il est aussi à noter que les tuniques interne et moyenne des artères sont plus fragiles que la tunique externe, et lorsqu'on applique une ligature sur un de ces vaisseaux, on les rompt circulairement. L'extrémité divisée se contracte, et le sang, retenu par la constriction artificielle de la tunique externe, s'y coagule ; puis le cul-de-sac ainsi produit se resserre peu à peu et sa cavité s'oblitère. On peut déterminer les mêmes effets en tordant seulement l'artère de manière à briser complétement ses deux tuniques internes sans déchirer sa gaîne externe. Pour plus de détails à ce sujet, je renverrai aux recherches de J. Jones, de Béclard et d'Amussat, citées ci-dessus.

(1) Cette augmentation dans la grandeur des oscillations pulsatiles des artères peut être déterminée à volonté par l'action locale de certains agents sur ces vaisseaux. Ainsi, dans les expériences de Hastings, l'application de l'ammoniaque sur l'aorte ventrale d'un Lapin a été suivie immédiatement de battements très étendus dans ce vaisseau. Ce physiologiste a constaté aussi que les mouvements du pouls devenaient visibles à l'œil dans l'artère carotide du Cheval, lorsqu'il y appliquait le même réactif. Des pulsations beaucoup plus fortes que d'ordinaire se sont manifestées aussi dans l'aorte d'un Chien après que les parois de ce vaisseau eurent été excitées mécaniquement (*a*).

Peut-être faudrait-il rapporter à un excès dans l'irritabilité des parois artérielles le phénomène du pouls double qui a été observé par plusieurs pathologistes, et qui est connu sous le nom de *pouls dicrote*. Ainsi Parry rapporte l'exemple d'un jeune homme dont chaque systole du cœur correspondait à deux battements du pouls dans l'artère radiale du côté droit, toutes les fois que la circulation était accélérée. L'un de ces battements était évidemment produit par la contraction du ventricule gauche du cœur, et celui qui coïncidait avec la diastole ventriculaire dépendait peut-être de l'impulsion imprimée au sang par la réaction des parois artérielles qui, au lieu d'être lente et graduelle comme d'ordinaire, était brusque. Parry cherche à expliquer ce double battement par la locomotion du vaisseau, mais le raisonnement qu'il fait à ce sujet me paraît peu satisfaisant (*b*).

(*a*) Hastings, *Inflamm. of the Mucous Membrane of the Lungs*, p. 28.
(*b*) Parry, *Experim. Inquiry on the Nature of Arterial Pulse*, p. 134.
Au sujet du *pouls dicrote*, voyez aussi Virchow, *Die Lehre vom Arterienpuls*, p. 184 et suiv.

leurs parois, les artères deviennent moins capables de réagir contre le courant qui tend à les dilater, il est évident aussi que la transformation du mouvement intermittent développé par les contractions du cœur, en un mouvement continu, ne s'effectuera pas aussitôt que de coutume, et que les saccades du sang en circulation se feront sentir au delà du point où le pouls cesse généralement d'exister (1). Or toutes ces variations dans la manière d'agir des parois vasculaires se lient à certains états physiologiques, et c'est pour cette raison que le médecin, en étudiant les mouvements des artères, peut s'éclairer utilement sur la disposition générale de l'organisme aussi bien que sur le mode d'action du cœur.

Il est également à remarquer que la différence dans la tonicité normale des artères paraît être beaucoup plus grande qu'on n'aurait été porté à le supposer. Dans ces derniers temps, M. Vierordt et un de ses disciples ont cherché à mesurer directement le diamètre de quelques-uns de ces vaisseaux chez l'Homme vivant, et ils ont vu que du matin au soir leur capacité pouvait changer notablement, phénomène qui semble devoir dépendre de quelques variations dans la contractilité de ces vaisseaux plutôt que d'une différence dans le volume des liquides en circulation (2).

§ 21. — On considère généralement l'élasticité et la con-

(1) D'après quelques expériences hydrauliques faites par Alison, il paraîtrait que la force élastique des artères est moins grande dans les parties atteintes d'inflammation que dans les parties saines (a).

(2) Pour faire des observations de ce genre, on choisit une artère superficielle qui repose sur un plan résistant, par exemple l'artère radiale au poignet; et, à l'aide d'une petite plaque, on la déprime de façon à l'aplatir, et l'on mesure sa largeur dans cet état. MM. Vierordt et Aberle ont trouvé ainsi que, le soir, le diamètre de ce vaisseau est plus grand que le

(a) Alison, *Notice of some Experiments on the Vital Properties of Arteries leading to Inflamed Parts, etc.* (*Edinb. Med. and Surg. Journ.*, 1836, t. XLV, p. 100).

tractilité des artères comme n'ajoutant rien à la force motrice développée par les mouvements du cœur et comme servant seulement à en régulariser l'emploi ; mais, d'après quelques expériences dues à M. Poiseuille, je suis porté à croire qu'il en est autrement. Ainsi que je l'ai déjà dit, ce physiologiste a trouvé que la réaction vitale des parois de ces vaisseaux détermine une pression supérieure à celle du sang, sous l'influence de laquelle leur dilatation s'était produite, et par conséquent il faut admettre que la contractilité des artères, mise en jeu par le fait de chaque distension, contribue d'une manière active à pousser le sang vers le système capillaire, et tend à contre-balancer la déperdition de forces qui peut avoir lieu dans ce trajet (1).

Influence des artères sur la puissance circulatoire.

§ 22. — Je dois ajouter que l'influence des mouvements respiratoires peut devenir très grande sur la marche du sang artériel dans le voisinage immédiat du cœur (2), mais que

Influence des mouvements du thorax.

matin. Voici quelques-unes des mesures comparatives prises chez quatre individus :

A.	Matin,	2,92.	Soir,	3,44
B.	—	2,43	—	3,32
C.	—	2,29	—	2,67
D.	—	1,74	—	2,45 (a)

(1) J'ai déjà eu l'occasion de parler de ces expériences au commencement de cette Leçon (b).

Un des physiologistes les plus célèbres du siècle actuel, Charles Bell, a cherché à établir par une suite de raisonnements plus spécieux que solides, que les artères sont douées d'une puissance impulsive très considérable, et contribuent plus que le cœur à mettre le sang en mouvement (c) ; mais les faits sur lesquels il s'appuie peuvent être expliqués sans avoir recours à une pareille hypothèse.

(2) Dans les recherches faites par M. Spengler sous la direction de M. Ludwig, on a comparé sur le même Animal les variations de pression coïncidentes avec les mouvements d'expiration et d'inspiration, d'une part dans l'artère carotide, d'autre part dans une branche périphérique du système artériel chez le Cheval.

Dans une première expérience, on a comparé de la sorte les pressions à l'extrémité inférieure de la carotide et à l'extrémité céphalique du même

(a) Aberle, *Die Messung der Arteriendurchmesser am lebenden Menschen*. Tubingue, 1856 (voyez Vierordt's *Archiv für physiol. Heilkunde*, 1856, t. XV, p. 574).
(b) Voy. ci-dessus, page 193.
(c) Ch. Bell, *An Essay on the Forces which Circulate the Blood*, 1819.

l'accélération intermittente imprimée ainsi au liquide en circulation diminue promptement dans les parties périphériques du système vasculaire, et que dans les petites artères elle cesse d'être appréciable. Mais c'est là un sujet que nous étudierons plus attentivement dans la prochaine Leçon.

vaisseau, et l'on a trouvé que dans le premier point la différence entre le moment de l'inspiration et celui de l'expiration était, terme moyen, d'environ 140 millimètres de mercure, tandis que dans le second point elle n'était que d'environ 49 millimètres.

Chez un autre Cheval, les variations correspondantes étaient, terme moyen, d'environ 75 millimètres dans la carotide, de 27 millimètres dans l'artère maxillaire interne, et d'environ 7 millimètres dans l'artère métatarsienne postérieure (*a*).

(*a*) Spengler, *Ueber die Stärke des Arteriellen Blutstroms* (Müller's *Archiv für Anat. und Physiol.*, 1844, p. 55 et suiv.).

TRENTE-CINQUIÈME LEÇON.

Suite de l'histoire du cours du sang dans les artères. — Mesure de la pression à laquelle ce liquide se trouve soumis dans ces vaisseaux ; circonstances qui font varier cette pression. — De la vitesse du courant sanguin dans les artères. — Bruits artériels. — Circonstances qui influent sur le mode de distribution du sang dans les diverses parties du système artériel. — Rôle des anastomoses.

Poussée latérale du sang dans les artères.

§ 1. — Nous avons vu dans une Leçon précédente (1) que la charge sous laquelle le sang, poussé par la contraction du cœur, entre dans le système artériel, est considérable, et peut être généralement estimée comme équivalant à la pression qu'exercerait une colonne d'eau de près de 2 mètres de haut. Cela posé, les physiologistes devaient être naturellement conduits à chercher ce que devient cette pression à mesure que le sang avance dans l'appareil circulatoire, et quelle poussée ce liquide détermine sur les parois des vaisseaux qu'il traverse (2).

(1) Voyez ci-dessus, page 104 et suivantes.

(2) Pour mettre en évidence et pour estimer la force avec laquelle le sang presse contre les parois des artères et dilate ces vaisseaux, les anciens physiologistes ont eu recours à une expérience curieuse que chacun peut répéter sur sa propre personne, mais qui n'a pas toute la portée que l'on y attribuait.

Lorsque, étant assis, on pose un genou sur l'autre en croisant les jambes, on voit le pied qui est de la sorte suspendu en l'air osciller d'une manière régulière, et il est facile de se convaincre que ces mouvements correspondent aux battements de l'artère poplitée, qui se trouve pressée entre les deux genoux et qui se rend au membre ainsi placé. Chaque fois que le sang, lancé par le cœur, vient frapper contre les parois de ce vaisseau, le pied se soulève, et par conséquent il était naturel de penser que le mouvement ainsi produit était dû à l'impulsion du sang. Or, en fixant un poids de 25 kilogrammes, ou même davantage, à l'extrémité du membre qui oscille de la sorte, on peut voir les mouvements continuer, et, en mesurant la longueur du bras de levier représenté par la jambe, on a calculé que la force nécessaire pour soulever de la sorte 25 kilogrammes était au moins égale à 200 kilogrammes. On a donc conclu de cette expé-

On sait, en physique, que toute pression exercée sur un liquide renfermé dans un vase se transmet dans tous les sens et également, de sorte que si le système artériel était un réservoir clos, la charge produite par la contraction du ventricule gauche se ferait sentir avec la même puissance dans toute la longueur de ce système, et déterminerait partout une élévation égale dans la colonne manométrique employée pour la mesurer.

Les premières expériences dans lesquelles Hales (1) chercha à mesurer la pression du sang dans les diverses artères ne donnèrent à ce sujet aucun résultat net, et celles faites, il y a

rience que l'effort exercé par le sang sous l'influence des contractions du cœur devait être assez considérable pour faire équilibre à plus de deux quintaux métriques (*a*).

Mais ce raisonnement péchait par sa base, et a été renversé par une autre expérience non moins simple. Charles Bell fit remarquer que, dans les opérations chirurgicales, il suffit d'une pression légère exercée avec le doigt pour arrêter complétement le cours du sang dans une artère, et qu'un poids comparativement très faible, placé sur le trajet de l'artère crurale au pli de l'aine, aplatit ce vaisseau et fait cesser les battements dans les parties situées au delà. Il en conclut que l'action mécanique du sang lancé dans la portion suivante du même vaisseau ne pouvait être la cause directe du mouvement de projection qui suit son afflux dans les artères de la jambe (*b*). Il ne fut pas heureux dans l'explication nouvelle qu'il donna du phénomène; mais, d'après les faits qu'il rapporta, on doit penser que les contractions des muscles extenseurs de la jambe contribuent pour beaucoup à la production du phénomène. Nous discuterons ce point en traitant de la contraction musculaire.

(1) Hales, dont j'ai déjà eu l'occasion de citer les recherches sur la force du cœur, trouva que le sang lancé par l'artère carotide et par l'artère crurale d'un Chien s'élève à peu près à la même hauteur dans un tube vertical adapté à l'un et à l'autre de ces vaisseaux (*c*); mais en discutant les résultats numériques fournis par d'autres expériences de ce physiologiste, Senac arriva à cette conclusion que le sang a plus de force dans les artères voisines du cœur que dans les autres (*d*).

(*a*) Voyez Senac, *Traité de la structure du cœur*, t. II, p. 153.
(*b*) Ch. Bell, *An Essay on the Forces which Circulate the Blood*, 1819, p. 60 et suiv.
(*c*) Hales, *Hémostatique*, p. 31.
(*d*) Senac, *Traité de la structure du cœur*, t. II, p. 154.

vingt-cinq ans, par M. Poiseuille (1), semblaient prouver qu'effectivement les choses se passent ainsi dans l'appareil circulatoire de l'Homme et des autres Mammifères. En effet, ce physiologiste distingué n'observa aucune différence dans la hauteur de la colonne liquide tenue en équilibre par le sang contenu dans une artère voisine du cœur ou dans une artère située fort loin de cet organe. Les niveaux paraissaient être les mêmes, comme dans l'expérience classique des vases communicants. Mais des recherches plus précises, faites récemment par M. Volkmann, montrent qu'en réalité cette poussée latérale du sang diminue un peu du cœur vers la périphérie du système artériel, et que les phénomènes qui accompagnent le mouvement de ce liquide dans cet appareil hydraulique se rapprochent davantage de ceux que nous offre l'écoulement de l'eau dans un tuyau ouvert à son extrémité.

Application des lois de l'hydraulique à l'explication de ce phénomène.

Les expériences faites par les physiciens sur les lois générales de l'écoulement des liquides dans des tuyaux rigides montrent que la poussée latérale diminue dans ceux-ci à mesure qu'on s'approche de l'orifice par lequel l'écoulement s'effectue librement. Pour s'en assurer, il suffit d'élever de distance en distance sur le tuyau de conduite des tubes verticaux qui communiquent avec l'intérieur de celui-ci et qui soient ouverts par le haut. Le liquide en mouvement s'élèvera dans chacun de ces tubes, appelés *piézomètres*, proportionnellement à la pression

(1) M. Poiseuille fut le premier à remettre en honneur les applications de l'hydraulique aux études physiologiques. J'ai déjà fait connaître le mode d'expérimentation dont il fit usage (a), et je me bornerai à ajouter ici qu'en opérant tantôt sur l'artère carotide, d'autres fois sur un rameau de l'artère crurale, il arriva à des moyennes identiques, et qu'il en conclut « qu'une molécule de sang se meut avec la même force dans tout le trajet du système artériel (b). »

(a) Voyez ci-dessus, p. 105.
(b) Poiseuille, *Recherches sur la force du cœur aortique*. Thèse, Paris, 1828, p. 37.

qu'il supporte dans la section correspondante du tuyau de conduite, et l'on verra que cette hauteur de la colonne manométrique diminuera graduellement depuis le réservoir où la pression motrice se développe jusqu'à l'embouchure où la veine fluide devient libre (1). Mais pour bien comprendre la signification de cette expérience et la portée des applications dont elle est susceptible en physiologie, il faut analyser les phénomènes et se rendre nettement compte de ce que l'on mesure de la sorte.

Il est évident que si les molécules du liquide qui s'échappe d'un réservoir sous l'influence d'une certaine pression ne rencontrent aucune résistance, elles conserveront toutes leur vitesse initiale, et l'on pourrait se représenter la série de molécules lancées de la sorte par une rangée de billes en mouvement qui rouleraient dans la même direction en conservant leurs distances respectives, et n'exerceraient aucune pression les unes sur les autres (2). Or, un liquide placé dans ces conditions ne pourrait, en vertu du principe de l'égalité des pressions, produire aucune poussée latérale, et par conséquent il n'exercerait aucune influence sur le piézomètre, s'il était possible de le soumettre à l'action de cet instrument sans troubler l'équilibre de ses parties. Mais lorsque, à raison des résistances que ces molécules rencontrent, leur marche est retardée, et que celle qui précède se trouve poussée par celle qui suit, la pression produite de la sorte se propage nécessairement dans tous les sens, et par conséquent elle détermine une poussée latérale. Or, toutes les fois qu'une veine fluide, au lieu de traverser un espace libre, coule dans un tube, l'adhérence qui s'établit entre sa

(1) Pour plus de détails à ce sujet, voyez Delaunay, *Cours élémentaire de mécanique*, 1852, p. 436, fig. 377.

(2) Voyez, à ce sujet, l'article sur la communication du mouvement dans quelque traité de physique (*a*).

(*a*) Par exemple, Pouillet, *Éléments de physique*, 1853, t. I, p. 39 et suiv.

surface et les parois du tuyau tend à la fois à entraîner les molécules de celui-ci et à arrêter les molécules du fluide en mouvement ; la matière dont se compose la paroi rigide du tube ne saurait se déplacer, et par conséquent l'effet se traduit tout entier par un retard déterminé dans la marche des molécules du liquide. Celui-ci se trouve donc ralenti de plus en plus dans son cours vers l'extrémité libre du tuyau, et toutes les résistances partielles ainsi engendrées s'ajoutant d'aval en amont, créent dans chaque section de la veine fluide une force de plus en plus considérable qui, en s'opposant à la marche de celui-ci, développera une pression correspondante au retard produit.

Ainsi, quand à l'aide du piézomètre ou de tout autre instrument analogue, on mesure la pression exercée par le liquide en mouvement dans un point déterminé du tuyau que celui-ci traverse, on ne mesure pas seulement les effets dus à la force motrice qui a donné à ce liquide l'impulsion dont il est animé ; on voit le résultat complexe produit par deux forces contraires : d'un côté, la charge initiale pesant sur le liquide au moment de son entrée dans le tube, et, d'autre part, la résistance que le courant ainsi provoqué rencontre dans la portion de ce tube où il doit passer. On comprend donc que la poussée latérale observée puisse varier suivant que les rapports entre ces deux forces contraires changeront, et qu'elle doive augmenter avec la résistance à l'écoulement libre quand la force d'impulsion reste la même ; ou bien encore que cette pression du liquide contre les parois du tube augmente de la même manière quand les obstacles à l'écoulement ne changent pas, mais que la rapidité initiale du courant s'accroît. Ainsi imaginons de l'eau qui, sous l'influence d'une charge constante, coulerait dans un tuyau dont l'extrémité serait garnie d'un robinet et dont l'intérieur serait en communication avec une série de piézomètres placés de distance en distance. Si le robinet est complétement ouvert et d'un calibre égal à celui du tube, le liquide s'élèvera dans les piézomètres à des hauteurs de moins en moins grandes à mesure qu'on s'éloigne du réservoir faisant fonction de moteur; mais si l'on tourne graduellement le robinet, on verra les différences de niveau diminuer de plus en plus dans les divers piézomètres par suite de l'élévation croissante des colonnes manométriques près de l'orifice, et quand l'obstacle opposé ainsi à l'écoulement sera devenu égal à la force employée pour déterminer le courant, la hauteur de cette colonne deviendra égale aussi dans tous les manomètres, car ceux-ci rentreront dans la condition des vases communicants ordinaires.

Signification des mesures hémodynamométriques.

§ 2. — Par conséquent, lorsqu'on applique sur une artère l'hémodynamomètre de M. Poiseuille ou tout autre manomètre (1), et qu'on évalue la pression du sang contre les parois de ce vaisseau par l'élévation de la colonne liquide dans l'intérieur de cet instrument, on a sous les yeux les effets produits par la résultante de deux forces opposées : l'une qui tend à pousser le sang en avant, et qui est due essentiellement aux contractions du ventricule gauche du cœur; l'autre qui tend à empêcher ce liquide d'obéir à cette influence, et qui résulte du frottement du liquide contre les parois des vaisseaux et de quelques autres causes de perte de force vive (2).

(1) Voyez la description de ces instruments, page 106.

(2) Afin d'éviter les causes d'erreur qui peuvent s'introduire dans les expériences d'hémodynamique par suite des obstacles accidentels que l'adaptation de l'appareil à l'artère doit opposer au passage du sang quand on ajuste cet instrument dans l'extrémité tronquée du vaisseau, ainsi que le faisait M. Poiseuille, quelques physiologistes préfèrent employer une disposition à l'aide de laquelle il devient facile de mettre la petite branche du tube manométrique en communication latérale avec l'artère, sans entraver notablement la circulation dans celle-ci. Pour cela, l'hémodynamomètre est pourvu d'un ajutage terminé par une petite plaque circulaire qui s'avance en manière de rebord tout autour de l'orifice de cette pièce; une autre plaque annulaire et mobile engaîne le tube, et, à l'aide d'un écrou, vient s'appliquer contre la précédente. Une petite fente pratiquée dans la paroi de l'ar-

Or, les expériences hémodynamiques montrent que les résistances qui tendent à ralentir le cours du sang et à développer la poussée latérale exercée par ce fluide en mouvement se trouvent principalement vers l'extrémité du système artériel, et que, dans l'intérieur des gros vaisseaux, la pression n'est modifiée que très peu par la longueur du trajet parcouru. Effectivement, ainsi que je l'ai déjà dit, les différences n'étaient pas appréciables dans les expériences de M. Poiseuille, et, pour les constater pour la première fois, il a fallu avoir recours à un procédé d'observation très ingénieux, employé par M. Volkmann.

Variations dans la pression du sang déterminée par l'action du cœur.

La poussée latérale du sang dans les artères qui avoisinent le cœur varie à chaque instant. La vitesse avec laquelle ce liquide coule dans les petits vaisseaux est presque uniforme, tandis que l'arrivée du flot lancé dans l'aorte par la systole ventriculaire est intermittent. Chaque fois que la pompe car-

tère permet à l'opérateur d'introduire le disque terminal dans l'intérieur du vaisseau, et en serrant ensuite les lèvres de la plaie entre ce disque fixe et l'anneau mobile dont il vient d'être question, on intercepte toute communication entre l'intérieur du vaisseau et l'extérieur, par l'espace compris entre les bords de la boutonnière et le tube; celui-ci se trouve comme soudé latéralement à l'artère, et sa cavité communique librement avec l'intérieur du vaisseau sanguin. L'instrument disposé de la sorte représente donc exactement les piézomètres dont les hydrauliciens se servent pour mesurer la poussée des liquides dans les tuyaux de conduite des eaux, et donne la mesure de la pression latérale. On trouve dans les Mémoires de deux des disciples de M. Ludwig, et dans quelques ouvrages généraux (a), des descriptions complètes et des figures de ce petit instrument diversement modifié.

M. Volkmann a fait usage d'un autre ajutage, consistant en un tube métallique du calibre de l'artère, qui s'adapte par ses deux extrémités à des pièces annulaires autour desquelles on lie les deux bouts de l'artère divisée transversalement, et qui porte une branche latérale s'en détachant à angle droit (b).

(a) Spengler, *Ueber die Stärke des arteriellen Blutstroms* (Müller's *Archiv für Anat. und Physiol.*, 1844, p. 50, pl. 2, fig. 6).
— Mogk, *Ueber die Stromkraft des venosen Blutes* (*Zeitschrift für rationnelle Medicin*, 1845, t. III, p. 47, fig. 1, 2, 3).
— Volkmann, *Die Hämodynamik*, p. 141.
— J. Béclard, *Traité élémentaire de physiologie*, 1855, p. 194.

(b) Volkmann, *Op. cit.*, p. 146.

diaque donne un de ces coups de piston foulant, l'excédant de la vitesse initiale du courant sanguin sur le courant effectif, dans la portion périphérique du système, se trouve beaucoup augmentée, et l'augmentation de pression qui en résulte dans les gros vaisseaux se traduit au dehors par un mouvement d'ascension brusque de la colonne de liquide suspendue dans l'hémodynamomètre adapté à l'un de ces troncs artériels. Mais quand cette injection de liquide vient à être interrompue par la diastole ventriculaire, le sang continue toujours à s'écouler vers les veines ; par conséquent, la poussée latérale diminue, et la colonne manométrique descend proportionnellement à la diminution effectuée. On voit donc le liquide osciller dans le tube de cet instrument, s'élever pendant la systole ventriculaire, et descendre pendant la diastole, mais se maintenir toujours pour le moins à une certaine hauteur qui correspond à la moindre de ces deux pressions développées, l'une par l'effet direct de l'action du cœur, l'autre par la réaction des parois élastiques des artères contre l'effort ainsi exercé.

Évaluation de la pression moyenne.

Pour évaluer la pression totale à laquelle le sang se trouve soumis d'une manière permanente dans un point déterminé du système artériel, il faut donc prendre la moyenne entre les deux longueurs ainsi constatées ; et au premier abord on croirait pouvoir obtenir cette moyenne avec un degré de précision suffisant en additionnant ces mesures et en divisant ensuite par 2 la somme obtenue. Mais la durée du temps pendant lequel le niveau de la colonne manométrique reste au-dessus du niveau moyen ou descend au-dessous n'est pas la même, et pour bien juger de la valeur totale des pressions, il est souvent nécessaire d'avoir recours à une autre méthode d'évaluation. Pour résoudre la question, M. Volkmann a fait parfois usage d'une espèce particulière d'hémodynamomètre enregistreur inventée par M. Ludwig, et disposée de façon à tracer sur une bande de papier qui se déroule d'un mouvement uniforme toutes les variations produites dans le niveau de la colonne manométrique (1). La courbe dessinée par cet instrument, auquel on a donné le nom de *kymographe*, représente donc fidèlement toutes les inégalités ; et pour obtenir avec une grande précision la moyenne des hauteurs observées pendant toute la durée de l'expérience, il suffit de découper la bande de papier en suivant les ondulations de la courbe qui y est tracée et de peser comparativement les deux fragments ainsi obtenus. Si les bords parallèles de la bande correspondent aux *maxima* et *minima* des oscillations, et si le papier est d'une épaisseur uniforme, conditions qui sont faciles à réaliser, la différence entre le poids de l'un de ces fragments et la moitié du poids de toute la bande donnera la proportion de la valeur moyenne cherchée (2).

(1) Le manomètre enregistreur, inventé par M. Ludwig, et désigné par M. Volkmann sous le nom de *kymographion*, consiste en un hémodynamomètre ordinaire dont la grande branche contient un petit flotteur qui suit les mouvements du mercure et qui porte une tige verticale ; celle-ci dépasse l'extrémité du tube manométrique, et porte à son tour un pinceau dont la position varie suivant le niveau de la colonne mercurielle et s'élève ou descend avec celle-ci ; une bande de papier mise en mouvement d'une manière uniforme par un système d'horlogerie passe latéralement devant la pointe du pinceau, et reçoit la marque laissée par son contact. Une ligne onduleuse se trouve ainsi tracée, et correspond exactement, par la hauteur et la forme de ses courbes, à l'étendue et à la durée des oscillations du liquide dans l'hémodynamomètre (a). M. Ludwig a appliqué cet instrument à divers usages, et en a observé ainsi plusieurs résultats très intéressants, comme nous le verrons dans la suite de nos études.

(2) M. Marey a proposé récemment l'emploi d'un moyen beaucoup plus simple. Pour évaluer la tension moyenne, il place entre le vaisseau sanguin et la colonne manométrique un tube capillaire d'une certaine longueur, de façon à développer dans cette partie de son instrument des frottements suffisants pour annuler les oscillations et maintenir le mercure à une hauteur correspondante à la moyenne entre le maximum et le minimum des hauteurs que ce liquide atteindrait alternativement dans un hémodynamomètre ordinaire. Il a donné

(a) Ludwig, *Beiträge zur Kenntniss des Einflusses der Respirations-Bewegungen auf den Blutlauf im Aorten-System* (Müller's *Archiv für Anat. und Phys.*, 1847, p. 243, pl. x). — Volkmann, *Die Hämodynamik*, pl. 1.

Diminution de cette pression dans les artères périphériques.

C'est en procédant tantôt de la sorte, tantôt à l'aide de l'h[illegible]modynamomètre ordinaire, que M. Volkmann a comparé [illegible] pression moyenne du sang dans des artères situées à des di[illegible]tances différentes du cœur chez un même animal, et a consta[illegible] que cette pression diminue un peu du centre vers la périphér[illegible] du système artériel.

Ainsi en opérant sur un Chien, ce physiologiste a trouvé qu[illegible] dans l'artère métatarsienne la pression moyenne correspondan[illegible] à la demi-somme des deux hauteurs de la colonne mano[illegible]métrique n'était que de 165 millimètres de mercure, tandis qu[illegible] dans la carotide elle était de 172 millimètres (1).

Dans une autre expérience faite sur un Veau, la pressio[illegible] moyenne était de 116 millimètres dans la carotide, et d[illegible] 89 millimètres seulement dans l'artère métatarsienne.

Enfin M. Volkmann a comparé aussi la pression moyenne du sang à l'extrémité thoracique de l'artère carotide et à l'extrémité périphérique du même vaisseau chez divers Mammifères, et il y a observé des différences très notables (2).

à cet instrument le nom d'*hémomètre compensateur* (*a*).

(1) Ces nombres correspondent aux moyennes fournies par huit déterminations (*b*).

(2) Voici les résultats obtenus dans une de ces séries d'expériences :

	Extrémité thoracique de la carotide.	Portion périphérique de la carotide.	Différences.
	Millim.	Millim.	Millim.
Veau. .	134	80,5	53,5
Id. . .	135,5	94,5	41
Id. . .	177	151	26
Id. . .	145	108	37
Cheval.	122	97	25
Id. . .	214	151	60
Chèvre.	135	126	9
Cabri. .	118	85	33 (*c*).

Dans quelques-unes des expériences faites précédemment par M. Spengler, les résultats paraissent être au premier abord en opposition complète avec la conclusion générale déduite des recherches de M. Volkmann, car la pression moyenne obtenue dans la carotide était plus faible que dans les artères éloignées du cœur. Mais l'inspection des données numériques obtenues pendant les moments de systole et de diastole du cœur me semble donner la clef de cette anomalie, car, dans tous les cas, la colonne manométrique s'élevait beaucoup plus haut pendant la systole

(*a*) Marey, *Recherches hydrauliques sur la circulation du sang* (*Ann. des sciences nat.*, 1857, 4ᵉ série, t. VIII, p. 349).

(*b*) Volkmann, *Hämodynamik*, p. 167.

(*c*) Idem, *ibid.*, p. 169.

En effet, le kymographe lui donna comme expression de la poussée moyenne :

	Dans la partie centrale.	Dans la partie périphérique.
Chez un Chien.	113,8	88,8
Chez un Mouton.	142,4	116,7
Chez un autre Mouton.	88,4	61,3

Chez un Lapin, il trouva 91 millimètres pour la pression dans la carotide, et 86 millimètres dans l'artère crurale (1).

Il résulte aussi des recherches de ce physiologiste que ces égaux, l'artère carotide, chez le Veau, perdit en quarante secondes, dans un cas, 201 grammes de sang, tandis que l'artère crurale en débitait 223 grammes. Dans une autre expérience, le jet fournit en vingt secondes, par l'artère carotide, 110 grammes, et par l'artère crurale, 157 grammes de sang (b).

dans la carotide que dans les artères périphériques. Dans les quelques expériences où la pression moyenne était plus faible dans le voisinage du thorax que dans les parties éloignées, l'abaissement durant le repos du cœur était énorme dans la carotide, ce qui me semble avoir dû dépendre d'un trouble dans les mouvements respiratoires ; en effet, nous verrons bientôt que les mouvements violents et laborieux d'inspiration produisent sur la circulation du sang artériel, dans le voisinage du cœur, des effets contraires à ceux déterminés par les contractions de cet organe (a).

Cette anomalie s'est produite aussi dans quelques-unes des expériences de M. Volkmann, et ce physiologiste l'a constatée également au moyen d'un autre procédé : en appliquant à l'extrémité tronquée de chacune de ces artères un ajutage dont l'ouverture offrait une aire de la même dimension, et en déterminant la quantité de sang qui s'en écoule en un temps donné. Il trouva ainsi que, par des orifices

(1) Ces moyennes furent établies à l'aide de la courbe découpée de la manière mentionnée ci-dessus (c).

Il serait bon d'appliquer à l'étude de ce point de l'histoire de la circulation un instrument qui a été employé récemment par M. Cl. Bernard pour comparer la poussée du sang dans la carotide et dans la veine jugulaire, et qui paraît devoir donner des résultats plus comparatifs : c'est l'*hémomètre différentiel*. Il consiste en un tube en U qui est appliqué contre une planchette graduée, et qui est à moitié rempli de mercure. Chaque extrémité de ce tube est garnie d'un robinet et communique avec un tuyau flexible dont le bout opposé est pourvu d'un ajutage propre à être introduit dans le

(a) Spengler, *Op. cit.* (Müller's *Archiv für Anat. und Physiol.*, 1844, p. 52 et suiv.). — Volkmann, *Die Hämodynamik*, p. 166.

(b) Idem, *ibid.*, p. 175.

(c) Idem, *ibid.*, p. 170 et suiv.

inégalités de pression dans les troncs situés près du cœur et dans les artères plus ou moins éloignées de ce centre d'impulsion ne sont pas proportionnelles aux distances, ni les mêmes dans les diverses régions du corps ; et que dans l'artère crurale, par exemple, la poussée latérale du sang est plus grande que dans les branches du système carotidien, particularité dont nous obtiendrons l'explication lorsque nous étudierons l'influence du diamètre des vaisseaux sur la rapidité du courant qui les traverse, et lorsque nous connaîtrons la manière dont la circulation s'effectue dans les diverses parties du système veineux.

Du reste, les différences qui se remarquent dans la poussée latérale du sang dans les diverses parties du système artériel sont toujours, comme je l'ai déjà dit, très petites, et ce fait prouve que les résistances qui s'opposent au libre écoulement du sang, et qui, en réagissant contre l'impulsion imprimée à ce liquide par les contractions du cœur, déterminent la pression latérale, ne résident pas dans ces conduits, mais sont situées au delà. En effet, le frottement du sang en circulation contre les parois des artères n'occasionne que peu de retard dans la marche de ce liquide, et, ainsi que nous le verrons dans la prochaine Leçon, c'est dans le système capillaire situé entre ces vaisseaux et le système veineux que ces résistances se développent.

vaisseau sanguin ; enfin toute la portion de l'appareil qui est inoccupée par le mercure est remplie d'une dissolution de carbonate de soude pour empêcher le sang de s'y coaguler. On introduit les deux ajutages terminaux dans les deux vaisseaux sur lesquels on veut expérimenter, et on les y fixe ; puis on ouvre les robinets, et, suivant que la poussée du sang est plus forte dans l'un ou dans l'autre, la colonne mercurielle se trouve refoulée du côté opposé dans le tube à deux branches (*a*).

(*a*) Cl. Bernard, *Leçons sur la physiologie et la pathologie du système nerveux*, 1858, t. I, p. 282, fig. 42.

Application de ces résultats à la mesure de la pression artérielle constante et de la pression cardiaque.

§ 3. — Les expériences dont je viens de rendre compte nous éclairent aussi sur la grandeur de la force déployée par les artères pour pousser le sang dans les veines. Nous avons vu précédemment que ce liquide coule d'une manière uniforme dans les dernières divisions du système capillaire ; la rapidité du courant qui arrive dans les veines est donc aussi grande pendant le repos du cœur que pendant l'action de cette pompe foulante, et par conséquent la force nécessaire pour la produire est précisément celle qui est développée par les artères quand le cœur est inactif. Or, la pression exercée de la sorte est aussi celle qui, dans les expériences en question, maintient la colonne manométrique au-dessus de son niveau initial, et qui correspond à la limite inférieure des oscillations dont le sommet donne la mesure de la puissance déployée par la systole ventriculaire. La différence qui se manifeste entre les *minima* et les *maxima* de ces oscillations indique l'excédant de la force cardiaque sur la force artérielle, c'est-à-dire la pression sous laquelle les parois vasculaires cèdent au moment où l'ondée du sang est lancée dans leur intérieur par la contraction du cœur.

D'après ce que nous savons déjà sur la transformation graduelle du mouvement saccadé du courant artériel en un mouvement uniforme, nous pouvons prévoir que la différence entre ces deux forces doit décroître à mesure qu'on s'éloigne du cœur pour se rapprocher des capillaires, et que la pression artérielle doit être partout à peu près la même, tandis que l'excédant de la pression cardiaque sur cette dernière sera d'autant plus grand, que l'on se rapprochera davantage de l'organe central d'impulsion, c'est-à-dire du cœur.

Les résultats fournis par l'expérience sont en parfait accord avec la théorie (1) ; et nous comprenons ainsi pourquoi les

(1) Ainsi, en examinant les tableaux numériques publiés par M. Volkmann, on voit que dans les expériences comparatives faites par ce physiologiste

parois artérielles offrent plus d'épaisseur et de résistance dans les gros troncs que dans les petites branches (1).

Influence des mouvements respiratoires sur la pression artérielle.

§ 4. — Ainsi que je l'ai déjà dit en terminant la dernière Leçon, chez l'Homme et les autres Mammifères, l'impulsion imprimée au sang artériel par les contractions du cœur est modifiée par les variations de pression qui se produisent dans la chambre thoracique lors des mouvements de dilatation et de contraction de cette cavité. Lorsque dans l'expiration, la poitrine se resserre pour chasser l'air des poumons, la pression ainsi développée s'exerce sur le sang contenu dans le cœur et les gros vaisseaux inclus dans cette espèce de pompe foulante, aussi bien que sur les gaz contenus dans les voies respiratoires, et tend à chasser ce liquide au dehors. La dilatation inspiratoire produit un effet contraire ; elle tend à agrandir ces réservoirs sanguins comme elle agrandit les poumons, et par conséquent aussi elle tend à y faire séjourner une plus grande quantité de sang. Les résultats du travail effectué par le cœur se trouvent

sur l'artère carotide et l'artère du pied d'un Chien de grande taille, la limite inférieure des oscillations de la colonne manométrique était entre 174 et 146 dans la carotide et entre 179 et 169 dans l'artère du pied, tandis que les *maxima* étaient de 194 à 206 pour le premier de ces vaisseaux, et seulement de 168 à 178 pour le second. Terme moyen, l'excédant de la pression cardiaque sur la pression artérielle était de 37 dans la carotide et de 2 seulement dans l'artère métatarsienne (*a*). Des résultats analogues ont été obtenus par M. Cl. Bernard (*b*).

(1) Ainsi que je l'ai déjà dit, Wintringham fit, il y a plus d'un siècle, beaucoup de recherches sur les propriétés physiques des vaisseaux sanguins, et dans une de ses expériences il mesura la force nécessaire pour déterminer la rupture des parois artérielles chez le Mouton : pour l'aorte, près du cœur, elle était de 4$^{\text{atmosph.}}$,36, et pour l'artère iliaque, de 4,04 (*c*). M. J. Davy a traité le même sujet (*d*).

(*a*) Volkmann, *Die Hämodynamik*, p. 167.

(*b*) Cl. Bernard, *Leçons sur la physiologie et la pathologie du système nerveux*, 1858, t. I, p. 281.

(*c*) Wintringham, *An Experimental Inquiry on some Parts of the Animal Structure*, 1740, p. 49.

(*d*) J. Davy, *Notice of a Fatal Case of Rupture of the Heart and Aorta ; with an Account of some Experiments on the Power of Resistance of the Heart and Great Vessels* (*Research., Anat. and Physiol.*, t. I, p. 441 et suiv.).

donc alternativement diminués ou augmentés par l'action de l'appareil respiratoire. Les mouvements d'expiration activent le courant déterminé dans les artères circonvoisines par les contractions du ventricule gauche, et les mouvements d'inspiration le ralentissent. Or, le jeu de la pompe respiratoire et celui de la pompe cardiaque ne sont pas synchroniques : les mouvements d'inspiration et d'expiration sont moins fréquents que les mouvements de systole et de diastole du cœur; et tantôt la force accélératrice produite par la contraction du thorax coïncide avec l'impulsion donnée par le ventricule gauche, de façon à en augmenter les effets, d'autres fois elle se développe dans le moment où ce dernier organe est en repos, et contribue à faire avancer le sang dans le système artériel pendant que le cœur n'agit pas.

Pour constater les effets des mouvements respiratoires sur le cours du sang veineux, il suffit d'ouvrir une des artères des membres sur un Animal vivant, et d'observer les rapports qui existent entre la grandeur du jet qui s'échappe de ce vaisseau et l'énergie des contractions du thorax. Chaque expiration accélère l'écoulement du liquide, et si l'Animal vient à pousser des cris violents ou à faire quelque effort analogue, on voit en même temps le jet grandir (1).

(1) Magendie, en faisant cette expérience, a produit des effets analogues lorsque avec les mains il comprimait les côtés du thorax de l'Animal (*a*).

C'est en partie par suite de la même influence que, dans les cas où les parois d'une artère sont amincies par une dilatation anévrysmale, la rupture s'en fait plus facilement quand le malade se livre à quelque effort musculaire que s'il restait en repos; car, dans toute action de ce genre, les muscles constricteurs de la glotte se contractent en même temps que les muscles expirateurs, et par conséquent la pression à laquelle l'air se trouve soumis dans le thorax devient très considérable ; or cette pression se transmet au sang contenu dans l'aorte, et, par conséquent, accélère le mouvement imprimé à ce liquide par les systoles du cœur. On cite beaucoup d'exemples

(*a*) Magendie, *De l'influence des mouvements de la poitrine et des efforts sur la circulation du sang* (*Journal de physiol.*, 1821, t. I, p. 136).

Ces influences diverses des mouvements respiratoires sur la force avec laquelle le sang tend à couler dans les grosses artères qui partent de la cavité thoracique ont été étudiées d'une manière habile par M. Ludwig. A l'aide d'instruments disposés de façon à tracer la courbe des mouvements imprimés à la colonne manométrique, ce physiologiste a comparé les pressions développées, d'une part dans la cavité thoracique, sous l'influence des mouvements respiratoires, et d'autre part dans l'intérieur de l'artère carotide, par l'action combinée de la pompe thoracique et de la pompe cardiaque; et les résultats obtenus de la sorte rendent sensible à l'œil la part de chacune de ces forces dans le phénomène de la circulation artérielle (1). Ainsi, dans ses expériences sur des Chevaux, on voit que la courbe représentant la pression du sang dans les artères s'élève et

d'accidents de ce genre qui se sont produits pendant que le malade était saisi d'une quinte de toux, ou faisait des efforts soit pour vomir, soit pour toute autre cause (*a*).

M. Donders a publié un travail assez étendu relatif aux effets des mouvements respiratoires sur la circulation dans l'état pathologique (*b*).

(1) J'ai déjà fait connaître l'instrument dont M. Ludwig fait usage dans ces expériences (*c*), et je me bornerai à ajouter ici que pour comparer la pression exercée sur le sang dans les artères et celle développée dans la cavité thoracique par les mouvements respiratoires, ce physiologiste met un de ces manomètres en communication avec la carotide, et adapte un second de ces appareils à un petit sac flexible rempli d'eau et insinué sous les parois de la poitrine, dans l'intérieur de la chambre thoracique, de façon à être soumis à la pression développée dans cette cavité, et à ne nuire en rien au jeu de la pompe respiratoire. Les oscillations de la colonne manométrique, déterminées par la sortie ou la rentrée d'une portion du liquide contenu dans ce sac tracent la courbe de la pression thoracique dépendante du jeu de l'appareil respiratoire, en même temps que les oscillations du mercure dans l'autre manomètre enregistrent elles-mêmes les variations de pression qui se manifestent dans l'artère. Les mouvements correspondants aux battements du cœur sont indiqués par les sommets de cette dernière courbe; et en comparant celle-ci à la courbe des

(*a*) Bourdon, *Recherches sur le mécanisme de la respiration et sur la circulation du sang*, 1820, p. 70 et suiv.

(*b*) Donders, *Bijdrage tot het Mechanisme van Ademhaling en Bloedsomloop* (*Nederlandsch Lancet*, 1849, 2ᵉ série, t. V, p. 354).

(*c*) Voyez ci-dessus, page 232.

s'abaisse d'une manière régulière à mesure que le cœur se contracte ou tombe en repos, tant que les mouvements respiratoires se font avec lenteur et facilité ; mais lorsque ces mouvements s'accélèrent et que la respiration devient laborieuse, on voit correspondre à chaque élévation de la courbe représentant la pression thoracique une augmentation dans la hauteur de la colonne manométrique tenue en équilibre par la pression à laquelle le sang artériel se trouve soumis. L'effet de la systole ventriculaire est accru s'il coïncide avec l'expiration, et pendant la durée de ce dernier acte la diminution de pression qui accompagne la diastole s'affaiblit ; enfin, lorsque le thorax vient à se dilater, la ligne onduleuse tracée par la colonne manométrique descend bien plus bas au moment du repos du cœur, et s'élève moins haut sous l'influence de l'état de contraction de cet organe. A l'aide de cette représentation graphique du phénomène, on peut lire en quelque sorte toutes les combinaisons variées résultant de l'action simultanée de ces deux sortes de mouvements dont le rhythme n'est pas le même, et l'inspection des lignes nous apprend plus en quelques instants que ne le feraient une description minutieuse ou de longs tableaux numériques (1).

pressions thoraciques, on peut distinguer immédiatement les relations cherchées. Ainsi, quand la marche des oscillations de la courbe du pouls ne change pas dans les moments correspondants à une expiration ou à une inspiration, on en peut conclure que la dilatation et la contraction du thorax sont sans effet appréciable sur le cours du sang artériel ; tandis que si la moyenne fournie par la première de ces courbes s'élève et s'abaisse en même temps que la courbe à longues ondulations représentant les mouvements thoraciques, on en peut inférer que ce changement est dû à cette dernière cause, et apprécier même la grandeur de l'influence de celle-ci par la grandeur des perturbations.

(1) Pour plus de détails à ce sujet je renverrai donc aux figures qui accompagnent le Mémoire de M. Ludwig (*a*).

(*a*) Ludwig, *Beiträge zur Kenntniss des Einflusses der Respirations-Bewegungen auf den Blutlauf im Aorten-Systeme* (Müller's *Archiv für Anat. und Physiol.*, 1847, p. 242).

Influence du volume du sang sur la pression artérielle.

§ 5. — La quantité de sang contenue dans le système vasculaire influe aussi sur le degré de pression auquel ce liquide est soumis, et par conséquent sur la poussée qu'il exerce, soit sur les parois de l'appareil irrigatoire, soit sur la colonne manométrique disposée pour en mesurer l'action (1).

Il est facile de comprendre aussi comment le degré de réplétion des artères peut influer sur la distance à laquelle les battements pulsatiles se font sentir dans ces vaisseaux. En effet, les parois élastiques de ces tuyaux cèdent d'autant plus facilement qu'elles sont moins distendues, et plus les artères se dilatent aisément, moins sera grande la longueur du système vasculaire que la charge complémentaire lancée par le cœur à chaque systole devra occuper. Or, c'est la pression déterminée par cette charge additionnelle qui produit le phénomène du pouls, et par conséquent, toutes choses étant égales d'ailleurs, celui-ci se manifestera dans une longueur d'autant plus grande du

(1) L'influence de la distension plus ou moins grande du système vasculaire sur la pression sous laquelle le sang circule a été mesurée d'une manière plus précise par M. Brunner; car, dans ses expériences, il a annulé les effets qui d'ordinaire sont dus, soit à l'action du cœur, soit à la contraction des muscles locomoteurs, et qui viennent compliquer les résultats observés. Pour cela, il a paralysé momentanément les muscles locomoteurs par l'action du chloroforme ou de l'opium, et il a arrêté les battements du cœur en galvanisant les nerfs pneumogastriques. Chez un petit Chien préparé de la sorte, la pression des parois vasculaires sur le sang indiquée par la colonne manométrique, étant de 10 millimètres de mercure, s'est élevée à 19 millimètres après la transfusion de 280 grammes de sang dans les veines de l'Animal, puis est descendue à 8^{mm},5 à la suite d'une saignée de 356 grammes (*a*).

J'ajouterai que M. Budge a trouvé la pression du sang dans les artères beaucoup plus faible que d'ordinaire chez des Animaux qui étaient réduits à un état de maigreur extrême. Chez deux Chiens, dans cet état, la colonne mercurielle de l'hémodynamomètre ne s'élevait qu'à 108 millimètres, à 90 millimètres, ou même à une hauteur encore moindre (*b*).

(*a*) Brunner, *Ueber die Spannung des ruhenden Blutes im lebenden Thiere* (*Zeitschr. für rationn. Med.*, 1854, 2e série, t. V, p. 336).

(*b*) Budge, *Bericht über die Arbeiten im physiologischen Institut in Bonn*, 1854 (*Canstatt's Jahresbericht*, 1855, t. I, p. 89).

tube artériel que la quantité de liquide contenue dans celui-ci sera plus considérable comparativement à sa capacité.

Évaluation de la vitesse du courant sanguin dans les artères.

§ 6. — Bien que le sang distribué dans toutes les parties de l'organisme par le système aortique soit mis en mouvement par un moteur unique, ce liquide ne coule pas avec la même vitesse dans les divers vaisseaux et se trouve réparti très inégalement dans les différentes régions du corps. La théorie et l'expérience conduisent également à la connaissance de ce résultat important.

La mesure de la vitesse normale du courant sanguin dans l'intérieur des vaisseaux d'un Animal vivant présente de grandes difficultés. Vers le milieu du siècle dernier, Hales et plusieurs autres physiologistes firent à ce sujet quelques recherches (1), mais elles furent peu fructueuses, et c'est dans ces derniers temps seulement que les efforts des expérimentateurs ont été couronnés de succès. Pour déterminer directement cette vitesse dans les petits vaisseaux des parties transparentes, on peut avoir recours aux observations microscopiques, et nous verrons bientôt que, dans l'étude des mouvements du sang dans les capillaires, ce mode d'investigation a été employé utilement; mais dans les grosses artères, dont les parois sont opaques, on ne saurait l'utiliser, et il faut avoir recours à d'autres moyens. M. Volkmann, qui le premier introduisit dans ce genre de recherches la précision nécessaire, fit usage d'un instrument auquel il donna le nom d'*hémodromomètre*. C'est un petit tube métallique qui s'adapte dans les deux bouts d'une artère coupée transversalement, et qui communique latéralement avec les deux extrémités d'un tube de verre recourbé en forme d'U. Deux robinets qui tournent en même temps sont logés dans le tube métallique et disposés de façon à laisser libre le passage direct entre les deux bouts de l'artère, ou à le fermer et à

(1) Voyez ci-dessus, page 92 et suivantes.

diriger le courant par la branche latérale qui a été préalablement remplie d'eau salée. Les dimensions de toutes les parties de l'instrument sont calculées de manière à ne point gêner le passage du sang ; et quand l'instrument est en place, l'expérimentateur, après avoir laissé d'abord le sang couler par le tube métallique, tourne tout à coup les robinets, marque l'instant où ce liquide, reconnaissable à sa couleur, entre dans la branche latérale, et compte les fractions de seconde que le courant ainsi dévié de sa route primitive emploie pour arriver à l'extrémité opposée du tube transparent et à parcourir un espace dont la longueur est connue (1).

Les résultats obtenus de la sorte ont beaucoup plus de précision que de prime abord on ne serait porté à leur en attribuer, et s'accordent très bien avec ceux auxquels un autre expérimentateur non moins habile, M. Vierordt, de Tubingen, vient d'arriver à l'aide d'un procédé différent. Ce physiologiste a mesuré la vitesse du courant sanguin à l'aide de son *hémotachomètre*, instrument qui est fondé sur le principe du pendule hydrométrique, et qui a été disposé de façon à enregistrer sous la forme d'une courbe les variations existant dans la rapidité du courant sous l'influence duquel le pendule est plus ou moins dévié de sa position verticale (2).

(1) L'hémodromomètre, tel qu'il fut employé dans le principe par MM. Volkmann et Hüttenheim (*a*), présentait diverses imperfections auxquelles le premier de ces physiologistes a porté remède. On en trouve une description détaillée dans l'ouvrage de M. Volkmann (*b*).

(2) L'hémotachomètre de M. Vierordt consiste en une petite caisse étroite à parois transparentes, qui porte à ses deux bouts des orifices destinés à être adaptés aux deux extrémités d'une artère coupée transversalement ; elle peut donc être traversée par le courant sanguin qui coule dans ce vaisseau, et elle renferme un petit pendule dont l'extrémité libre, frappée par le courant, se relève plus ou moins suivant la vitesse dont celui-ci

(*a*) Hüttenheim, *Observationes de sanguinis circulatione hæmodromometri ope institutæ*. Halle, 1846.

(*b*) Volkmann, *Die Hämodynamik*, p. 163, pl. 3, fig. 1 à 4.

Causes des inégalités de cette vitesse dans diverses parties du système artériel.

§ 7. — La vitesse inégale du torrent circulatoire qui se remarque dans les diverses parties du système artériel dépend principalement des différences qui existent dans le calibre de ces vaisseaux. Chacun sait par l'observation du mouvement de l'eau dans une rivière que, toutes choses étant égales d'ailleurs, le courant se ralentit là où son lit s'élargit, et devient au contraire d'autant plus rapide que ses bords se resserrent davantage. La quantité de liquide qui traverse, en un temps donné, chaque section transversale du canal, est partout la même; mais la vitesse avec laquelle cette quantité passe est en raison inverse de l'aire de la section qu'elle occupe. Il en est de même dans tout système de tuyaux, et par conséquent la vitesse du sang qui coule dans les artères est soumise aux mêmes lois.

Or il arrive d'ordinaire que lorsqu'une artère se bifurque ou donne naissance à une branche, les calibres réunis des deux vaisseaux situés en aval du point de partage sont plus considérables que le calibre du tronc dont ils proviennent. Il en résulte, par conséquent, qu'en général la vitesse du sang diminue à mesure que le vaisseau où ce liquide coule se ramifie davantage.

Cet agrandissement de l'aire totale du système artériel, depuis l'origine de l'aorte jusqu'à la terminaison de cet appareil irrigatoire dans la profondeur des divers organes, a été remarqué vers le milieu du XVIIe siècle (1); et son importance a été beaucoup exagérée par la plupart des auteurs. C'est dans ces

est animé. L'extrémité opposée de la tige du pendule met en mouvement une aiguille qui, à l'aide de divers organes intermédiaires, fait mouvoir d'une manière correspondante un pinceau devant lequel tourne d'un mouvement uniforme un cylindre portant une bande de papier, à peu près comme dans le kymographe enregistreur de M. Ludwig. Cet instrument est très sensible, et, après avoir été convenablement gradué, indique avec beaucoup de précision la vitesse du courant qui traverse la caisse (a).

(1) Haller nous apprend que G. Colles fut le premier à constater ce fait.

(a) Vierordt, *Die Erscheinungen und Gesetze der Stromgeschwindigkeiten des Blutes*, p. 10, fig. 1 à 5, et pl. 1. Frankfort, 1858.

dernières années seulement qu'on a cherché à déterminer avec précision les différences de capacité qui existent entre les troncs vasculaires et leurs branches, ou à en calculer les effets (1); mais les résultats obtenus jusqu'ici n'ont pas beaucoup d'importance.

(1) Dans les écoles on avait l'habitude de comparer la capacité totale du système artériel à celle d'un cône creux dont le sommet serait au cœur et la base représenterait le réseau capillaire ; mais les recherches de M. Ferneley et de M. Paget ont fait voir que la somme des aires n'augmente pas toujours, et que les différences sont peu considérables à cet égard entre les gros troncs et les branches qui en naissent (*a*).

Ainsi M. Paget a trouvé que chez l'Homme les rapports entre l'aire de l'aorte à sa sortie du cœur, et la somme des aires du même vaisseau au delà de l'origine de la sous-clavière gauche et des trois grosses branches qui en partent entre ces deux points, sont, terme moyen, comme 1 : 1,05. L'aire du tronc brachio-céphalique étant représentée par 1, la somme des aires de la carotide droite et de la sous-clavière, qui résultait de sa bifurcation est égale à 1,14. Un certain élargissement s'observe aussi dans le courant irrigatoire en passant de la carotide commune dans les divisions de ce vaisseau, et M. Paget a vu que la somme des aires des branches de l'artère faciale est à l'aire de cette artère elle-même comme 1,19 est à 1. Il a observé un élargissement analogue dans l'arbre artériel des membres thoraciques, et, d'après les mesures prises sur l'aorte descendante et sur les branches qui en naissent au-dessus de sa bifurcation pour constituer les iliaques primitives, cet anatomiste évalue la somme des aires de ces branches à 1,18, l'aire du tronc aortique étant prise pour unité. Mais, dans la plupart des cas, il a remarqué des différences inverses entre le calibre de l'aorte et le calibre réuni des deux artères iliaques primitives ; terme moyen, l'aire de la terminaison de l'aorte étant représentée par 1, la somme des aires de ses deux branches était 0,89, et, en général, une diminution de calibre se manifestait aussi dans les deux branches de l'iliaque primitive comparée à ce tronc lui-même. Enfin, dans les membres inférieurs, M. Paget a vu le lit du courant s'agrandir un peu par suite de la division de l'iliaque externe en branches de distribution.

Ainsi le courant sanguin doit être moins rapide dans le tronc brachio-céphalique que dans l'aorte, et se ralentir un peu en passant ensuite dans la carotide externe, puis dans l'artère faciale ; un ralentissement plus considérable doit se manifester dans le courant qui passe de l'aorte ventrale dans les branches viscérales de ce tronc ; mais la vitesse de ce même

(*a*) Ferneley, *On the Obtinance of certain Laws in the Animal Œconomy* (*London Medical Gaz.*, 1840, t. XXV, p. 389).

— Paget, *On the relative Sizes of the Trunks and Branches of Arteries* (*London Med. Gaz.*, 1842, 2ᵉ série, t. II, p. 55).

§ 8. — L'auscultation nous apprend que le passage du sang dans les grosses artères qui avoisinent le cœur détermine la production de vibrations sonores plus ou moins intenses et dont le caractère peut varier beaucoup (1). Lorsqu'on applique le

Bruits produits par le passage du sang dans les artères.

courant doit augmenter quand il passe de l'aorte dans les artères iliaques.

Des recherches analogues ont été faites par M. Hazard. Cet anatomiste a trouvé aussi qu'en général l'aire des branches artérielles est, en somme, plus grande que l'aire du tronc dont ces vaisseaux naissent; mais qu'il en est autrement pour les artères iliaques comparées à la partie terminale de l'aorte; l'aire de ce tronc dans le point où il se bifurque pour constituer les iliaques, étant d'environ $\frac{6}{100}$ plus grande que la somme des aires de ces derniers vaisseaux (*a*). Enfin, des observations plus récentes, dues à M. Folmer, s'accordent assez bien avec les résultats précédents, mais montrent qu'il peut y avoir parfois des différences individuelles assez considérables dans la capacité relative de l'aorte et de ses premières branches (*b*). M. Brown-Séquard a constaté des faits du même ordre chez les Chiens (*c*).

(1) L'étude des bruits artériels a été commencée il y a environ trente-cinq ans par Laënnec, et poursuivie depuis lors avec beaucoup d'attention par plusieurs pathologistes; mais les opinions sont encore très partagées au sujet du mode de production de ces vibrations sonores. Je ne pourrais, sans m'éloigner de l'objet de ces Leçons, discuter ici toutes les questions qui ont été soulevées de la sorte, et je me bornerai à indiquer les principaux ouvrages qui en ont traité (*d*).

(*a*) Voyez Horner, *Special Anatomy and Histology*, t. II, p. 184 (Philadelphia, 1843).

(*b*) Folmer, *Dissertatio de nexu inter arteriarum truncos et ramos exorientes*. Groningue, 1855 (voyez Canstatt's *Jahresber.*, 1857, t. I, p. 77).

(*c*) Brown-Séquard, *Faits qui semblent montrer que plusieurs kilogr. de fibrine se forment et se transforment chaque jour dans le corps de l'Homme* (*Journ. de physiol.*, 1858, t. I, p. 303).

(*d*) Voyez Laënnec, *Traité de l'auscultation*, 1819, t. II.

— Corrigan, *On the permanent Patency of the Aortic Valves* (*Edinb. Med. and Surg. Journ.*, 1832, t. XXXVII, p. 230).

— Piorry, *Sur les bruits du cœur et des artères* (*Archiv. de méd.*, 1834, 2ᵉ série, t. V, p. 245).

— Bouillaud, *Traité clinique des maladies du cœur*, t. I, p. 210 et suiv.

— Magendie, *Leçons sur les phénomènes physiques de la vie*, t. I, p. 298.

— Vernois, *Études physiologiques et cliniques des bruits des artères*. Thèse, Paris, 1837.

— Ch. Williams et Todd, *Second Report of the London Sub-committee of the British Association on the Motions and Sounds of the Heart* (*Seventh Meeting of the British Association for the Advancement of Sciences*, 1837, p. 156).

— Beau, *Recherches sur les causes des bruits normaux des artères* (*Archiv. gén. de méd.*, 1838, t. I, et 1845, t. VIII), et *Traité d'auscultation*, 1856, p. 375 et suiv.

— Laharpe, *Nouvelles recherches sur le bruit de soufflet des artères* (*Arch. gén. de méd.*, 1838, 3ᵉ série, t. III, p. 33).

— Andral, *Essai d'hématologie*, p. 57 et suiv., 1843.

— Aran, *Mém. sur le murmure vasculaire* (*Arch. gén. de méd.*, 1843, 4ᵉ série, t. II, p. 405).

— Hardy et Behier, *Traité élémentaire de pathologie interne*, 1846, t. I, p. 445 et suiv.

— Hamernik, *Unters. über die Erscheinungen an den Arterien und Venen*, 1847.

— Monneret, *Études sur les bruits vasculaires et cardiaques* (*Union médicale*, 1849, p. 490).

— Kiwisch von Rotterau, *Neue Forschungen über die Schallerzeugung in den Kreislauforganen* (*Verhandl. der phys.-med. Gesellsch. in Wurzburg*, 1850).

— Heynsius, *Bijdrage tot eene Physische verklaring van de abnormale geruischen in het*

stéthoscope sur le trajet de l'aorte, des carotides ou des sous-clavières, on entend ordinairement deux bruits qui coïncident avec ceux du cœur : l'un, très faible et sourd, se produit en même temps que la diastole du vaisseau (1) ; l'autre, plus clair, accompagne la systole artérielle. Ce dernier diminue et cesse même complétement à très peu de distance du cœur, et ne paraît être autre chose que le second bruit cardiaque qui est transmis par les parois vasculaires de l'orifice aortique vers l'oreille de l'observateur. Mais le bruit sourd, tout en s'affaiblissant dans les vaisseaux plus éloignés du cœur, se fait entendre jusque dans les artères du bras et de la cuisse, et paraît être occasionné par le frottement du liquide en mouvement contre les parois des vaisseaux ou par l'espèce de remous qui s'établit dans les points où ces conduits présentent quelque changement brusque dans leur calibre (2). Effectivement on peut produire un phénomène

(1) Ce bruit coïncide avec le battement du pouls, et, par conséquent, se produit, ainsi que ce battement, en même temps que la systole ventriculaire dans le voisinage du cœur, mais un peu plus tard, dans les artères plus éloignées de cet organe. Ce retard est très sensible chez les individus dont le pouls est rare (*a*).

(2) M. Vernois, qui fut un des premiers à chercher l'explication physique de ce phénomène, pensait que ces bruits résultaient du frottement du liquide en mouvement contre des plis qui se formeraient aux parois des artères quand le sang a subi une diminution dans sa masse (*b*) ; mais de pareils plis n'ont jamais été aperçus dans les cas de ce genre et ne paraissent pas pouvoir se produire. D'ailleurs, en appliquant sur une région du corps la grande ventouse Junod, on peut diminuer beaucoup la quantité de sang en circulation dans les autres parties du système vasculaire, et M. Beau a fait voir que, dans ce cas, loin d'augmenter l'intensité des bruits anormaux dans les artères qui sont ainsi vidées partiellement, on fait cesser peu à peu ces mêmes bruits (*c*).

Un des élèves de l'école physiolo-

vaatstelsel (*Onderzoekingen gedaan in het physiologisch laboratorium der Utrechtsche Hoogeschool*, 1854, p. 1, et *Nederlandsch Lancet*, 1854, 3ᵉ série, t. IV, p. 20).

— Barth et Roger, *Traité pratique d'auscultation*, 1854, p. 471 et suiv.

— Th. Weber, *Physikalische und physiologische Experimente über die Entstehung der Geräusche in den Blutgefässen* (*Archiv für physiol. Heilkunde*, 1855, t. XIV, p. 40).

(*a*) Bouillaud, *Traité clinique des maladies du cœur*, 1835, t. I, p. 204.

(*b*) Vernois, *Études physiologiques et cliniques pour servir à l'histoire des bruits des artères*. Thèse, Paris, 1837.

(*c*) Beau, *Traité expérimental et clinique d'auscultation*, p. 398.

analogue en injectant de l'eau dans les artères d'un cadavre ou dans des tubes élastiques quelconques, pourvu qu'en pressant légèrement sur les parois de ces vaisseaux on y détermine un

gique d'Utrecht, M. Heynsius, a fait plus récemment des expériences intéressantes sur le mécanisme de la production des vibrations sonores dans les tubes où un liquide coule avec rapidité. Il a vu d'abord que ce phénomène acoustique se manifeste dans tous les points où le tube présente une dilatation ; que la poussée plus ou moins forte du liquide en mouvement ne modifie en rien le son produit ; que le caractère de celui-ci dépend essentiellement du degré de vitesse du courant, et que le résultat est le même, que le mouvement soit déterminé par une pression en amont ou par une aspiration en aval. Enfin, il a constaté que le bruit vasculaire se produit de la même manière, lorsqu'on substitue à la portion renflée ou rétrécie du tube élastique un tube de verre de même dimension, et il a profité de cette circonstance pour étudier le mouvement du courant dans ce point, en rendant ce mouvement visible à l'aide de particules colorées tenues en suspension dans le liquide. Il a reconnu ainsi qu'il se formait toujours, dans ces points de dilatation ou dans le voisinage des points de rétrécissement, un tourbillon plus ou moins fort, et que l'intensité du bruit est proportionnée à la production du remous. La présence d'inégalités à la face interne du tuyau détermine les mêmes effets, et M. Heynsius conclut de ses expériences que c'est le choc des molécules du liquide qui engendre les vibrations sonores, lesquelles se transmettent ensuite aux parois du vaisseau (*a*).

Vers la même époque, M. Th. Weber a étudié également avec beaucoup de soin les circonstances qui influent sur la production des sons dans les tubes élastiques inertes (des tubes de caoutchouc) qui sont parcourus par un courant suffisamment rapide pour mettre leurs parois en vibration, et les résultats auxquels il est arrivé sont en parfait accord avec les faits observés par les pathologistes. Ainsi il a trouvé que les sons se produisent plus facilement dans les tubes à parois minces que dans des tubes à parois épaisses, et dans les gros vaisseaux que dans les petits ; que le rétrécissement brusque d'un tube ou le passage du liquide d'un tube étroit dans un tube plus large favorise également le développement de ces vibrations sonores, pourvu que le courant y conserve une vitesse suffisante ; enfin, que les liquides d'une faible densité produisent ces sons plus facilement que ceux d'une densité considérable : ainsi les vibrations étaient plus intenses quand il employait de l'eau que lorsqu'il se servait de lait, et s'établissaient plus difficilement quand, au lieu de lait, il faisait usage de sang (*b*).

(*a*) Heynsius, *Op. cit.* (*Onderzoekingen gedaan in het physiologisch laboratorium der Utrechtsche Hoogeschool*. Jaar VII, 1854, p. 53 et suiv.).

(*b*) Th. Weber, *Op. cit.* (*Arch. für physiol. Heilkunde*, 1855, t. XIV, p. 40).

rétrécissement (1). Il est aussi à noter que ce bruit artériel normal augmente à mesure que le cours du sang devient plus puissant et plus rapide. Quand la circulation est activée par l'exercice musculaire, on l'entend plus loin dans le système artériel que lorsque le cœur se contracte d'une manière calme et lente. Enfin il varie aussi quant au timbre, suivant que les artères sont plus ou moins distendues par le sang, que leurs parois sont plus ou moins épaissies, plus ou moins irritables, etc. ; le degré de densité du liquide en mouvement influe également sur la facilité avec laquelle ces tubes sont mis en vibration par le courant qui les traverse, de sorte qu'il existe à cet égard des différences suivant l'âge, le sexe et la constitution des individus aussi bien que suivant les parties du système artériel soumises à l'observation (2).

Tout rétrécissement brusque du conduit vasculaire, ou tout autre obstacle local qui entrave le cours du sang dans une artère, détermine aussi la production de vibrations sonores qui renforcent ce bruit normal ou qui en changent le caractère (3). Ainsi

(1) Ce fait a été constaté par Corrigan (*a*), et plus récemment par plusieurs autres expérimentateurs (*b*).

(2) Ainsi les artères crurales donnent un son plus doux et moins sec que les carotides (*c*). Le bruit est d'autant plus intense que le calibre du vaisseau est plus considérable. Il est plus sourd quand celui-ci est très rempli de sang ou que ses parois sont très épaisses. Il est plus mat et plus sec chez les vieillards que chez les adultes, tandis qu'au contraire, chez les femmes, et surtout chez les enfants, il est plus mou. Enfin il varie aussi suivant le degré de tension des muscles de la région explorée.

(3) Comme exemple des bruits artériels produits par la diminution de calibre d'une artère dans un point assez circonscrit, je citerai le murmure dit placentaire, qui est souvent très marqué chez les femmes enceintes, et qui dépend de la pression exercée par l'utérus, tantôt sur les iliaques externes, tantôt sur les hypo-

(*a*) Corrigan, *Op. cit.* (*Edinb. Med. and Surg. Journ.*, 1832, t. XXXVII, p. 230).

(*b*) Piorry, *Op. cit.* (*Arch. gén. de méd.*, 1834, t. V).

— Laharpe, *Op. cit.* (*Arch. gén. de méd.*, 1838, 4e série, t. II).

— Williams et Todd, *Op. cit.* (*Brit. Associat.*, 1837, p. 156).

— Aran, *Op. cit.* (*Arch. gén. de méd.*, 1843, 4e série, t. II, p. 424).

(*c*) Vernois, *Études physiologiques et cliniques pour servir à l'histoire des bruits des artères* (thèse, 1837, p. 39).

en appuyant sur le vaisseau avec le doigt ou avec le stéthoscope, on y fait naître un bruit de souffle plus ou moins prononcé, et, dans certains états pathologiques, des phénomènes acoustiques du même ordre se manifestent à chaque battement du pouls (1). Par exemple, toutes les fois que l'un de ces vaisseaux se trouve comprimé par une tumeur voisine, ou que ses parois sont le siége de quelque altération morbide qui diminue sa dilatabilité ou le poli de sa surface. Des effets analogues se produisent quand le courant circulatoire pénètre dans une portion élargie du conduit ou vient frapper contre les bords d'un orifice, comme dans les cas où l'artère communique avec une poche anévrysmale. Enfin ces bruits artériels anormaux s'observent aussi dans des affections où le degré de contractilité des parois artérielles paraît avoir été modifié par l'état général de l'organisme, et se manifestent toutes les fois que la densité du sang descend au-dessous d'un certain niveau.

Ainsi, chez les personnes atteintes de chlorose, le bruit de

gastriques, et d'autres fois sur l'aorte abdominale. En effet, M. Th. Weber a reconnu que, pour faire cesser ce bruit, il suffisait de placer le corps dans une position telle que le vaisseau en question ne se trouvât plus comprimé par l'utérus (a).

M. W. Jenner a remarqué aussi qu'une légère pression exercée sur le deuxième cartilage costal, du côté gauche, suffit pour provoquer chez les jeunes enfants un murmure très prononcé qui paraît avoir son siége dans l'artère pulmonaire, et que souvent le même effet peut être produit par une forte expiration (b).

(1) Les pathologistes distinguent sous des noms spéciaux (tels que bruit de soufflet, bruit sibilant ou musical, bruit de diable, etc.) les divers sons qui se produisent ainsi dans le système vasculaire, et ils en tirent parti pour le diagnostic des maladies ; mais nous n'avons pas à nous occuper ici de ces applications, et je me bornerai à renvoyer aux principales sources où l'on peut puiser pour avoir plus de renseignements sur l'histoire physiologique de ce phénomène (c).

(a) Th. Weber, *Op. cit.* (*Archiv für physiol. Heilkunde*, 1855, t. XIV, p. 40).

(b) W. Jenner, *On the Influence of Pressure in the Production and Modification of palpable Vibrations and Murmurs perceptible over the Heart and great Vessels* (*Medical Times*, 1856, t. I, p. 203).

(c) Voyez ci-dessus, page 247, note *d*.

souffle est très développé, et M. Andral a constaté que ce symptôme se manifeste toutes les fois que le sang se trouve appauvri au delà d'un certain degré, et que les globules ne s'y trouvent plus dans la proportion de 8 pour 100 en poids. Les physiologistes ont donné diverses théories de ce phénomène singulier, mais il me paraît devoir dépendre en grande partie des inégalités de calibre que la contraction irrégulière des parois artérielles peut déterminer dans des portions voisines d'un même vaisseau, contractions locales dont nous avons déjà vu des exemples en étudiant les propriétés physiologiques de ces tubes (1).

(1) M. Beau, s'appuyant sur les résultats obtenus dans les expériences sur la production des sons par le passage d'un liquide dans les tubes inertes, croit pouvoir expliquer les bruits en question par un défaut de proportion entre l'ondée de sang lancée dans le système artériel par la systole ventriculaire et la capacité du vaisseau. Ils dépendraient donc de l'augmentation de frottement déterminée, soit par l'introduction d'un volume excessif de sang à chaque contraction du cœur, soit d'une diminution générale dans le calibre des artères, le débit de la pompe cardiaque restant le même. C'est de la sorte qu'il rend compte de l'augmentation de ces bruits chez les chlorotiques, quand la circulation se trouve activée par l'exercice musculaire ou par toute autre cause (*a*) : et, en effet, la surabondance de l'ondée sanguine peut être une cause de vibrations sonores dans les parois artérielles ; mais il me semble que les phénomènes en question s'expliquent d'une manière bien plus facile à l'aide des changements locaux dans le calibre des vaisseaux que nous savons pouvoir se produire sous l'influence du système nerveux et des modifications introduites dans la composition chimique du sang. En effet, tout rétrécissement partiel d'une ou de plusieurs artères doit être accompagné d'un bruit de souffle plus ou moins intense, et c'est dans les affections nerveuses que l'on voit souvent ces symptômes se manifester d'une manière passagère. Ainsi Laënnec a remarqué que, chez les hypochondriaques, on voit souvent la circulation se faire d'une manière parfaitement normale tant que le malade est calme ; mais le bruit de souffle se manifeste dans les carotides dès qu'une émotion morale vient à troubler l'exercice de cette fonction. Il a remarqué que le même bruit se fait souvent entendre chez les moribonds ; enfin il ne croit pouvoir l'attribuer qu'à ce qu'il nomme une sorte de spasme de l'artère (*b*). Cette hypothèse a été très vivement critiquée par quelques phy-

(*a*) Beau, *Traité expérimental et clinique d'auscultation*, p. 400 et suiv.
(*b*) Laënnec, *Traité de l'auscultation*, t. II, p. 122 et suiv. (édit. de 1826).

Influence des anastomoses sur la circulation artérielle.

§ 9. — L'étude anatomique de l'appareil circulatoire nous a appris que des branches particulières du système artériel portent le sang dans chacune des parties du corps, mais que les ramuscules terminaux de ces vaisseaux s'anastomosent souvent, et, par l'intermédiaire des capillaires, communiquent tous entre eux (1). Dans certaines parties de l'organisme où le cours

siologistes (*a*) ; mais si l'on substitue à l'expression *spasme*, employée par l'illustre Laënnec, les mots contraction spasmodique locale, on signalera, je crois, la véritable cause physique du phénomène, cause qui est à son tour subordonnée à l'action du système nerveux.

Ce serait donc par suite du désordre occasionné dans l'exercice des fonctions du système nerveux par l'appauvrissement du sang, et non à raison du mode d'action d'un liquide peu dense sur les parois artérielles, que l'insuffisance des globules entraînerait la production du bruit de souffle dans les carotides constaté par M. Andral (*b*). Effectivement, nous savons par les expériences de M. Th. Weber que la diminution dans la densité du liquide en mouvement dans les tubes élastiques, loin de faciliter le développement des vibrations sonores, est une condition défavorable à la manifestation de ce phénomène (*c*) ; et l'on comprend aisément qu'il doit en être ainsi, puisque ces vibrations sont déterminées par le frottement du liquide contre les parois du vaisseau, et que ce frottement augmente à mesure que l'adhérence du liquide avec la surface sur laquelle il glisse devient plus grande (*d*).

(1) L'existence de certaines anastomoses artérielles n'avait pas échappé à l'attention des anatomistes de l'antiquité, et Galien parle de quelques-unes de ces communications entre les portions périphériques d'artères différentes (*e*). Après que l'on eut adopté généralement l'usage des injections pour les études angiologiques, les découvertes de cet ordre se multiplièrent beaucoup, et fournirent d'utiles lumières à la chirurgie ; mais jusque vers la fin du siècle dernier, beaucoup d'auteurs considéraient les anastomoses comme des dispositions exceptionnelles, et ce sont principalement aux recherches de Scarpa, chirurgien célèbre de l'école de Pavie, que l'on doit la connaissance de la solidarité établie par ce moyen entre toutes les parties du système artériel (*f*).

(*a*) Bouillaud, *Traité des maladies du cœur*, t. I, p. 230.
(*b*) Andral, *Essai d'hématologie*.
(*c*) Th. Weber, *Op. cit.* (*Arch. für physiol. Heilkunde*, 1855, t. XIV).
(*d*) Il est cependant à noter qu'en employant une dissolution de gélatine, M. Aran n'a pu produire de vibrations sonores, tandis qu'avec de l'eau le bruit était très fort. (*Op. cit.*, *Arch. gén. de méd.*, 1843, t. II, p. 425.)
(*e*) Galien, *De l'utilité des parties du corps*, livre XVI, chap. x (*Œuvres*, trad. de Daremberg, t. II, p. 191).
(*f*) Scarpa, *Sull aneurisma riflessioni ed osservazioni anatomico-chirurgiche*, 1804, cap. I à IV.

du sang dans le tronc principal est exposé à rencontrer des obstacles, des voies latérales assez larges se trouvent ménagées ainsi pour le maintien de la communication entre les portions du vaisseau situées en amont et en aval de l'obstruction ; et lorsque, par suite d'une circonstance anormale, une artère vient à être oblitérée, on voit presque toujours la circulation reprendre assez promptement son activité ordinaire dans les dépendances du conduit interrompu : car les ramuscules anastomotiques qui relient entre elles les branches dont le point d'origine se trouve des deux côtés de l'obstacle se dilatent, et le sang rentre ainsi dans la portion périphérique du système par un chemin détourné (1). Les transformations qui s'opèrent de la sorte d'une manière accidentelle sont analogues à celles que nous avons vues

(1) J'ai déjà eu l'occasion de parler de quelques-unes de ces anastomoses, par exemple de celles qui existent entre les divers troncs artériels de la tête (*a*) ; et pour montrer combien ces voies, que l'on peut comparer à des chemins de traverse tracés entre des grandes routes collatérales, sont faciles, je citerai des expériences dans lesquelles le passage du sang a été interrompu brusquement dans les principaux vaisseaux de la tête sans qu'il en soit résulté aucun trouble grave dans la circulation. Vers la fin du XVIIe siècle, Valsalva, l'élève favori de Malpighi, lia à la fois les deux artères carotides primitives chez un Chien : l'animal en souffrit peu, et plus de trois semaines après l'opération, on le tua, afin d'employer son cadavre pour des travaux anatomiques (*b*). Astley Cooper a obtenu des résultats analogues, en opérant sur des Animaux de la même espèce ; mais il a reconnu que les communications anastomotiques au moyen desquelles la circulation se maintient dans les parties périphériques du système carotidien ne sont pas toujours aussi faciles. Ainsi, pour que la ligature des deux carotides ne détermine pas la mort, chez le Lapin, il faut mettre un certain intervalle de temps entre l'application de la première et de la seconde ligature, afin d'amener peu à peu le degré nécessaire de dilatation dans les canaux anastomotiques qui relient les branches de ces vaisseaux aux artères vertébrales (*c*).

Chez l'Homme, la circulation indirecte du sang dans les vaisseaux de la tête paraît être moins facile. Cependant la ligature de l'une des carotides primitives a été souvent pratiquée avec succès. Cette opération hardie a été faite plus de 150 fois, et

(*a*) Voyez ci-dessus, tome III, p. 532 et suiv.

(*b*) Valsalva, *Opera, cum addit. Morgagni*, epist. XIII, p. 507 (1740).

(*c*) Astley Cooper, *Experim. and Observ. on the tying of the Carotid and Vertebral Arteries* (*Guy's Hospital Reports*, t. I, p. 457, fig.)

se manifester pendant la vie embryonnaire, lorsque le courant circulatoire devait changer de route sur quelques points de son parcours; et c'est par suite de l'établissement de ces voies de communication latérales que l'oblitération d'un gros tronc artériel peut avoir lieu sans entraîner la mort des parties de l'organisme dont les vaisseaux naissent au-dessous du point où le passage direct des liquides nourriciers est devenu impossible (1). Ainsi, dans les opérations chirurgicales, on lie

dans 80 cas au moins les malades ont survécu (*a*).

(1) Dans la plupart des cas, c'est par la dilatation de vaisseaux anastomotiques préexistants que la communication redevient libre entre les deux portions d'une artère séparées par une ligature ou tout autre obstacle, et, en général, la route suivie par le sang pour arriver dans le tronçon inférieur du conduit est fort détournée (*b*). Beaucoup de physiologistes pensent que c'est même de la sorte seulement que la circulation se rétablit dans cette dernière partie du vaisseau à la suite de l'application d'une ligature (*c*), mais il me paraît bien démontré aujourd'hui que dans quelques circonstances il y a réellement production de vaisseaux nouveaux (*d*). Du reste, lors même qu'il en est ainsi, ce sont des capillaires seulement qui se forment d'abord, et c'est peu à peu qu'ils se dilatent et acquièrent des parois plus épaisses, tout comme cela se voit pour les ramuscules préexistants dont l'élargissement suffit d'ordinaire pour rendre la communication anastomotique assez large pour permettre le passage de la quantité de sang néces-

(*a*) Voyez Velpeau, *Nouveaux éléments de médecine opératoire*, 1839, t. II, p. 231.

(*b*) Voyez à ce sujet :

— White, *Cases in Surgery*, p. 139, pl. 7.

— Deschamps, *Observations anatomiques faites sur un sujet opéré suivant le procédé de Hunter, d'un anévrysme de l'artère poplitée* (*Mém. de l'Acad. des sciences*, *Savants étrangers*, t. 1, p. 25).

— Astley Cooper, *Case of femoral Aneurism for which the external iliac Artery was tied, with an Account of the Preparation of the Limb dissected at the expiration of eighteen Years* (*Guy's Hospital Reports*, 1836, t. 1, p. 43, pl. 1 et 2). — *Account of the first Successful Operation performed on the common Carotid Artery for Aneurism in 1808; with the post-mortem Examination in 1821.* (*Guy's Hosp. Rep.*, t. 1, p. 53, pl. 3).

— Pelletan, *Clinique chirurgicale*, t. I, p. 127.

(*c*) Bichat, *Anatomie générale*, t. I, p. 345 (édit. de 1818).

— Maunoir, *Mém. sur l'anévrysme et la ligature des artères*, 1802, p. 106 et suiv., pl. 1 et 2.

— Oppenheim, *Experim. nonnulla circa vitam arteriarum et circulationem sanguinis per vasa collateralia*. Manheim, 1822.

(*d*) Voyez à ce sujet :

— C. H. Parry, *Additional Experiments on the Arteries*, p. 32 et suiv.

— C. Meyer, *Disquisitio de arteriarum regeneratione*. In-4, Bonn, 1823.

— Ebel, *De natura medicatrice sicubi arteriæ vulneratæ et ligatæ fuerint*, 1826.

— Schœnsberg, *Rétablissement de la circulation après la ligature et la section des troncs artériels* (*Journ. des progrès*, 1828, t. XII, p. 70 et suiv.).

— Zuber, *Expér. sur la régénération des artères*, extr. par Christiani (*Journ. de Prague*, 1828, t. XII, p. 80).

souvent une artère, qui devient alors imperméable dans une certaine longueur, mais ce vaisseau reçoit de nouveau du sang à quelque distance au-dessus de la ligature; et l'on connaît un grand nombre de cas où une oblitération analogue s'est produite spontanément dans une des maîtresses branches du système artériel sans entraîner aucun trouble grave dans la circulation. L'aorte descendante, par exemple, a pu se rétrécir non loin du cœur, de façon à ne laisser passer que fort peu de sang ou à devenir complétement imperméable dans une certaine étendue, sans que la circulation en ait été interrompue dans les diverses parties du corps dont les vaisseaux dépendent de l'aorte abdominale; car la communication entre les portions du tronc artériel situées en amont et en aval de l'obstruction s'est établie par des branches anastomotiques latérales dont le calibre a grandi proportionnellement à la quantité de liquide qui avait à y passer (1). Quand l'oblitération s'opère graduellement et avec lenteur, de

saire à l'entretien du service irrigatoire dans les conduits alimentés de la sorte.

Dans quelques cas d'oblitérations artérielles, la circulation se rétablit en aval de l'obstacle par des voies très détournées. Ainsi, d'après les observations de M. Hamernik (de Prague), il paraîtrait que lors de la ligature de l'artère sous-clavière gauche, le sang arrive dans le membre correspondant par l'intermédiaire des vaisseaux de la tête, et en passant successivement dans le tronc brachio-céphalique, l'artère sous-clavière droite, la vertébrale du même côté, le cercle de Willis et l'artère vertébrale gauche; de façon que dans ce dernier vaisseau, le cours du liquide est rétrograde (*a*).

(1) Les pathologistes ont rencontré dans leurs autopsies un assez grand nombre d'exemples d'oblitération plus ou moins complète du tronc de l'aorte dont on n'avait pas même soupçonné l'existence pendant la vie de l'individu, et dont la date devait être cependant fort ancienne. Toujours les communications entre les deux portions du vaisseau ainsi fermé s'étaient rétablies par les canalicules anastomotiques qui reliaient les rameaux dépendants des artères sous-clavières aux branches de l'aorte descendante, et qui s'étaient beaucoup dilatés. Des cas de ce genre ont été mentionnés par Marc-Aurèle Severinus, Fantoni, Stork, Stentzel, Meckel (l'ancien), Sandifort et quelques autres anatomistes du siècle der-

(*a*) Hamernik, *Ueber die Verhältnisse des Umfanges und der Pulsationen peripherischer Arterien bei Obliteration des Anfangsstückes der absteigenden Aorta* (*Prager Vierteljahrschr. für die prakt. Med.*, 1848, t. XX, p. 40).

façon que la dilatation des canaux anastomotiques puisse s'effectuer à mesure que le besoin des voies latérales se fait sentir, il n'en résulte souvent aucun phénomène physiologique appréciable pendant la vie de l'individu; et en général, lors même qu'on interrompt brusquement le passage dans un gros vaisseau, ainsi que cela arrive quand on en pratique la ligature, les accidents

nier (a). Mais une des premières observations suffisamment approfondies est celle recueillie dans le service chirurgical de Desault par son prosecteur Pâris. Chez une femme âgée de cinquante ans l'aorte était tellement contractée au-dessous de sa crosse, que ce vaisseau donnait à peine passage à un tuyau de plume, et le sang arrivait en aval de cet obstacle principalement à l'aide des anastomoses développées entre les rameaux thoraciques dépendants de l'artère brachio-céphalique et les branches des artères intercostales, diaphragmatiques et épigastriques (b).

Dans un cas analogue décrit par Rainey et par Graham, l'aorte était complétement oblitérée dans l'étendue d'environ une ligne au-dessous de l'origine de la sous-clavière gauche, et beaucoup dilatée en amont. Enfin le sang y rentrait en aval de l'oblitération par trois des intercostales, qui étaient très dilatées et s'anastomosaient avec des branches dépendantes du tronc brachio-céphalique (c).

Chez un homme de trente-cinq ans, dont l'autopsie a été faite par Alex. Meckel, on trouva l'aorte presque oblitérée dans le voisinage du canal artériel ligamenteux, mais on fit passer très facilement une injection grossière de l'artère brachio-céphalique dans l'aorte abdominale par l'intermédiaire d'une sorte de *rete mirabile* développé entre les branches dépendantes de ce vaisseau et celles de l'aorte thoracique descendante (d).

Je pourrais citer plusieurs autres cas plus ou moins semblables aux précédents, mais je me bornerai à ajouter que c'est ordinairement dans le voisinage de l'embouchure du canal artériel que l'aorte présente ces rétrécissements, qui semblent être la conséquence d'une extension anormale du travail organogénique qui amène d'ordinaire la simple obli-

(a) M. A. Severinus, *Hist. mirabilis aneurismatis interni* (*De recondita natura abscessuum*, 1643, lib. IV append., p. 280).
— J. B. Fantoni, *Observationes anatomico-medicæ selectiores*, 1699, p. 10.
— Stork, *Annus medicus*, 1762, p. 262.
— Stentzel, *De steatomatibus in principio arteriæ aortæ repertis* (Haller, *Disputationes ad morborum historiam et curationem facientes*, t. II, p. 530).
— J. F. Meckel, *Observat. d'anat. et de phys. concernant une dilatation extraord. du cœur* (*Acad. de Berlin*, 1750, t. VI, p. 163).
— Sandifort, *Observ. anatomico-pathologicæ*, lib. IV, cap. x (1777).

(b) *Rétrécissement considérable de l'aorte pectorale observé à l'Hôtel-Dieu* (*Journal de chirurg. de Desault*, 1791, t. II, p. 107).

(c) Graham, *Case of Obstructed Aorta* (*Med.-Chirg. Trans.*, 1814, t. V, p. 287).
— Rainey, *Obs. d'un cas d'oblit. de l'aorte* (*Journal de médecine*, 1815, t. XXXII, p. 377).

(d) A. Meckel, *Verschliessung der Aorta am vierten Brustwirbel* (Meckel's *Archiv für Anat. und Physiol.*, 1827, p. 345).

qui se manifestent de prime abord par suite du grand ralentissement de la circulation dans toute la portion du système vasculaire ainsi isolé, ne tardent guère à se dissiper (1).

(1) Ainsi que nous l'avons déjà vu (*d*), la ligature d'une grosse artère

térration de ce conduit anastomotique (*a*).

Du reste, la circulation indirecte qui, dans tous ces cas, a dû s'établir dans l'aorte ventrale et ses branches, ne doit pas être considérée comme la conséquence de larges anastomoses normales entre ces vaisseaux et les rameaux du système céphalo-brachial, mais de l'hypertrophie graduelle de ces voies de communication à mesure que le passage du sang dans la portion rétrécie du tronc aortique devenait plus difficile ; aussi, lorsque celui-ci vient à s'oblitérer brusquement, les parties périphériques qui en dépendent ne reçoivent plus la quantité de sang qui leur est nécessaire. La preuve nous en est fournie par une opération hardie, tentée en Angleterre par Astley Cooper, dans un cas où la mort du malade était imminente, par suite de la rupture d'un anévrysme. Ce chirurgien eut recours à la ligature de l'aorte abdominale, et l'opération ne détermina aucune inflammation grave dans l'abdomen, mais le cours du sang ne put se rétablir suffisamment dans les membres inférieurs, qui devinrent froids et insensibles ; enfin le malade succomba le lendemain, et l'autopsie fit voir que la mort devait être attribuée à cette interruption de la circulation (*b*).

On doit à M. Tiedemann un travail spécial sur le rétrécissement et l'oblitération de diverses artères; ouvrage dans lequel l'auteur a consigné beaucoup d'observations qui lui sont propres, en même temps qu'il a rapporté celles recueillies par ses prédécesseurs (*c*).

(*a*) Voyez une observation de Winstone, citée dans *Surgical Essays* by Astley Cooper and B. Travers, 1818, part. I, p. 115.

— Al. Monro, *Observat. on Aneurism of the Abdominal Aorta, accompanied by the Obliteration of that Artery* (*Edinburgh Journal of Med. Science*, 1827, t. III, p. 74).

— Velpeau, *Exposition d'un cas remarquable de maladie cancéreuse avec oblitération de l'aorte*. In-8, 1825.

— Ad. Otto, *Neue seltene Beobacht. zur Anat., Physiol. und Pathol. gehörig*, 3ᵉ partie, p. 66.

— Reynaud, *Observ. d'une oblitération presque complète de l'aorte* (*Journal hebdomadaire de médecine*, 1828, t. I, p. 161).

— Legrand, *Du rétrécissement de l'aorte*, 1832, p. 58.

— J. Jordan, *A Case of Oblit. of the Aorta* (*North of England Med. and Surg. Journ.*, 1831, vol. I, p. 101).

— Crampton, *A case of obliterated Aorta* (*Dublin Hospital Reports*, t. II, p. 193).

— Craigie, *Instance of Obliteration of the Aorta beyond the Arch* (*Edinb. Med. and Surg. Journ.*, 1841, t. LVI, p. 427).

— Barth, *Mém. sur les rétrécissements et les oblitérations spontanées de l'aorte* (*Presse médicale*, 1837, t. I, p. 457).

— Mauriel, *Case of Constricted Aorta* (*Guy's Hospital Reports*, 1842, t. VII, p. 453).

— Hamernik, *Einige Bemerkungen über die Obliteration des Anfangsstückes der absteigenden Aorta* (*Prager Viertelj.*, 1844, t. I, p. 41).

— Oppolzer, *Beiträge zur Pathologie der angeborenen Verengerung der Aorta* (*Prager Vierteljahrschrift für die prakt. Heilkunde*, 1848, t. XIX, p. 65).

(*b*) Astley Cooper and Travers, *Surgical Essays*, t. I, p. 114.

(*c*) Tiedemann, *Von der Verengung und Schliessung der Pulsadern in Krankheiten*, 1843.

(*d*) Voyez tome I, page 319.

Nous avons vu que dans quelques parties du système circulatoire les artères s'anastomosent, non pas à l'aide de leurs branches terminales, mais par inosculation, c'est-à-dire directement, comme si elles se rencontraient bout à bout et se confondaient; puis les anses ainsi formées fournissent des branches latérales, et celles-ci constituent aussi des arcades d'où naissent des ramuscules plus ténus (1). Cette disposition a surtout pour effet d'assurer la distribution du sang dans les organes correspondants, quand ces parties sont sujettes à changer souvent de position et que leurs vaisseaux sont exposés à être comprimés dans quelques-uns de ces mouvements, ainsi que cela a lieu pour les intestins grêles (2).

est en général suivie de l'insensibilité de la portion du corps où ce vaisseau se ramifie. La partie qui est ainsi privée d'une portion considérable du sang nécessaire à sa vitalité se refroidit et prend souvent une teinte livide; mais quand la circulation s'y rétablit au moyen des vaisseaux anastomotiques, ces symptômes se dissipent, et il arrive même très souvent que, pendant plusieurs jours, la température locale dépasse le degré normal. On peut poser en règle qu'en général l'établissement de cette circulation indirecte est d'autant plus facile que la branche artérielle oblitérée est d'un ordre moins élevé. Ainsi qu'il est aisé de le prévoir, le sang arrivé dans la portion du vaisseau située en aval du point oblitéré coule d'un mouvement uniforme et n'y détermine aucun battement; la pression sous laquelle ce liquide se meut est beaucoup moins grande qu'en amont de l'obstacle, et c'est sur la connaissance de ce fait que repose la pratique de la ligature des artères dans les cas d'anévrysmes. Il est cependant à noter que le sang peut en général arriver en abondance dans la portion périphérique d'une artère oblitérée, et que par conséquent lorsqu'un de ces vaisseaux est divisé et donne lieu à une hémorrhagie grave, il est nécessaire d'en faire la ligature en aval aussi bien qu'en amont de l'ouverture.

(1) Voyez ci-dessus, t. III, p. 554.

(2) Araldi s'est appliqué à montrer que les anastomoses des artères servent à augmenter la capacité de la portion correspondante du système vasculaire, sans influer notablement sur la vitesse moyenne du courant sanguin dans cette même portion du cercle circulatoire (a); mais cela est subordonné au diamètre relatif des vaisseaux en amont et en aval de leur point de jonction.

(a) M. Araldi, *De l'usage des anastomoses dans les vaisseaux des machines animales*. In-8, Modène, 1806.

Influence des plexus vasculaires sur le cours du sang.

§ 10. — On n'est encore que peu renseigné sur le rôle des plexus vasculaires qui se rencontrent parfois sur le trajet de certaines artères, et qui sont connus des anatomistes sous le nom de *rete mirabile* (1). Je ferai remarquer cependant que la substitution d'un grand nombre de petits vaisseaux à un tronc unique doit amener une grande augmentation dans l'étendue des parois vasculaires correspondantes à un volume donné de liquide, et par conséquent elle doit rendre plus facile le logement d'une charge additionnelle sous l'influence de la pression systolaire. Il en résulte que cette disposition anatomique doit tendre à régulariser le cours du sang dans les parties auxquelles ces artères se distribuent, et doit contribuer à les soustraire aux chocs périodiques qui se font sentir dans les grosses branches à chaque battement du cœur. Il me paraît probable que c'est là le principal usage des plexus qui sont situés sur le trajet des artères du cerveau, de l'œil et de quelques autres organes d'une texture délicate; mais nous ne savons encore rien de précis sur l'utilité de cette disposition dans les membres de certains Animaux, tels que les Paresseux, dont les muscles doivent rester longtemps dans l'état de contraction (2).

Comme exemple de l'influence régulatrice des petits vaisseaux sur le cours du sang dans les portions suivantes de

(1) Voyez tome III, page 535, etc.

(2) On a pensé assez généralement que ces divisions des troncs artériels en un grand nombre de ramuscules devaient avoir pour effet de ralentir le cours du sang dans les parties auxquelles ces vaisseaux se distribuent (*a*); mais les recherches de M. Volkmann tendent à établir qu'il en est autrement, et que le courant circulatoire est plus rapide en sortant de ces plexus qu'en y entrant (*b*). Il a remarqué aussi que le plexus artériel de la cavité crânienne du Mouton reçoit beaucoup de nerfs, et il le considère comme étant fort contractile; ce qui permet à cet appareil d'agir à la manière d'un régulateur pour maintenir un mouvement uniforme dans le cours du sang destiné à l'encéphale.

(*a*) Carlisle, *Op. cit.* (*Philos. Trans.*, 1800, p. 98).

(*b*) Volkmann, *Hämodynamik*, p. 276.

l'appareil circulatoire, je citerai ce qui a lieu chez les jeunes Poissons, lorsque le système aortique de ces Animaux, au lieu d'être continu, comme à l'époque où les arcs vasculaires des branchies sont simples, se trouve interrompu par le développement du réseau capillaire respiratoire. Avant cette époque, le cours du sang est rémittent dans l'aorte dorsale, et dans ses principales branches aussi bien que dans le voisinage immédiat du cœur (1); mais lorsque ce liquide n'arrive dans le premier de ces vaisseaux qu'en traversant le réseau de petits canaux creusés dans l'épaisseur des appendices branchiaux, le pouls cesse d'exister dans toute cette portion du système artériel et ne persiste qu'en amont du plexus, c'est-à-dire dans l'artère branchiale.

Tout ce que je viens de dire au sujet du cours du sang du cœur vers les organes est surtout applicable à ce qui se passe dans les gros troncs ou dans les branches centrifuges du système artériel; l'étude de la circulation dans les dernières divisions de cet ensemble de vaisseaux ne peut pas toujours se séparer de l'investigation des phénomènes dont les capillaires sont le siége. J'y reviendrai donc dans la prochaine Leçon, où je me propose d'examiner plus particulièrement le rôle de tous les petits vaisseaux sanguins qui sont en réalité les canaux nourriciers des organes, et qui, par leur assemblage, forment le lacis placé entre les tuyaux de distribution du sang et les conduits centrifuges destinés à ramener ce liquide vers le cœur.

(1) C'est chez les embryons très jeunes que le mouvement du sang est saccadé dans la portion posthyoïdienne du système artériel, ainsi que cela a été constaté d'abord par Dœllinger, puis par M. Vogt (*a*).

(*a*) Dœllinger, *Vom Kreislaufe des Blutes* (*Denkschr. der Akad. zu München*, 1820, t. VII, p. 215).
— Vogt, *Embryologie des Salmonés*, p. 209 et suiv. (*Histoire des Poissons d'eau douce*, par Agassiz).

TRENTE-SIXIÈME LEÇON.

Du cours du sang dans les capillaires. — Cause de ce mouvement. — Propriétés de ces vaisseaux. — Circonstances qui peuvent déterminer la stase du sang dans leur intérieur ; quelques considérations sur l'hypérémie et l'inflammation.

Aspect de la circulation dans les vaisseaux capillaires.

§ 1. — La circulation du sang dans le système capillaire, où les artères se terminent et où les veines prennent naissance, est un des spectacles les plus beaux et les plus intéressants pour le naturaliste ; la démonstration de ce phénomène doit nécessairement faire partie de tout enseignement public qui a pour objet la physiologie de l'Homme ou des Animaux, et par conséquent, avant d'aborder le sujet principal de cette Leçon, dans laquelle je me propose de faire l'histoire du cours du sang dans cette portion du cercle vasculaire, il me paraît utile de dire comment on peut avec facilité le voir et l'étudier.

Pour les observations de ce genre, on fait communément usage de la Grenouille, qui, à raison de la grandeur de ses globules sanguins, de sa vitalité tenace et de la conformation de diverses parties de son corps, est très commode pour l'investigation microscopique des mouvements du sang. Pendant longtemps on choisissait presque toujours la palmure interdigitale de la patte postérieure de ce Batracien, et en fixant les doigts de façon à la tendre au-dessus d'une espèce de petite fenêtre pratiquée dans une plaque de liége, il était facile de la placer sous l'objectif du microscope et de l'observer au moyen de la lumière transmise (1) : mais je préfère employer la langue

(1) Pour assujettir la Grenouille sur le porte-objet, on peut la placer dans un petit sac de toile que l'on ferme autour de la jambe destinée à l'observation, et que l'on attache, à l'aide de cordons, sur la plaque de liége dont j'ai parlé ci-dessus, ou sur une plaque métallique convenablement percée de

du même Animal, car cet organe se laisse facilement renverser au dehors et étendre de façon à devenir fort transparent; ses vaisseaux sanguins sont plus nombreux et plus serrés, et la disposition des capillaires s'y voit mieux (1).

Quand on examine de la sorte la circulation du sang, on a sous les yeux une multitude de courants rapides qui charrient des globules hématiques en nombre presque incalculable, qui se rencontrent ou se séparent à chaque instant, comme un fleuve dont le lit serait parsemé d'une foule de petits îlots, et qui d'espace en espace communiquent avec des torrents plus larges, lesquels marchent en sens contraire les uns des autres, et qui appartiennent effectivement, ceux-ci aux artères, ceux-là aux veines. Dans les grands canaux afférents, le sang se meut d'une manière continue, mais saccadée, et son cours s'accélère à chaque battement du cœur; mais dans le réseau capillaire le courant s'avance d'une manière uniforme, et c'est aussi sans secousses qu'il s'échappe par les veines. Le torrent est d'abord si rapide, qu'on y distingue à peine la forme des globules; mais peu à peu il se ralentit, et si les forces de l'Animal s'épuisent,

trous. La patte, restée libre, doit être ensuite fixée au-dessus de la fenêtre du porte-objet, à l'aide de fils attachés à l'extrémité des doigts (*a*). Comme l'observateur est souvent fort gêné par les mouvements de l'Animal, M. Lebert conseille, avec raison, de maintenir celui-ci dans un état d'anesthésie légère, au moyen de la vapeur d'éther, ou de produire une paralysie locale par la section de la moelle épinière (*b*).

(1) Chez la Grenouille, la langue, au lieu d'être attachée au plancher de l'arrière-bouche par son extrémité postérieure, comme chez la plupart des Vertébrés, est attachée à la partie antérieure de la mâchoire inférieure, et se renverse facilement soit en arrière, vers le pharynx, soit en avant et au dehors. L'idée de l'emploi de cet organe pour la démonstration de la circulation capillaire appartient à M. Waller (*c*).

(*a*) Pour plus de détails au sujet de la disposition du porte-objet, voyez Queckett, *Practical Treatise on the Use of the Microscope*, 1848, p. 337, fig. 220 et 221.

(*b*) Lebert, *Mém. sur les changements vasculaires que provoque la localisation inflammatoire* (*Mém. de la Société de biologie*, 1852, t. IV, p. 79).

(*c*) Voyez Donné, *Cours de microscopie*, 1844, p. 107 et suiv.

ou si le jeu des parties est gêné, il devient oscillatoire, puis il s'arrête (1).

Caractères généraux du courant sanguin dans les capillaires.

§ 2. — Pour bien comprendre les divers phénomènes que nous offre le passage du sang dans ce système des vaisseaux capillaires interposés entre les branches terminales des artères et les racines des veines, il est nécessaire de se rappeler la disposition anatomique de ces canalicules, et de ne pas perdre de vue que partout ils débouchent les uns dans les autres de façon à constituer une sorte de réseau à mailles plus ou moins serrées, qu'ils sont remplis d'un liquide incompressible, et qu'ils ne présentent dans leur structure rien qui puisse empêcher ce fluide de s'y mouvoir librement dans toutes les directions (2). Si la pression supportée par la section de la colonne sanguine située à chaque extrémité d'un de ces petits vaisseaux était la même, le liquide contenu dans son intérieur y resterait en repos ; mais pour peu que cette pression devienne plus grande à l'un des orifices, l'écoulement s'effectuera à l'extrémité opposée, et un courant s'établira dans toute la longueur du canal. Or, le sang, chassé sans cesse dans les artères par les battements du cœur et poussé hors du système artériel par le

(1) Quiconque a vu ce phénomène comprendra que j'ai dû considérer comme inutile l'examen des hypothèses de quelques écrivains de l'Allemagne, d'après lesquels le sang, au lieu de passer des artères dans les veines, se transformerait en tissus organiques dans les parties périphériques du système vasculaire où se produirait en même temps du sang nouveau qui entrerait dans les veines. On trouve dans les ouvrages de Burdach et de M. Bérard un exposé sommaire des opinions singulières de Wilbrand, de Runge et de quelques autres médecins à ce sujet (*a*).

(2) M. Wharton Jones, dans ses expériences sur la circulation sous-cutanée chez la Grenouille, a souvent observé de ces courants récurrents dans les artérioles dont le canal avait été interrompu dans un point, et il a donné de ces phénomènes une description très détaillée (*b*).

(*a*) Burdach, *Traité de physiologie*, t. VI, p. 200. — Bérard, *Cours de physiologie*, t. II, p. 750.

(*b*) Wharton Jones, *On the State of the Blood and the Blood-vessels in Inflammation* (*Guy's Hospital Reports*, 1851, 2e série, t. VII, p. 24 et suiv.).

ressort de ces vaisseaux, fait constamment effort pour pénétrer dans ce réseau capillaire ; et comme la résistance à vaincre du côté des veines est moins grande que la pression ainsi développée, il s'établit dans ce réseau un courant dont la direction générale est des artères vers les veines (1). Mais les communications entre ces deux points extrêmes ont lieu par une multitude de voies indirectes, et, suivant que le passage devient plus ou moins facile à l'une ou à l'autre extrémité de chacune des branches de ce lacis, le sens du courant peut changer dans un ou plusieurs de ces petits canaux sans que la direction générale du flot en soit altérée (2).

(1) Ainsi que nous le verrons bientôt, le sang contenu dans les veines est soumis également à une certaine pression, et c'est seulement l'inégalité de ces deux forces contraires qui détermine le passage de ce liquide des artères dans les veines; de sorte que si, par l'effet d'une circonstance quelconque, la pression artérielle vient à être diminuée ou la pression veineuse augmentée dans une certaine partie du système circulatoire, il pourra arriver que le sens du courant se renversera, et que le sang se portera des veines dans les artères. Ce reflux du fluide nourricier se voit souvent lorsque, par l'effet d'une ligature placée autour d'un membre, la circulation a été interrompue pendant un certain temps dans la partie ainsi isolée (a).

La pression exercée d'une manière continue sur le sang par les parois des vaisseaux a été mise aussi en évidence par les expériences de M. Brunner. Ce physiologiste a mesuré cette pression à l'aide du kymographe de M. Ludwig, chez des Animaux dont le système musculaire général était plongé dans un état de relâchement par l'action du chloroforme ou de l'opium, et dont le cœur était paralysé momentanément par l'effet de la galvanisation des nerfs pneumogastriques (b).

(2) Ainsi, lorsque le passage vient à être interrompu dans une des artérioles de ce réseau capillaire, le sang qui arrive dans ce vaisseau s'en écoule par les branches latérales, situées en amont de l'obstacle, et y rentre par d'autres branches dont l'embouchure se trouve en aval du point obstrué (c). Il en résulte qu'alors le courant qui traverse ces dernières branches, au lieu d'aller, comme d'ordinaire, du tronc vers le réseau, se dirige en sens in-

(a) H. Weber, *Experimente über die Stase an der Frosch-Schwimmhaut* (Müller's *Archiv für Anat. und Physiol.*, 1852, p. 361).

(b) Brunner, *Ueber die Spannung des ruhenden Blutes im lebenden Thiere* (*Zeitschr. für rationn. Med.*, 1854, 2e série, t. V, p. 330).

(c) W. Jones, *On the State of the Blood and the Blood-vessels in Inflammation* (*Guy's Hospital Reports*, t. VII).

Cause du mouvement du sang dans les capillaires.

Quelques physiologistes ont supposé que la circulation du sang dans les vaisseaux capillaires était soustraite à l'influence du cœur, et dépendait d'une force particulière inhérente à ces petits vaisseaux et dont le mode d'action aurait été difficile à expliquer (1). Mais cela n'est pas, et ce sont les mouvements du cœur qui déterminent le passage de ce liquide dans cette

verse, et va de la périphérie vers le centre du système (*a*). Pour plus de détails à ce sujet, je renverrai aux expériences de M. Poiseuille (*b*), et je me bornerai à ajouter ici que les phénomènes d'oscillation qui se manifestent souvent dans les mouvements du sang des capillaires, quand la circulation devient languissante, et qui ont beaucoup occupé l'attention des anciens micrographes, dépendent, en général, de la même cause (*c*). Effectivement, quand le cœur cesse de pousser le sang avec force dans une direction déterminée, le liquide contenu dans les capillaires tend toujours à se porter là où il trouve le moins de résistance, et par conséquent tout changement dans la pression exercée sur une portion du système vasculaire, et, à plus forte raison, tout orifice d'écoulement pratiqué artificiellement (*d*), devient la cause d'un courant dans les parties circonvoisines ; mais ces mouvements locaux n'ont rien de commun avec la circulation générale, et c'est à tort que quelques physiologistes en ont argué pour soutenir que le grand travail irrigatoire pouvait s'effectuer sans l'intervention du cœur.

(1) Ainsi Bichat supposait que les mouvements du cœur ne produisent le cours du sang que dans les artères, et que dans les capillaires la circulation est déterminée par ce qu'il appelait la contractilité organique insensible de ces petits vaisseaux (*e*).

Plus récemment Wilson Philip a cherché aussi à établir que le mouvement du sang dans les capillaires est indépendant de l'action du cœur. Il s'appuie principalement sur des expériences dans lesquelles il a vu ce phénomène continuer pendant un certain temps après l'interruption de toute communication entre cet organe d'impulsion et le système artériel (*f*) ; mais il semble oublier que la dilatation des artères est le résultat de la pression développée par les contractions du cœur, et que la force transmise ensuite au sang par le resserrement de ces vaisseaux est par conséquent une force qui, en majeure partie,

(*a*) Haller, *Mém. sur le mouvement du sang*, p. 88, etc.— *Elementa physiologiæ*, t. II, p. 219.

(*b*) Poiseuille, *Recherches sur les causes du mouvement du sang dans les vaisseaux capillaires*, 1835 (extrait des *Mém. de l'Acad. des sciences, Sav. étrang.*, t. VII).

(*c*) Spallanzani, *Expériences sur la circulation*, p. 156, 192, etc.

(*d*) Haller, *Effets de la saignée sur la direction du sang* (*Mémoire sur le mouvement du sang*, p. 96 et suiv.).

(*e*) Bichat, *Anatomie générale*, t. I, p. 307 et suiv. (édit. de 1818).

(*f*) Wilson Philip, *Some Observations relating to the Powers of Circulation* (*Medico-Chirurg. Transactions*, 1823, t. XII, p. 401 et suiv.).

portion du système irrigatoire aussi bien que dans les artères ; seulement la plus grande partie ou même la totalité de la force motrice développée par cet organe d'impulsion ne se fait pas sentir directement dans le réseau capillaire, et n'y exerce son action que par l'intermédiaire des parois artérielles, qui agissent à la manière d'un ressort, comme nous l'avons vu dans une des dernières Leçons, et qui déterminent de la sorte une pression constante (1). L'étude du cours du sang dans les veines nous offrira bientôt des preuves évidentes de cette extension du rôle que le cœur remplit dans le mécanisme de la circulation ; cependant il ne sera pas inutile de fixer notre attention sur quelques expériences à l'aide desquelles on peut démontrer directement l'influence des battements de cet organe central sur le passage du sang dans l'intérieur des capillaires eux-mêmes.

On sait, par les observations de Spallanzani et de plusieurs autres physiologistes, que dans certaines circonstances le cours du sang dans les capillaires, au lieu d'être uniforme, ainsi que cela se voit dans l'état normal, devient saccadé, comme dans les grosses artères, et que cette accélération dans son mouvement progressif coïncide avec l'injection de chaque ondée de liquide dans ces derniers vaisseaux par les contractions cardiaques. Cela se remarque quand les forces générales de l'organisme s'épuisent, et que les artères, n'ayant plus assez de tonicité pour réagir sur les liquides qui les distendent, laissent

sinon en totalité, a son principe dans le cœur et non dans les parois vasculaires.

M. Pigeaux a cru pouvoir démontrer aussi que l'action du cœur n'intervient que peu dans le développement de la force qui fait circuler le sang dans les capillaires (*a*) ; mais ses raisonnements ont été réfutés par M. Poiseuille (*b*).

(1) Voyez ci-dessus, pages 168, 193, etc.

(*a*) Pigeaux, *Nouv. rech. sur l'influence qu'exerce la circulation capillaire sur la circulation générale* (*Journal universel et hebdomadaire de médecine*, t. XII, p. 65).

(*b*) Poiseuille, *Recherches sur la circulation capillaire, etc.* (*Journal univ. et hebdom. de méd.*, t. XII, p. 365).

passer le flot sanguin comme le feraient des tubes à parois rigides. Chez la Grenouille, on peut produire à volonté ce mode de circulation rémittente jusque dans les capillaires, et même au delà, en paralysant en quelque sorte les vaisseaux sanguins à l'aide d'une ligature passée autour de la patte (1). Ainsi M. Poiseuille a fait voir que si l'on interrompt le passage du sang dans les veines de la cuisse d'une Grenouille, le mouvement de ce liquide, au lieu d'être comme d'ordinaire uniforme dans les capillaires de la palmure des doigts, y devient saccadé, puis oscillatoire seulement, et ces oscillations sont synchroniques avec les mouvements de systole du cœur (2).

J'ajouterai que, pendant la première période de la vie embryonnaire, ce phénomène, qui dénote l'influence directe du cœur sur le cours du sang, peut même se manifester dans l'état normal. Ainsi Spallanzani a vu chez les jeunes têtards de Gre-

(1) La progression rémittente du sang dans les capillaires, aussi bien que dans les petites artères, a été observée quand la circulation devenait languissante ou était entravée par la constriction du membre, non-seulement par Spallanzani, mais par Wedemeyer, Thomson, Hastings, W. Jones, M. Boulland et plusieurs autres physiologistes (*a*); j'ajouterai que, dans certains états pathologiques, si l'on exerce une certaine pression sur la sclérotique, on peut voir les battements pulsatiles jusque dans les petites veines du fond de l'œil. MM. Van Trigt, Coccius et Donders ont fait des observations intéressantes sur ce phénomène, à l'aide de l'ophthalmoscope (*b*).

(2) Ces oscillations sont produites, d'une part, par le cœur, qui pousse le sang dans les artères, les capillaires et les veines; d'autre part, par le retrait consécutif des vaisseaux dont ce liquide n'a pu s'échapper à cause de la ligature (*c*).

(*a*) Spallanzani, *Expériences sur la circulation*, p. 147, etc.
— Wedemeyer, *Untersuchungen über den Kreislauf des Blutes*, p. 212.
— Thomson, *Traité de l'inflammation*, p. 51.
— Hastings, *On the Inflamm. of the Mucous Membrane of the Lungs*, p. 48.
— W. Jones, *On the State of the Blood and the Blood-vessels in Inflammation* (*Guy's Hospital Reports*, 2ᵉ série, t. VII, p. 19).
— Boulland, *Recherches microscopiques sur la circulation du sang*. Thèse, Paris, 1849, p. 19.
(*b*) Van Trigt, *Die Oogspiegel* (*Nerderl. Lancet*, 1858, 3ᵉ série, t. II, p. 456).
— Coccius, *Ueber die Anwendung des Augenspiegels*, 1853, p. 3 et suiv.
— Donders, *Die Zigtbare Verschijnselen van Bloedsomloop in het Oog*. (*Nederlandsch Lancet*, 1855, 3ᵉ série, t. IV, p. 253).
(*c*) Poiseuille, *Recherches sur les causes du mouvement du sang dans les vaisseaux capillaires*, p. 18.

nouille le liquide se mouvoir d'une manière intermittente dans tout le cercle vasculaire, s'avançant pour ainsi dire tout d'une pièce, chaque fois que le cœur se contractait, et s'arrêtant partout dès que cet organe se reposait. Or, à cette époque, les tuniques vasculaires ne sont encore qu'imparfaitement développées, et par conséquent il est facile de comprendre que les artères puissent être inactives (1).

Effets de l'adhérence entre le sang et les parois vasculaires.

§ 3. — Lorsqu'on observe au microscope le mouvement du sang dans les petites artères, on voit que le courant est plus rapide dans l'axe du vaisseau que dans le voisinage des parois de celui-ci, phénomène qui est en accord avec les lois générales de l'hydraulique (2). Effectivement chacun sait que dans une rivière le mouvement de l'eau est plus rapide au milieu que près des bords, et les expériences des physiciens nous apprennent que lorsqu'un liquide coule dans un tuyau, en le remplissant complétement, une certaine adhérence s'établit entre sa surface et les parois adjacentes; une partie de la force motrice dont

(1) Spallanzani cite aussi d'autres faits qui sont de nature à mettre en évidence l'action directe du cœur sur le cours du sang dans les capillaires chez l'embryon du Poulet. Il a vu, par exemple, que chez des embryons âgés de quarante heures, le sang s'arrête brusquement dans toutes les parties du système vasculaire dès que le cœur cesse de battre; que pendant ce repos les vaisseaux restent tous remplis de sang, et que le courant se rétablit aussi tout à coup dans les capillaires aussi bien que dans les troncs artériels, dès que le cœur recommence à se contracter. Dans une autre expérience faite sur un embryon de trois jours, le cœur avait cessé de battre spontanément, et Spallanzani y excitait de temps en temps des contractions au moyen de stimulants : or le sang était d'abord en repos, mais la circulation générale recommençait immédiatement partout à chaque systole, et s'arrêtait de même brusquement chaque fois que la contraction des ventricules cessait (a).

(2) Cette inégalité dans la vitesse du sang au centre du courant et vers la périphérie du filet liquide n'avait pas échappé à l'attention de Malpighi et de Haller (b).

(a) Spallanzani, *Expériences sur la circulation*, p. 202, 207, etc.
(b) Voyez Haller, *Elem. physiol.*, t. II, p. 166, et *Mém. sur le mouvement du sang*, p. 52.

sont animées les molécules qui composent la couche extérieure du courant est donc employée à vaincre cette résistance, et il en résulte une diminution correspondante dans la vitesse de cette couche. Un frottement analogue s'établit en même temps entre la couche fluide ainsi retardée dans sa marche et la couche suivante, et ainsi de suite de la périphérie vers le centre; mais l'adhérence des molécules fluides entre elles étant très faible comparativement à celle développée entre la première couche et les parois solides du tuyau, les retards dus à ces frottements cessent bientôt d'être sensibles, et le centre du courant conserve presque toute sa vitesse initiale, tandis que l'espèce de gaîne fluide qui l'entoure se trouve plus ou moins ralentie. Dans les artères cet effet est très marqué. Le torrent sanguin qui coule dans ces vaisseaux n'en occupe pas toute la largeur, et se trouve entouré d'une couche mince de liquide qui est presque immobile. Cette couche stagnante est composée essentiellement de plasma; les globules charriés par le courant central ne s'y engagent que rarement, et lorsqu'ils s'en approchent, on les voit souvent tournoyer sur eux-mêmes par suite de l'inégalité de vitesse des diverses tranches de liquide avec lesquelles ils se trouvent en contact (1).

Couche périphérique de sérum immobile.

(1) Le fait de l'existence de cette couche de sérum immobile ou presque immobile entre la surface interne des vaisseaux et le courant sanguin, déjà signalé par Perrot et par quelques autres physiologistes (*a*), a été très bien établi par les observations de M. Poiseuille (*b*). M. Weber a pensé que la bande translucide qui se voit de chaque côté du filet sanguin rouge était extérieure au vaisseau, et appartenait à la liqueur contenue dans des canaux lymphatiques qui, chez les Batraciens, entourent les grosses artères (*c*). Mais M. Poiseuille a constaté le même phénomène chez les Mammifères où cette disposition anatomique n'existe pas, et d'ailleurs il a vu souvent quel-

(*a*) Perrot, *Dissert. de motu sanguinis in corpore humano*. Dorpat, 1814.

(*b*) Poiseuille, *Recherches sur les causes du mouvement du sang dans les capillaires*, p. 45 et suiv. (extr. des *Mém. des Sav. étrang.*, t. VII).

(*c*) E. H. Weber, *Microscopische Beobachtungen über die sichtbare Fortbewegung der Lymphkörnchen in den Lymphgefässen der Froschlarven* (Müller's *Archiv für Anat. und Physiol.*, 1837, p. 267).

Le sang en circulation dans le système irrigatoire se meut donc dans l'intérieur d'un tube de liquide en repos qui le sépare des parois solides du vaisseau où il se trouve renfermé. Dans les tuyaux d'un calibre considérable, le frottement développé par cette adhérence entre la surface interne du vaisseau et la couche adjacente du liquide n'influe que peu sur les produits de l'écoulement, car la portion de la section du cylindre liquide retardée de la sorte ne constitue qu'une petite fraction de l'aire du cercle ainsi délimitée; mais l'épaisseur de la couche sur laquelle l'influence des parois vasculaires se fait sentir reste à peu près la même, quel que soit le diamètre de ce cylindre, et par conséquent il est facile de prévoir que si le calibre du tuyau diminue de plus en plus, il arrivera un moment où l'at-

ques globules hématiques, heurtés par leurs voisins, sortir du courant central, et se trouver lancés plus ou moins profondément dans l'épaisseur de la couche stagnante, et ne s'y mouvoir que très lentement ou même y rester en repos (a).

Les recherches d'Acherson, de M. Gluge, de M. Lebert et de M. Wharton Jones sont confirmatives de celles de M. Poiseuille. Ces physiologistes ont vu souvent des globules blancs, qui s'étaient accolés à la surface interne du vaisseau, s'en détacher, et passer de la couche périphérique transparente dans le grand courant central du vaisseau (b).

Quant à la raison pour laquelle ce sont des globules blancs et non des globules rouges qui se voient d'ordinaire dans cette couche périphérique de sérum, nous la trouvons dans les propriétés physiques de ces corpuscules. En effet, on sait, par les observations microscopiques faites sur du sang placé entre deux lames de verre, que les globules rouges glissent avec la plus grande facilité sur les surfaces avec lesquelles ils sont en contact, tandis que les globules blancs, ou globules lymphatiques, y adhèrent beaucoup (c); quand ces derniers viennent à toucher les parois du vaisseau, ils doivent donc être plus difficiles à déplacer.

(a) Poiseuille, *Op. cit*, p. 49.

(b) Acherson, *Ueber die relative Bewegung der Blut-und Lymphkörnchen in den Blutgefässen der Frösche* (Müller's *Archiv für Anat.*, 1837, p. 452).

— Gluge, *Quelques observations sur la couche inerte des vaisseaux capillaires* (*Ann. des sciences nat.*, 1839, 2e série, t. XI, p. 58).

— Wharton Jones, *On the State of the Blood and Blood-vessels in Inflammation* (*Guy's Hospital Reports*, 1851, vol. VII, p. 14).

— Lebert, *Physiologie pathologique*, 1845, t. I, p. 8.

(c) Voyez tome I, page 73.

traction exercée par les parois de celui-ci deviendra la principale résistance à vaincre par la force qui tend à produire le courant. Des expériences d'hydraulique dues à M. Poiseuille font voir que cette limite est atteinte dans les tubes capillaires dont le diamètre est à peu près le même que celui des ramuscules terminaux du système vasculaire de l'organisme; de sorte que dans des tuyaux de ce genre les produits de l'écoulement sont, toutes choses égales d'ailleurs, en proportion inverse de la longueur du conduit (1).

Influence de la longueur des vaisseaux capillaires sur leur débit.

Ainsi la quantité de sang qui, en un temps donné, arrivera dans un point déterminé du système circulatoire, pourra varier du simple au double, suivant que la longueur de la portion du vaisseau capillaire conduisant à ce point sera équivalente à 1 ou à 2, toutes choses restant égales d'ailleurs. La nature trouve donc là un moyen pour faire varier la rapidité de la circulation dans les diverses parties de l'organisme, bien que le mouvement imprimé au liquide nourricier dépende partout d'une même force.

Les principes d'hydraulique que je viens de rappeler nous permettent aussi de prévoir que les variations dans le diamètre des vaisseaux capillaires doivent exercer une grande influence sur le débit de ces tubes, sans que rien soit changé dans l'intensité de la force qui met en mouvement le liquide renfermé dans leur

(1) Il est évident que cette loi n'est applicable qu'aux tubes dont le diamètre est assez petit pour que la résistance due au frottement du liquide contre les parois du vaisseau dépasse la résistance dépendante de l'adhésion des molécules liquides entre elles ou de leurs poids, dans des proportions telles que l'on puisse négliger ces dernières fonctions. Du reste, les résultats fournis par les expériences de M. Poiseuille se sont toujours très bien accordés avec les résultats calculés d'après cette loi (*a*), et l'exactitude de ses observations a été confirmée par M. Regnault (*b*).

(*a*) Poiseuille, *Recherches expérimentales sur le mouvement des liquides dans les tubes de très petits diamètres* (*Mém. de l'Acad. des sciences, Sav. étrang.*, t. IX, p. 490 et suiv.).

(*b*) Regnault, *Rapport fait à l'Académie* (*Ann. de chimie*, 1843, 3ᵉ série, t. VII, p. 50).

intérieur, et ici encore les expériences de M. Poiseuille sont venues donner la mesure des effets obtenus. Ce physiologiste a constaté que le produit de l'écoulement des liquides dans les tubes de très petit calibre, toutes choses restant égales d'ailleurs, croît proportionnément au diamètre de ces tuyaux élevé à la quatrième puissance. Ainsi la force qui ne déterminera le passage que d'un volume de sang par seconde dans un tube capillaire de $\frac{1}{200}$ de millimètre en diamètre fera couler dans le même espace de temps 16 volumes de sang par un vaisseau du même ordre dont le diamètre sera de $\frac{1}{100}$ de millimètre (1).

Les observations microscopiques faites sur la circulation capillaire montrent que sous ce rapport les choses se passent de la même manière dans les vaisseaux de l'organisme vivant et dans les tubes inertes. Aussi, M. Wharton-Jones, en étudiant l'action de divers agents sur l'état des capillaires sous-cutanés chez la Grenouille et sur le mouvement du sang dans leur intérieur, a-t-il vu que la dilatation de ces petits canaux était d'ordinaire accompagnée d'une accélération du courant circulatoire dans leur intérieur, et que leur rétrécissement tendait à déterminer la stagnation du sang avant même qu'il y eût oblitération de leur cavité (2)

(1) La loi que M. Poiseuille formule en ces termes : « Les produits sont entre eux comme les quatrièmes puissances des diamètres » s'applique seulement aux liquides qui sont susceptibles de mouiller les parois des tubes, tels que l'eau, l'alcool, l'éther, etc., et ne régit pas le mouvement de liquides qui ne jouissent pas de cette propriété, tels que le mercure ; mais le sang, dont nous nous occupons ici, appartient à la première de ces deux catégories (*a*).

(2) Ce fait a été révoqué en doute par plusieurs auteurs récents, parce qu'ils le considéraient comme étant contraire aux lois de l'hydraulique dont j'ai déjà eu l'occasion de parler. Mais il faut bien se rappeler que, dans un réseau de vaisseaux capillaires, les choses ne se passent pas de même que dans un tube ou un conduit unique.

(*a*) Poiseuille, *Recherches expérimentales sur le mouvement des liquides dans les tubes de très petits diamètres* (*Mém. de l'Acad. des sciences, Sav. étrang.*, t. IX, p. 513 et suiv.). — Regnault, *Rapport* sur le travail précédent (*Ann. de chimie*, 1843, 3e série, t. VII, p. 73).

Contractilité des capillaires.

§ 4. — En faisant l'histoire anatomique de l'appareil circulatoire, j'ai dit que les capillaires ont une structure plus simple que les artères, et tendent à perdre plus ou moins complétement les éléments musculaires et fibreux qui, en nombre considérable, entrent dans la composition des tuniques de celles-ci (1); nous pouvons donc prévoir que les vaisseaux les plus ténus doivent être moins sujets à changer de calibre que ne le sont les artérioles. Ils sont, en effet, moins irritables, et les variations qui s'observent dans leur diamètre paraissent dépendre principalement du degré relatif de pression exercée sur leurs deux surfaces par le sang d'une part et par les tissus circonvoisins d'autre part. Aussi sous l'influence des stimulants mécaniques ou chimiques que nous avons vus produire des effets si considérables sur le volume des artérioles (2), n'observe-t-on que peu d'indices de contraction dans les capillaires proprement dits, et la plupart des phénomènes de ce genre qui ont été décrits

Là où le liquide ne coule que dans un seul lit, le courant s'accélère dans les parties étranglées et se ralentit dans les parties élargies; mais lorsque les variations qui se produisent dans la grandeur de la section d'une ou de plusieurs branches d'un réseau vasculaire n'ont pas nécessairement les mêmes effets locaux, elles n'influent que proportionnément aux différences qu'elles déterminent dans la somme des sections de tout le système de canaux collatéraux; et si le rétrécissement d'une de ces voies y fait naître des obstacles au mouvement du courant, ainsi que je l'ai expliqué ci-dessus, c'est principalement dans les autres branches du système que le mouvement s'accélérera. Il est, du reste, bien entendu que tout ce que j'ai dit ci-dessus touchant le ralentissement du cours du sang dans un vaisseau contractile ne s'applique qu'aux capillaires, et que l'influence accélératrice dont il est ici question, quand un de ces tubes se dilate, ne se manifeste que dans le cas où la dilatation s'opère dans toute la longueur de la portion du vaisseau comprise entre deux anastomoses; car un élargissement partiel ne pourrait être suivi que d'un ralentissement du courant dans la portion dilatée, ou *vice versâ*. C'est peut-être faute d'avoir suffisamment analysé ces phénomènes, que les pathologistes ont été si divisés d'opinions touchant l'influence que la constriction ou l'agrandissement des petits vaisseaux exercent sur la vitesse du courant sanguin.

(1) Voyez tome III, page 568.

(2) Voyez ci-dessus, page 210 et suiv.

par les pathologistes, comme se manifestant dans les vaisseaux de cet ordre, appartiennent en réalité aux artérioles. Il n'existe, il est vrai, aucune ligne de démarcation nettement tracée entre les artérioles, qui sont très contractiles, et les capillaires, qui ne le sont que peu où point; mais la différence physiologique s'établit graduellement et devient très prononcée quand on compare entre elles une artériole bien caractérisée et une des branches les plus grêles du réseau capillaire (1). Or, cette inégalité dans l'irritabilité et dans la puissance contractile de ces deux portions contiguës du système circulatoire est une des causes de l'accumulation anormale du sang dans les capillaires, quand les artérioles qui aboutissent à ces vaisseaux viennent à diminuer de calibre sous l'influence d'un stimulant local. Effectivement, ainsi que je l'ai déjà expliqué dans une des précédentes Leçons (2), ce rétrécissement du conduit alimentateur du réseau rompt l'harmonie existant préalablement entre ces deux parties du système vasculaire; une portion du sang qui, dans l'état normal, était lancée dans le lacis capillaire, se détourne de sa route ordinaire, et la quantité de liquide qui arrive dans ces canalicules étant réduite, le courant dont ils sont le siége se ralentit. Le sang, retardé ainsi dans sa course, oscille et s'arrête même dans les branches du réseau où son passage est le moins facile, et les globules rouges qui, dans un courant rapide, restaient dans l'axe du cylindre liquide, se répandent dans les couches périphériques où il n'y avait d'abord que du sérum. Quand le mouvement est lent, ces corpuscules rouges se déplacent aussi moins facilement que les parties fluides du sang, et tendent à s'accumuler, comme le feraient des cailloux charriés par un

(1) C'est faute d'avoir distingué nettement ce qui se passe dans les très petites artères et dans les capillaires proprement dits, que beaucoup d'auteurs ont émis des opinions si divergentes au sujet des effets des changements que ces vaisseaux étroits présentent dans les parties irritées ou enflammées.

(2) Voyez ci-dessus, page 215.

torrent, là où le lit de celui-ci, venant à s'élargir, déterminerait un retard dans le cours de l'eau (1). Il en résulte que l'un des premiers effets du trouble amené ainsi dans le travail circulatoire est un élargissement de la traînée rouge qui occupe l'intérieur des capillaires engorgés, et de là une augmentation apparente dans le diamètre de ces vaisseaux, et une coloration plus intense de la partie qui les renferme. Mais lorsque cet état de choses persiste pendant quelque temps, l'hypérémie, c'est-à-dire l'accumulation insolite du sang dans le lacis capillaire, n'est pas seulement apparente, elle devient réelle, car ces vaisseaux augmentent de calibre (2).

Les physiologistes ne sont pas d'accord sur la cause de cette dilatation des capillaires qui s'observe dans l'état dit *inflammatoire*. Suivant les uns, elle serait due seulement à une augmentation dans la poussée latérale du sang, qui, à son tour, résulterait des obstacles que les amas de globules agglutinés dans les capillaires opposent au progrès du courant circulatoire (3); tandis que suivant d'autres, elle devrait être attribuée à un état d'atonie des parois de ces petits vaisseaux (4). Les faits dont on argue

(1) Cette accumulation des globules sanguins s'étend de plus en plus en amont de l'obstacle, et détermine dans les capillaires collatéraux un ralentissement dans le mouvement circulatoire qui, à son tour, prédispose à l'agglomération des globules. Cela nous explique comment, dans beaucoup de cas, un foyer inflammatoire s'étend progressivement.

(2) Voyez ci-dessus, page 216.

(3) M. Wharton Jones, dont j'ai déjà cité fort souvent les recherches sur tout ce qui touche à l'état des vaisseaux dans l'inflammation, considère les capillaires proprement dits comme n'étant pas doués de contractilité, et pense que la diminution de calibre qui s'y remarque parfois est due à la turgescence ou à la constriction des tissus circonvoisins. Il attribue aussi uniquement à la pression exercée par le sang contre leur surface interne la dilatation qui dans certains cas s'y effectue (*a*).

(4) Ainsi M. Andral, dont les jugements portent toujours l'empreinte d'un grand bon sens, admet trois modes de formation de ces accumulations de sang dans les capillaires, savoir :

(*a*) Wharton Jones, *On the State of the Blood and the Blood-Vessels in Inflammation* (*Guy's Hospital Reports*, 2e série, t. VII, p. 10).

de part et d'autre me paraissent insuffisants pour trancher la question ; mais, d'après quelques expériences que j'ai eu l'occasion de faire à ce sujet, tout en attribuant à la cause mécanique dont je viens de parler un rôle très important, je suis porté à croire que la résistance des parois est souvent diminuée. En effet, ce n'est pas seulement en amont des obstacles créés par les accumulations de globules sanguins que les capillaires m'ont paru se dilater sous l'influence des rubéfiants ; j'ai vu parfois ce phénomène se produire là où le sang était seulement ralenti dans sa course, par suite du rétrécissement ou de l'engorgement du conduit alimentateur du courant, et un ralentissement de ce genre ne peut donner lieu à aucune augmentation dans la pression exercée par le fluide que ces vaisseaux renferment. Il me semble donc probable que les capillaires proprement dits, de même que les artérioles, sont susceptibles d'éprouver des variations dans le degré de tonicité ou d'élasticité dont ils sont doués, et que leur état d'atonie, de même que le relâchement des parois des artérioles subcapillaires, est une des causes de l'hypérémie locale (1).

l'hypérémie sthénique, ou par excès d'irritabilité ; l'hypérémie atonique, ou par diminution dans la tonicité des capillaires, et l'hypérémie mécanique, par obstacle à la circulation veineuse (*a*).

M. Lebert, tout en trouvant avec raison que les médecins ont beaucoup abusé de l'hypothèse d'une hypérémie atonique et d'une paralysie vasculaire, admet qu'il y a diminution dans l'élasticité des parois des vaisseaux capillaires, quand ceux-ci se laissent distendre par le sang en repos dans leur intérieur (*b*).

(1) Il me semble probable que l'apparence d'une terminaison en cul-de-sac, que M. Virchow et d'autres pathologistes ont observée dans quelques capillaires sanguins des membranes muqueuses, dépendait de la production de dilatations atoniques sur certains points obstrués et de la constriction ou même de l'atrophie du vaisseau au delà du point élargi (*c*).

(*a*) Andral, *Anatomie pathologique*, t. I, p. 11.
(*b*) Lebert, *Mémoire sur les changements vasculaires que provoque la localisation inflammatoire* (*Mém. de la Soc. de biologie*, 1852, t. IV, p. 84).
(*c*) Voyez Kölliker, *Éléments d'histologie*, p. 627.

Quant à la nature de l'influence qui déterminerait l'atonie des tissus constitutifs des parois de ces petits vaisseaux, je ne pourrais présenter que des conjectures; mais il ne serait peut-être pas inutile de signaler l'analogie qui existe entre les divers modes d'action des différents stimulants et les effets opposés résultant d'une part de la section des nerfs vaso-moteurs, d'autre part de l'excitation de ces nerfs par le galvanisme (1).

Les changements dans le calibre des petits vaisseaux sanguins ne se manifestent pas seulement dans les cas pathologiques dont je viens de parler; dans l'état normal, on les aperçoit aussi, mais alors ils coïncident ordinairement avec des modifications du même ordre dans les branches artérielles qui alimentent le réseau vasculaire où ces phénomènes ont leur siége, et il en résulte non pas la stase du sang, comme dans l'inflammation, mais des variations dans l'activité du travail irrigatoire dans ces parties. Ainsi, quand l'estomac et l'intestin sont en repos, les vaisseaux qui parcourent leurs parois sont resserrés; ils ne reçoivent donc que peu de sang, et ce liquide, à raison même de l'étroitesse des canaux où il circule, ne s'y meut que lentement;

(1) Effectivement, nous avons vu, par les faits rapportés précédemment, que le sel commun et quelques autres substances déterminent dans les petits vaisseaux un état de relâchement qui n'est pas la conséquence d'une contraction préalable, tandis que d'autres substances, telles que l'alcool, provoquent de prime abord la contraction et ne produisent la dilatation que d'une manière consécutive. Or, nous avons vu aussi que le sel, appliqué sur les nerfs pneumogastriques, détermine sur les mouvements du cœur le même effet que celui produit par l'action d'un courant galvanique discontinu sur ces nerfs, c'est-à-dire un état de repos (*a*), et qu'en excitant la moelle épinière ou le cerveau par le contact de l'alcool, on occasionne une accélération dans le pouls (*b*). Il y aurait donc de l'intérêt à chercher si ce n'est pas à raison de l'action spéciale et locale de ces agents sur les nerfs des parois vasculaires que leur contact détermine tantôt une augmentation, tantôt une diminution dans l'état de contraction obscure et persistante qu'on nomme *tonicité*.

(*a*) Voyez ci-dessus, page 151.
(*b*) Voyez ci-dessus, page 155.

mais lorsque ces organes sont stimulés par la présence des aliments et que la digestion commence, il n'en est plus de même : la vascularité apparente des parois de ces cavités augmente considérablement, le réseau capillaire se montre dans un état de turgescence, les courants artériels y arrivent avec impétuosité, le sang y circule rapidement, et une foule de petits vaisseaux qui auparavant échappaient à l'observation se dessinent nettement (1).

Influence de l'état des parois vasculaires sur la vitesse du courant.

§ 5. — La circulation capillaire n'est pas subordonnée seulement à l'état de dilatation ou de contraction des vaisseaux qui établissent le passage entre les systèmes artériel et veineux, à la force avec laquelle le sang arrive dans ces canalicules, et à la facilité plus ou moins grande qu'il trouve à s'en écouler par les veines; les parois vasculaires exercent aussi de l'influence sur le courant qui les baigne, et pour peu que l'adhérence entre leur surface et le liquide en mouvement vienne à augmenter, le passage du sang des artères dans les veines se trouve ralenti.

Action du froid.

La température exerce une certaine influence sur l'adhérence qui s'établit entre les parois des tuyaux inertes et les liquides en mouvement dans les conduits : ainsi le froid tend à ralentir l'écoulement, et cela indépendamment des variations que cette cause peut déterminer dans la densité de ces liquides (2). Dans

(1) Les physiologistes savaient depuis longtemps que les vaisseaux sanguins de l'estomac sont dans un état de turgescence normale pendant la durée du travail digestif, et que les tuniques de ce viscère pâlissent beaucoup lorsque la digestion n'a plus lieu; mais c'est dans ces derniers temps seulement qu'on a fait des observations microscopiques sur la circulation capillaire dans les parois du tube digestif en activité et en repos. Ce sujet a été étudié avec soin par un des jeunes médecins de l'École de Paris, M. Boulland (a).

(2) M. Poiseuille a constaté que ce ralentissement ne dépend pas de la condensation du liquide déterminée

(a) Boulland, *Recherches microscopiques sur la circulation du sang et le système vasculaire sanguin dans le canal digestif, le foie et les reins*. Thèse, Paris, 1849, p. 24.

l'organisme cette action est beaucoup plus considérable : ainsi l'application de la glace sur les vaisseaux du mésentère d'un Mammifère suffit pour diminuer considérablement la vitesse du sang dans les gros vaisseaux, soit artériels, soit veineux, et pour arrêter complétement la circulation dans les capillaires. L'effet se produit en quelques secondes, et persiste pendant fort longtemps si l'action du froid a été un peu prolongée. Or, cette stagnation du sang ne dépend pas d'un resserrement dans les capillaires : M. Poiseuille, à qui l'on doit la connaissance de ces faits curieux, n'a pu apercevoir aucun changement dans le diamètre de ces petits vaisseaux ; mais il a remarqué que l'épaisseur de la couche immobile de sérum qui est interposée entre les parois et le courant où les globules sont charriés s'accroît beaucoup quand le mouvement circulatoire est ralenti de la sorte, et par conséquent il attribue ce phénomène à une augmentation dans l'adhérence du liquide aux parois vasculaires.

Le froid produit des effets analogues sur la circulation capillaire chez les Batraciens, et la chaleur amène le résultat inverse. Ainsi quand on soumet le mésentère d'un de ces Animaux à l'influence d'une température élevée (par exemple en le plongeant dans un bain à 40 degrés), on voit la vitesse du torrent circulatoire devenir si grande jusque dans les plus petits vaisseaux, qu'on a peine à y distinguer la forme des globules hématiques (1).

par l'abaissement de température, car la marche du phénomène ne change pas lorsqu'en opérant sur l'eau, on dépasse le point où la densité de ce liquide cesse d'augmenter par l'effet du refroidissement, savoir entre 4 degrés et zéro (*a*).

(1) L'influence de la température sur la rapidité plus ou moins grande avec laquelle les liquides traversent les vaisseaux capillaires de l'organisme a été démontrée, vers le milieu du siècle dernier, par Hales, à l'aide d'injections pratiquées sur le cadavre d'un Chien qui venait de mourir d'hémorrhagie. Ce physiologiste intro-

(*a*) Poiseuille, *Recherches expérimentales sur le mouvement des liquides dans les tubes de très petits diamètres* (*Mém. de l'Acad. des sciences. Sav. étrang.*, t. IX, p. 254 et suiv.).

Influence de l'état physiologique des parois vasculaires.

Il me paraît probable que divers phénomènes dont on est témoin quand on observe la circulation dans les vaisseaux capillaires des tissus qui sont le siége d'un travail inflammatoire dépendent d'un état particulier des parois de ces conduits ; état dont nous ne connaissons pas la nature, mais dont l'effet serait d'augmenter l'adhérence de leur surface avec les matières qui baignent celle-ci. Ainsi que je l'ai déjà dit, on remarque alors que les globules hématiques charriés par le sang ne restent pas, comme d'ordinaire, dans l'axe du courant, et vont s'accoler,

duisit successivement dans l'aorte, sous une même pression, de l'eau chaude et de l'eau froide, et il compara le temps nécessaire pour effectuer ainsi le passage d'un même volume de liquide. Dans une de ses expériences, une mesure d'eau froide mit pour passer de la sorte des artères dans les veines 80 secondes de plus que ne l'avait fait une égale quantité d'eau chaude ; et en substituant ensuite à l'eau froide de l'eau chaude, il vit la même quantité employer, pour passer de la sorte, 77 secondes de moins que dans l'épreuve précédente, et couler par conséquent à peu près avec la même vitesse que dans la première injection (a).

M. Poiseuille a fait ses expériences tantôt sur les vaisseaux du mésentère ou de la palmure interdigitale de la Grenouille, tantôt sur ceux du mésentère ou de la vessie urinaire de jeunes Rats. Chez ces derniers l'action locale de la glace déterminait, en 10 ou 15 secondes, le repos du sang dans un grand nombre de capillaires, tandis que chez les Grenouilles le même effet n'était obtenu qu'au bout de 6 à 8 minutes. Le rétablissement de la circulation après la cessation de l'application de la glace se faisait attendre plus longtemps chez les Mammifères que chez les Batraciens. Ce physiologiste remarqua aussi que, sous l'influence d'une température inférieure à 10 degrés, la circulation s'arrête dans un grand nombre de capillaires dès que le mésentère d'un Mammifère est exposé à l'air, tandis qu'à une température de 25 ou 30 degrés cette stagnation du sang ne s'observe pas. Chez les Mammifères, l'action locale du froid sur une petite portion de l'organisme ne produit aucun retard dans la circulation générale ; mais, chez les Batraciens, le cours du sang peut être ralenti de la sorte dans tout le corps, bien que les battements du cœur n'aient pas diminué de fréquence. Cela dépend probablement de l'abaissement de la température de la totalité du sang sous l'influence du froid extérieur (b).

(a) Hales, *Hémostatique*, trad. par Sauvages, 1744, p. 102.
(b) Poiseuille, *Recherches expérimentales sur les causes du mouvement du sang dans les vaisseaux capillaires*, p. 58 et suiv.

pour ainsi dire, contre les parois du vaisseau qui les contient ; or on peut produire à volonté ce phénomène, non pas en modifiant la constitution du sang, mais en agissant sur le tissu des parois vasculaires, soit au moyen d'une excitation mécanique, soit à l'aide de divers agents chimiques (1). Les changements qui se manifestent en même temps dans le calibre de ces petits vaisseaux

(1) L'influence de l'état des parois des vaisseaux capillaires sur la manière dont le sang coule dans ces petits tubes me semble ressortir évidemment des expériences de M. W. Jones sur la production des phénomènes inflammatoires dans la membrane interdigitale de la Grenouille (*a*). En appliquant sur la peau quelques gouttes d'une solution concentrée de sel commun, on y détermine promptement une dilatation plus ou moins considérable des artères et une accélération du cours du sang dans les capillaires correspondants ; mais bientôt les globules rouges, au lieu de se tenir dans le centre du courant, commencent à adhérer aux parois vasculaires, en face de l'embouchure de quelque branche vasculaire, et s'y accumulent de façon à y former une masse stagnante. Si l'intensité du phénomène augmente, cette agglomération de globules détermine bientôt l'obstruction du vaisseau, et la circulation s'arrête de proche en proche dans les capillaires voisins, et la stase locale du sang peut s'étendre jusque dans quelques branches veineuses voisines, tandis que le mouvement du liquide continue à être accéléré dans d'autres parties du même réseau vasculaire.

Il me paraît difficile de croire que dans cette expérience la dissolution saline ait agi directement sur les globules hématiques, et il me semble probable que c'est en modifiant l'état des parois vasculaires avec lesquelles elle est en contact, que cette substance a produit ces effets. Du reste, il est aussi d'autres faits qui semblent indiquer que dans les points affectés, des phénomènes d'exosmose se développent avec une certaine intensité.

En effet, M. H. Weber, en étudiant l'action des rubéfiants sur des parties de l'organisme qui se trouvaient soustraites à l'influence du cœur au moyen de ligatures, a vu que le sang, parfaitement en repos dans les capillaires, affluait des artères et des veines voisines dans les petits vaisseaux sur lesquels il appliquait un stimulant chimique de ce genre ; et ce mouvement des liquides ne pouvait s'expliquer par une diminution de la pression exercée par les parois vasculaires dans ce point, car il se manifestait dans les cas où il faisait usage de substances qui déterminent le resserrement de ces conduits, aussi bien que lorsqu'il appliquait sur ceux-ci des matières dont le contact détermine leur dilatation (*b*).

(*a*) Wharton Jones, *On the State of the Blood and the Blood-Vessels in Inflammation* (*Guy's Hospital Reports*, 2ᵉ série, t. VII, p. 34 et suiv.).

(*b*) H. Weber, *Experimente über die Stase an der Froschschwimmhaut* (Müller's *Archiv für Anat. und Physiol.*, 1852, p. 361).

et dans la vitesse du courant qui les traverse ne suffisent pas à expliquer ce qui se passe dans les parties où une inflammation se développe, et je suis persuadé que la cause de cet état morbide est une modification du travail nutritif ou sécrétoire dont le tissu malade est le siége; modification qui se lie probablement à la manière dont l'influence nerveuse s'exerce dans cette portion de l'organisme. Mais ce sujet n'est pas de mon domaine, et il est encore trop obscur pour qu'en nous y arrêtant ici, nous puissions faciliter nos études physiologiques sur la circulation. Je me bornerai donc à l'indiquer, mais j'engagerai les pathologistes à examiner avec plus d'attention qu'on ne l'a fait jusqu'ici ce côté de la question qui, envisagée au point de vue mécanique, les a occupés si souvent (1).

(1) Pour plus de détails sur l'état des petits vaisseaux dans l'inflammation et sur les modifications qui s'opèrent dans le sang en repos dans ces conduits engorgés, je renverrai aux travaux que j'ai déjà cités fort souvent dans cette Leçon et dans celle sur les propriétés des artères, ainsi qu'à quelques autres publications récentes (*a*).

(*a*) Hastings, *A Treatise on the Inflammation of the Mucous Membrane of the Lungs*. In-8, 1820.

— Kaltenbrunner, *Experimenta circa statum sanguinis et vasorum in inflammatione*. Munich, 1826. — *Recherches expérimentales sur l'inflammation* (*Répertoire général d'anatomie*, 1827, t. IV, p. 366 et suiv.).

— Thomson, *Traité médico-chirurgical de l'inflammation*, trad. de l'anglais.

— Koch, *Ueber die Entzündung nach mikroscopischen Versuch*. (Meckel's *Arch. für Anat. und Physiol.*, 1832, p. 121).

— Prévost, *Note sur l'inflammation* (*Mém. de la Soc. de physique et d'histoire naturelle de Genève*, 1833, t. V).

— Henle, *Bericht* (*Zeitschr. für rationn. Med.*, t. II, p. 37 et suiv.).

— Hasse et Kölliker, *Einige Beobachtungen über die Capillar-Gefässe in entzündeten Theilen* (*Zeitschr. für rationn. Medicin*, 1846, t. IV, p. 1, pl. 1.

— Lebert, *Physiologie pathologique*, 1845, t. I, p. 1 et suiv.

— C. Bruch, *Erweiterte Blutgefässe in der Entzündung* (*Zeitschr. für rationn. Med.*, 1846, t. V, p. 69).

— Vogel, *Traité d'anatomie pathologique générale*, trad. par Jourdan. In-8, 1847, p. 75 et suiv.

— Harting, *Over varikeuse Haarvaten* (*Nederlandsch Lancet*, 1848, 2e série, t. IV, p. 65).

— Brücke, *Bemerkungen über die Mechanik des Entzündungs-Processes* (*Sitzungsberichte der Wiener Wissensch. Akad.*, 1849, t. III, p. 130).

— Paget, *Lectures on Inflammation* (*London Med. Gazette*, 1850, 2e série, t. X, p. 966 et suiv.).

— Virchow, *Ueber die Erweiterung kleinerer Gefässe* (*Arch. für pathol. Anat.*, 1851, t. III, p. 427).

— H. Weber, *Exper. über die Stase an der Froschschwimmhaut* (Müller's *Archiv für Anat. und Physiol.*, 1852, p. 361).

— Wharton Jones, *On the State of the Blood and the Blood-Vessels in Inflammation ascer-*

Influence de l'état du sang sur son cours dans les capillaires.

§ 6. — Les variations qui peuvent survenir dans la composition chimique du sang doivent parfois influer aussi sur la vitesse avec laquelle ce liquide coule dans les vaisseaux capillaires, lors même qu'elles ne déterminent aucun changement dans le diamètre de ces tubes (1). En effet, M. Poiseuille a constaté expérimentalement que la présence de certaines matières salines en dissolution dans l'eau peut activer ou retarder le mouvement de ce liquide dans des tubes inertes ; que l'influence exercée de la sorte est plus ou moins grande suivant les proportions du mélange ; et que sous ce rapport l'écoulement des liquides

(1) Hales a cherché à déterminer directement l'influence que diverses substances introduites dans le système vasculaire peuvent exercer sur la rapidité avec laquelle les liquides traversent les capillaires. Pour cela, il a comparé le temps nécessaire pour effectuer l'écoulement de diverses solutions qu'il introduisait dans l'aorte chez des Chiens. Dans une de ses expériences, il vit que le passage d'un volume d'eau chaude avait lieu en 62 secondes, tandis qu'après avoir fait circuler pendant quelque temps une décoction de quinquina dans les mêmes vaisseaux, le passage d'un égal volume de ce liquide nécessita 224 secondes. Dans une autre expérience, une première mesure de décoction de camomille passa en 96 secondes, mais la onzième mesure mit 138 secondes à s'écouler. La même quantité de petit-lait tiède passa en 15 secondes (*a*).

Wedeweyer rapporte quelques expériences faites par Gunther sur le même sujet. Ce physiologiste a vu que de l'eau injectée dans les artères d'une partie vivante passait facilement dans les veines, tandis que de l'alcool ou du vinaigre passaient à peine ou pas du tout, suivant leur degré de concentration (*b*).

Mais les résultats obtenus dans toutes ces recherches doivent être attribués à l'état de contraction ou de relâchement des petits vaisseaux provoqué par le contact des agents employés, plutôt qu'à des différences dans le degré d'adhérence entre ces liquides et la surface interne des vaisseaux.

tained by Experiments, Injections and Observations by the Microscope (*Guy's Hospital Reports*, 1852, 2ᵉ série, t. VII, p. 1 à 9, avec fig.).

— Lebert, *Mémoire sur les changements vasculaires que provoque la localisation inflammatoire* (*Mém. de la Soc. de biologie*, 1852, t. IV, p. 67 et suiv.).

— Schultze, *Beitr. zur Lehre von der Stase in der Schwimmhaut der Frösche* (*Verhandlungen der Phys. Med. Gesellschaft in Würzburg*, 1854, t. IV, p. 248).

— Donders, *Physiologie des Menschen*, 1856, t. I, p. 135.

— Gunning, *Onderzoekingen over Bloeds Beweging en Stasis*. In-8, Utrecht, 1857 (thèse).

(*a*) Hales, *Hémostatique ou statique des Animaux*, p. 105 et suiv.

(*b*) Wedemeyer, *Untersuch. über de Kreislauf des Blutes*.

est soumis aux mêmes lois dans les vaisseaux à parois vivantes de l'organisme animal et dans les conduits inertes. Ainsi, toutes choses étant égales d'ailleurs, de l'eau chargée d'acide carbonique passe plus lentement dans tous ces conduits étroits que de l'eau pure. Le phosphate de soude, le carbonate de la même base, et plusieurs autres sels, déterminent aussi un retard plus ou moins considérable dans le courant ; tandis que, au contraire, le débit des mêmes tubes devient plus grand quand l'eau qui les traverse tient en dissolution de l'azotate de potasse et de l'iodure de potassium (1).

(1) Les substances salines que M. Poiseuille cite comme accélérant l'écoulement de l'eau dans les tubes capillaires sont : l'iodure et le bromure de potassium, les azotates de potasse et d'ammoniaque, le cyanure de potassium et l'acétate d'ammoniaque. L'acide cyanhydrique et l'acide sulfhydrique augmentent aussi le débit de ces tubes.

Les sels qui retardent le mouvement de l'eau, dans les tubes de petits diamètres, sont beaucoup plus nombreux. M. Poiseuille range dans cette catégorie : les azotates de soude, de plomb, de strontiane, de chaux et de magnésie ; les chlorures de sodium, de calcium et de magnésium ; les sulfates de potasse, d'ammoniaque, de soude, de magnésie, de zinc, de fer, etc. ; les phosphates de potasse, de soude et d'ammoniaque ; les carbonates, les bicarbonates et les oxalates à base alcaline ; l'acétate de plomb, le citrate de fer, l'émétique, les sels de morphine et de strychnine, etc.

La soude produit un retard plus considérable que la potasse.

D'autres substances, telles que les iodures de sodium et de fer, l'azotate d'argent et le deutochlorure de mercure, ne paraissent exercer aucune influence sur la vitesse du courant (a).

M. Poiseuille a obtenu des résultats analogues en opérant sur le sérum du sang au lieu d'eau, et il a vérifié les applications qu'il avait faites de ces lois physiques aux phénomènes dont l'organisme vivant est le siége, en introduisant diverses matières salines dans le torrent circulatoire, chez le Cheval, et en déterminant les variations que la présence de ces substances produisait dans la rapidité de la circulation. Ainsi, quand la vitesse normale du sang était de 25 à 30 secondes, elle est devenue de 18 à 24 secondes sous l'influence de l'acétate d'ammoniaque, et elle est descendue à 35 ou 40 secondes quand il faisait usage de chlorure de sodium (a).

(a) Poiseuille, *Recherches expérimentales sur le mouvement des liquides de nature différente dans les tubes de très petits diamètres* (*Ann. de chimie*, 1847, 3e série, t. XXI, p. 76). — *Recherches expérimentales sur l'écoulement des liquides considéré dans les capillaires vivants* (*Comptes rendus de l'Académie des sciences*, 1843, t. XVI, p. 60).

Vitesse du sang dans les capillaires.

§ 7. — Ainsi que nous l'avons vu au commencement de cette Leçon, lorsqu'on observe au microscope la circulation du sang dans les capillaires d'une partie transparente de l'organisme, telle que la palmure de la patte d'une Grenouille ou la nageoire caudale d'un petit Poisson, on croirait avoir sous les yeux un torrent des plus rapides ; mais le mouvement apparent est agrandi proportionnément au pouvoir amplifiant de l'instrument, et le courant est en réalité beaucoup plus lent qu'on n'aurait été porté à le supposer d'après la vitesse avec laquelle le liquide se meut dans les artères (1). Du reste, cela s'explique facilement par les différences de capacité qui existent dans ces deux portions du système vasculaire. Il suffit d'avoir vu une fois la disposition de cet appareil pour reconnaître que la somme des sections de tous les capillaires de l'organisme doit dépasser de beaucoup la grandeur de la section du tronc de l'aorte ou la somme des sections des diverses branches de cette artère, et ce n'est pas sans raison que les anciens physiologistes comparaient la moitié centrifuge du système circulatoire à un canal conique dont le sommet serait au cœur et la base dans les organes ; mais l'élargissement de cet ensemble de conduits ne se fait pas graduellement comme dans un cône et ne se prononce nettement que vers la partie périphérique, c'est-à-dire dans la zone des artérioles et des capillaires.

Plusieurs physiologistes ont cherché à mesurer la vitesse du sang dans les capillaires des Batraciens et des Poissons (2), et

(1) Voyez ci-dessus, page 263.

(2) Hales fut, je crois, le premier à chercher à déterminer par l'observation la vitesse moyenne du courant circulatoire dans les capillaires, et il estima que, dans les petits vaisseaux des muscles de la Grenouille, le sang parcourt la distance d'un pouce en une minute et demie ; ce qui correspond à environ $0^{mm},28$ par seconde (a).

Cette évaluation est beaucoup trop faible. M. Weber, en faisant des recherches sur la circulation dans les

(a) Hales, *Hémostatique*, p. 58.

dans ces derniers temps M. Vierordt a cru pouvoir résoudre cette question pour l'Homme, en étudiant certains phénomènes de la vision dont nous aurons à nous occuper ailleurs (1). Les résultats auxquels on est arrivé de la sorte ne peuvent être considérés que comme des approximations peu certaines, mais ils ne sont pas dénués d'intérêt. D'après les évaluations de ce dernier auteur, la vitesse moyenne du courant sanguin dans les capillaires de la queue du Têtard, a trouvé que l'espace parcouru en une seconde est, terme moyen, d'environ $0^{mm},57$ (*a*).

M. Valentin, par des observations analogues faites sur la membrane interdigitale de la Grenouille, estime cette vitesse à $0^{mm},507$ (*b*).

M. Volkmann évalue cette vitesse dans les capillaires des branchies du Têtard à $0^{mm},24$; dans la queue du même Animal, à $0^{mm},4$; dans la nageoire caudale d'un petit Poisson, à $0^{mm},12$; et dans les capillaires du mésentère d'un Chien, à $0^{mm},8$ par seconde (*c*).

(1) Il arrive souvent que lorsque la vue a été fatiguée par l'éclat uniforme d'une lumière blanche, et que l'on comprime l'œil d'une certaine manière, on voit pendant quelque temps l'image d'un courant en forme de réseau. La même sensation se produit souvent dans l'obscurité, lorsque le système nerveux est dans un état d'excitation maladive, et elle paraît être produite par le passage des globules sanguins dans les capillaires de la rétine. C'est en étudiant ce phénomène et en calculant l'espace parcouru par l'image en un temps donné, à l'aide de moyens qu'il serait trop long d'exposer et de discuter ici, que M. Vierordt est arrivé aux évaluations qu'il a données de la rapidité du courant circulatoire dans les capillaires chez l'Homme. Ce moyen est très ingénieux, mais je ne crois pas que, dans l'état actuel de nos connaissances, on puisse obtenir de son emploi des données bien sûres touchant la vitesse réelle du sang dans notre organisme. Dans ses premières recherches sur ce sujet, ce physiologiste évalua à $0^{mm},5$ la vitesse du sang dans les très petits capillaires, et trouva cette vitesse de 2 à 5 fois plus considérable dans les vaisseaux qui laissent passer à la fois plusieurs globules (*d*) ; mais ses dernières observations ont donné une vitesse plus grande, savoir : de $0^{mm},6$ à $0^{mm},9$ dans les très petits capillaires (*e*).

(a) E. H. Weber, *Ueber die in den Adern lebender Frösche und Froschlarven sichtbare Bewegung von Körnchen, welche die Gestalt der Lymphkörnchen haben und über die Geschwindigkeit mit welcher sie sowohl, als dei Blutkörperchen in den Haargefässen sich bewegen* (Müller's Archiv, 1838, p. 467).

(b) Valentin, *Lehrbuch der Physiologie des Menschen*, t. I, p. 482.

(c) Volkmann, *Die Hämodynamik*, p. 185.

(d) Vierordt, *Physiologische Mittheilungen* (*Archiv für physiol. Heilk.*, 1856, p. 255).

(e) Vierordt, *Die Erscheinungen und Gesetze der Stromgeschwindigkeiten des Blutes*, p. 112.

capillaires du système aortique serait de 0mm,36 par seconde chez la Grenouille, mais s'élèverait entre 0mm,6 et 0mm,9 chez l'Homme (1).

Évaluation de la capacité relative du système capillaire.

§ 8. — D'après ce que je viens de dire touchant la cause du ralentissement du courant circulatoire dans les capillaires, il est facile de comprendre que la comparaison des vitesses du sang à son entrée dans le tronc aortique et dans ces canalicules peut nous éclairer sur le calibre relatif de ces deux portions du système vasculaire. En effet, la totalité du sang qui pendant la durée de chaque seconde est poussé par les contractions du cœur dans le système aortique doit passer pendant le même espace de temps par chacune des sections du système capillaire et se rendre dans les veines ; mais la vitesse du courant dans chacun de ces points sera en raison inverse de la grandeur de l'aire

(1) Le procédé généralement employé pour évaluer la vitesse du courant circulatoire dans les capillaires consiste à observer ce phénomène au microscope, et à estimer le temps qu'un globule du sang met à parcourir un certain espace, le champ de l'instrument ou l'intervalle compris entre deux lignes d'un micromètre, par exemple. Mais afin d'arriver à des résultats plus précis, M. Vierordt a eu recours à un moyen très ingénieux emprunté à la physique. On sait qu'un corps en mouvement paraît immobile, s'il n'est éclairé que pendant un instant suffisamment court pour que le déplacement de l'image produit sur notre rétine ne soit pas appréciable pendant la durée de l'éclair. Il en résulte que plus le mouvement est rapide, plus aussi devra être courte la durée de l'éclair, sous l'influence de laquelle ce mouvement sera inaperçu, et qu'en variant la longueur du temps pendant lequel la lumière arrive sur le courant sanguin jusqu'à ce que les globules charriés par celui-ci paraissent immobiles, on pourra calculer la vitesse de leur mouvement. C'est ce que M. Vierordt a fait en plaçant entre le miroir réflecteur et le porte-objet de son microscope un disque tournant uniformément et percé de trous convenablement espacés ; la lumière n'arrive alors sur le courant sanguin, et de là à l'œil de l'observateur, que pendant que l'un de ces trous se trouve correspondre à l'axe de l'instrument, et en variant la vitesse avec laquelle le disque tourne sur lui-même, on peut varier à volonté la durée de cet éclairage intermittent (*a*).

(*a*) Vierordt, *Die Erscheinungen und Gesetze der Stromgeschwindigkeiten des Blutes*, p. 35 et suiv.

de ces sections, et, connaissant d'une part l'aire de l'entrée de l'aorte et la rapidité du courant qui s'y engage, d'autre part la vitesse du même courant dans les capillaires, on en pourrait déduire la grandeur de la somme des aires de tous ces petits vaisseaux. M. Vierordt a employé les données que je viens de rapporter pour effectuer ce calcul, et il a été conduit de la sorte à penser que la section du système capillaire aortique est à l'aire du tronc d'origine de ce même système comme 800 ou 850 est à 1. Ainsi on peut se représenter l'arbre artériel comme une série de tubes dont la capacité pour une longueur donnée, 1 centimètre, par exemple, serait de 1 centilitre près du cœur et de 8 à 9 litres à l'extrémité de sa portion branchue (1).

Influence de la disposition anatomique des capillaires sur la fréquence des obstructions vasculaires.

§ 9. — En étudiant la structure de l'appareil vasculaire, nous avons vu que non-seulement il existe de grandes différences dans le nombre des capillaires qui se trouvent répandus dans les divers tissus de l'économie, mais aussi que le diamètre de ces petits conduits n'est pas le même dans toutes les parties du système circulatoire (2), et il est facile de prévoir que ces circonstances doivent exercer une influence considérable sur la manière dont l'irrigation physiologique s'effectue dans les organes qui, sous ce rapport, sont inégalement partagés, et sur tous les autres phénomènes qui se lient au passage du sang dans leur intérieur. Je ne reviendrai pas en ce moment sur la disposition anatomique que je viens de rappeler ; mais avant de terminer ce qui est relatif au cours du sang dans l'intérieur de ces vaisseaux, je crois devoir appeler l'attention sur quelques-unes des conséquences des différences qui existent

(1) M. Donders, en se fondant sur d'autres observations faites par M. Volkmann, n'évalue l'aire totale du système capillaire qu'à 500 fois celle de l'entrée de l'aorte (*a*) ; mais ni ce résultat ni celui obtenu par M. Vierordt (*b*) ne peuvent être considérés autrement que comme des approximations fort incertaines.

(2) Voyez tome III, page 570.

(*a*) Donders, *Physiologie des Menschens*, t. I, p. 131.
(*b*) Vierordt, *Op. cit.*, p. 72.

dans le calibre des petits capillaires, car la connaissance de ces faits nous permettra de comprendre la cause de plusieurs phénomènes anormaux dont notre organisme est parfois le siége.

D'après tout ce que je viens de dire touchant l'influence retardatrice des parois des petits canaux sur le cours des liquides en mouvement dans leur intérieur, sur les obstacles que la stase des globules dans les capillaires oppose au passage du sang dans les artères, et sur l'état morbide qui en résulte, nous pouvons prévoir que les accidents de ce genre, c'est-à-dire l'hypérémie et l'inflammation, seront, toutes choses étant égales d'ailleurs, les plus fréquents là où ces capillaires sont les plus fins. Or, nous avons vu que dans les poumons quelques-unes de ces voies de communication entre les artères et les veines sont plus étroites que dans aucune autre partie de l'économie. Nous devons donc nous attendre à voir les congestions sanguines et les phénomènes inflammatoires se manifester plus souvent dans les poumons que partout ailleurs, et la statistique médicale nous montre qu'il en est effectivement ainsi. Les pathologistes, il est vrai, attribuent la fréquence de l'hypérémie pulmonaire à la grande activité de la circulation dans l'appareil respiratoire et à la nature des fonctions que celui-ci remplit; mais la cause principale me semble résider dans la ténuité extrême des canaux parcourus par le sang, et quant à l'influence de l'obstruction des capillaires sur le développement de tous les autres symptômes de l'inflammation, nous en avons la preuve par une multitude d'expériences dans lesquelles on a produit à volonté et avec une grande promptitude ces phénomènes en injectant dans les veines d'un Animal vivant des substances qui n'exercent aucune action toxique sur l'économie, mais qui s'arrêtent dans les petits vaisseaux et les encombrent ou les bouchent même complétement. Cet engorgement se produit non-seulement quand on introduit dans le torrent de la circulation des particules solides dont le volume est supérieur au diamètre des capillaires, mais aussi quand on y pousse certains liquides, tels que du mercure ou de l'huile : ces substances s'arrêtent dans les petits vaisseaux du poumon, les rendent imperméables au sang, et déterminent tous les symptômes qui accompagnent une pneumonie ordinaire (1). Si le nombre des capillaires qui se trouvent obstrués de la sorte est très considérable, il peut même en résulter une mort subite, et cela nous permet de comprendre comment des accidents funestes peuvent être occasionnés par la présence de petits caillots fibrineux que le sang entraîne dans son cours à travers quelques parties éloignées de l'organisme et charrie jusque dans l'artère pulmonaire (2). Par ces expériences on a pu voir aussi que des obstacles, légers en apparence,

(1) Magendie a constaté que cette obstruction des vaisseaux capillaires des poumons se fait dans une étendue plus ou moins considérable, toutes les fois que l'on injecte de l'huile dans les veines d'un Chien. Le même résultat a été obtenu par Gaspard, en injectant dans les veines de plusieurs Animaux du mercure (*a*), ou diverses matières organiques très divisées et tenues en suspension dans de l'eau (*b*) : la viande désagrégée par la macération (*c*), ou de la substance cérébrale, par exemple (*d*). Magendie a vu les mêmes effets se produire quand il injectait dans les veines d'un Chien de la fécule en granules (*e*).

Les globules du lait, au contraire, traversent les capillaires sans difficulté (*f*).

(2) La présence de ces concrétions fibrineuses obstruant les petits vaisseaux des poumons a été constatée dans divers cas de mort subite due à ce que les médecins appellent une apoplexie pulmonaire (*g*).

(*a*) Magendie, *Note sur l'introduction des liquides visqueux dans les organes de la circulation*, etc. (*Journal de physiologie*, 1821, t. I, p. 37).

(*b*) Gaspard, *Mémoire sur le mercure* (*Journal de physiologie*, t. I, p. 166 et suiv.).
— Magendie, *Leçons sur les phénomènes physiques de la vie*, t. II, p. 190, etc.

(*c*) Gaspard, *Mém. physiologique sur les maladies purulentes, putrides*, etc. (*Journal de physiologie*, 1822, t. II, p. 2 et suiv.).

(*d*) Magendie, *Leçons sur les phénomènes physiques de la vie*, t. I, p. 153 et suiv.

(*e*) Magendie, *Op. cit.*, t. II, p. 162.

(*f*) Donné, *Cours de microscopie*, p. 91 et suiv.

(*g*) Baron, *Recherches et observations sur la coagulation du sang dans l'artère pulmonaire et ses effets* (*Archives générales de médecine*, 1838, 3ᵉ série, t. II, p. 1).
— Paget, *On Obstructions of the Pulmonary Artery* (*Medico-Chirurgical Transactions*, 1844, 2ᵉ série, t. IX, p. 162).
— Virchow, *Handb. der speciellen Pathologie*, t. I, p. 158 et suiv. (1854).
— Lasègue, *Thrombose et embolie, Exposé des théories du professeur Virchow* (*Arch. gén. de méd.* 1857, 5ᵉ série, t. X, p. 412).

opposent en réalité une résistance très grande au passage des liquides dans les vaisseaux capillaires, et qu'en cherchant à pousser ensuite dans ceux-ci une injection, on les rompt ordinairement plutôt que de les dégorger. Or cela nous explique aussi comment le sang, lancé par les contractions du cœur dans les canaux obstrués, peut souvent les déchirer et se répandre dans les parties voisines. De petits épanchements se produisent fréquemment de la sorte sur une multitude de points dans les tissus enflammés, et concourent à y produire l'état connu des pathologistes sous le nom d'*hépatisation* (1). Enfin, lorsque les petits vaisseaux qui sont engorgés se trouvent près d'une surface libre, comme cela a lieu dans les cellules pulmonaires, des ruptures produites de la même manière peuvent devenir la cause d'hémorrhagies abondantes.

D'après ce que j'ai dit précédemment sur la cause de la poussée du sang dans les artères (2), il est facile de comprendre comment le développement du travail inflammatoire dans une portion de la périphérie du système circulatoire peut être accompagné de battements insolites dans les petits vaisseaux de la partie malade. Par suite de l'obstruction des capillaires dont je viens de parler, la totalité du sang qui, dans les circonstances ordinaires, s'écoule, pendant la durée du flot systolaire, des artères dans les veines par les canalicules, devenus alors imperméables, se trouve arrêtée et obligée de se loger dans la portion du système vasculaire située en amont de l'obstacle : par conséquent, la charge additionnelle est accrue d'autant. Il en résulte donc à chaque coup de la pompe cardiaque une distension plus grande que dans l'état normal, et cette distension à son tour

(1) Ces ruptures, que j'appellerai *miliaires*, ont été très bien constatées par les observations microscopiques de M. Lebert sur les tissus enflammés (*a*).

(2) Voyez ci-dessus, p. 227 et suiv.

(*a*) Lebert, *Physiologie pathologique*, t. I, p. 13.

diminue l'action du ressort des parois artérielles. La tonicité de leurs tuniques s'affaiblit aussi de proche en proche par la persistance de l'excitation ainsi produite, et ces vaisseaux se laissant distendre plus aisément, le sang y arrive en plus grande abondance. Ainsi toutes les conditions dont dépend le phénomène du pouls dans les grosses artères tendent à se réaliser dans les artérioles de la partie malade, et souvent le mouvement rémittent du sang s'y fait sentir même plus que dans les troncs dont ces petits vaisseaux dépendent, à cause de la sensibilité morbide des tissus circonvoisins (1).

Passage graduel des capillaires aux veines.

§ 10. — La ligne de démarcation entre les capillaires proprement dits et les veinules qui forment les canaux efférents du réseau constitué par les premiers est encore moins tranchée que la limite entre ces mêmes capillaires et les artérioles dont ils reçoivent le sang. En effet, les veines de très petit calibre s'anastomosent aussi très fréquemment entre elles, et constituent, comme ces vaisseaux, des mailles irrégulières plutôt que des conduits directs; elles ne diffèrent aussi que très peu des capillaires les plus fins par leurs propriétés histologiques. On pourra donc

(1) Il est évident que l'obstruction des voies d'écoulement doit augmenter proportionnellement la pression latérale exercée par le sang sur les parois des vaisseaux situés en amont de l'obstacle, et si cette pression ne devient pas égale à la charge sous laquelle le sang est lancé du cœur dans l'aorte, comme dans l'expérience des vases communicants, c'est parce que les branches latérales des artères permettent la sortie d'une portion plus ou moins grande du liquide.

L'influence des obstacles opposés au cours du sang artériel sur la pression exercée par ce liquide sur les parois de la portion du système circulatoire située en amont est rendue manifeste par quelques expériences dues à Magendie. Ce physiologiste, ayant adapté l'hémodynamomètre de M. Poiseuille à l'une des artères carotides d'un Chien, plaça un fil autour de l'autre carotide, et constata une augmentation notable dans la hauteur de la colonne manométrique en communication avec le premier de ces vaisseaux, chaque fois qu'il serrait la ligature de façon à empêcher le passage du sang dans l'autre vaisseau (a).

(a) Magendie, *Leçons sur les phénomènes physiques de la vie*, t. III, p. 64.

s'étonner peut-être de me voir séparer ici l'étude de ces diverses parties contiguës de l'appareil circulatoire. Il n'y aurait, en effet, aucun inconvénient à considérer le réseau capillaire comme une dépendance du système veineux ; mais il faudrait toujours distinguer avec soin ce qui se passe dans les veines, dont les dimensions sont suffisantes pour les rendre faciles à voir sans le secours du microscope, et dans les canaux dont la ténuité est extrême, car, ainsi que je l'ai montré dans cette Leçon, ces derniers jouissent de propriétés importantes qui dépendent du fait même de leur exiguïté.

Je ne m'arrêterai donc pas sur l'étude du passage du sang dans les radicules du système veineux, et dans la prochaine Leçon j'examinerai comment ce liquide se meut dans les canaux centripètes, dont le calibre est tel que l'adhérence entre leurs parois et le fluide nourricier n'influe pas d'une manière notable sur le mouvement circulatoire.

TRENTE-SEPTIÈME LEÇON.

Du cours du sang dans les veines. — Cause principale de ce mouvement. — Dilatabilité, élasticité et contractilité de ces vaisseaux. — Fonctions des valvules ; influence de la contraction des muscles circonvoisins sur le cours du sang dans les veines. — Influence des mouvements du thorax sur ce phénomène ; zone de l'action aspirante de la pompe thoracique ; introduction accidentelle d'air dans les veines ouvertes qui est parfois déterminée par cette cause. — Influence de la multiplicité des veines et de leurs anastomoses sur le cours du sang dans leur intérieur. — Influence de la pression veineuse sur la poussée du sang dans les artères. — Particularités de la circulation veineuse dans le crâne et dans le système de la veine porte.

L'action du cœur est la principale cause du cours du sang dans les veines.

§ 1. — Le cours du sang dans les veines est dû essentiellement à l'impulsion donnée à ce liquide par les contractions du cœur et régularisée par l'action des artères. En effet, nous avons vu que l'agent moteur qui lance le sang dans ces derniers vaisseaux et qui détermine la réaction exercée par leurs parois sur le fluide contenu dans leur intérieur est le cœur, et il nous sera également facile de constater que c'est le mouvement dont le sang est animé dans les artères qui, après avoir déterminé le passage de ce liquide dans les capillaires, le fait avancer dans les veines. Cela ressort nettement d'une expérience faite par Magendie.

Ce physiologiste, après avoir mis à découvert l'artère crurale d'un Chien et sa veine satellite, appliqua une ligature autour du membre de façon à ne pas comprimer ces deux vaisseaux, mais à interrompre la circulation par toutes les voies collatérales; puis il lia la veine crurale et y fit une petite ouverture en amont de la ligature. Les choses étant ainsi disposées, le sang continua à arriver dans le membre par l'artère laissée libre, et sortait de la veine en formant un jet continu assez considérable. On comprima alors l'artère entre les doigts de façon à y intercepter le cours du sang : le jet sortant de la veine continua pendant quelques instants (1), mais diminua sensiblement à mesure que l'artère se vidait, et cessa tout à fait dès que ce vaisseau ne contenait plus de sang, bien que la veine elle-même fût encore remplie de ce liquide dans toute sa longueur. On interrompit alors la pression exercée sur l'artère : le sang s'y précipita avec force, et presque au même instant le jet se rétablit à l'extrémité de la veine. L'intensité de ce jet était toujours réglée par la force du courant dans l'artère et était complétement indépendante de la quantité de liquide contenue dans la portion du système veineux comprise entre la terminaison de ce vaisseau centripète et l'orifice d'écoulement. Enfin Magendie, ayant interrompu de nouveau la circulation dans le membre, substitua au sang lancé dans l'artère par les contractions du cœur de l'eau chaude poussée dans ce vaisseau par le piston d'une seringue, et il vit aussitôt la sortie du sang recommencer à l'extrémité coupée de la veine, puis de l'eau s'écouler au lieu de sang, et, en variant la pression du piston, il faisait varier proportionnellement la force du jet ainsi formé (2). Enfin ce physiologiste

(1) Quelques physiologistes ont argué de cette persistance temporaire du cours du sang veineux après l'oblitération de l'artère correspondante, pour soutenir que le cœur n'est pas l'agent moteur dont l'action détermine le retour du sang du système capillaire vers ce dernier organe (*a*) ; mais, en raisonnant de la sorte, ils ont oublié que c'est le cœur qui donne aux parois artérielles la tension en vertu de laquelle ces vaisseaux pressent sur le sang et continuent à pousser ce liquide dans les veines, après qu'elles ont été soustraites à l'influence du ventricule gauche.

(2) A l'époque où Magendie publia pour la première fois les expériences que je me plais à citer ici (*b*), la plupart des physiologistes partageaient l'opinion de Bichat, qui considérait le sang veineux comme étant « manifestement hors de l'influence du cœur » et mis en mouvement par « le res-

(*a*) Holland, *The Influence of the Heart on the Motion of the Blood* (*Edinburgh Med. and Surg. Journ.*, 1841, t. LVI, p. 69 et suiv.).

(*b*) Magendie, *Mémoire sur l'action des artères dans la circulation* (*Journ. de médecine*, 1817, t. XXXVIII, et *Journ. de physiol.*, 1821, t. I, p. 111).

reconnut que l'accélération déterminée dans le cours du sang artériel par les mouvements expiratoires se traduit aussi au dehors par l'agrandissement du jet qui s'échappe de la veine jugulaire quand on fait un petit orifice aux parois de ce vaisseau (1).

§ 2. — En entretenant de la sorte le mouvement circulatoire dans une portion de l'organisme à l'aide d'un agent mécanique artificiel, on peut constater aussi que la pression qu'il est nécessaire d'exercer sur le sang de l'artère pour faire refluer ce liquide par les veines correspondantes n'est pas très considérable, et se trouve notablement inférieure à celle que le cœur est susceptible de développer. Ce fait ressort des expériences dues à Hales, mais a été mis mieux en évidence par les recherches récentes de M. Sharpey, professeur de physiologie à l'université de Londres. Ce savant poussa dans l'artère abdominale d'un Chien qu'on venait de tuer du sang défibriné, et pour pratiquer cette transfusion, il employa une seringue à laquelle était

serrement insensible » du système capillaire (a). Magendie, par ses recherches et par ses leçons, a plus contribué que tout autre à introduire des idées saines relativement à cette partie importante du mécanisme de la circulation, et je me souviens d'avoir entendu, dans ma jeunesse, plus d'un professeur à l'école de médecine traiter d'hérésies physiologiques tout ce qu'il disait à ce sujet. Aujourd'hui ces vérités sont devenues vulgaires.

(1) En étudiant l'influence des mouvements de la poitrine sur la circulation, Magendie fit l'expérience suivante. Ayant lié une des veines jugulaires sur un Chien, il vit le vaisseau se vider au-dessous du point oblitéré par l'effet de l'aspiration thoracique, et se gonfler beaucoup au-dessus, comme cela arrive toujours quand le passage du sang est interrompu de la sorte ; puis il piqua légèrement la portion distendue de la veine de façon à obtenir un petit jet de sang, et il remarqua que ce jet triplait ou quadruplait de longueur chaque fois que l'Animal faisait un effort inspiratoire un peu considérable (b). Le sang, dont le mouvement était accéléré dans les artères par la pression thoracique, s'écoulait donc avec une vitesse proportionnelle par la veine correspondante.

(a) Bichat, *Anatomie générale*, t. I, p. 384 (édit. de 1818).

(b) Magendie, *De l'influence des mouvements de la poitrine et des efforts sur la circulation du sang* (*Journ. de physiol.*, 1821, t. I, p. 137).

adapté un manomètre à mercure. Dans une de ses expériences il lia l'aorte au-dessus de l'origine des artères rénales, de façon à ne diriger le courant que dans les vaisseaux des intestins et du foie, et, à l'aide d'une pression d'environ 9 centimètres de mercure, il vit le sang couler rapidement par la veine cave; sous une pression d'environ 13 centimètres, le jet devenait très fort, et avec la même force il put faire passer le liquide à travers tout le système vasculaire des membres inférieurs et les canaux de la petite circulation (1). Or, nous avons vu, dans l'avant-dernière Leçon, que la pression développée dans les artères par les contractions du cœur chez le même Animal est égale au poids d'une colonne mercurielle d'environ 170 millimètres de haut. La force motrice engendrée par cet organe est donc surabondante.

Le cours du sang veineux est parfois rémittent.

§ 3. — L'influence des battements du cœur sur la progression du sang dans les veines devient encore plus manifeste dans les cas où le mouvement intermittent imprimé à ce liquide par les contractions du ventricule aortique n'est pas complétement transformé en un mouvement uniforme par l'action des parois artérielles. Effectivement on voit alors le choc imprimé au sang artériel se propager même au delà du système capillaire et produire dans les veines périphériques de légers battements qui correspondent aux pulsations des artères. Ce phénomène s'observe assez souvent chez l'Homme quand la circulation est accélérée, quand les vaisseaux sont un peu distendus et quand le cours du sang est facilité par la position horizontale du corps (2). Il se

(1) Il résulte de ces expériences de M. Sharpey que, chez le Chien, un poids d'environ 1 kilogramme peut suffire pour effectuer la circulation artificielle à travers le double système capillaire viscéral, et qu'un demi-kilogramme établit le courant dans le système des vaisseaux pulmonaires (*a*).

(2) M. King a fait des observations intéressantes sur ce pouls veineux, chez l'Homme en santé aussi bien que

(*a*) Voyez Bowman et Todd, *Physiological Anatomy and Physiology of Man*, 1856, t. II, p. 350.

produit aussi dans diverses expériences faites sur des Animaux, et M. Poiseuille a constaté, à l'aide de mesures manométriques, que dans les circonstances ordinaires, lorsque les rémittences du cours du sang dans les artères sont insuffisantes pour déterminer dans les veines des pulsations appréciables, elles n'en continuent pas moins à se faire sentir, de sorte que toute augmentation de pression dans le système artériel due, soit aux contractions du cœur, soit aux mouvements respiratoires ou à d'autres causes analogues, est suivie d'une augmentation dans la poussée du sang veineux (1).

chez des malades, et pour mettre le phénomène en évidence, il a fait usage d'une espèce de sphygmomètre très simple, savoir, un fil capillaire de cire à cacheter noire, étiré très mince et attaché par une de ses extrémités sur la peau à l'aide d'une gouttelette de suif; le levier constitué par ce fil repose sur la veine que l'on veut observer, et tout mouvement de dilatation ou de contraction de ce vaisseau se trouve représenté en grand par l'élévation ou l'abaissement de l'extrémité libre du levier. A l'aide de ce petit instrument, il a pu rendre visibles des pulsations dans les veines sous-cutanées de la main, du front et d'autres parties du corps sur des personnes en bonne santé, dont la circulation était un peu activée par l'influence d'un repas ordinaire. Il a reconnu que ces battements se manifestent à peu près en même temps que ceux des artères, mais ne résultent en aucune façon des mouvements que ces derniers vaisseaux peuvent transmettre aux parties adjacentes (a). On connaît aussi divers cas pathologiques dans lesquels ce pouls veineux était visible sans le secours d'aucun instrument. Haller cite un exemple de ce genre, et depuis quelques années plusieurs médecins ont eu l'occasion de faire des observations analogues (b). Ce phénomène se fait remarquer principalement dans les cas où le sang est pauvre en matières solides, et paraît traverser plus facilement que d'ordinaire les petits vaisseaux.

(1) Ainsi, en plaçant son hémodynamomètre dans la veine humérale ou dans la veine saphène d'un Chien, M. Poiseuille a vu la colonne mercurielle osciller dans cet instrument, et s'élever chaque fois que le cœur se contractait ou que l'Animal faisait quelque mouvement violent (c).

Ce physiologiste a fait aussi la contre-partie de cette expérience pour montrer que la pression dans les

(a) King, *An Essay on the Safety-Valve Function of the Right Ventricle of the Human Heart* (*Guy's Hospital Reports*, 1837, t. II, p. 107 et suiv.).

(b) Martin-Solon, *Sur le pouls veineux* (*Gazette médicale de Paris*, 1844, p. 661).

(c) Poiseuille, *Recherches sur les causes du mouvement du sang dans les veines*, p. 19 (extr. du *Journal universel et hebdomadaire de médecine*, 1830, t. I).

Influence des valvules sur le cours du sang veineux.

§ 4. — L'action du cœur et des artères est donc bien la principale cause du cours du sang dans les veines; mais d'autres forces concourent d'une manière accessoire à la production de ce mouvement centripète, et leur influence peut devenir même très puissante à raison d'une disposition particulière de ces vaisseaux que j'ai indiquée lorsque j'ai fait l'histoire anatomique de l'appareil circulatoire (1).

En effet, les valvules que nous avons vues exister de distance en distance dans l'intérieur de la plupart des veines chez l'Homme et les autres Mammifères, sont disposées de façon à s'écarter quand le sang les presse d'amont en aval, et à livrer passage au courant centripète; mais elles se gonflent et se rapprochent quand ce liquide les presse en sens contraire. Il en résulte que le sang contenu dans ces vaisseaux ne peut y couler que dans une seule direction : des capillaires vers le cœur; et que toute pression intermittente qui tend à diminuer momentanément le calibre d'une portion de veine ainsi garnie de valvules doit contribuer à pousser ce liquide vers le cœur.

Cherchons donc quelles sont les causes qui peuvent amener

veines diminue toutes les fois qu'elle est diminuée dans les artères. Pour cela, il lie les vaisseaux à l'aide desquels les capillaires d'une anse d'intestin communiquent avec les branches artérielles voisines de celle dont il veut se servir, et il place l'hémodynamomètre dans le tronc veineux correspondant à cette dernière; puis ayant noté la hauteur à laquelle le mercure s'élève dans cet instrument, il pratique une petite ouverture à l'artère qui alimente la susdite veine, de manière à produire un jet de sang, mais à maintenir ce vaisseau plein de liquide en aval de la ponction. Or la diminution dans la pression du sang dans la partie terminale de l'artère ainsi ouverte détermine aussitôt un abaissement correspondant dans la colonne manométrique tenue en équilibre par la poussée du sang veineux. En variant la grandeur de l'orifice d'écoulement, M. Poiseuille a pu diminuer à volonté la pression artérielle, et il est arrivé de la sorte à montrer que le système capillaire n'a aucune part appréciable dans la production de la force qui pousse le sang des artères dans les veines (a).

(a) Poiseuille, *Op. cit.*, p. 29.

(1) Voyez tome III, page 574.

ces changements alternatifs dans la contenance des diverses portions du système veineux, et accélérer de la sorte le retour du sang vers le centre de l'appareil circulatoire (1).

Dilatabilité et élasticité des veines

§ 5. — Il est d'abord à noter que les veines sont beaucoup plus dilatables que les artères et se prêtent facilement à l'accumulation du sang dans leur intérieur (2). En général, bien que leurs parois soient plus minces que celles des artères, elles peuvent supporter sans se rompre une pression encore plus considérable (3). Elles jouissent aussi d'une certaine élasticité ; mais cette propriété n'est pas la seule cause du ressort

(1) Quelques physiologistes disent que les valvules des veines servent aussi à diminuer la pression exercée sur les parois de ces vaisseaux par le sang contenu dans leur intérieur. La présence de ces soupapes aurait cet effet si elles étaient abaissées, car elles fractionneraient la colonne sanguine, et empêcheraient ainsi les portions supérieures de celle-ci de peser sur les couches inférieures du liquide. Mais dans les circonstances ordinaires les choses ne se passent pas ainsi. Les valvules sont relevées, puisque le cours du sang est continu dans l'intérieur de la veine, et par conséquent leur présence n'empêche pas l'effet de la pesanteur d'être proportionnel à la hauteur totale de la colonne sanguine au-dessus du point que l'on considère. Cette question a été traitée par Reimbold (*a*) et fort bien discutée par M. Bérard (*b*).

(2) Il est bien entendu que je ne parle ici que des veines ordinaires, et non de celles dont les parois adhèrent à des parties circonvoisines, qui sont elles-mêmes inflexibles, ainsi que cela se voit dans les canaux veineux des os et les sinus de la dure-mère.

(3) Vers le milieu du siècle dernier, Hales et Wintringham ont fait beaucoup d'expériences sur la force de résistance dont sont douées les parois des veines. Le premier de ces physiologistes a vu la veine jugulaire supporter sans se rompre une pression égale à celle d'une colonne d'eau de 148 pieds de hauteur (*c*), et le second a trouvé que la veine iliaque d'un Bélier peut résister à une pression de plus de 4 atmosphères. Dans une autre expérience, Wintringham a pu soumettre à une pression de près de 6 atmosphères l'air dont un tronçon de veine porte était rempli, et il a constaté que chez un Bélier, où la rupture de la veine cave ne se produisait que sous une pression correspondante à 176 livres, l'aorte se déchirait lorsque la pression exercée de dedans en dehors sur ses parois

(*a*) Voyez Bischoff, *Bericht* (Müller's *Archiv*, 1842, p. LXXXIII).
(*b*) Bérard, *Cours de physiologie*, t. IV, p. 47.
(*c*) Hales, *Hémostatique*, p. 136.

dont elles sont douées, et sur le cadavre elles restent toujours flasques, à moins d'être fortement distendues, tandis que dans l'organisme vivant on les voit souvent se resserrer avec force sans avoir été préalablement dilatées (1).

devenait égale à un poids de 158 livres (*a*). On sait cependant que les veines ont des parois beaucoup plus minces que les artères : ainsi Keil estime que l'épaisseur relative de la veine cave est à celle de l'aorte dans le rapport de 9 à 51 (*b*), et, suivant Wintringham, elle serait comme 9 est à 154 (*c*).

Ce dernier expérimentateur attribua aussi aux tissus constitutifs de ces vaisseaux une densité notablement plus grande que celle des parois artérielles ; mais, plus récemment, M. J. Davy a pris la pesanteur spécifique de ces organes avec beaucoup de soin, et les différences qu'il y a trouvées étaient insignifiantes (*d*). Il a fait aussi des expériences sur la résistance des tuniques vasculaires, et les faits qu'il signale paraissent concorder assez bien avec la tendance générale des résultats obtenus par Wintringham (*e*). Je dois ajouter que, d'après ce dernier, l'inégalité dont il vient d'être question ne serait pas constante : ainsi, en expérimentant sur les vaisseaux des glandes, il a trouvé que la force de résistance est en général plus considérable dans les artères que dans les veines (*f*).

Il résulte aussi de ces expériences que les veines sont moins extensibles en long qu'en travers.

(1) Verschuir a vu, dans plusieurs de ses expériences, les veines se resserrer fortement dans les points où il les avait irritées, soit avec le scalpel, soit avec des acides (*g*). Marx a constaté des faits du même ordre, et a trouvé qu'après la mort les agents stimulants dont il avait fait usage ne produisaient aucun effet de ce genre (*h*). Hastings a obtenu des résultats analogues (*i*) ; mais dans toutes ces expériences les résultats étaient très variables. Ainsi Verschuir a vu l'une des veines jugulaires d'un Chien se contracter fortement sous l'influence d'une légère excitation traumatique, tandis que la jugulaire du côté opposé ne donnait aucun signe d'irritabilité (*j*). Hastings n'a pu

(*a*) C. Wintringham, *Experimental Inquiry on Some Parts of the Animal Structure*, 1740, p. 100 et suiv.

(*b*) Keil, *De quantitate sanguinis*, p. 112.

(*c*) Wintringham, *Op. cit.*, expérience n° 5.

(*d*) J. Davy, *On the Specific Gravity of Different Parts of the Human Body* (*Researches, Physiological and Anatomical*, t. II, p. 255).

(*e*) J. Davy, *Notice of a Fatal Case of Rupture of the Heart and Aorta, with an Account of some Experiments on the Power of Resistance of the Heart and Great Arteries* (*Researches, Physiological and Anatomical*, t. I, p. 441 et suiv.).

(*f*) Idem, *Op. cit.*, p. 158, etc.

(*g*) Verschuir, *Dissert. med. inaug. de arteriarum et venarum vi irritabili*, 1766.

(*h*) Marx, *Diatribe anatomico-physiologica de structura atque vita venarum*, p. 73, 81, etc. (1819).

(*i*) Hastings, *On the Inflammation of the Mucous Membrane of the Lungs*, p. 62 et suiv.

(*j*) Verschuir, *Op. cit.*, p. 91.

Contractilité tonique des veines.

§ 6. — En effet, les parois des veines sont par elles-mêmes contractiles. Nous avons vu précédemment que leur tunique moyenne renferme des éléments musculaires, et les expériences des physiologistes nous montrent qu'elles sont douées d'une irritabilité analogue à celle que possèdent les artères (1).

déterminer aucune contraction dans la veine cave en la touchant avec de l'acide nitrique, bien que chez le même Animal cet agent excitât des contractions bien manifestes dans les veines mésentériques et jugulaires.

(1) L'irritabilité des parois veineuses pouvait se déduire des faits constatés depuis longtemps par divers physiologistes et mentionnés dans la note précédente ; mais l'existence de cette propriété a été démontrée d'une manière plus nette par les expériences pratiquées, il y a quelques années, par M. Kölliker, sur les vaisseaux de la jambe d'un Homme vivant, quelques instants après que ce membre eût été séparé du corps par amputation. En faisant passer un courant d'induction sur les parois des veines saphènes, il vit ces vaisseaux se contracter lentement, expulser le sang dont ils étaient gorgés, et prendre l'apparence de cordons blanchâtres. Cet état persista pendant assez longtemps. Sur les petites veines les effets produits étaient moins marqués ; la lumière de ces vaisseaux ne s'effaçait pas complétement. La veine tibiale postérieure se comporta comme les gros troncs sous-cutanés dont il vient d'être question ; en une minute elle prit l'apparence d'un cordon exsangue ; mais la veine poplitée, qui était déjà presque vide, ne donna aucun signe de contractilité (a). En étudiant l'action de divers agents sur les parties irritables du corps humain, chez des suppliciés, Nysten avait constaté précédemment que la veine cave est susceptible de se contracter par l'action du galvanisme. Chez divers Mammifères, il a déterminé par le même moyen des contractions dans la veine azygos, ainsi que dans la veine cave supérieure. On doit aussi à ce physiologiste beaucoup d'expériences qui prouvent la longue persistance de la puissance contractile dans les parois des gros troncs veineux, chez les Oiseaux, les Batraciens et les Poissons. Par le galvanisme, il a pu exister des mouvements dans la veine cave aussi bien que dans l'oreillette du cœur, plusieurs heures après que l'Animal paraissait complétement mort (b).

M. Gubler a appelé l'attention sur un mode de démonstration de la contractilité des veines qui est facile à employer. Quand les veines du dos de la main sont un peu gonflées, il suffit en général de les percuter un peu vivement pour voir, au bout de très peu de temps, ces vaisseaux se rétrécir beaucoup dans le point frappé ; la con-

(a) Kölliker, *Zur Lehre von der Contractilität menschlicher Blut-und Lymphgefässe* (*Zeitschr. für wissensch. Zool.*, 1849, t. I, p. 258).

(b) Nysten, *Recherches de chimie et de physiologie pathologiques*, p. 333, 337 et 349, 351.

Mais les mouvements qui peuvent résulter de l'exercice de cette faculté sont en général trop lents, trop persistants et trop rares pour avoir une influence notable sur la force motrice développée dans le travail de la circulation, si ce n'est peut-être dans le voisinage immédiat du cœur. Dans la portion terminale des veines caves, on remarque souvent des pulsations qui sont indépendantes des battements de ce dernier organe, et qui précèdent un peu la systole auriculaire de façon à favoriser l'action de celle-ci pour l'envoi du sang dans le ventricule. Chez la Grenouille et quelques autres Vertébrés inférieurs, par exemple, tous les gros troncs veineux battent d'une manière rhythmique, et les mouvements de systole qui s'y observent sont dus à la contraction musculaire de leurs parois, tout comme le sont les battements des oreillettes ou des ventricules du cœur ; mais chez les Mammifères ce phénomène est en général peu marqué, et le pouls veineux dépend essentiellement du reflux du sang dans l'intérieur de ces vaisseaux quand le cœur se contracte; le rôle des veines est alors passif, tandis que dans le premier cas elles ajoutent aux forces motrices qui contribuent à mettre le sang en circulation (1).

Contractions rhythmiques de certaines veines.

Cependant des contractions rhythmiques dans les parois de quelques veines périphériques ont été constatées aussi dans la

striction s'étend ensuite dans une certaine longueur, puis peu à peu le vaisseau se dilate dans le point touché et y prend une apparence variqueuse qui se dissipe plus ou moins promptement. Ces phénomènes sont tout à fait locaux et ne s'étendent qu'à peu de distance du point percuté. L'expérience faite dans des conditions favorables réussit d'ordinaire chez les jeunes gens, mais manque presque toujours chez les vieillards (a).

(1) L'existence de contractions pulsatiles dans la portion de la veine cave qui avoisine le cœur a été observée chez le Chien, il y a deux siècles, par Wallæus, et ce physiologiste reconnut que ces mouvements sont indépendants de ceux du cœur, car il les vit persister après la résection des

(a) Gubler, *Contractilité des veines* (*Comptes rendus de la Société de biologie*, 1849, t. I, p. 79).

classe des Mammifères. En effet, les veines sous-cutanées de l'aile de la Chauve-Souris battent plusieurs fois par minute, et à

oreillettes aussi bien qu'après celle des ventricules (a).

Sténon a observé des phénomènes analogues chez des Lapins et chez le Cheval. Enfin, chez un Corbeau il vit la veine cave inférieure continuer à battre pendant fort longtemps après qu'il eut excisé l'oreillette droite et que ce vaisseau se fut presque entièrement vidé (b).

Lancisi remarqua aussi que chez le Cheval les pulsations de la veine cave se succèdent quelquefois au nombre de 4 ou de 5 pendant que l'oreillette droite ne bat qu'une seule fois. Enfin il conclut de tous ces faits qu'un mouvement péristaltique existe dans ce vaisseau et pousse le sang vers le cœur (c).

Lower a été témoin de faits analogues, et ajoute qu'on peut provoquer des contractions dans les parois de la veine cave en les stimulant mécaniquement (d).

Mais à la suite des expériences de Haller sur le pouls veineux, phénomène sur lequel je reviendrai bientôt, les physiologistes attribuèrent généralement ces mouvements des veines à l'action de forces étrangères, et regardèrent les parois de ces vaisseaux comme n'ayant là qu'un rôle passif. On oublia alors les faits constatés par les différents auteurs que je viens de citer, et l'on considéra même les veines comme étant privées d'irritabilité. Ainsi Magendie posa en principe que c'est à l'élasticité seulement, et non à une contraction qui aurait de l'analogie avec celle des muscles, qu'il faut attribuer la faculté dont les veines jouissent de revenir sur elles-mêmes quand la colonne de sang renfermée dans leur intérieur diminue (e).

Le retour vers les idées des physiologistes du XVIIe siècle, qui tend à se manifester aujourd'hui au sujet de l'intervention active des gros troncs veineux dans la production du courant circulatoire, date des recherches de M. Flourens sur les mouvements pulsatiles de ces vaisseaux chez la Grenouille.

Haller avait noté l'existence de battements dans la veine cave abdominale de ce Batracien, mais sans distinguer ces mouvements de ceux qui peuvent être déterminés par le

(a) « Pelli autem a vena cava sanguinem in dextram cordis auriculam, manifesto vivis dissectis » animalibus conspeximus : in omni enim cordis motu a vena cava primus motus initium est, quod » cum dubitaremus an non fieret, quia cava auriculæ cordique connexa esset, cor et auriculam rese- » cuimus prorsus in Canibus vivis a vena cava, et animadvertimus etiam tum venam cavam pulsare » minimum et singulis vicibus aliquid sanguinis effundere. Quare et plerumque circa cor vena cava » carneas quasdam fibras accepit, quas alibi in vena cava haud invenias : eæ autem admodum conspi- » cuæ in Hominis, Bovis, Canis cava possunt videri. Motus autem ille venæ cavæ prope cor evidentissi- » mus est, ut plurimum tamen cum quoque in vivis Canibus observavimus toto illo ductu ab hepate et » a jugulo in cor usque. » (Wallæus, *Epist. ad Gasp. Bartholinum de motu chyli et sanguinis*, 1660, *Opera medica omnia*, p. 254.)

(b) *Stenonis ex variorum. Animalium sectionibus hinc inde factis excerptæ observationes circa motum cordis, auricularum et venæ cavæ* (Bartholini. *Acta medica Hafniensia*, 1673, t. II, obs. 46, n°s 7 à 12, p. 143).

(c) Lancisi, *De motu cordis et aneurismatibus*, p. 211.

(d) Lower, *Tractatus de corde*, p. 53, 73, etc.

(e) Magendie, *Précis élémentaire de physiologie*, 1825, t. II, p. 257.

reflux du sang dans ces vaisseaux (a).

Il avait vu cependant que chez ces Batraciens la portion terminale des veines pulmonaires est susceptible de se vider complétement dans le cœur, après qu'elle a été séparée de la portion périphérique du système circulatoire par une ligature, et soustraite par conséquent à l'influence de l'impulsion imprimée au sang par les systoles ventriculaires. Or, ce résultat suppose l'existence de la faculté contractile dans les parois de la veine qui chasse ainsi le sang, phénomène qui ne s'observa pas dans toutes les parties du système veineux, dans les branches des veines mésentériques, par exemple. La veine cave inférieure, après avoir été liée, se désemplissait sensiblement en aval, mais pas d'une manière aussi complète que le faisait la veine pulmonaire, car du sang continuait à y arriver par des branches latérales (b).

Spallanzani avait remarqué également ces battements dans la veine cave chez les Tritons et les Rainettes; il avait reconnu en outre que ces pulsations coïncident avec la diastole de l'oreillette et qu'elles persistent après que le vaisseau qui en est le siége a été rescisé et vidé (c).

Les expériences de M. Flourens donnèrent des résultats plus frappants, et démontrèrent le rôle actif des parois des veines dans la production des pulsations dont ces vaisseaux sont le siége. A l'aide de ligatures placées près du cœur, il a constaté que le reflux du sang de cet organe dans les veines n'est pas la cause de la diastole de ces vaisseaux, et que leur systole dépend de la contraction musculaire de leurs parois. Enfin il a trouvé des battements rhythmiques du même ordre dans tous les gros troncs veineux de la Grenouille (d).

Plus récemment des expériences analogues ont été faites sur des Tortues, aussi bien que sur des Grenouilles, par un physiologiste américain, M. Allison, et elles ont fourni les mêmes résultats. Dans un cas, un tronçon de la veine pulmonaire d'une Tortue, lié à ses deux extrémités et complétement séparé du corps, continua à battre avec vigueur pendant quatre ou cinq heures, et donna des signes d'irritabilité au bout de huit heures (e).

D'après cet ensemble de faits, on ne saurait révoquer en doute l'intervention active des gros troncs veineux dans la production du courant circulatoire chez les Batraciens et chez les Reptiles. Mais en est-il de même chez les Vertébrés supérieurs? Les recherches de M. Flourens, ainsi que celles

(a) Haller, *Mém. sur le mouvement du sang*, p. 310, etc.

(b) Idem, *ibid.*, p. 76.

(c) Spallanzani, *Expér. sur la circulation*, p. 199 et 364.

(d) Flourens, *Expériences sur la force de contraction propre des veines principales dans la Grenouille* (*Ann. des sciences nat.*, 1833, t. XXVIII, p. 65).

(e) Allison, *Experiments proving the Existence of a Venous Pulse Independant of the Heart and Nervous System, with Remarks on the Contractility of the Veins in General* (*American Journal of Medical Sciences*, 1838, n° 45, t. XXIII, p. 318).

situées en amont du point de contraction, et se trouve par conséquent poussé vers le cœur (1).

La contractilité des gros troncs veineux chez les Mammifères, aussi bien que chez les Batraciens ou les Poissons, nous permet de comprendre comment une circulation faible et lente a pu se maintenir pendant un temps assez long chez certains fœtus monstrueux qui étaient privés de cœur, et qui n'auraient certainement pas continué à vivre et à se développer dans le sein de leur mère si le sang avait été en repos dans leurs vaisseaux.

de Haller, tendent à établir que chez les Mammifères les veines sont complétement passives, et que les pulsations qui s'y remarquent dans le voisinage du cœur dépendent exclusivement du reflux du sang déterminé par les contractions de ce dernier organe (a). Néanmoins je ne pense pas qu'il y ait, à cet égard, une différence fondamentale entre les divers Vertébrés, et les expériences de M. Allison prouvent que les gros troncs veineux voisins du cœur sont susceptibles de se contracter spontanément, et même de battre d'une manière rhythmique chez divers Mammifères. Ainsi, chez un Chat, les veines pulmonaires ont exécuté des mouvements pulsatiles assez intenses, pendant plusieurs heures, après avoir été séparées du cœur et extraites du corps (b). Dans la veine cave l'irritabilité s'est manifestée aussi, mais d'une manière moins puissante. Enfin, M. Allison assure avoir observé des phénomènes du même ordre sur des Chiens et sur un Bœuf, aussi bien que sur des Oiseaux et des Poissons.

(1) M. Wharton Jones a reconnu que les contractions et les dilatations alternatives de ces veines se répètent en général huit à dix fois par minute, quelquefois davantage, et que la diminution de calibre déterminée de la sorte est d'environ 1/4 ou 1/5e. Toutes les valvules ne ferment pas complétement le vaisseau lorsqu'elles se rabattent, et, dans les parties où elles offrent cette disposition, il y a souvent un reflux du sang au moment de la contraction ; mais dans la plupart de ces canaux le courant sanguin continue toujours à s'avancer vers le cœur et se trouve accéléré par chaque contraction de la veine. Ces mouvements rhythmiques ne s'observent pas dans les veines sous-cutanées des autres parties du corps et n'existent pas dans les vaisseaux du pavillon de l'oreillette, par exemple. L'électricité paraît les exciter. Enfin la contraction tonique ne se remarque pas dans les veines de ces Animaux (c).

(a) Flourens, *Op. cit.* (*Ann. des sciences nat.*, 1re série, t. XXVIII, p. 67).
(b) Allison, *Op. cit.*, p. 318.
(c) Wharton Jones, *Discovery that the Veins of the Bat's Wings are endowed with Rhythmical contractility* (*Philos. Trans.*, 1852, p. 131, pl. 4).

Contractilité tonique.

Mais dans la plupart des veines, chez l'Homme et chez tous les autres Mammifères, la contractilité offre le même caractère que dans les artères (1) ; elle ne se manifeste que lentement, et l'irritabilité est moins grande que dans ces derniers vaisseaux (2).

Effets de la pression intermittente exercée sur les veines par les muscles circonvoisins.

§ 7. — Des effets semblables à ceux que détermineraient des contractions rhythmiques dans les parois des veines peuvent être la conséquence de toute pression exercée sur ces vaisseaux par les organes circonvoisins, pourvu que cette pression soit intermittente et de courte durée. Or, nous savons que les muscles en se contractant se gonflent et se durcissent, et nous verrons que dans le jeu ordinaire de ces organes leur contraction est bientôt suivie d'un temps de repos, pour recommencer ensuite. Les veines, qui sont situées entre les muscles ou dans leur épaisseur, ou bien encore qui marchent entre leur surface et une gaîne résistante comme est celle formée autour de nos membres par la peau et les tissus aponévrotiques sous-cutanés, doivent donc être comprimées par ces organes lorsque ceux-ci sont mis en action, et cette compression doit tendre à aplatir ces vaisseaux et à les vider, résultat qui ne peut être

(1) Le resserrement lent, ou contraction tonique des veines, se manifeste dans un grand nombre de circonstances. Ainsi, sous l'influence du froid, ces vaisseaux se resserrent beaucoup, et cet effet est très visible à travers la peau sur les veines sous-cutanées de la main, par exemple, tandis que par l'action de la chaleur on les voit se gonfler, Chacun sait aussi que l'immersion des pieds dans de l'eau chaude détermine promptement une grande dilatation des veines de toute la partie inférieure des membres abdominaux, et que ces mêmes vaisseaux paraissent filiformes quand ces parties ont été exposées pendant quelque temps à l'action du froid.

(2) Ainsi dans le pavillon de l'oreille du Lapin, où les artères sont douées, comme nous l'avons vu, d'une faculté de contraction très grande, les veines ne sont que peu irritables. Elles ne sont cependant pas privées de cette propriété, comme on peut s'en convaincre par les expériences de Hastings (*a*) et de M. Vulpian (*b*).

(*a*) Hastings, *On the Inflammation of the Mucous Membrane of the Lungs*, p. 61 et suiv.

(*b*) Vulpian, *De la contractilité des vaisseaux de l'oreille chez le Lapin* (*Comptes rendus de la Société de biologie*, 1856, 2e série, t. III, p. 187).

obtenu que par le déplacement du sang du point pressé vers le cœur, puisque les valvules situées en amont s'opposent à tout mouvement de reflux. Mais dès que la contraction des muscles adjacents s'interrompt, cette pression cesse, et la portion du tube veineux qui s'était vidée se remplit facilement de nouveau; à raison du jeu des valvules, elle ne peut recevoir du sang que des parties qui sont situées en amont, c'est-à-dire du côté des capillaires, et par conséquent aussi l'afflux du liquide dans son intérieur doit accélérer le mouvement progressif du sang dans cette partie périphérique du système circulatoire. La contraction des mêmes muscles venant à se renouveler, l'ondée de sang qui est venue occuper la portion vide de la veine précédemment aplatie sera à son tour poussée vers le cœur, puis la veine sera encore une fois libre pour recevoir une nouvelle charge de liquide, et ainsi de suite, chaque fois que ces états alternatifs de contraction et de repos se succéderont. Si la durée de chaque pression exercée de la sorte était considérable et le temps de repos très court, le passage du sang pourrait être ralenti par suite de ces aplatissements du tube veineux; mais si, au contraire, ces mouvements alternatifs se succèdent rapidement, il en résultera un effet contraire, car la quantité de sang déplacée à chacun des coups de piston donnés ainsi par les muscles circonvoisins sera beaucoup plus considérable que celle qui aurait passé dans les mêmes espaces de temps sous l'empire des forces circulatoires générales.

Cette influence des mouvements musculaires sur la rapidité du cours du sang dans les veines devient très manifeste dans l'opération de la saignée du bras. Si le membre est en repos, le sang s'échappe de la veine ouverte en moins grande abondance que si les muscles de l'avant-bras ou de la main viennent à se contracter : chaque fois que le malade serre le poing, on voit le jet devenir plus fort; et c'est pour déterminer le jeu alternatif de ces muscles et la pression intermittente sur les veines voisines, qui en est la conséquence, que les chirurgiens ont l'habitude d'engager le malade à remuer les doigts, afin de provoquer l'écoulement du sang par la petite plaie destinée à y livrer passage.

Cet emprunt de force motrice fait au système de la locomotion en faveur du travail circulatoire est subordonné, comme nous venons de le voir, à l'action des valvules dont les veines sont pourvues; car si ces soupapes ne donnaient une direction constante au liquide déplacé de la sorte, ces alternatives de pression et de repos ne produiraient qu'un mouvement oscillatoire et nuiraient au cours du sang dans ces vaisseaux plutôt que d'y être utile. Les fonctions de ces valvules sous l'influence des pressions exercées par les parties voisines nous permettent aussi de comprendre pourquoi la Nature a multiplié ces replis membraneux dans l'intérieur des veines des membres plutôt que dans les veines du tronc ou des viscères, car c'est surtout dans l'appareil de la locomotion que les veines se trouvent placées dans des conditions favorables au développement de ces pressions rhythmiques extérieures; là elles sont entourées de muscles puissants qui alternent dans leur action, et là aussi elles sont renfermées avec ces muscles dans une sorte de gaîne tégumentaire très résistante, tandis que dans l'abdomen la pression exercée sur ces vaisseaux ne serait pas sujette à varier de la même manière.

Je ferai remarquer aussi combien cet enchaînement d'effets est bien calculé pour répondre aux besoins de la machine vivante. Nous verrons plus tard que le passage du sang dans les muscles est une des conditions de l'activité de ces organes, et que plus la puissance musculaire développée est considérable, plus la quantité de sang artériel que les muscles transforment en sang veineux devient grande. Les muscles qui agissent ont donc besoin d'être le siége d'une circulation plus rapide que les muscles en repos, et, pour pourvoir à ce surcroît d'activité dans la portion du service irrigatoire qui appartient à chacun de ces organes, la Nature a rendu l'accélération du cours du sang dépendante de leur contraction même. Ces harmonies physiologiques ne sont pas sans intérêt aux yeux du philosophe, et si besoin était, on pourrait les invoquer comme preuves de l'intervention d'une intelligence créatrice dans la formation des êtres vivants.

Influence des mouvements du thorax sur le cours du sang veineux.

§ 8. — Pour terminer cette revue des forces mécaniques qui interviennent dans la production du mouvement circulatoire du sang, il me reste encore à parler d'une des puissances accessoires que dans le langage des écoles on appelle *adjuvantes*, savoir, le jeu de la pompe thoracique dont la fonction principale est le renouvellement de l'air dans les organes respiratoires. Nous avons vu dans une précédente Leçon que le cœur et les gros vaisseaux qui l'avoisinent sont logés, ainsi que les poumons, dans la cavité du thorax dont les parois mobiles s'écartent et se rapprochent alternativement pour effectuer les mouvements d'inspiration et d'expiration. Or, il est évident que la diminution de pression qui, au moment de la dilatation de cette espèce de pompe aspirante, détermine l'entrée de l'air dans les voies respiratoires, doit exercer une influence analogue sur le liquide contenu dans les autres canaux qui sont également en communication avec des réservoirs extensibles renfermés dans l'intérieur de cet appareil. L'espèce d'appel exercé de la sorte ne peut avoir que peu d'influence sur le calibre de la portion terminale de l'artère aorte qui se trouve incluse dans la chambre thoracique, et qui est trop résistante pour céder notablement quand cette cavité augmente de capacité. Par conséquent, la force aspirante développée de la sorte ne peut retarder que peu ou point le cours du sang dans ce vaisseau ; mais les parois de la portion terminale des veines caves sont beaucoup plus extensibles, et chaque fois que l'agrandissement du thorax détermine l'entrée d'une nouvelle ondée d'air dans les poumons, ces vaisseaux se gonflent sous l'influence de la même cause qui dilate les cellules pulmonaires. L'arrivée du sang vers le cœur est donc aidée par l'espèce de succion exercée par l'appareil respiratoire, et le mouvement centripète ainsi développé dans le système veineux se fait sentir au dehors du thorax partout où les veines qui aboutissent à cette cavité sont suffisamment protégées contre l'action de la pesanteur de l'atmosphère pour ne pas céder à la pression exercée par celle-ci avec plus de facilité que le liquide contenu dans leur intérieur ne se laisse attirer vers la poitrine.

Cette aspiration du sang veineux par la pompe thoracique a été aperçue par Valsalva (1), mais n'a été bien constatée et expliquée que dans ces derniers temps par David Barry. Ce physiologiste introduisit dans l'une des grosses veines voisines du cœur d'un Cheval l'extrémité supérieure d'un tube coudé dont le bout opposé plongeait dans un vase contenant un liquide coloré; il plaça ensuite une ligature autour de la veine, de façon à y assujettir l'appareil ainsi disposé, et il vit qu'à chaque mouvement d'inspiration exécuté par l'Animal le liquide montait dans la branche verticale du tube, tandis que pendant les mouvements d'expiration il redescendait plus ou moins bas (2).

(1) Valsalva paraît avoir été le premier à observer l'action aspirante des mouvements inspiratoires sur le sang veineux. Morgagni nous apprend que ce physiologiste, ayant mis à découvert les veines jugulaires d'un Chien, remarqua que ces vaisseaux étaient gorgés de sang, mais se désenflaient quand l'Animal inspirait de l'air, puis se distendaient de nouveau pendant l'expiration; enfin qu'en comprimant ces vaisseaux de façon à y arrêter le cours du sang dans un point, on n'empêche pas la portion du liquide située au-dessous de ce point de couler vers le cœur (a). Haller, ayant mis à nu sur des Animaux vivants les divers troncs veineux qui se rendent au thorax, vit que pendant l'expiration ces vaisseaux devenaient rouges et gonflés par l'accumulation du sang dans leur intérieur, mais devenaient pâles et flasques pendant l'inspiration, et que dans cet état ils étaient vides, car en les ouvrant il n'en fit pas sortir de sang (b).

(2) D. Barry varia ces expériences de différentes manières, et les pratiqua

(a) Morgagni, *De sedibus et causis morborum*, epist. XIX.
(b) Haller, *Mém. sur le mouvement du sang*, p. 68.

Il est probable que l'influence accélératrice des mouvements inspiratoires se fait sentir d'une manière directe dans toutes les veines profondes qui viennent aboutir dans la cavité thoracique; mais les veines superficielles du cou et des membres s'affaissent trop facilement pour qu'une succion notable puisse s'exercer dans leur intérieur sans en amener l'aplatissement. Ainsi, lorsqu'on répète l'expérience dont je viens de parler en introduisant le tube manométrique dans la partie antérieure de la veine jugulaire, on n'y observe aucune ascension de liquide au moment de l'inspiration (1). Mais si l'action directe de cette

sur des Chiens aussi bien que sur des Chevaux. Les résultats en furent toujours les mêmes, et établirent nettement l'intervention de la force apparente de la pompe représentée par la cavité thoracique dans le travail circulatoire; mais ce physiologiste s'exagéra singulièrement l'importance de la succion développée de la sorte, et supposa que les effets directs s'en faisaient sentir jusque dans les parties les plus éloignées de l'organisme : ce qui n'est pas (a).

(1) M. Arnolt a fait voir que dans un tube flexible rempli d'eau, la succion produite par chaque coup de piston d'une pompe aspirante ne déplace qu'une colonne de liquide très courte, parce que plus loin les parois du conduit s'affaissent sous la pression de l'atmosphère. Macfadyen s'est appuyé aussi sur ce fait pour combattre la théorie de l'aspiration du sang veineux, et il a trouvé que dans la veine cave abdominale ce liquide reste en repos lorsqu'on le soustrait à l'action du *vis à tergo*, c'est-à-dire de la pression qui tend à le pousser vers le cœur (b). Il est aussi à noter que M. Ellerby, en répétant les expériences de Barry sur des Anes, a vu que l'ascension du liquide dans le manomètre n'était bien marquée que lorsque le tube rigide introduit dans la veine jugulaire externe arrivait très près du thorax (c), et M. Searle, ayant placé dans la veine jugulaire d'un Cheval un tube vertical dont l'extrémité inférieure plongeait dans de l'eau, n'a vu le liquide s'y élever que dans le cas où l'Animal était couché et sa respiration très laborieuse (d). Enfin les expériences de M. Poiseuille, sur lesquelles j'aurai à revenir bientôt, prouvent aussi que chez le Chien, à une assez petite distance du thorax,

(a) D. Barry, *Recherches expérimentales sur les causes du mouvement du sang dans les veines*. In-8, Paris, 1825. — *Experim. Researches on the Influence exercised by Atmospheric Pressure upon the Progression of the Blood in the Veins*, etc., 1846.

(b) Macfadyen, *An Inquiry on Several Doubtful Points connected with the Circulation* (*Edinb. Med. and Surg. Journ.*, 1824, t. XXII, p. 275).

(c) Ellerby, *Exper. on the Venous Circulation and Absorption* (*Lancet*, 1826, t. XI, p. 326).

(d) H. Searle, *A Critical Analysis of the Mem. read by Dr Barry on the Atmospheric Pressure being the Principal Cause of the Progression of the Blood in the Veins*, 1827, p. 19.

force aspiratrice ne s'étend que peu, les effets consécutifs qui en résultent doivent néanmoins favoriser le cours du sang veineux dans toute l'étendue du système vasculaire; car, par cela même que la portion de ces tubes la plus voisine du thorax a été vidée en totalité ou en partie, le courant qui arrive des portions adjacentes du système trouve moins de résistance à son mouvement vers le cœur, et ainsi, de proche en proche, l'effet utile peut se généraliser.

Il est aussi à noter que les effets de l'action aspirante de la pompe respiratoire sur le cours du sang veineux sont favorisés par la disposition anatomique de quelques-unes des grosses veines à leur entrée dans la cavité thoracique. Ainsi les lames fibreuses qui entourent ces vaisseaux à la base du cou, et qui adhèrent à leurs parois, les maintiennent béantes, et les muscles voisins contribuent même à les dilater au moment des grandes inspirations. Un mécanisme analogue se remarque là où les veines hépatiques débouchent dans la veine cave inférieure, et dans le point où ce dernier vaisseau traverse le diaphragme. Enfin le retour du sang qui a été amené au foie par la veine porte et qui se dirige vers le cœur paraît devoir être beaucoup accéléré par la force aspirante développée dans cette région par les mouvements du diaphragme (1).

dans la veine brachiale, près de l'aisselle par exemple, l'effet des mouvements d'inspiration et d'expiration ne sont pas sensibles sur la pression à laquelle le sang veineux se trouve soumis (*a*). Mais en ce qui touche les gros troncs veineux qui aboutissent à la cavité thoracique, les recherches de ce physiologiste sont pleinement confirmatives de la théorie donnée par Barry (*b*).

(1) M. Bérard a appelé l'attention des anatomistes sur les adhérences qui existent entre les parois des veines caves supérieures, jugulaires, sous-clavières et même axillaires, avec les lames aponévrotiques circonvoisines, et sur l'influence que ces adhérences doivent exercer sur la circulation quand le thorax se dilate. Il a fait voir que ces veines ne deviennent pas flasques et ne s'affaissent pas quand

(*a*) Poiseuille, *Recherches sur la cause des mouvements du sang dans les veines*, p. 10.
(*b*) Poiseuille, *Op. cit.*, p. 7.

Étendue de la zone de l'action aspirante de la pompe thoracique.

§ 9. — L'étendue de la zone d'action de la puissance aspirante développée par la dilatation du thorax dépend, comme je l'ai déjà dit, du degré de résistance qu'offrent les parois des veines, et, d'après certains accidents graves qui se manifestent parfois dans les opérations chirurgicales, lorsque ces vaisseaux

elles cessent d'être distendues par le sang, ainsi que cela arrive pour les veines dont les parois ne sont pas maintenues en place par suite de leur union avec les parties résistantes circonvoisines. Or, il résulte de cette disposition qu'au moment de la dilatation du thorax, ces gros vaisseaux ne s'affaissent pas sous le poids de l'atmosphère, et permettent à la force aspirante, développée par les mouvements de cette cavité de produire son effet sur le sang qui se trouve à une certaine distance dans ces mêmes canaux. Il est aussi à remarquer que les aponévroses qui maintiennent ainsi béante la portion terminale des grosses veines du cou, étant à leur tour fixées aux os qui composent la partie adjacente des parois thoraciques, savoir, le sternum, les premières côtes et les clavicules, se trouvent tendues quand ces os sont soulevés dans l'inspiration, et que cette tension doit augmenter celle des parois veineuses auxquelles elles adhèrent. Ainsi le mouvement qui détermine l'aspiration du sang dans les veines place en même temps ces vaisseaux dans les conditions les plus favorables pour l'utilisation de la force déployée (*a*). J'ajouterai que le muscle peaucier et les muscles scapulo-hyoïdiens, qui se contractent dans les grandes inspirations, contribuent aussi à tendre les aponévroses de la région cervicale inférieure, et à augmenter, par conséquent, l'écartement des parois des troncs veineux en question (*b*).

On sait aussi que les veines hépatiques adhèrent au tissu du foie, de façon à rester béantes quand on les coupe, et la veine cave inférieure, dans laquelle ces vaisseaux débouchent, est entourée d'expansions fibreuses qui la fixent au pourtour de l'orifice pratiqué dans le diaphragme pour y livrer passage. Il y a donc dans cette région une consolidation des parois du conduit sanguin centripète analogue à ce qui se voit à la base du cœur; et si l'on examine attentivement les changements que la contraction du diaphragme doit déterminer dans la position de ces parties, on voit que les mouvements inspiratoires doivent tendre à augmenter le diamètre de ces conduits et à y favoriser l'action aspirante de la pompe thoracique. Ce mécanisme, indiqué par M. Bérard et

(*a*) Bérard, *Mém. sur un point d'anatomie et de physiologie du système veineux* (*Arch. gén. de méd.*, 1830, t. XXIII, p. 169, et *Cours de physiologie*, t. IV, p. 9).
— Voyez aussi, à ce sujet : Hamernik, *Ueber einige Verhältnisse der Venen, der Vorhöfe und Kammern des Herzens und über den Einfluss der Kraft, der Lungen und der Respirations Bewegung auf den Circulations apparat* (*Prager Vierteljahrschrift für die prakt. Heilk.*, 1853, t. XXXIX, p. 572).

(*b*) Foltz, *Note sur les fonctions des muscles peauciers*. Paris, 1852.

sont divisés, il est évident que chez l'Homme les effets directs de cette force peuvent s'étendre très loin. Dans un assez grand nombre de cas, lorsqu'une grosse veine a été ouverte, l'air atmosphérique s'y est tout à coup précipité avec un bruit comparable au sifflement produit par le passage du vent dans un orifice étroit, et, arrivé dans le cœur ce fluide a déterminé une mort presque subite en arrêtant la circulation du sang dans les capillaires des poumons. Cette entrée de l'air dans les veines s'effectue au moment de l'inspiration, et elle est due à l'espèce de succion produite dans l'intérieur de ces vaisseaux par la dilatation de la cavité thoracique dans laquelle ceux-ci pénètrent. Or des accidents de ce genre ont été observés non-seulement dans divers cas où les grosses veines de la base du cou avaient été ouvertes, mais aussi dans des opérations qui portaient sur des parties assez éloignées de la poitrine. Ainsi on en cite des exemples à la suite de plaies faites à la veine faciale, près de l'angle de la mâchoire, et à la veine axillaire. Il en faut conclure que chez l'Homme l'influence directe de la force aspiratoire du thorax sur le cours du sang veineux peut s'étendre à ces vaisseaux et même au delà, puisque dans ces points cette force a été assez grande pour attirer rapidement l'air du dehors dans l'intérieur des veines et faire arriver ce fluide jusque dans le cœur (1).

Introduction de l'air dans les veines.

Action foulante du thorax.

§ 10. — Du reste, pour apprécier le degré d'utilité que la force aspirante ainsi développée par le thorax peut avoir pour

par Carson (*a*), a été exposé avec plus de détail par M. Shaw (*b*).

C'est surtout dans les cas d'insuffisance des valvules des veines jugulaires que l'influence des mouvements expiratoires forcés devient considérable (*c*).

(1) Wepfer, médecin suisse du XVIIe siècle, paraît avoir été le premier à bien constater l'action funeste

(*a*) Bérard, *Cours de physiologie*, t. IV, p. 64.
— Carson, *Inquiry into the Causes of the Motion of the Blood*, 2e édition.
— J. Carson, *Circulation of the Liver* (*Lond. Med. Gazette*, 1842, 2e série, t. II, p. 800).
(*b*) A. Shaw, *On Some Peculiarities in the Circulation of the Liver* (*London Med. Gazette*, 1842, 2e série, t. II, p. 293).
(*c*) Hamernik, *Op. cit.* (*Vierteljahrschr. für prakt. Heilk.*, t. XXXIX, p. 32).

l'entretien du courant circulatoire, il faut tenir également compte de l'influence inverse exercée par les parois de cette même cavité à chaque mouvement d'expiration. Ainsi que nous

de l'air introduit brusquement et en quantité considérable dans les vaisseaux sanguins des Animaux (*a*). On sait qu'en soufflant avec la bouche dans la veine jugulaire d'un Bœuf, il tuait souvent celui-ci presque immédiatement (*b*). On doit aussi à Redi (*c*), Antoine de Heide (*d*), R. Camerarius (*e*), Harder (*f*), Bohin (*g*), Sprengel (*h*), Langres (*i*), et à plusieurs autres physiologistes de la même époque, des expériences sur les effets de l'injection de l'air dans les veines.

Les accidents qui se manifestent varient d'intensité et de caractère suivant les Animaux sur lesquels on opère et suivant la quantité de gaz injectée. Ainsi Redi et Caldesi ont souvent trouvé les vaisseaux sanguins occupés en grande partie par de l'air chez les Tortues, sans que ces Animaux aient paru en souffrir (*j*); Haller a vu souvent des bulles d'air dans les vaisseaux mésentériques des Grenouilles qui avaient été ouvertes (*k*), et Lancisi cite des faits du même ordre observés chez des Hérissons (*l*). Enfin Nysten a fait voir qu'on pouvait injecter dans les veines de beaucoup d'autres Mammifères une certaine quantité d'air sans produire d'accidents graves, tandis que l'introduction subite d'un volume un peu considérable de gaz produit la syncope et souvent une mort subite (*m*).

L'entrée spontanée de l'air dans les veines dont les parois avaient été incisées, ou, pour parler plus exactement, l'entrée de ce fluide dans ces vaisseaux par suite de l'aspiration que les mouvements de dilatation du thorax y exercent, paraît avoir été observée pour la première fois par Méry. Ayant ouvert l'abdomen d'un Chien et piqué la veine cave inférieure, ce physiologiste vit ce vaisseau se remplir peu à peu d'air, et ce gaz arriver jusque dans le ventricule droit du cœur (*n*). On trouve aussi dans les annales de la chirurgie plusieurs exemples assez anciens de mort subite survenue chez l'Homme peu-

(*a*) Voyez Brunner, *De experimentis circa venæ sectionis utilitatem* (*Ephemeridium Acad. nat. curios.*, 1646, déc. 3, ann. IV, p. 158).

(*b*) Voyez Verdries, *Dissert. epist. de inflatione ureterum*. Giessæ, 1704.

(*c*) Redi, *Lettre à Sténon* (*Collection académique*, part. étrang., t. IV, p. 586).

(*d*) Antoine de Heide, *Centuria observationum medicarum*, 1685, obs. 90.

(*e*) R. J. Camerarius, *Tensio cordis lipothymiæ causa* (*Ephemer. naturæ curios.*, 1686, déc. 3, ann. V, obs. 53, p. 95).

(*f*) Harder, *Apiarium observationibus medicis centum*, 1687.

(*g*) Bohin, *Circulus anatomico-physiologicus*, 1697, progymnasma IV, *De principio vitæ*, p. 69.

(*h*) Sprengel, *Experimenta circa varia venena*. Göttingen, 1759.

(*i*) Langres, *Physical Experiments on Brutes*, 1746, p. 151, 154.

(*j*) Redi, *Lettre à Sténon* (*Collect. acad.*, part. étrang., t. IV, p. 586).

— Caldesi, *Osserv. anat. interno alle Tartarughe*. Florence, 1687, p. 64.

(*k*) Haller, *Mém. sur le mouvement du sang*, p. 27.

(*l*) Lancisi, *De motu cordis*, lib. I, sect. I, cap. 2, propos. 2, digr. 1.

(*m*) Nysten, *Recherches de physiologie et de chimie pathologiques*, 1811, p. 2 et suiv.

(*n*) Méry, *Question physique* (*Mém. de l'Acad. des sciences*, 1707, p. 167).

l'avons déjà vu, l'air comprimé par l'action foulante de la pompe respiratoire doit nécessairement transmettre une portion de la pression qu'elle supporte aux réservoirs sanguins qui sont logés

dant des opérations, qui aujourd'hui s'expliquent par les effets connus de l'aspiration veineuse; mais le premier cas dans lequel la cause de ces accidents fut constatée par l'autopsie est celui observé par Magendie en 1818, sur un malade de l'Hôtel-Dieu de Paris, qui en quelques minutes périt entre les mains de ce physiologiste, à la suite de l'ouverture de la veine jugulaire externe à la base du cou (*a*). Depuis lors, un assez grand nombre d'accidents du même genre ont été observés, soit chez l'Homme, soit chez le Cheval, et l'histoire de la plupart de ces cas a été réunie dans un ouvrage spécial par Amussat (*b*).

Les accidents plus ou moins graves qui accompagnent l'entrée subite d'une certaine quantité d'air dans les veines de l'Homme ou des autres Mammifères ont été attribués à diverses causes. Bichat crut pouvoir expliquer ces phénomènes en supposant que l'air, arrivé dans les petits vaisseaux sanguins du cerveau, détermine la mort en irritant cet organe (*c*). Nysten pensa que la syncope et les autres accidents en question résultaient de l'interruption des mouvements du cœur par suite de la distension excessive des cavités droites de cet organe, occasionnée par la présence de l'air, et cette hypothèse a été adoptée par beaucoup d'auteurs (*d*). D'autres physiologistes ont supposé que l'air parvenu dans les capillaires des poumons s'y dilatait au point de rompre ces vaisseaux et de se répandre dans le tissu conjonctif circonvoisin (*e*). Mais les autopsies ne confirment pas ces vues, et les expériences faites plus récemment sur ce sujet par M. Poiseuille tendent à prouver que dans les cas de ce genre l'arrêt de la circulation est le résultat, non de la cessation des battements du cœur, mais de l'état spumeux du sang qui, mêlé ainsi avec des bulles de gaz, ne peut plus traverser les vaisseaux capillaires des poumons. Effectivement, ce physiologiste a trouvé que la pression développée par le cœur est insuffisante pour faire passer les petites bulles d'air dans ces canaux étroits (*f*). Cette explication, qui avait

(*a*) Magendie, *Sur l'entrée accidentelle de l'air dans les veines, et sur la mort subite qui en est l'effet* (*Journ. de physiol.*, 1821, t. I, p. 190).

(*b*) Amussat, *Recherches sur l'introduction de l'air dans les veines*. In-8, 1839. — Voyez aussi Putégnat, *Essai sur l'introduction de l'air dans les veines pendant les opérations chirurgicales*. Thèse, Paris, 1834.

(*c*) Bichat, *Recherches physiologiques sur la vie et la mort*, 2e partie, art. 2, § 11 (édit. de 1818, t. I, p. 126 et suiv.).

(*d*) Nysten, *Op. cit.*, p. 31 et suiv.

(*e*) Leroy d'Étiolles, *Note sur l'introduction de l'air dans les veines* (*Archives générales de médecine*, 1823, t. III, p. 410).

— Piedagnel, *Recherches anatomiques et physiologiques sur l'empyème des poumons* (*Journal de physiologie* de Magendie, 1829, t. IX, p. 79).

(*f*) Poiseuille, *Lettre sur les causes de la mort par suite de l'introduction de l'air dans les veines* (*Gazette médicale*, 1837, p. 671).

dans son intérieur, et doit tendre à expulser le liquide contenu dans les grosses veines qui aboutissent au cœur. De même que cette pression accélère le cours efférent du sang dans les artères, elle doit ralentir l'afflux du sang dans les veines ou occasionner même dans ce liquide un mouvement rétrograde. Si l'expulsion de l'air était déterminée seulement par la constriction des parois du thorax, la pression exercée de la sorte sur les veines de l'intérieur de la poitrine pendant l'expiration serait en général beaucoup plus considérable que la force aspiratoire développée pendant l'inspiration, et par conséquent le résultat total serait défavorable au cours du sang dans le système irrigatoire. En effet, nous avons vu que la pression sous laquelle

été donnée précédemment par M. Mercier (*a*), s'accorde aussi très bien avec les résultats obtenus par M. Valkenhoff (*b*) et par M. Erichsen (*c*).

L'appréciation de la gravité des accidents causés par l'introduction de l'air dans les veines, et l'explication de ces phénomènes, ont donné lieu, il y a quelques années, à de longues discussions dans le sein de l'Académie de médecine de Paris et à diverses publications auxquelles je renverrai pour plus de détails à ce sujet (*d*).

Dans quelques cas, on a constaté l'introduction de l'air dans les veines de l'utérus, à la suite de l'accouchement (*e*); mais cet accident ne paraît pas avoir été occasionné par l'aspiration thoracique, et dépendait probablement d'une sorte d'injection de ce fluide dans les vaisseaux béants, résultant des contractions de cet organe (*f*).

(*a*) Mercier, *Observations sur l'introduction de l'air dans les veines et sur la manière dont elle produit la mort* (*Gazette médicale*, 1837, p. 481).

(*b*) Valkenhoff, *De aeris in venas ingressu ejusque effectis lethalibus*, 1840.

(*c*) Erichsen, *On the Proximate Cause of Death after Spontaneous Introduction of Air into the Veins* (*Edinb. Med. and Surg. Journ.*, 1844, t. LXI, p. 1).

(*d*) Bouillaud, *Rapport sur les expériences relatives à l'introduction de l'air dans les veines, faites par M. Amussat* (*Bulletin de l'Académie de médecine*, 1837, t. II, p. 182).

— Gerdy, *De l'introduction de l'air dans les veines* (*Bull. de l'Acad. de méd.*, t. II, p. 280).

— Velpeau, *Lettre sur l'introduction de l'air dans les veines* (*Gazette médicale*, 1838, p. 113).

— Barthélemy, *Introduction de l'air dans les veines* (*Gazette médicale*, 1838, p. 61).

— Marchal (de Calvi), *Note sur l'introduction dite spontanée de l'air dans les veines. Explication nouvelle de la mort par suite de cet accident* (*Ann. de chirurgie*, 1842, t. VI, p. 296).

(*e*) Legallois, *Des maladies occasionnées par la résorption du pus* (*Journal hebdomadaire de médecine*, 1829, t. III, p. 183).

— Lionel, *Sur un cas de mort prompte après un accouchement naturel* (*Journal de chirurgie*, 1845, t. III, p. 234).

— Cormack, *The Entrance of Air by the open Mouths of the Uterine Veins considered as a Cause of Danger and Death after Parturition* (*Monthly Journ. of Med. Sciences*, 1850, 3e série, t. X, p. 483).

(*f*) Bérard, *Cours de physiologie*, t. IV, p. 97.

l'air s'échappe des voies respiratoires est supérieure à celle que l'atmosphère exerce sur ce même fluide dans l'intérieur de la trachée au moment de l'inspiration (1). Mais dans la respiration calme et ordinaire, la pression expiratrice est développée principalement par le resserrement des poumons sur eux-mêmes, et cette action des poumons, loin de produire une compression des vaisseaux en question, doit tendre à les dilater de la même manière qu'elle attire le diaphragme en dedans. Une portion de la pression développée par la constriction des parois du thorax doit donc être contre-balancée par la traction exercée par les poumons, et l'on comprend que la résultante de ces deux forces contraires puisse devenir de la sorte plus petite que celle développée par les mouvements d'aspiration. Or, l'expérience nous montre qu'effectivement les choses se passent de la sorte.

M. Poiseuille a mesuré la longueur d'une colonne de liquide qui se trouve alternativement soulevée ou déprimée dans la grande branche ascendante d'un tube en U dont la petite branche était engagée dans l'une des grosses veines intrathoraciques, et il a trouvé que dans les conditions ordinaires de la respiration les effets produits par la succion inspiratoire étaient plus grands que ceux dus à la pression développée pendant l'expiration (2).

(1) Voyez tome II, page 454.

(2) Le manomètre employé dans ce cas par M. Poiseuille consiste en un siphon renversé, ou tube en U, dont la petite branche est coudée et fixée dans la veine, tandis que l'autre branche, qui s'élève verticalement, est ouverte au bout. La petite branche est remplie d'une dissolution de carbonate de soude (sel qui empêche le sang de s'y coaguler), et le liquide s'élève au même niveau, dans la grande branche, quand tout est en repos ; niveau que l'on prend pour le zéro de l'échelle de l'instrument. Mais quand, par suite de la dilatation du thorax, le sang veineux est attiré vers le cœur, la dissolution saline doit suivre ce mouvement, et la colonne située dans la grande branche du manomètre s'abaisse proportionnellement à la force déployée ; le niveau dans cette branche descend donc au-dessous du niveau, tandis que si le sang veineux est refoulé au dehors par le mouvement opposé du thorax,

Par conséquent, en somme, l'action de l'espèce de pompe alternativement aspirante et foulante représentée par la cavité thoracique est favorable au cours du sang veineux des parties périphériques vers le cœur.

Il est aussi à noter que la présence des valvules n'oppose aucun obstacle à l'extension des effets d'aspiration produits dans les veines par la dilatation du thorax, tandis que le jeu de ces soupapes arrête presque immédiatement le reflux occasionné par le mouvement expiratoire. Ainsi lorsque, dans des expériences analogues à celles dont je viens de parler, M. Poiseuille ajustait l'extrémité de son manomètre dans la veine jugulaire de façon à rester en deçà des valvules qui se trouvent à l'embouchure de cette veine, les effets dus à l'action aspirante de la pompe thoracique restèrent à peu près les mêmes que dans le cas où il dépassait ces valvules ; mais le reflux déterminé par

c'est-à-dire par l'expiration, le niveau s'élèvera, d'une manière correspondante à cette pression, plus ou moins haut au-dessus du même zéro.

Dans une première expérience, faite sur un Chien de moyenne taille, l'instrument fut assujetti convenablement dans la veine jugulaire externe gauche, de façon à y déboucher tout près du thorax. Le liquide oscilla tout de suite dans l'instrument, et le déplacement alternatif du niveau autour du zéro, pendant les mouvements respiratoires, donnèrent les résultats suivants :

Pendant l'inspiration.	Pendant l'expiration.
— 90 millimètres.	+ 85 millimètres.
— 70	+ 60

Et ainsi de suite.

Puis, sous l'influence d'efforts respiratoires un peu plus considérables :

Pendant l'inspiration.	Pendant l'expiration.
— 150 millimètres.	+ 120 millimètres.

Enfin, sous l'influence de mouvements inspiratoires plus étendus, la dépression correspondante aux aspirations a atteint 250 millimètres au-dessous du zéro, et l'élévation du liquide pendant les expirations a été jusqu'à 155 millimètres au-dessus du zéro.

Des phénomènes analogues furent observés lorsqu'on expérimenta sur la veine sous-clavière et sur la veine cave inférieure, à leur entrée dans la poitrine.

Ainsi la différence en faveur de l'influence aspirante sur le cours du sang veineux a été, en moyenne, égale au poids d'une colonne de dissolution saline d'environ 1 centimètre de haut à chaque inspiration (*a*).

(*a*) Poiseuille, *Recherches sur les causes du mouvement du sang dans les veines*, p. 6 (extr. du *Journal hebdomadaire de médecine*, 18:0, t. I).

les mouvements d'expiration correspondants se trouvait réduit presque à rien (1).

Lorsque les mouvements respiratoires, au lieu de s'effectuer comme d'ordinaire d'une manière calme et lente, deviennent violents et difficiles, les effets produits sur la circulation sont beaucoup plus considérables. Ainsi, dans les cas où quelque obstacle s'oppose à l'entrée libre de l'air dans les poumons au moment où le thorax se dilate, l'appel du sang veineux dans l'intérieur de cette cavité sera plus fort que de coutume et pourra doubler d'intensité ou s'accroître davantage encore ; et lorsque la glotte se resserre pendant que les parois thoraciques se contractent énergiquement, ce sera au contraire le reflux du sang dans les veines qui s'en trouvera augmenté (2). La pre-

(1) Dans cette expérience faite sur un Chien, la hauteur de la colonne du liquide attiré vers le cœur par les mouvements d'inspiration a varié entre 70 et 90 millimètres, tandis que celle de la colonne soulevée pendant les mouvements d'expiration a varié entre 15 et 3 millimètres, et a été, terme moyen, d'environ 7 millimètres. En faisant avancer l'extrémité de l'instrument dans la veine jugulaire, de façon à franchir les valvules, les oscillations sont restées à 75 millimètres environ pour les inspirations, et se sont élevées, terme moyen, à 55 millimètres dans les moments d'expiration (*a*).

(2) M. Poiseuille a produit artificiellement ces phénomènes chez un des Animaux sur lesquels il mesurait l'influence des mouvements respiratoires sur le cours du sang veineux, à l'aide de l'instrument décrit ci-dessus. Pour cela, il plaça dans la trachée artère un tube métallique muni d'un robinet. Lorsque celui-ci restait ouvert, les excursions du liquide dans le manomètre étaient alternativement d'environ 70 millimètres au-dessous du zéro de l'échelle pendant les inspirations, et de 80 ou 90 au-dessus pendant les expirations ; mais ayant fermé le robinet immédiatement après une expiration, l'aspiration déterminée par les efforts impuissants de l'Animal pour attirer de l'air dans ses poumons occasionnait des mouvements correspondants dans la colonne liquide, qui furent successivement de 60, 80, 100, 120, 140, 150, 160 millimètres. Ainsi à mesure que, stimulé par le besoin d'air, l'Animal faisait plus d'efforts pour dilater sa poitrine, la force aspirante à laquelle le sang veineux se trouvait soumis a fait équilibre au poids d'une colonne d'eau de plus en plus longue (*b*).

Ces résultats bien constatés, M. Poi-

(*a*) Poiseuille, *Recherches sur les causes du mouvement du sang dans les veines*, p. 8.
(*b*) Poiseuille, *Op. cit.*, p. 7.

mière de ces modifications dans le jeu de la pompe respiratoire ne s'observe que rarement, si ce n'est dans certains états pathologiques ; mais la seconde est très fréquente et se manifeste chaque fois que nous faisons quelque effort musculaire. Dans le chant et la parole soutenue, la pression expiratoire est toujours augmentée de la sorte ; quand on pousse des cris, elle grandit davantage, et lorsqu'on fait un effort violent pour soutenir un fardeau ou pour vaincre toute autre résistance, elle s'accroît encore plus (1). Or, ces actions déterminent en même temps une augmentation de la force qui pousse le sang artériel dans les capillaires et de là dans les veines ; ces derniers vaisseaux se gonflent donc par les effets de deux causes agissant en sens contraire : par l'afflux plus abondant de liquide dans leur intérieur et par l'obstacle opposé à l'écoulement de celui-ci vers le cœur, ou même par son reflux du cœur vers la périphérie, phénomène qui devient d'autant plus facile que la distension des parois vasculaires a été portée plus loin ; car dans ce cas le jeu des valvules peut devenir insuffisant pour empêcher le courant de s'établir en sens inverse de sa direction normale (2).

seuille a changé une des conditions de l'expérience, de manière à annuler les effets de la dilatation des parois thoraciques et à augmenter les efforts d'expiration. Pour cela, il laissa rentrer l'air dans les poumons, et ferma le robinet adapté à la trachée dans le moment où l'animal venait de faire une grande inspiration. Alors le liquide du manomètre ne descendit plus au-dessous de zéro et s'éleva successivement à 40, 50, 70, 95, 105, 115, 120 millimètres.

(1) Ce gonflement des veines sous l'influence de la pression développée par les contractions violentes du thorax est facile à observer à la base du cou et même à la tête, surtout chez les personnes maigres.

Un des membres de l'ancienne Académie des sciences de Paris, Bertin, a étudié avec beaucoup d'attention ces phénomènes (a).

(2) Cette insuffisance des valvules pour empêcher le reflux du sang dans les veines, quand la distension de ces

(a) Bertin, *Mémoire sur la principale cause du gonflement et du dégonflement alternatif des veines jugulaires, etc., différent de celui qui est produit par la contraction de l'oreillette droite du cœur* (*Mém. de l'Acad. des sciences*, 1758, p. 260).

La force aspirante développée par la dilatation du thorax ne se fait que peu sentir sur le sang contenu dans les grosses veines de l'abdomen, à cause de la flaccidité des parois de ces vaisseaux ; mais l'abaissement du diaphragme, qui concourt à attirer l'air dans les poumons, contribue aussi à envoyer ce liquide vers le cœur. En effet, chaque fois que le diaphragme se contracte dans l'inspiration, ce muscle comprime les viscères placés au-dessous dans la cavité abdominale, et ceux-ci pressent à leur tour sur la veine cave inférieure et sur ses affluents : or, cette pression ne peut pas déterminer un reflux du sang vers les extrémités à cause de la présence des valvules veineuses, et par conséquent elle doit tendre à pousser ce liquide de l'abdomen dans le thorax. Si la respiration est calme, les muscles des parois abdominales n'interviendront pas dans les mouvements d'expiration, et la pression exercée alors sur les viscères, venant à diminuer l'afflux du sang des membres inférieurs dans la veine cave en partie vidée, sera de nouveau plus facile, et de la sorte ces mouvements rhythmiques viendront en aide à la circulation de la même manière que nous avons vu les contractions muscu-

vaisseaux est devenue considérable sous l'influence de mouvements expiratoires violents, se démontre à l'aide de quelques-unes des expériences de M. Poiseuille. Ayant ajusté son manomètre dans la veine jugulaire, vers le haut du cou, ce physiologiste remarqua que le liquide n'oscilla pas tant que la respiration de l'Animal était calme ; mais des efforts violents d'inspiration et d'expiration ayant eu lieu, le liquide descendit d'abord à 5 millimètres, puis remonta à 2 millimètres. Or ce dernier résultat ne pouvait être attribué qu'à un reflux du sang veineux, s'effectuant malgré le jeu des valvules situées entre l'embouchure de la jugulaire et le point où était placé l'ajutage de l'instrument (a). D'autres expériences analogues montrent que, même dans les circonstances ordinaires, les valvules les plus rapprochées du cœur ne suffisent pas pour s'opposer efficacement à tout reflux du sang dans les jugulaires, mais que leur action est complétée par le jeu des valvules suivantes.

(a) Poiseuille, *Recherches sur les causes des mouvements du sang dans les veines*, p. 9 (extr. du *Journal hebdomadaire de médecine*, 1830, t. I).

laires de nos membres accélérer le cours du sang dans les veines adjacentes. Mais si l'expiration devient laborieuse et violente, les parois de l'abdomen se contracteront pour aider à l'abaissement des côtes, et alors la pression exercée sur les veines contenues dans cette cavité deviendra permanente, et, au lieu de favoriser le mouvement du sang, sera un obstacle au passage de ce liquide des membres inférieurs vers le cœur (1). Ainsi nous voyons que pour bien apprécier l'influence des diverses forces qui interviennent dans le travail de la circulation, il faut examiner attentivement les conditions dans lesquelles chacune d'elles peut s'exercer, car les effets produits par une même cause peuvent être inverses, suivant qu'elle agit dans telle ou telle circonstance.

Pouls veineux.

Ces actions alternatives et contraires du thorax sur le mouvement du sang dans les grosses veines qui y pénètrent à la base du cou nous expliquent les pulsations qui s'observent souvent dans cette région, et que l'on désigne d'ordinaire sous le nom de *pouls veineux*. La cause de ces battements est complexe. En effet, ils dépendent, d'une part d'un reflux du sang dans les gros troncs veineux chaque fois que l'oreillette droite se contracte, d'autre part de l'accumulation subite et du reflux de ce liquide qui est déterminé par les mouvements expiratoires (2).

(1) Dans diverses expériences faites par M. Poiseuille sur les veines iliaques du Chien, la pression exercée par les viscères de l'abdomen sur le sang contenu dans ces vaisseaux était égale au poids d'une colonne d'eau de 50 ou 60 millimètres pendant l'inspiration, et à environ 75 millimètres dans l'expiration ; mais, dans les efforts violents, elle s'élevait, dans l'expiration, à 140, 160 et même 210 millimètres. En empêchant la sortie de l'air des poumons et en provoquant ainsi des mouvements expiratoires d'une intensité extrême, M. Poiseuille a vu le liquide du manomètre en communication avec la veine iliaque s'élever à 575 millimètres (*a*). Les expériences de ce physiologiste montrent aussi qu'il n'y a jamais aspiration dans les veines des membres inférieurs.

(2) Le reflux du sang de l'oreillette

(*a*) Poiseuille, *Recherches sur les causes des mouvements du sang dans les veines*, p. 11.

La coïncidence des effets contraires produits sur le cours du sang dans les veines et dans les artères par les mouvements expiratoires énergiques nous explique la grande accumulation de ce liquide dans les vaisseaux de la tête et d'autres parties du corps, qui se remarque souvent lorsque des mouvements de ce genre se prolongent beaucoup, comme dans le chant (et plus particulièrement dans la production des sons aigus qui nécessitent une grande contraction de la glotte) ou dans le rire immodéré. On voit alors la face rougir, les yeux s'injecter, se gonfler, et parfois même des hémorrhagies se déclarer par suite de la rupture de quelques petits vaisseaux sous la pression du sang contre leurs parois ; aussi les médecins rangent-ils ces mouvements violents du thorax au nombre des causes qui peuvent déterminer même l'apoplexie, maladie qui consiste d'ordinaire en un épanchement de sang dans la substance du cerveau (1).

droite dans les veines caves, lors de la systole auriculaire, est en général très faible ; mais lorsque ce réservoir est atteint d'une dilatation morbide qui amène l'agrandissement de l'embouchure des troncs veineux, ou que la valvule tricuspide devient inapte à fermer complétement l'orifice auriculo-ventriculaire, une portion considérable du sang pressé par la contraction du cœur s'échappe par cette voie, et en rentrant dans les veines, y détermine des pulsations synchroniques avec les battements des artères ou les précédant un peu. Le sang peut rentrer aussi dans les veines de la base du cou, lorsque le thorax se contracte ; et comme ces deux sortes de mouvements ne coïncident pas toujours, il en résulte dans ces vaisseaux des battements irréguliers, quant à leur rhythme et à leur intensité.

Nous aurons bientôt l'occasion de voir que des phénomènes analogues se produisent dans l'intérieur du crâne sous l'influence des mouvements respiratoires, et M. Donders a constaté l'existence de pulsations de même nature dans les veines de l'intérieur du globe de l'œil (a).

(1) Swammerdam cite l'exemple d'un jeune homme qui, en retenant avec force son haleine, faisait couler à volonté le sang par une plaie qu'il avait au pied (b). Boerhaave dit avoir vu une personne qui, dans un rire immodéré, était près de mourir d'apoplexie (c) ; et Van Swieten parle d'une

(a) Donders, *Physiologie des Menschen*, t. I, p. 149.
(b) Swammerdam, *Tractatus de respiratione*, p. 9 (1679).
(c) Boerhaave, *Comment.*, t. V, p. 236.

Vitesse du courant sanguin dans les veines

§ 11. — En étudiant anatomiquement l'appareil circulatoire, nous avons vu que dans chaque région du corps les veines sont non-seulement plus grosses, mais aussi plus nombreuses que les artères. Il en résulte que la somme des sections des vaisseaux centripètes est beaucoup plus grande que celle des aires des vaisseaux centrifuges, et que par conséquent le courant sanguin doit être aussi beaucoup moins rapide dans les premiers que nous ne l'avons trouvé dans les derniers; car nous savons, d'après les principes d'hydraulique déjà exposés, que le volume de liquide qui passe dans un temps donné par une section quelconque de ce système de tubes doit être partout le même. L'expérience est d'accord avec le raisonnement : en effet, on a constaté que le mouvement du sang est plus lent dans les veines que dans les artères (1); mais dans les veines, de même que dans les artères, il existe à cet égard des différences assez grandes suivant les portions du système irrigatoire que le courant traverse, et l'on peut établir en règle générale, que le

cantatrice qui, en poussant des sons aigus et prolongés, éprouvait des vertiges jusqu'à tomber, si elle ne cessait immédiatement son chant (*a*).

Bertin, qui a écrit très longuement sur l'influence que les mouvements respiratoires exercent sur la circulation, fait remarquer que c'est par le même mécanisme que la toux augmente souvent d'une manière violente la céphalalgie (*b*). Il a beaucoup insisté aussi sur l'influence exercée sur la circulation veineuse par la contraction violente des muscles de l'abdomen qui pousse le sang des vaisseaux des viscères dans la veine cave inférieure, et fait ensuite refluer ce liquide dans la veine cave supérieure; ce qui arrête le cours du sang dans les jugulaires, et par conséquent aussi détermine l'accumulation de ce liquide dans les sinus encéphaliques.

(1) Ainsi, dans les recherches de M. Volkmann, la moyenne de trois expériences a donné, pour la vitesse du sang, 329 millimètres dans l'artère carotide, et 225 millimètres dans la veine jugulaire du Chien (*c*).

(*a*) Van Swieten *Commentaria in H. Boerhaave aphorismos de cognoscendis et curandis morbis*, t. III, p. 270.

(*b*) Bertin, *Mémoire sur la principale cause du gonflement et du dégonflement alternatif des veines jugulaires, etc.* (*Mém. de l'Acad. des sciences*, 1758, p. 293).

— Voyez aussi, à ce sujet : Bourdon, *Recherches sur le mécanisme de la respiration et sur la circulation du sang*. In-8. 1820, p. 59 et suiv.

(*c*) Volkmann, *Die Hämodynamik*, p. 195.

mouvement du sang s'accélère à mesure qu'il se rapproche du cœur.

Bruits veineux anormaux.

Du reste, ce mouvement est toujours à peu près uniforme, et, dans les circonstances ordinaires, il ne donne pas lieu à la production de vibrations sonores, mais dans divers états pathologiques il est accompagné d'un bruit de souffle analogue à ceux qui s'observent dans les artères (1).

Pression du sang dans les veines.

§ 12. — La disposition de la portion centripète de l'appareil circulatoire a aussi pour effet de rendre très faible la pression sous laquelle le sang se meut dans son intérieur. Nous avons vu précédemment que la poussée latérale exercée par ce liquide sur les parois des artères est déterminée principalement par la résistance que les capillaires opposent à son passage. Or, cet obstacle se trouve en amont des veines, et il n'existe rien de semblable à l'extrémité opposée de ces vaisseaux ; l'écoulement du sang de ces canaux dans le réservoir cardiaque est même

(1) Les veines peuvent être le siége de bruits anormaux, non-seulement quand une communication pathologique s'établit entre leur cavité et l'artère voisine, accident qui donne lieu à l'affection connue sous le nom de *varice anévrysmale* (a), mais aussi dans plusieurs autres circonstances. Ainsi il n'est pas rare de voir des personnes chez lesquelles les mouvements d'expiration violents sont accompagnés d'un reflux du sang veineux, qui fait sentir ses effets jusque dans la veine crurale, ainsi que dans la jugulaire interne, et qui détermine dans ces vaisseaux un frémissement cataire plus ou moins bruyant (b). Les pathologistes ne sont pas d'accord sur le siége du murmure continu qui se fait souvent entendre dans les gros vaisseaux du cou chez les individus d'une constitution lymphatique et faible ; les uns le considèrent comme dépendant du passage du sang dans les carotides (c), mais la plupart l'attribuent aux veines jugulaires (d).

(a) Thurnam, *Mémoire sur les anévrysmes variqueux* (*Archives générales de médecine*, 1841, 2ᵉ série, t. XI, p. 225).

(b) Beau, *Traité de l'auscultation*, p. 417.

(c) Hardy et Béhier, *Traité de pathologie interne*, t. I, p. 445 et suiv.
— Beau, *Op. cit.*, p. 418 et suiv.

(d) Ward, *On the* « bruit de diable » (*London Med. Gazette*, 1837, t. XX, p. 7).
— Hope, *A Treatise on the Diseases of the Heart and the Great Arteries*, 1839, p. 118.
— Arran, *Recherches sur le murmure continu vasculaire* (*Arch. gén. de méd.*, 1843, 4ᵉ série, t. II, p. 491).
— Silvestre, *On Venous Bruit* (*London Med. Gazette*, 1846, 2ᵉ série, t. III, p. 894).
— Barth et Roger, *Traité pratique d'auscultation*, p. 516.

sollicité plutôt qu'entravé, et par conséquent la pression latérale développée par la charge sous l'influence de laquelle ce liquide sort des capillaires doit diminuer progressivement des racines vers l'embouchure de ce système de conduits, de la même manière que la poussée de l'eau diminue dans un tube inerte depuis sa sortie du réservoir jusqu'à son ouverture terminale (1). Effectivement, c'est de la sorte que les choses se passent dans l'organisme ; mais, d'après ce que j'ai déjà dit au sujet de l'influence des mouvements alternatifs de dilatation et de contraction de la cavité thoracique sur le cours du sang veineux, nous pouvons prévoir que cette diminution dans la pression supportée par ce liquide doit varier à chaque instant quant à sa valeur. Les mouvements de systole et de diastole de l'oreillette droite doivent modifier aussi cette pression, puisqu'ils développent tour à tour des résistances positives ou négatives à l'écoulement du sang des veines dans les cavités du cœur. Enfin la poussée latérale du sang noir est modifiée aussi par le degré de réplétion des veines, par la largeur des voies que celles-ci fournissent pour son passage et par la pression que les parties voisines exercent sur ces vaisseaux.

Comme preuve de ce que je viens d'avancer relativement à la diminution progressive de la pression supportée par le sang veineux, depuis les capillaires jusqu'au cœur, je citerai quelques-uns des résultats numériques obtenus dans les expériences de M. Volkmann.

En plaçant des manomètres en communication avec l'artère carotide, la veine métatarsienne et la veine jugulaire d'un veau, ce physiologiste vit le mercure se soutenir à la hauteur moyenne de 165^{mm},55 dans le premier de ces instruments ; à 27^{mm},5 dans le second, et à 9 millimètres seulement dans le troisième (2).

(1) Voyez ci-dessus, page 227 et suivantes.

(2) M. Mogk avait fait précédemment plusieurs expériences compara-

Influence des mouvements du cœur sur la pression veineuse.

Lorsque nous avons cherché à nous rendre compte des causes qui déterminent l'entrée du sang dans l'oreillette droite du cœur, nous avons vu que, en général, soit par l'effet de l'élasticité propre des parois du ventricule correspondant, soit par suite de la traction exercée sur cet organe par les poumons adjacents, le liquide contenu dans la portion terminale du système veineux se trouve légèrement attiré vers l'intérieur des réservoirs cardiaques pendant la durée de chaque diastole (1) : la pression exercée alors par le sang sur les parois des grosses veines qui avoisinent le cœur doit être nulle ou même négative ; pendant la systole, au contraire, le sang, tout en continuant d'affluer dans ces mêmes vaisseaux, ne peut plus s'en écouler, et par conséquent il doit y avoir nécessairement des variations dans la pression à laquelle ce liquide s'y trouve soumis, suivant que le cœur est dans l'état de contraction ou de relâchement. Mais l'expérience prouve que les oscillations produites ainsi sont très petites, et nous pouvons les négliger dans l'étude de la plupart des questions dont l'examen nous occupe en ce moment (2).

tives sur la pression développée par le sang dans les veines jugulaire, brachiale et crurale; les hauteurs manométriques ont varié beaucoup, mais presque toujours le maximum de pression dans la veine jugulaire n'était pas plus considérable que le minimum dans les veines des membres (*a*).

M. Volkmann a obtenu des résultats analogues en comparant entre eux les rameaux et le tronc du système jugulaire. Ainsi, chez un Cheval, la pression donnée par une des petites veines du cou était 44 millimètres, et celle donnée par la jugulaire 21mm,5. Chez 41 Chèvre, il trouva une pression de une pour la veine faciale, et de 18 pour la veine jugulaire (*b*). M. Ludwig a confirmé ces résultats par des expériences faites sur des Chevaux, des Veaux, des Chèvres et des Chiens (*c*).

(1) Voyez ci-dessus page 6 et suiv.

(2) Dans les expériences faites sur la force aspirante du cœur par M. Weyrich (de Dorpat), les variations de pression déterminées ainsi dans la

(*a*) Mogk, *Ueber die Stromkraft des Venösen Blutes in dem Hohladersysteme* (*Zeitschrift für rationnelle Medizin*, 1845, t. III, p. 51 et suiv.).

(*b*) Volkmann, *Die Hämodynamik*, p. 173.

(*c*) Ludwig, *Lehrbuch der Physiologie des Menschen*, t. II, p. 126.

Influence des mouvements respiratoires sur la pression veineuse.

Quant à l'influence des mouvements thoraciques sur la pression du sang dans les veines, les faits que j'ai déjà exposés dans cette Leçon (1) sont assez significatifs pour que je ne m'y arrête pas de nouveau; et, au sujet des effets produits par la contraction des muscles des membres ou d'autres parties du corps, j'ajouterai seulement que l'accélération du cours du sang veineux que nous avons vue résulter de ces mouvements doit nécessairement déterminer, là où la quantité de liquide se trouve augmentée, un accroissement dans la poussée de celui-ci contre les parois des vaisseaux qui le retiennent; phénomène qu'il est d'ailleurs facile de constater expérimentalement (2).

Influence de la pesanteur.

La pesanteur de la colonne sanguine contenue dans les diverses parties du système veineux contribue aussi à faire varier la pression exercée par ce liquide sur les parois vasculaires. Pour se convaincre de la puissance de l'action exercée par cette force physique sur le sang en mouvement dans l'organisme, il suffit de tenir pendant quelque temps le bras levé verticalement, puis de le laisser pendre : dans le premier cas, c'est-à-dire lorsque le poids du liquide contribuera à hâter son cours vers le cœur, on verra la peau des mains pâlir et les veines du bras se rétrécir ou même se vider presque; tandis que dans le second cas, lorsque le sang de la main devra remonter, malgré l'influence de la pesanteur, à une hauteur

veine jugulaire ne correspondaient qu'à quelques millimètres de mercure (a).

(1) Voyez ci-dessus, page 311 et suivantes.

(2) Ainsi, dans les expériences de M. Mogk, la colonne manométrique à l'aide de laquelle ce physiologiste mesurait la pression développée par le sang dans diverses veines s'est toujours élevée lorsque l'Animal s'agitait, et des effets semblables ont été produits artificiellement en pressant sur la cuisse avec la main (b).

(a) Weyrich, *De cordis aspiratione experimenta*, 1853.
(b) Mogk, *Op. cit.* (*Zeitschr. für rationnelle Medizin*, 1845, t. III, p. 52).

de près d'un mètre, il s'accumulera dans les mêmes vaisseaux et en déterminera le gonflement. Lorsque les veines des membres inférieurs sont douées du degré de résistance et de tonicité normal, elles résistent pendant longtemps à ce surcroît de poussée et ne se dilatent que peu; mais lorsque l'organisme est affaibli par l'âge ou par les maladies, ou bien encore lorsque la fatigue occasionnée par l'emploi continu et prolongé de cette force de réaction est devenue considérable, il n'en est plus de même, et là où leurs parois se trouvent poussées de dedans en dehors par le poids d'une colonne de sang d'une hauteur considérable et ne sont pas soutenues par les parties circonvoisines, elles se laissent distendre outre mesure. Enfin la répétition fréquente de cette dilatation amène souvent dans les points de moindre résistance, c'est-à-dire au-dessous des valvules, un gonflement permanent ou état variqueux, surtout quand le cours du sang a été gêné en même temps par une pression extérieure située au-dessus de la partie distendue (1). Les personnes qui sont atteintes de cette infirmité savent que le matin, au sortir du lit, quand les membres ont été pendant plusieurs heures dans une position horizontale, les veines de la jambe sont revenues plus ou moins complétement sur elles-mêmes, tandis que le soir, après que la station verticale a été prolongée pendant la plus grande partie de la journée, et que la jambe malade est demeurée par conséquent fort longtemps dans une position défavorable au cours du sang veineux, ces mêmes vaisseaux se trouvent dans un grand état de distension.

Influence du degré de réplétion des veines.

L'état de réplétion plus ou moins considérable des veines fait varier, ai-je dit, la pression du sang dans l'intérieur de ces vaisseaux. La preuve nous en est fournie de deux manières. Ainsi quand, au moyen de la saignée, on diminue la masse des

(1) Par exemple, la constriction exercée sur les veines sous-cutanée de la jambe par des jarretières.

liquides en circulation, on voit que cette opération est suivie d'un abaissement dans la colonne manométrique adaptée à une veine quelconque, et lorsqu'on détermine une augmentation de l'afflux du sang dans une de ces veines par suite d'obstacles apportés au passage de ce liquide dans des parties voisines de l'appareil circulatoire, on voit toujours la pression s'accroître (1). Enfin ces effets contraires s'observent également lorsqu'on fait varier la quantité de sang qui est versée dans une veine par l'artère correspondante (2).

L'influence de la multiplicité des canaux veineux sur le cours du sang des capillaires vers le cœur a été mise en évidence par une expérience de M. Poiseuille. En établissant autour de l'un des membres d'un Animal vivant une ligature serrée de façon à empêcher tout passage des liquides, excepté par l'artère et par le tronc veineux correspondant, ce physiologiste

(1) Lorsque les capillaires du système circulatoire général opposent plus de résistance que d'ordinaire au passage du sang des artères dans les veines, la pression s'accroît dans les premières et diminue dans les secondes. Il résulte des expériences de M. Reid que, dans l'asphyxie commençante (avant que l'action du cœur soit notablement affaiblie), il se produit des phénomènes de ce genre, et il n'est pas permis de les attribuer aux efforts musculaires que l'Animal fait quand sa respiration commence à s'arrêter, car ils se manifestent après la cessation de tout mouvement volontaire (*a*).

(2) Je citerai à ce sujet quelques expériences faites par Magendie dans ses leçons publiques au collége de France. Le tube manométrique, ayant été appliqué à l'une des jugulaires d'un Chien, indiqua une pression de 5 à 7 millimètres de mercure. On lia alors la jugulaire du côté opposé, de façon à obliger la presque totalité du sang des carotides à revenir par la veine en communication avec le manomètre, et aussitôt on y constata une augmentation de pression qui varia entre 5 et 9 millimètres; puis, la ligature étant enlevée, le mercure tomba au même niveau qu'au commencement de l'expérience. On lia ensuite une des carotides, et suivant que l'on comprimait l'autre carotide, ou qu'on laissait le sang y couler librement, on vit la pression veineuse varier de 5 ou de 6 millimètres (*b*).

(*a*) Reid, *On the Order of Succession in which the Vital Actions are Arrested in Asphyxia* (*Edinburgh Med. and. Surg. Journal*, 1841, t. LV, p. 445).

(*b*) Magendie, *Leçons sur les phénomènes physiques de la vie*, t. III, p. 154 et suiv.

força la totalité du sang distribué dans la région ainsi isolée à revenir par un seul vaisseau dont le diamètre ne différait que peu de celui de l'artère par laquelle le courant était alimenté dans les racines de ce conduit, et alors il vit la pression du sang devenir presque aussi considérable dans les veines que dans les artères (1).

Rôle des anastomoses.

§ 13. — Ainsi, tout obstacle local provenant soit de la compression d'une veine, soit du rétrécissement ou de l'oblitération pathologique de ce vaisseau, doit tendre à augmenter la poussée latérale du sang dans les parties du système situées en amont, en même temps qu'il tend à ralentir le cours du liquide tant en aval qu'en amont. Mais lorsque l'obstruction, au lieu de porter sur la presque totalité des veines de toute une région, comme dans l'expérience précédente, n'affecte qu'une ou deux branches ou même un tronc principal, le retour du sang noir vers le cœur n'en est pas beaucoup gêné, à cause des anastomoses fréquentes qui relient entre elles les veines collatérales, du nombre de celles-ci et de leur grande dilatabilité. Ces voies de communication sont beaucoup plus directes que celles établies entre les diverses parties du système artériel, et elles rendent les différentes veines si complétement solidaires entre elles, que les accidents dont je viens de parler n'ont en général que peu d'importance. Elles existent non-seulement entre les diverses veines d'un même membre, mais entre les troncs principaux des deux systèmes des veines caves, et entre les branches de la veine cave abdominale et celles de la veine porte hépa-

(1) Cette expérience de M. Poiseuille a été souvent répétée dans les leçons publiques faites au collége de France par Magendie. En serrant ou en relâchant alternativement la ligature destinée à empêcher le retour du sang veineux par les vaisseaux collatéraux, on voyait la pression indiquée par l'hémodynamomètre dans le tronc veineux resté libre augmenter, au point d'égaler celle de la poussée du sang dans l'artère correspondante, ou descendre à son degré normal (a).

(a) Magendie, *Leçons sur les phénomènes physiques de la vie*, 1837, t. III, p. 181.

lique (1). Ainsi, dans le cas où la veine cave abdominale vient à s'obstruer dans le voisinage du cœur, le sang des membres

(1) Bichat considérait le système de la veine porte de l'Homme comme étant complétement indépendant du système veineux général et ne s'y réunissant que par son tronc terminal (*a*); mais on sait aujourd'hui que ces deux portions de l'appareil vasculaire centripète communiquent entre elles sur divers points. Ainsi les injections pratiquées par M. Retzius montrent que le réseau veineux très fin situé dans le tissu conjonctif sous-péritonéal communique à la fois avec la veine porte et avec la veine cave (*b*); il y a aussi des anastomoses entre les veines œsophagiennes qui dépendent de ce dernier système et les veines gastriques qui appartiennent au premier, et des rapports analogues sont établis dans le bassin par l'intermédiaire des veines hémorrhoïdales. Dans certains états pathologiques les communications entre les veines du foie et les veines diaphragmatiques deviennent très faciles (*c*). Enfin ces voies détournées, en s'élargissant peu à peu, rendent possible la circulation du sang dans les veines, lors même que les troncs efférents du système portal (c'est-à-dire les veines sus-hépatiques) se trouvent oblitérés, comme cela a été observé dans un cas décrit par Baillie (*d*).

Chez le Cheval et chez quelques autres Mammifères, M. Claude Bernard a trouvé des canaux anastomotiques qui se portent directement du tronc de la veine porte à la veine cave inférieure, et qui sont dépourvus de valvules. Ces vaisseaux doivent servir à déverser le trop-plein du système veineux général dans la veine cave. D'après M. Claude Bernard, ces anastomoses directes existeraient aussi chez l'Homme, quoique moins développées (*e*) ; mais M. Bérard assure qu'elles y manquent complétement ou ne s'y rencontrent qu'à l'état rudimentaire (*f*).

Chez le fœtus, le système de la veine porte communique librement avec le système veineux général par l'intermédiaire de la veine ombilicale et du canal veineux (*g*); mais peu après la naissance cette anastomose s'oblitère. Dans quelques cas tératologiques, on a trouvé un gros vaisseau étendu entre l'une des veines iliaques et le sinus de la veine porte ou d'autres communications plus ou moins analogues (*h*).

(*a*) Bichat, *Anatomie générale*, t. I, p. 396.

(*b*) Retzius, *Om Anastomoser imellen Port-og Huulaaresystemet* (*Tidsskrift för Läkare och Pharmaceuter*. H. I, 1832).

(*c*) Gubler, *De la cirrhose*, 1853.

(*d*) Baillie, *Of Uncommon Appearances of Disease in Blood-vessels* (*Transact. of a Soc. for the Improv. of Med. and Chir. Knowledge*, t. I, p. 127).
— Voyez aussi Reynaud, *Des obstacles à la circulation du sang dans le tronc de la veine porte, etc.* (*Journal hebdomadaire de médecine*, 1829, t. IV, p. 137).

(*e*) Cl. Bernard, *Note sur une nouvelle espèce d'anastomose vasculaire* (*Comptes rendus de l'Acad. des sciences*, 1850, t. XXX, p. 694).

(*f*) Bérard, *Cours de physiologie*, t. IV, p. 56.

(*g*) Voyez Martin Saint-Ange, *Circulation du sang considérée chez le fœtus, etc.*, fig. 1 et 2.

(*h*) Manec, *Dissertation sur la hernie crurale*. Thèse, 1826, p. 29, pl. 2, fig. 3 et 4.
— Menière, *Observation relative à une anastomose remarquable du système veineux général avec le système veineux abdominal* (*Arch. gén. de méd.*, t. X. p. 381).
— Velpeau, *Traité d'anatomie chirurgicale*, 3e édit., t. II, p. 30.

inférieurs et des viscères peut arriver dans le tronc de la veine cave supérieure par la veine azygos qui relie entre eux ces deux vaisseaux, et la circulation peut se continuer aussi à l'aide des veines du rachis et des parois de l'abdomen (1). Lorsque le cours du sang se trouve de la sorte dévié de sa route ordinaire, il arrive souvent que dans les veines, de même que dans les artères, la direction du courant est intervertie dans certaines branches du système vasculaire ; ce changement s'effectue sans difficulté dans les veines où les valvules manquent, et peut même avoir lieu dans celles qui possèdent des soupapes de ce genre, car la dilatation excessive du vaisseau résultant d'une grande augmentation dans la poussée latérale du sang accumulé dans l'intérieur de ce conduit, amène souvent à sa suite l'insuf-

(1) Lorsque la veine cave inférieure est obstruée, le sang de ce vaisseau peut s'engager dans les racines de la veine azygos, et arriver, par l'intermédiaire de celle-ci, dans la veine cave supérieure. Dans l'état ordinaire, ce tronc anastomotique n'est pas d'un calibre assez grand pour livrer passage à tout ce liquide ; mais, de même que les autres veines, il est susceptible de se dilater beaucoup. Ainsi Morgagni cite un cas dans lequel la veine azygos était devenue aussi grosse que la veine cave (*a*). En général, cependant, lors de l'oblitération de la veine cave, une portion seulement du sang des parties inférieures du corps passe par cette voie, et le reste arrive dans la veine cave supérieure par une route moins directe : savoir, en passant par les veines rachidiennes et par les veines sous-cutanées du ventre et du thorax, qui grossissent rapidement (*b*).

Les cas d'oblitération de la veine cave supérieure sont beaucoup plus rares ; mais lorsque cet accident a lieu, la veine azygos peut aussi permettre le passage du sang de ce tronc dans la veine cave inférieure. En effet, la valvule qui garnit l'embouchure de ce vaisseau anastomotique n'empêche pas le courant de s'établir de haut en bas, et à mesure que l'af-

(*a*) Morgagni, *De sedibus et causis morborum*, epist. XXVI.

(*b*) Voyez Raynaud, *Oblitération des veines cave inférieure, iliaques, etc.* (*Archives générales de médecine*, 1831, 1re série, t. XXV, p. 406). — *Des obstacles au cours du sang dans la veine cave inférieure* (*Journal hebdomadaire de médecine*, 1831, t. II, p. 381.

— Velpeau, *Traité d'anatomie chirurgicale*, 3e édition, t. II, p. 29.

— Duplay, voyez Reynaud, *Des obstacles à la circulation du sang dans le tronc de la veine porte, etc.* (*Journal hebdomadaire de médecine*, 1829, t. IV, p. 160).

— Dubreuil, *Artérite et phlébite* (*Mémorial des hôpitaux du Midi*, t. II, p. 549).

— Stannius, *Ueber die krankhafte Verschliessung grösserer Venenstämme*, 1839.

— Gély, *Oblitération de la veine cave inférieure* (*Gazette médicale*, 1840, p. 716).

— Cruveilhier, *Traité d'anatomie pathologique générale*, t. II, p. 317 et 344.

fisance des valvules qui, ne pouvant plus se rencontrer, deviennent incapables de s'opposer efficacement au reflux du liquide.

§ 14. — Les variations de pression qui se produisent dans le système veineux n'influent pas seulement sur le cours du sang dans cette portion de l'appareil circulatoire, elles réagissent aussi sur le mouvement de ce liquide dans les artères, et font varier la pression exercée par celui-ci sur les parois de ces derniers vaisseaux. Ainsi, toutes les fois que, par la contraction des

Influence de la circulation veineuse sur la pression du sang dans les artères.

flux anormal du liquide détermine l'élargissement de cette voie anastomotique, la valvule en question devient de plus en plus insuffisante (*a*).

Dans un cas d'oblitération de la veine cave supérieure rapporté par M. Martin-Solon, les deux veines brachio-céphaliques et l'embouchure de la veine azygos étaient devenues imperméables ; cependant la circulation avait continué, et le sang des parties supérieures du corps arrivait dans la veine cave par l'intermédiaire des veines du rachis et des parois du tronc (*b*).

La communication collatérale des veines des membres avec les veines du tronc a été mise en évidence par les injections (*c*) et par les résultats des opérations chirurgicales, aussi bien que par les cas d'anatomie pathologique (*d*).

Le retour du sang veineux de la tête vers le cœur est assuré à l'aide des communications qui existent non-seulement entre les veines jugulaires externes et internes, mais aussi des anastomoses de ces vaisseaux, d'une part avec les veines vertébrales et les branches cervicales des veines sous-clavières et leurs dépendances, d'autre part avec les veines intra-rachidiennes.

Effectivement, on connaît des cas dans lesquels la ligature de la veine jugulaire a été pratiquée chez l'Homme sans qu'il soit résulté de cette opération aucun trouble notable dans la circulation du sang dans la tête (*e*).

(*a*) Frerichs, *Insufficienz der art. pulmon.* (*Prager Vierteljahrsschr.*, 1854, t. II, *Anal.*, p. 40).

(*b*) Martin-Solon, *Observ. d'oblitération complète de l'artère brachio-céphalique et de la veine cave supérieure déterminée par un anévrysme de l'aorte* (*Arch. gén. de méd.*, 2ᵉ série, t. X, p. 296).

— Voyez aussi Reid, *Case of Oblit. of the Vena Cava Superior at its entrance into the Heart* (*Edinb. Med. and Surg. Journ.*, 1835, t. XLIII, p. 297).

(*c*) Voyez Richet, *Traité pratique d'anatomie médico-chirurgicale*, 1855, t. I, p. 151.

(*d*) Wilson, *An Instance of the Obliteration of the Vena Cava Inferior from Inflammation* (*Trans. of a Soc. for the Improv. of Med. and Chir. Knowledge*, t. III, p. 70).

— Hodgson, *A Treatise on the Diseases of the Arteries and Veins*, p. 530.

— Bouillaud, *De l'oblitération des veines* (*Arch. gén. de méd.*, 1823, t. II, p. 188).

— Reynaud, *Oblitération de la veine iliaque gauche, etc.* (*Journal hebdomadaire de médecine*, 1829, t. II, p. 82).

— Cruveilhier, *Anatomie pathologique générale*, t. II, p. 324.

(*e*) Simmons, *Two Cases of the Successful Termination of Wounds that have been hitherto deemed Mortal* (*Medical Facts and Observ.*, 1800, t. VIII, p. 23 et suiv.).

muscles des membres, ou par toute autre cause analogue, une veine est comprimée, le sang qui est dans son intérieur tend, comme nous l'avons vu, à s'en échapper, et détermine d'un côté la clôture des valvules situées en amont, pendant que de l'autre il se porte avec un mouvement accéléré vers le cœur (1). Or,

(1) Cette action des muscles circonvoisins sur les veines détermine non-seulement l'accélération du cours du sang vers le cœur, ainsi que je l'ai fait voir au commencement de cette Leçon (*a*), mais aussi une augmentation notable dans la pression latérale exercée par ce liquide sur les parois des vaisseaux. Ainsi, dans une des expériences faites par Magendie, le manomètre, étant placé dans la veine jugulaire de l'Animal, indiqua une pression d'environ 7 millimètres de mercure quand l'Animal était calme, et d'environ 25 ou 30 millimètres quand il se débattait, et accusa même une pression de 45 millimètres au moment où l'application du galvanisme détermina dans ses muscles une contraction convulsive (*b*).

Les expériences faites par M. Mogk ont donné des résultats analogues (*c*), et l'influence des mouvements musculaires sur la poussée latérale du sang dans les veines ressort non moins nettement des recherches faites plus récemment sur le même sujet par M. Cl. Bernard. Ainsi, dans une expérience rapportée par ce dernier physiologiste, le cardiomètre fut appliqué au bout périphérique de la veine jugulaire d'un Cheval. L'Animal étant calme et portant la tête haute, l'instrument marqua 90, puis 80 degrés. Le nerf récurrent ayant été pincé, le Cheval fit un mouvement de la tête, et aussitôt la colonne manométrique s'éleva de 80 à 115, puis redescendit à 80 dès que l'Animal était redevenu immobile ; bientôt on le vit exécuter avec les mâchoires quelques mouvements de mastication, et aussitôt la pression remonta à 130, puis redescendit de nouveau à 80 quand ces mouvements cessèrent ; enfin l'Animal, étant fatigué, laissa retomber sa tête, et à mesure que les muscles élévateurs de cette partie cessèrent de se contracter, on vit la pression veineuse descendre progressivement jusqu'à 45. Mais alors on lui pinça le nerf facial ; la douleur lui fit relever brusquement la tête, et en même temps la pression veineuse remonta à 100 pour retomber à 60, à 50, à 40 et même à 35, lorsque l'Animal était redevenu calme et cessait de tenir la tête haute : il paraissait alors s'endormir ; mais il dressa brusquement le cou, et l'effort musculaire qui détermina ce mouvement fut accompagné d'une ascension de la colonne manométrique à 130 (*d*).

(*a*) Voyez ci-dessus, page 308.
(*b*) Magendie, *Leçons sur les phénomènes physiques de la vie*, 1837, t. III, p. 154 et suiv.).
(*c*) Mogk, *Op. cit.* (*Zeitschr. für rationnelle Medizin*, 1845, t. III).
(*d*) Cl. Bernard, *Leçons sur la physiologie et la pathologie du système nerveux*, t. I, p. 285.

ces effets qui favorisent le déplacement de la portion de sang veineux ainsi pressé, produisent un résultat contraire sur la portion de la colonne liquide qui est située en amont ; tant que les valvules restent fermées, le sang se trouve arrêté dans la portion périphérique correspondante du système vasculaire, et oppose par conséquent un surcroît de résistance à l'écoulement du liquide contenu dans les artères dont ces veines sont la continuation. Chaque fois que les mouvements généraux de l'Animal viennent de la sorte en aide à la circulation veineuse, la circulation artérielle se trouve donc plus ou moins entravée, et cet effet se traduit par une augmentation de la pression que le sang exerce contre les parois de cette portion centrifuge du système irrigatoire. Pour s'en convaincre, il suffit de placer l'hémodynamomètre en communication avec une artère, et d'observer les variations de hauteur de la colonne mercurielle dans la branche montante de cet instrument, lorsque l'Animal est en repos ou lorsqu'il s'agite. Tout mouvement, même léger, manifeste ainsi son influence sur la poussée latérale du sang dans les artères, et l'augmentation qui s'y remarque est due essentiellement non à l'action directe des muscles circonvoisins sur ces vaisseaux, mais à la pression qu'ils exercent sur les veines correspondantes. Cela nous explique en partie au moins la cause de l'augmentation de pression qui s'observe dans les artères toutes les fois que l'Animal sur lequel on expérimente éprouve une sensation douloureuse, car la douleur provoque des contractions musculaires, et ces contractions retardent l'écoulement du sang des capillaires dans les veines (1).

(1) A l'appui de ce que je viens de dire ici, je citerai encore quelques-unes des expériences faites par M. Cl. Bernard. Chez un Chien le cardiomètre, adapté à l'une des carotides marquait de 100 à 130 degrés, quand l'Animal était calme, et indiqua une pression de 110 à 170, quand on pinça légèrement les racines motrices d'un de ses nerfs rachidiens (a). Cette

(a) Cl. Bernard, *Leçons sur la physiologie et la pathologie du système nerveux*, t. I, p. 293.

Particularités de la circulation encéphalique.

§ 15. — Tout ce que je viens de dire relativement au cours du sang noir du réseau capillaire vers le cœur est applicable à la presque totalité du système formé par les veines caves et leurs affluents, mais ne l'est pas complétement à quelques parties de l'appareil circulatoire centripète, où les vaisseaux sont placés dans des conditions particulières.

Ainsi, dans l'intérieur de la cavité crânienne (1), les gros canaux veineux ne sont que peu dilatables, et leur surface, de même que les parois plus extensibles des veinules de l'arachnoïde et du cerveau, se trouve presque entièrement soustraite à l'influence de la pression atmosphérique, à raison de la rigidité des parois de la boîte osseuse qui les renferme. Les vaisseaux

augmentation de pression ne se manifesta pas seulement au moment où le cœur se contracta, mais s'observa aussi pendant la diastole ventriculaire.

Des effets analogues sont produits quand on arrête le passage du sang dans la veine correspondante à une artère. Ainsi, dans une des expériences de M. Cl. Bernard, la pression du sang dans l'artère carotide correspondait à 170 ou 175 quand l'Animal était calme, et s'élevait à 190 quand on arrêtait la circulation dans une des carotides (*a*).

(1) Le mode de circulation du sang dans les vaisseaux de l'encéphale a occupé d'une manière spéciale l'attention de plusieurs physiologistes, parmi lesquels je citerai plus particulièrement Alexandre Monro, Carson, Kellie, Abercrombie, Burrows, M. Hamernik, M. Kiwisch, M. Donders et M. W. Berlin (*b*).

(*a*) Cl. Bernard, *Op. cit.*, t. I, p. 283.

(*b*) Alex. Monro, *Observ. on the Nervous System*, 1783.

— Abercrombie, *Observ. on Apoplexy* (*Edinb. Med. and Surg. Journ.*, t. XIV).

— Carson, *On the Circulation of the Blood in the Head* (*Edinburgh Med. and Surg. Journal*, 1824, t. XXI, p. 252).

— Kellie, *An Account of the Appearances observed in the Dissection of two or three Individuals presumed to have perished in the Storm of the 3d, and whose Bodies were discovered in the Vicinity of Leith in the Morning of the 4th Nov. 1821; with some Reflections on the Pathology of the Brain* (*Trans. of the Medico-Chir. Soc. of Edinburgh*, 1824, t. I, p. 84 et suiv.).

— Abercrombie, *Conjectures in Regard to the Circulation in the Brain* (*Pathological and Practical Researches on the Diseases of the Brain*, 1828, p. 300 et suiv.).

— Burrows, *Lumlean Lectures* (*London Medical Gazette*, 1843, 2e série, t. II, p. 145 et suiv.).

— Hamernik, *Physiol.-Path. Unters. über des Verhältnisse des Kreislaufes in der Schädelhöhle* (*Prager Vierteljahrsschrift*, 1848, t. VII, p. 38).

— Kiwisch, *Kritische Bemerkungen zu D. Hamernik's physiol.-pathol. Untersuch. über das Verhältniss des Kreislaufes in der Schädelhöhle* (*Prager Vierteljahrsschrift*, 1848, t. XIX, p. 77).

— W. Berlin, *Onderzoekingen betrekkelijk den Bloedsomloop in de Hersenholte* (*Nederlandsch Lancet*, 1850, 2e série, t. V, p. 461).

sanguins encéphaliques sont par conséquent comparables, jusqu'à un certain point, à un siphon, et l'on a constaté qu'ils ne se vident pas comme le font les autres parties du système circulatoire chez les Animaux qui périssent d'hémorrhagie (1). Plusieurs auteurs ont été conduits même à penser qu'ils doivent contenir toujours une quantité identique de sang, et que l'accumulation qui s'observe souvent dans quelques-uns d'entre eux ne saurait se produire que par suite d'une diminution correspondante du volume de ce liquide logé dans les autres parties du système vasculaire de l'encéphale ; mais les expériences physiologiques, ainsi que les observations des pathologistes, prouvaient qu'il n'en est pas ainsi, et que le degré de réplétion de ces vaisseaux est susceptible de varier notablement. Du reste, ce fait s'explique facilement, car, ainsi que nous le verrons dans la suite de ce cours, il existe entre les parois inflexibles de la boîte crânienne et la surface du cerveau, ainsi que dans les cavités dont ce dernier organe est creusé, un liquide séreux qui est susceptible de refluer en partie dans la cavité rachidienne, et qui peut aussi augmenter ou diminuer de quantité assez rapidement. Par conséquent, le volume total des liquides contenus dans la cavité du crâne peut demeurer constante, bien que la quantité de sang qui s'y trouve subisse des variations assez grandes,

(1) Ainsi Kellie a constaté que les vaisseaux de l'encéphale, au lieu de se vider comme ceux des autres parties du corps, lorsqu'un Animal meurt d'hémorrhagie, restent pleins de sang (a). Ce fait avait été déjà observé par d'autres physiologistes (b) ; mais cet expérimentateur prouva en outre que cela dépend de ce que la surface extérieure de ces tubes est soustraite à l'influence de la pression atmosphérique : car il reconnut que le sang s'en écoule comme du reste de l'appareil circulatoire, lorsqu'on pratique une ouverture aux parois de la boîte crânienne, de façon à permettre l'accès de l'air dans cette cavité (c).

(a) Kellie, *Op. cit.* (*Trans. of the Med. Chir. Soc. of Edinburgh*, 1824, t. I, p. 107).
(b) Seeds, *De sanguine misso* (Dissert. inaug., Edimb., 1815).
(c) Kellie, *Reflect. on the Pathol. of the Brain* (*loc. cit.*, t. I, p. 125).

car l'augmentation ou la diminution du contenu des vaisseaux peut être compensée par des changements en sens contraire dans la quantité de la sérosité circonvoisine (1). La disposition anatomique des grands sinus veineux qui sont situés à la base de la cavité crânienne ne se prête que peu à des variations dans la capacité de ces réservoirs ; mais les veines nombreuses qui sillonnent la surface du cerveau sont très dilatables, et c'est principalement dans ces vaisseaux que l'hypérémie est apte à se manifester. Il est aussi à noter que dans la tête l'effet de la pesanteur, au lieu d'être défavorable à la circulation veineuse, comme dans les membres, tend en général à faciliter le retour du sang des capillaires vers le cœur. Mais lorsque l'Homme ne conserve pas la position verticale qui lui est naturelle, et que sa tête se trouve au-dessous du niveau de sa poitrine, les choses ne se passent plus de même, et ce liquide tend à s'accumuler dans les veines céphaliques. Cet effet se manifeste

(1) Monro soutenait qu'à raison de l'incompressibilité de la substance du cerveau, la quantité de sang contenue dans les vaisseaux qui se trouvent renfermés avec cet organe dans la cavité crânienne, dont les parois sont inextensibles, ne pouvait varier, et Kellie attribua à un mode de répartition anormale de ce liquide entre les veines et les artères les phénomènes de congestion qui se remarquent souvent dans diverses parties de l'encéphale (*a*). Plus récemment, M. Hamernik a émis une opinion analogue (*b*). Mais les résultats fournis par les expériences de Kellie lui-même ne sont pas favorables à ces vues, et les faits constatés par Barrows et par quelques autres physiologistes montrent qu'en réalité la quantité totale de sang renfermée dans les vaisseaux encéphaliques est susceptible de varier considérablement. Ainsi, dans une de ses expériences, Kellie fit mourir deux Lapins au moyen de l'acide cyanhydrique, et suspendit ensuite l'un de ces Animaux par les oreilles, l'autre par les pattes postérieures. Chez celui dont la tête était dans cette position déclive, on trouva, par l'autopsie, que non-seulement les grosses veines, mais tous les vaisseaux de l'encéphale, aussi bien que ceux des parties superficielles de la tête, étaient dans un état de congestion extrême ; tandis que chez l'individu qui avait été placé avec la tête en haut et les pieds en bas, les sinus

(*a*) Kellie, *Op. cit.* (*Trans. of the Med. Chir. Soc. of Edinb.*, 1824, t. I).
(*b*) Hamernik, *Op. cit.* (*Prager Vierteljahrsschr. für prakt. Heilkt.*, 1848, t. VII, p. 38).

même quand on est couché horizontalement, et augmente beaucoup si la tête est pendante. C'est en partie à cause du ralentissement produit de la sorte dans le cours du sang dans le cerveau que la position horizontale est si favorable au sommet, et la congestion qui tend à se produire dans cet organe quand l'Homme marche sur les mains aussi bien que sur les pieds suffit en général pour rendre cette position insupportable pendant longtemps. Il en serait probablement de même pour la plupart des quadrupèdes à sang chaud, si leur cou était aussi court que le nôtre et leur tête aussi lourde; mais la plupart de ces Animaux sont conformés de manière à pouvoir tenir la tête haute tout en ayant le tronc horizontal, et par conséquent le cours du sang veineux dans le cerveau se trouve placé dans des conditions non moins favorables que si la totalité de leur corps était dans la position verticale.

veineux de la dure-mère, de même que tous les autres vaisseaux sanguins de la tête, étaient presque vides et affaissés (*a*).

Lorsqu'un obstacle mécanique s'oppose au libre cours du sang veineux de la tête vers le cœur, ainsi que cela a lieu dans les cas de strangulation, on trouve en général non-seulement les vaisseaux sanguins de la face très injectés, mais les veines encéphaliques gorgées de ce liquide, et, dans ces cas, on a remarqué aussi une diminution correspondante dans la quantité de sérosité cérébro-spinale qui se rencontrait dans la cavité du crâne (*b*).

Quand la congestion sanguine de l'encéphale se produit brusquement, l'augmentation du volume des vaisseaux doit être compensée par le reflux d'une quantité correspondante du liquide cérébro-spinal de la boîte crânienne dans le canal rachidien, et la déplétion proportionnelle des plexus veineux qui entourent la moelle épinière dans l'intérieur de cette gaîne osseuse. La diminution brusque de la quantité de sang dans les vaisseaux de l'encéphale doit être accompagnée d'un déplacement en sens inverse du liquide céphalo-rachidien ; mais lorsque cette déplétion se produit graduellement, comme dans les cas d'anémie ou dans les cas de mort par inanition, la compensation s'établit à l'aide d'une augmentation dans la quantité totale du sérum qui baigne l'axe cérébro-spinal.

(*a*) Burrows, *Lumlean Lectures* (*London Med. Gazette*, 1843, 2e série, t. II, p. 140).
(*b*) W. Berlin, *Op. cit.* (*Nederlandsch Lancet*, 1850, 2e série, t. V, p. 460).

La disposition particulière des grosses veines encéphaliques est aussi la cause d'un phénomène dont on est témoin quand on observe le cerveau à découvert soit chez l'Homme, soit chez un Chien ou tout autre Mammifère. Quand la boîte crânienne a été ouverte, on voit cet organe se soulever et se gonfler d'une manière rhythmique, et l'on reconnaît facilement que ces battements ne coïncident pas avec ceux du cœur, mais sont synchroniques avec les mouvements expiratoires (1). Effectivement ils dépendent de l'accumulation du sang dans les sinus veineux qui sont situés entre le cerveau et la base du crâne, accumulation qui à son tour résulte en partie de l'accélération du cours du sang artériel déterminée par la pression exercée sur les vaisseaux intra-thoraciques lors de la contraction des parois de la poitrine, et en partie du ralentissement que cette pression thoracique occasionne dans l'écoulement du sang noir des veines du cou vers le cœur, et du reflux qui s'opère dans la portion terminale de ces canaux centripètes sous l'influence

(1) Ces mouvements alternatifs d'élévation et d'abaissement du cerveau avaient été observés par plusieurs physiologistes de l'antiquité et de la renaissance, à la suite de fractures du crâne ou de l'opération du trépan ; on les attribua d'abord à des contractions de la dure-mère (*a*) ; mais Schlichting constata expérimentalement la coïncidence de ces battements avec les mouvements d'inspiration et d'expiration (*b*). C'est surtout aux recherches d'un professeur célèbre de l'école de Montpellier, Bussière de la Mure, que l'on est redevable de la connaissance du mécanisme à l'aide duquel ce phénomène est produit (*c*). Bussière de la Mure constata que le cerveau cesse de se mouvoir de la sorte quand le thorax est ouvert ; et qu'en comprimant artificiellement les parois de la poitrine, ou en pressant sur les vaisseaux intra-thoraciques par l'insufflation des poumons, soit chez un Animal vivant, soit sur le cadavre, on peut déterminer à volonté des mouvements encéphaliques analogues (*d*). Il vit aussi que les

(*a*) Baglivi, *De fibra motrice* (*Opera omnia*, p. 290 et suiv.).

(*b*) Schlichting, *De motu cerebri* (*Mém. de l'Acad. des sciences, Savants étrangers*, 1750, t. I, p. 114 et suiv.).

(*c*) De la Mure, *Mémoire sur la cause des mouvements du cerveau qui paraissent dans l'Homme et les Animaux trépanés* (*Mém. de l'Acad. des sciences*, 1749, p. 541).

(*d*) Idem. *ibid.*, expériences nos 4, 5, 6, etc.

de la même cause. Dans les circonstances ordinaires, c'est-à-dire quand le cerveau est entouré de tous côtés par les parois osseuses du crâne, ces mouvements ne peuvent pas avoir lieu ; mais chaque fois que le thorax se contracte avec force, le sang dis-

battements du cerveau cessent quand, par la ligature des artères carotides, on empêche le sang d'arriver dans la boîte crânienne (a) ; qu'ils cessent quand on ouvre le confluent des sinus de la dure-mère (ou pressoir d'Hérophile), de façon à procurer l'écoulement facile du sang versé dans ces réservoirs veineux (b), et qu'on peut les produire sur le cadavre en comprimant avec la main la veine cave (c). Enfin, il constata directement que, sous l'influence du resserrement des parois du thorax, les sinus de la dure-mère se gonflent dans toute leur étendue, tandis qu'au moment de l'inspiration ces réservoirs se vident en grande partie (d). Les conclusions qu'il tira de ses expériences nombreuses et variées sont trop absolues, car il attribua les mouvements du cerveau uniquement au reflux du sang dans les veines qui est déterminé par la pression thoracique dans l'inspiration (e), et il ne tint pas compte de l'augmentation que cette même pression devait occasionner dans la quantité de sang envoyée à la tête par les artères carotides et vertébrales. Ces expériences cependant suffisaient pour montrer que cette accélération dans l'afflux du sang artériel dans les vaisseaux de l'encéphale était une des principales causes du phénomène. Effectivement il avait reconnu que la ligature des veines jugulaires, ligature qui empêche nécessairement tout reflux de liquide sous l'influence des mouvements expiratoires, ne fait pas cesser les battements du cerveau et tend plutôt à les augmenter (f).

Les expériences faites vers la même époque par Haller n'avancèrent pas beaucoup la question, et la théorie adoptée par ce physiologiste n'était pas l'expression de la vérité, car il attribuait le gonflement des vaisseaux sanguins du cerveau à la difficulté que le sang trouve à traverser les capillaires des poumons, lorsque ces organes sont contractés (g).

Un autre physiologiste de la même époque, Lorry, étudia à son tour ce phénomène et en donna une explication plus exacte, tout en ne faisant pas une part assez large au reflux du sang veineux constaté par Bussière de la Mure. Il fit voir que les obstacles opposés au retour du sang veineux dans les jugulaires augmente l'espèce de gonflement qui se remarque dans le cerveau au moment d'une forte expira-

(a) Bussière De la Mure, *loc. cit.*, expér. n° 2.
(b) Expér. n° 9.
(c) Expér. n° 11.
(d) Expér. n° 10.
(e) *Loc. cit.*, p. 560 et suiv.
(f) Expér. n° 7.
(g) Haller, *Mém. sur les mouvements du sang*, p. 68 et suiv.

tend de la même manière les cavités veineuses situées à la base de l'encéphale, et détermine une fluctuation dans le liquide céphalo-rachidien (1).

tion, et il se rendit compte des battements de ce viscère par l'augmentation de l'afflux du sang artériel déterminé par la pression des vaisseaux intra-thoraciques au moment des efforts expiratoires, coïncidant avec le ralentissement dans le retour du sang veineux dû à la même pression (*a*).

Enfin, de nos jours, ce phénomène a été examiné de nouveau par Ravina, M. Is. Bourdon, Magendie, M. Flourens et plusieurs autres physiologistes (*b*). Magendie a montré, mieux que ne l'avaient fait ses prédécesseurs, l'influence que la pression expiratoire exerce sur le cours du sang dans les artères, et par suite sur les mouvements du cerveau (*c*). M. Flourens a constaté que les mouvements du cerveau ne consistent pas seulement dans l'élévation et l'abaissement alternatif de cet organe, mais aussi dans une sorte d'expansion et de resserrement successifs. Il a fait voir également que le sang dont l'accumulation détermine ce phénomène vient des veines du rachis en plus grande quantité que des jugulaires et des veines vertébrales (*d*).

Plusieurs physiologistes ont pensé que la moelle épinière éprouvait des déplacements analogues aux mouvements observés dans l'encéphale (*e*), et dans quelques cas de spina-bifida des phénomènes analogues ont été constatés (*f*) ; mais, dans les conditions ordinaires, cette portion du système nerveux paraît n'offrir rien de semblable, et il existe seulement un afflux de sang dans le plexus veineux intra-rachidien, ainsi qu'un refoulement du liquide céphalo-rachidien, chaque fois que le thorax se contracte (*g*).

(1) La pression centrifuge exercée de la sorte par le sang, sous l'influence d'efforts expiratoires violents, est tellement considérable, que souvent la substance du cerveau se trouve poussée à travers l'ouverture pratiquée aux parois du crâne dans l'opération du trépan, et fait hernie au dehors.

(*a*) Lorry, *Sur les mouvements du cerveau et de la dure-mère* (*Mém. de l'Acad. des sciences*, *Savants étrangers*, 1760, t. III, p. 308).

(*b*) Ravina, *Specimen de motu cerebri* (*Mém. de l'Acad. de Turin*, 1811 et 1812, *Sav. étrang.*, p. 61).

— Bourdon, *Recherches sur le mécanisme de la respiration et sur la circulation du sang*, 1820, p. 66.

— Ecker, *Physiologische Untersuchungen über die Bewegungen des Gehirns und Rückenmarks*. Stuttg., 1843.

(*c*) Magendie, *De l'influence des mouvements de la poitrine et des efforts sur la circulation* (*Journal de physiologie*, 1821, t. I, p. 139).

(*d*) Flourens, *Recherches expérimentales sur le système nerveux*, chap. XXI : *Mouvement du cerveau*, p. 340 et suiv. (2e édit., 1842).

— Vieussens, *Neurographia universalis*, p. 141 (1685).

— Magendie, *Sur un mouvement de la moelle épinière isochrone à la respiration* (*Journal de physiologie*, 1821, t. I, p. 200).

(*e*) Burg, voyez Ollivier, *Traité des maladies de la moelle épinière*, 1837, t. I, p. 46.

— Portal, *Cours d'anatomie médicale*, 1804, t. IV, p. 66.

(*f*) Cruveilhier, *Anatomie descriptive*, p. 564.

(*g*) Longet, *Anatomie et physiologie du système nerveux*, t. I, p. 798 et suiv.

§ 16. — Le passage du sang dans le système de la veine porte présente des particularités qui sont plus importantes à noter, et qui dépendent principalement de deux circonstances

Circulation du sang dans la veine porte.

Les effets de cette pression ont été mis très bien en évidence par les expériences de Ravina. Ainsi ce physiologiste, ayant perforé le crâne d'un Chien, adapta à l'orifice obtenu de la sorte un tube vertical dans lequel il plaça une certaine quantité d'eau, et il vit la colonne de ce liquide s'élever et descendre alternativement, suivant que l'Animal faisait des efforts d'expiration et d'inspiration (a).

Chez les enfants nouveau-nés, lorsque les os du crâne ne sont pas encore unis entre eux, ces mouvements se produisent de la même manière que lorsque les membranes du cerveau ont été mises à découvert ; mais lorsque les parois de la boîte crânienne se sont consolidées et sont devenues immobiles, les choses ne se passent pas de la même manière, et le cerveau reste toujours appliqué contre la voûte de cette cavité. La preuve en est fournie par une expérience de M. de Bourgougnon. Un tube de verre, muni d'un robinet vers le haut et portant dans son intérieur un petit stylet mobile, fut ajusté hermétiquement dans le trou pratiqué à la voûte du crâne d'un Animal vivant, à l'aide du trépan ; de l'eau fut versée ensuite dans ce tube, et, à chaque mouvement expiratoire, on vit la colonne liquide s'élever, ainsi que le petit stylet dont l'extrémité inférieure posait sur la dure-mère ; mais lorsqu'on tourna le robinet de façon à opposer aux mouvements d'ascension du liquide un obstacle invincible, comme l'est celui formé par les parois osseuses du crâne, le cerveau cessa de s'élever et de s'affaisser, car le stylet, dont le déplacement n'était pas gêné par le liquide qui remplissait le tube resta immobile. Enfin cet expérimentateur a obtenu des mouvements analogues de l'encéphale en injectant de l'eau par saccades dans la veine jugulaire sur le cadavre (b). Plus récemment, M. Donders s'est convaincu aussi de la non-existence de ce déplacement du cerveau dans l'état normal chez les Animaux à crâne résistant, au moyen d'expériences dans lesquelles il a substitué une lame de verre à la portion d'os enlevée par le trépan (c). Enfin, M. Longet pense que, dans les conditions ordinaires, le liquide céphalo-rachidien ne reflue pas du crâne dans la cavité rachidienne pendant les mouvements d'expiration, et que, par conséquent, il ne peut pas y avoir gonflement et déplétion alternatifs des vaisseaux sanguins de l'encéphale, comme dans le cas où les parois du crâne, à raison de leur dilatabilité ou de leur perforation, n'opposent pas un obstacle invincible

(a) Ravina, *Specimen de motu cerebri* (*Mém. de l'Acad. des sciences de Turin*, 1811 et 1812, *Sav. étrang.*, p. 75).

(b) Bourgougnon, *Recherches sur les mouvements du cerveau*. Thèse, Paris, 1839, n° 355.

(c) Donders, *De Bewegingen der Hersenen en de Veranderingen der Vaatvulling van de Pia Mater, ook bij gesloten onuitzetbaren Schedel regtstreeks onderzocht* (*Nederlandsch Lancet*, 1850, 2e série. t. V, p. 538).

anatomiques : l'interposition d'un réseau capillaire entre les vaisseaux veineux afférents et efférents du foie, et l'absence de valvules dans toute cette portion de l'appareil circulatoire.

Par suite de la ramification de plus en plus considérable du tronc de la veine porte dans la substance du foie et de la forme capillaire de la portion terminale de ce vaisseau, le sang noir qui arrive des intestins et des autres viscères où ce système prend naissance doit se trouver dans des conditions analogues à celles qui déterminent dans le système artériel la poussée du liquide contre les parois des canaux qui le renferment ; seulement, ici, la charge sous laquelle le courant s'avance étant beaucoup plus faible, la pression latérale développée de la sorte doit être aussi beaucoup moindre. Il doit résulter aussi de ce mode d'organisation que le mouvement du sang dans le système de la veine porte serait beaucoup plus lent que dans les autres parties de l'appareil circulatoire, si ce mouvement ne dépendait que des contractions du cœur ; mais ici ces conditions défavorables sont en partie contre-balancées par le jeu du diaphragme.

En effet, chaque fois que la voûte formée par ce muscle vient à s'abaisser, le foie et les autres viscères de l'abdomen ont comprimés avec plus ou moins de force, et la pression développée de la sorte doit tendre à chasser de leurs veines le sang contenu dans leur vaisseau. Les valvules situées dans l'intérieur des grosses veines qui arrivent des membres inférieurs dans cette cavité s'opposent à la rétrocession du

à la poussée du sang contenu dans les veines du plancher encéphalique (a). Cette dernière conclusion ne me paraît pas suffisamment étayée par les faits. Mais, quoi qu'il en soit à cet égard, il me paraît évident que, dans tous les cas, il doit y avoir une augmentation considérable de la pression exercée par le sang sur les parois des veines de l'encéphale, chaque fois que le thorax se resserre, et que cette pression doit s'accroître avec l'intensité de l'effort expiratoire.

(a) Longet, *Anatomie et physiologie du système nerveux*, 1842, t. I, p. 770 et suiv.

liquide par cette voie, et par conséquent c'est seulement le sang contenu dans le tronc de la veine cave et dans le système de la veine porte qui peut céder à cette compression ; chaque fois que le diaphragme se contracte, ce muscle communique donc au sang des vaisseaux hépatiques une impulsion qui contribue à le faire avancer vers le cœur, et lorsque ce muscle se relâche et remonte dans le thorax, le mouvement ascensionnel du liquide dans ces mêmes veines est encore sollicité par la force aspirante que développe l'élasticité des poumons (1).

L'absence presque complète de valvules dans les diverses parties du système de la veine porte permet le mouvement du sang dans tous les sens, et par conséquent si la pression exercée par les organes circonvoisins sur les parois de ces vaisseaux devient moindre dans la portion inférieure de ce système que dans sa portion supérieure, non-seulement le cours du sang vers le cœur peut s'y trouver arrêté, mais un reflux peut s'établir des veines du foie dans les veines des intestins (2). Il

(1) M. Poiseuille a mis en lumière ce mécanisme adjuvant de la circulation veineuse dans le foie (*a*). Il est aussi à noter que l'action aspirante de la cavité thoracique sur les vaisseaux efférents de ce viscère est favorisée par les dispositions anatomiques des diverses parties du système de la veine porte. Ainsi que l'a fait remarquer M. Bérard, les parois vasculaires sont flasques dans la portion intestinale ou afférente de ce système, et elles se laissent facilement déprimer comme celles des veines ordinaires ; mais les veines efférentes du foie adhèrent au tissu circonvoisin, et restent béantes lorsqu'on les coupe. Il en résulte que la succion exercée sur ces dernières par la pompe thoracique ne doit pas déterminer leur aplatissement et doit produire tout son effet sur le sang contenu dans leur intérieur, tandis que les veines afférentes se prêtent à l'écoulement du liquide qui les remplit (*b*).

(2) M. Cl. Bernard a appelé l'attention des physiologistes sur un phénomène de ce genre qui paraît s'opérer quand on ouvre largement l'abdomen d'un Animal vivant (*c*).

(*a*) Poiseuille, *Recherches sur les causes des mouvements du sang dans les veines*, p. 15 (extr. du *Journal hebdomadaire de médecine*, 1830, t. I).

(*b*) Bérard, *Cours de physiologie*, t. IV, p. 64.

(*c*) Cl. Bernard, *De l'origine du sucre dans l'économie animale* (*Archives générales de médecine*, 1848, 4e série, t. XVIII, p. 309).

est même probable que dans les cas où les mouvements respiratoires deviennent très puissants, le sang oscille dans la portion efférente du système hépatique, et le cours de ce liquide vers le cœur me semble devoir être entravé aussi d'une manière temporaire lorsque la veine porte se contracte, ainsi qu'elle paraît être apte à le faire (1). Mais je ne m'arrêterai pas davantage sur ces questions dans ce moment, me proposant d'y revenir quand je traiterai des fonctions du foie.

(1) La contractilité des parois de la veine porte a été constatée sur le cadavre d'un supplicié par MM. Kölliker et Virchow (*a*) ; mais elle est très faible, et elle ne me paraît pas susceptible d'accélérer le mouvement du sang vers le cœur, comme le supposent quelques physiologistes (*b*) : car, à raison de l'absence ou de l'insuffisance des valvules dans ce système de vaisseaux, toute constriction de l'un de ceux-ci doit devenir un obstacle au passage du sang, et déterminer un reflux plutôt qu'un mouvement de progression.

(*a*) Kölliker, *Ueber einige an der Leiche eines Hingerichteten angestellte Versuche und Beobachtungen* (*Zeitschr. für wissensch. Zoologie*, 1851, t. III, p. 40).

(*b*) Voyez Colin, *Traité de physiologie comparée des Animaux domestiques*, t. II, p. 325.

TRENTE-HUITIÈME LEÇON.

1° De la petite circulation. — Pression du sang dans l'artère pulmonaire ; variations dans la résistance que les capillaires opposent au passage de ce liquide. — 2° Du cours du sang considéré dans l'ensemble du système vasculaire. — Durée de chaque révolution circulatoire ; application de cette donnée à l'évaluation de la quantité de sang existant dans l'organisme. — Influence de la gravitation sur la distribution du sang. — Phénomènes cadavériques.

Circulation pulmonaire.

§ 1. — L'étude détaillée que nous venons de faire du mécanisme de la grande circulation nous permettra de passer rapidement sur l'histoire du cours du sang dans les vaisseaux des poumons. Nous avons vu, dans une des précédentes Leçons, comment ce liquide, versé dans l'oreillette droite par les veines caves, passe ensuite dans le ventricule situé au-dessous et se trouve lancé dans l'artère pulmonaire par les contractions de ce dernier réservoir (1). Nous savons également que les valvules sigmoïdes situées à l'intérieur de ce vaisseau empêchent la rétrocession du liquide pendant que le cœur est en repos, et j'ai déjà eu l'occasion de montrer que les parois de ce conduit ont la même structure et les mêmes propriétés que celles des tubes du système aortique. Nous pouvons donc prévoir que dans l'artère pulmonaire il doit y avoir aussi une transformation plus ou moins complète du mouvement intermittent dont le sang est animé en sortant du ventricule droit en un mouvement d'abord rémittent, puis uniforme ; et, effectivement, quand on observe au microscope le cours de ce liquide dans les petits vaisseaux des poumons, on voit que tout s'y passe à peu près de même que dans les capillaires de la grande circulation (2).

(1) Voyez ci-dessus page 5 et suiv.

(2) M. Butner a fait une série intéressante de recherches manométriques sur les variations de la pression

Il est évident que lors même que la capacité des deux ventricules serait inégale (1), il doit y avoir similitude complète entre la quantité de sang qui, à chaque systole, est lancée de la sorte dans l'artère pulmonaire, celle qui revient au cœur par les veines caves et celle que le ventricule gauche envoie dans l'aorte, puisque le nombre des contractions est le même dans les deux moitiés du cœur et que les diverses portions du cercle circulatoire s'alimentent réciproquement. Mais la force déployée par le ventricule droit pour établir le courant dans les vaisseaux pulmonaires est moins considérable que celle employée pour mettre le sang en mouvement dans le système aortique (2), et la pression engendrée dans l'artère pulmonaire par l'impulsion ainsi donnée et par la résistance que les capillaires de l'appareil respiratoire opposent au passage du sang est aussi beaucoup moins grande que dans les artères de la circulation irrigatoire (3).

(1) Voyez tome III, page 498.

(2) Voyez ci-dessus, page 117.

(3) Dans les expériences de M. Butner sur la pression du sang dans les vaisseaux pulmonaires, et il a employé le kymographe de M. Ludwig, de façon à tracer la courbe des mouvements de la colonne mercurielle, ce qui lui a permis de bien observer la marche des oscillations. Pour disposer ses expériences, ce physiologiste narcotise l'Animal et fait généralement la section des nerfs pneumogastriques, puis il établit la respiration artificielle et ouvre largement le thorax du côté gauche, en évitant autant que possible les pertes de sang et en ménageant le médiastin ainsi que le poumon du côté opposé ; enfin il ajuste le bout de la petite branche de son hémodynamomètre dans l'artère pulmonaire gauche ou dans la veine du même côté. La courbe correspondante aux variations de pression dans l'artère, montre que la poussée du liquide augmente chaque fois que le cœur se contracte, mais les oscillations produites de la sorte sont très petites. On remarque aussi que cette courbe à petites sinuosités s'élève ou s'abaisse à chaque mouvement respiratoire. Enfin, M. Butner signale encore d'autres variations à plus longues périodes, qui paraissent correspondre à des différences dans le degré d'énergie avec laquelle le cœur se contracte (a).

(a) A. Butner, *Ueber die Strom- und Druckkraft des Blutes in der Arteria und Vena pulmonalis* (*Zeitschrift für rationnelle Medizin*, 1853, 2e série, t. II, p. 100 et suiv.).

Ainsi M. Butner a déterminé expérimentalement la pression exercée sur le manomètre par le sang dans l'artère pulmonaire et dans l'artère carotide, chez des Animaux placés dans les mêmes conditions, et ce physiologiste a trouvé que chez le Chat elle est au moins 5 fois plus grande dans ce dernier vaisseau que dans le premier (1). Il en résulte que les parois des vaisseaux pulmonaires peuvent être sans inconvénient beaucoup plus minces et plus délicats que ceux des conduits irrigatoires de l'organisme en général. Or, nous avons déjà vu que dans ces mêmes vaisseaux respiratoires les échanges entre le liquide nourricier en mouvement dans leur intérieur et les fluides situés au dehors doivent être rapides et faciles. La ténuité et la délicatesse des tuniques interposées est évidemment une condition favorable à l'accomplissement de ces phénomènes d'exhalation et d'absorption. Nous trouvons donc ici encore un exemple de cette harmonie physiologique dont l'or-

ner, la pression du sang dans l'artère pulmonaire a présenté les variations suivantes :

	Maximum.	Minimum.	Terme moyen.
Chien. . .	31,4	27,2	29,6
Chat . . .	24,7	7,5	17,6
Lapin. . .	17,5	8,4	12,07

Ces indications correspondent à la hauteur de la colonne mercurielle évaluée en millimètres (*a*).

(1) L'ouverture du thorax et les mouvements inspiratoires artificiels qu'il a fallu pratiquer dans ces expériences ont dû modifier l'action du cœur, et les pressions observées par M. Butner n'étaient probablement pas exactement celles qui se produisent dans l'état normal; mais dans ces expériences les conditions étaient à peu près les mêmes pour les deux ventricules, et par conséquent les résultats obtenus dans l'artère pulmonaire et dans l'artère carotide sont assez comparables.

Dans une série de ces expériences faites sur cinq Chats, la pression du sang a varié généralement entre 13 et 19 dans l'artère pulmonaire, et entre 71 et 115 dans l'artère carotide; terme moyen, le rapport des pressions entre ces deux vaisseaux était comme 1 : 5,3. En représentant toujours par 1 la pression moyenne dans l'artère pulmonaire, la pression dans la carotide était de 4,2 chez le Lapin et d'environ 3 chez le Chien (*b*).

(*a*) Butner, *Op. cit.* (*Zeitschr. für rationn. Med.*, t. II, p. 106).
(*b*) Butner, *Op. cit.*, p. 118.

ganisme de l'Homme et des Animaux nous a déjà offert tant de preuves.

Nous avons vu que, dans les vaisseaux de la circulation générale, les capillaires opposent des résistances considérables au cours du sang, et que, à raison de cette circonstance, il existe une différence très grande entre la pression du sang dans les artères et dans les veines. Dans la circulation pulmonaire il n'en est pas de même : les capillaires qui sillonnent les parois des cellules respiratoires, malgré leur grande ténuité, n'opposent que peu d'obstacles au mouvement du sang (1), et la poussée latérale de ce liquide contre les parois vasculaires n'est pas beaucoup plus forte dans les artères que dans les veines (2).

Influence de la respiration sur la circulation pulmonaire.

§ 2. — L'influence de la respiration sur le cours du sang dans les vaisseaux de la petite circulation est importante à étudier. Effectivement, un des signes cadavériques les plus remarquables de l'asphyxie est d'ordinaire un grand état de réplétion de l'artère pulmonaire et des cavités droites du cœur. Lorsque la respiration est interrompue, le système aortique se vide presque complétement avant que le ventricule gauche ait cessé de battre, et le sang s'accumule en majeure partie dans la portion du cercle vasculaire qui est destinée à contenir le sang noir. Cette cessation du mouvement circulatoire paraît être déterminée par la stase du liquide dans les capillaires des poumons ; mais la cause de cet arrêt n'est pas encore bien connue. C'est probablement le résultat non-seulement du trouble que l'asphyxie détermine dans l'action

(1) Voyez les expériences de M. Sharpey, citées ci-dessus, page 298.

(2) Dans les expériences comparatives sur la pression du sang dans l'artère et dans la veine pulmonaire faites par M. Butner, la colonne manométrique se maintint entre 10mm,4 et 10mm,6 dans ce dernier vaisseau, tandis que dans l'artère elle indiquait une poussée égale tout au plus à environ 19 millimètres (a).

(a) Butner, *Op. cit.* (*Zeitschr. für rationn. Med.*, t. III, p. 124).

mécanique de la pompe respiratoire, mais aussi de la suspension des phénomènes chimiques dont le poumon est le siége, et de l'influence exercée par l'influence carbonique en excès sur les capillaires de la petite circulation. Dans l'état actuel de nos connaissances, je ne puis cependant en trouver une explication satisfaisante, et je dois me borner à appeler l'attention sur ce fait, fourni par les expériences de divers physiologistes : que la stase du sang dans les capillaires du poumon se manifeste quand l'asphyxie est produite par la respiration d'un gaz impropre à l'entretien de la vie, quoique non délétère, tout aussi bien que dans l'asphyxie par cessation des mouvements inspirateurs ; circonstance qui ne permet pas d'attribuer le phénomène à une cause mécanique seulement, et qui me paraît tendre à prouver que l'adhérence du sang noir aux parois vasculaires est plus grande que celle développée entre ces mêmes parties et le sang artériel (1). Or, s'il en était ainsi, nous comprendrions

(1) L'influence de la respiration sur le cours du sang dans les vaisseaux pulmonaires a occupé l'attention de plusieurs physiologistes. Haller pensait que chez l'Homme et les autres Mammifères l'asphyxie est due à l'interruption de la circulation dans les poumons, et que cette interruption dépend de la flexion anguleuse des petits vaisseaux quand ces organes sont dans l'état de contraction (*a*). Goodwyn entreprit une série d'expériences pour démontrer qu'il n'en est pas ainsi (*b*), et Bichat fit voir que lors même que les poumons sont complétement affaissés, ainsi que cela a lieu quand le thorax est largement ouvert, le sang peut encore y circuler pendant un certain temps ; tout en reconnaissant que dans l'asphyxie il se produit une stase dans les capillaires pulmonaires, Bichat rejette donc l'explication toute mécanique de ce phénomène adoptée par Haller, et il cherche à s'en rendre compte en supposant que la présence de sang noir non dans les ventricules, mais dans les artères coronaires, empêche le cœur de pousser ce liquide avec assez de force dans les vaisseaux pulmonaires pour le faire passer des artères dans les veines (*c*). Des recherches faites par Kay et par plusieurs autres physiologistes, travaux dont je rendrai compte dans une autre partie de ce cours, prouvent que le sang veineux

(*a*) Haller, *Elementa physiologiæ*, t. III, p. 243 et suiv.
(*b*) Goodwyn, *The Connection of Life with Respiration*, 1788, p. 40 et suiv.
(*c*) Bichat, *Recherches physiologiques sur la vie et la mort*, p. 309 et suiv. (édit. de Magendie).

plus facilement que nous ne le pouvions jusqu'ici comment la stase du sang dans les capillaires de la grande circulation contribue à produire l'obstruction de ces vaisseaux dont on est témoin

n'exerce pas une influence de ce genre sur le système musculaire (*a*) ; mais des expériences faites par David Williams montrent que Bichat et Goodwyn avaient raison de ne pas vouloir admettre l'hypothèse de Haller, car ce physiologiste constata que si on lie la trachée-artère pendant que les poumons sont dans l'état de distension, et qu'on ouvre aussitôt le thorax, ces organes ne s'affaissent pas, et cependant l'asphyxie est accompagnée, comme d'ordinaire, de la déplétion des veines pulmonaires et de la congestion du sang dans les artères de la petite circulation (*b*). Alison fit un pas de plus. Il constata que lorsqu'un Animal est placé dans de l'azote, où il continue à faire des mouvements d'inspiration et d'expiration, la congestion du sang se manifeste dans le côté droit du cœur, comme dans les autres cas d'asphyxie, et par conséquent il attribua la stase du liquide dans les capillaires des poumons à l'interruption des phénomènes de la respiration. Enfin, M. Reid est arrivé à une conclusion analogue par une série d'expériences dans lesquelles il mesura, à l'aide de l'hémodynamomètre, la pression du sang dans les diverses parties du système circulatoire pendant que l'asphyxie se produisait soit avec interruption, soit avec persistance des mouvements respiratoires. En effet, il paraît résulter de ses recherches que le sang veineux ne traverse pas les capillaires aussi facilement que le fait le sang artériel, et qu'ainsi l'interruption des phénomènes chimiques de la respiration tend à produire directement l'arrêt du mouvement circulatoire dans les vaisseaux des poumons. M. Reid argue aussi d'un fait bien connu : le rétablissement des battements du cœur qui est souvent déterminé par l'introduction de l'oxygène dans les voies respiratoires, lorsque l'asphyxie a dû avoir produit non-seulement la cessation de ces contractions, mais la stase du sang dans les capillaires pulmonaires. En effet, dans ce cas, l'oxygène ne peut pas agir directement sur le cœur, et M. Reid pense que si cet organe se contracte, c'est parce que les capillaires, sous l'influence locale du fluide respirable, ont laissé passer le sang devenu artériel, et que ce liquide, arrivant de nouveau dans le ventricule gauche, y a excité des mouvements (*c*). Ce raisonnement est fort plausible, mais il se pourrait que le rétablissement des mouvements cardiaques fût

(*a*) J.-P. Kay, *Physiological Experiments and Observ. on the Cessation of the Contractility of the Heart and Muscles of Warm-Blooded Animals* (*Edinb. Med. and Surg. Journal*, 1828, t. XXIX, p. 37 et suiv.).

(*b*) D. Williams, *On the Cause and the Effects of an Obstruction of the Blood in the Lungs* (*Edinburgh Med. and Surg. Journ.*, 1823, t. XIX, p. 524).

(*c*) J. Reid, *On the Order of Succession in which the Vital Actions are arrested in Asphyxia* (*Edinburgh Med. and Surg. Journ.*, 1841, t. LV, p. 437 et suiv.).

quand on observe au microscope les progrès du travail inflammatoire ; car, par le fait même de cette stase, le sang devient plus riche en acide carbonique. Mais ce sont là des questions qu'il ne suffit pas de discuter, et qui ne peuvent être résolues

dû à une action nerveuse réflexe déterminée par le contact de l'oxygène avec la surface respiratoire.

Du reste, le fait de la persistance de la circulation, pendant un certain temps, après l'affaissement du poumon, ne prouve pas que le passage du sang dans les capillaires de cet organe soit aussi facile quand celui-ci est contracté que lorsqu'il est distendu par l'expansion du thorax, et il y a même lieu de croire qu'il en est tout autrement. Quand la cavité thoracique s'agrandit, comme cela a lieu pendant l'inspiration, il est probable que les petits vaisseaux creusés dans la substance des poumons, aussi bien que les cavités aérifères circonscrites par le tissu extensible de ces organes, augmentent de capacité, et si les capillaires se dilatent de la sorte, la résistance que ces canaux étroits opposent au passage du sang doit diminuer et le cours de ce liquide devenir plus facile. Cet effet des mouvements inspiratoires sur la somme des aires des capillaires pulmonaires est difficile à démontrer expérimentalement, parce que la distension du poumon par l'emprisonnement d'un grand volume d'air dans son intérieur ne saurait influer de la même manière sur l'état de ces petits vaisseaux, et doit tendre plutôt à en diminuer le calibre ; mais l'accélération de la circulation qui se manifeste toutes les fois que les mouvements inspiratoires se précipitent me paraît dépendre en partie de cette cause. En effet, le sang, revenant alors plus rapidement au cœur, stimule cet organe plus promptement et provoque dans un temps donné un plus grand nombre de contractions. Il ne faut cependant pas attribuer seulement à cette circonstance la fréquence du pouls qui s'observe quand la respiration est accélérée, car l'afflux du sang veineux dans la portion intra-thoracique des veines caves doit aussi y contribuer.

Peut-être pourrait-on expliquer aussi par l'agrandissement des capillaires pulmonaires durant l'inspiration les effets utiles que M. Piorry assure avoir obtenus de l'accélération volontaire des mouvements thoraciques dans les cas où il y a stase inflammatoire des liquides dans ces petits vaisseaux. A l'aide des données fournies par la plessimétrie, ce pathologiste pense avoir pu constater que, sous l'influence de mouvements respiratoires grands et fréquents, le volume du cœur diminue momentanément d'une manière très remarquable. Ses observations, communiquées à l'Académie au moment même où cette feuille va être mise sous presse, sont trop récentes pour que j'aie pu me former une opinion quant à leur exactitude; mais si le résultat annoncé n'est pas controuvé, il en faudra conclure que la précipitation des grands mouvements respiratoires tend à la fois à désemplir les cavités du cœur

que par de nouvelles recherches expérimentales. Je ne m'y arrêterai donc pas davantage dans cet exposé de l'état actuel de la science physiologique.

État fœtal des organes de la petite circulation.

§ 3. — En étudiant anatomiquement les vaisseaux de la petite circulation, nous avons trouvé qu'à l'époque de la naissance l'artère pulmonaire, avant de se bifurquer, communique librement avec l'aorte par l'intermédiaire d'un tronc anastomotique appelé *canal artériel* (1), et que l'oreillette droite débouche dans l'oreillette gauche par un orifice nommé *trou de Botal* (2). Il en résulte qu'à ce moment, aussi bien que pendant la vie intra-utérine, la circulation ne se fait pas de la même manière que chez l'enfant plus avancé en âge et chez l'adulte. La totalité du sang qui arrive au cœur par les veines caves, et qui pénètre dans l'oreillette droite, n'est pas obligée de passer dans le ventricule correspondant et de se rendre ensuite aux poumons; une portion de ce liquide s'échappe du premier de ces réservoirs cardiaques par le trou de Botal, et se déverse directement dans l'oreillette gauche, qui le transmet à l'aorte par l'intermédiaire du ventricule du même côté; l'autre portion du sang reçue par l'oreillette droite descend dans le ventricule adjacent, et s'engage ensuite dans l'orifice de l'artère pulmonaire; mais le courant établi ainsi dans ce vaisseau ne va qu'en partie aux poumons, et se sépare bientôt en deux branches dont l'une gagne ces organes, tandis que l'autre prend le chemin de traverse formé par le canal artériel, et arrive directement dans l'aorte sans avoir traversé

et à faciliter le passage du sang dans les capillaires du poumon (*a*).

Je dois ajouter que M. Frey a publié un travail spécial sur l'étude des circonstances qui peuvent faire varier la pression du sang dans l'artère pulmonaire, mais on n'y trouve aucun résultat expérimental nouveau, et le sujet est envisagé surtout au point de vue médical (*b*).

(1) Voyez tome III, page 603.

(2) Voyez tome III, page 504.

(*a*) Piorry, *Influence des respirations profondes et accélérées sur les maladies du cœur, du foie, des poumons, etc.* (*Comptes rendus de l'Académie des sciences*, 1858, t. XLVIII, p. 689).

(*b*) H. Frey, *Von den Verschiedenen Spannungsgraden der Lungen Arterie* (*Archiv für physiologische Heilkunde*, 1846, t. V, p. 520).

ni les capillaires de la petite circulation, ni les cavités gauches du cœur. A cette période de la vie, la circulation du sang dans les vaisseaux pulmonaires est donc incomplète, et sous ce rapport l'enfant nouveau-né, de même que le fœtus de tous les Mammifères, nous rappelle ce qui existe d'une manière permanente chez les Vertébrés pulmonés à sang froid, bien que la disposition anatomique dont dépend cette particularité physiologique ne soit pas la même dans ces deux groupes zoologiques. Mais, ainsi que je l'ai déjà dit, ces communications directes entre la base des deux cercles vasculaires ne persistent que peu de temps dans la classe des Mammifères, et, en général, dès que les poumons entrent en fonction, le canal artériel commence à se resserrer, et le trou de Botal tend à se fermer. D'ordinaire ce travail d'occlusion marche très rapidement, et au bout de quelques jours la totalité du sang veineux qui arrive à l'oreillette droite est obligé de traverser l'appareil respiratoire pour parvenir au système vasculaire centrifuge. Dans une autre partie de ce cours, nous reviendrons sur l'étude de la circulation chez le fœtus, et ici je me bornerai à ajouter que, dans quelques cas tératologiques, l'état embryonnaire dont je viens de parler persiste jusque dans l'âge adulte et détermine un trouble considérable dans le travail circulatoire (1). En effet,

(1) Nous avons vu ci-dessus que la persistance du trou de Botal n'est pas rare (a) ; mais l'existence d'une petite ouverture dans cette partie de la cloison inter-auriculaire ne suffit pas pour déterminer des symptômes de cyanose. Ainsi M. Natalis Guillot a trouvé cette communication ouverte chez plusieurs vieillards qui, pendant la vie, n'avaient présenté aucun indice de cet état tératologique (b), et M. Brücke pense que la petite fente oblique qui subsiste souvent dans ce point ne laisse pas passer de sang dans l'oreillette gauche, parce que ce liquide rencontre moins de pression dans l'artère pulmonaire, à raison de la succion exercée sur ce vaisseau par le tissu élastique du poumon (c).

Il est plus rare de voir la cyanose

(a) Voyez tome III, page 505.

(b) Voyez Grisolle, *Traité de pathologie interne*, t. II, p. 355.

(c) Voyez Henle et Meissner, *Bericht über der Fortschr. der Anat. und Physiol. im* 1856 (*Zeitschr. für rationn. Med.*, 3e série, t. I, p. 431).

l'influence de la respiration ne s'exerce alors que sur une portion du sang en mouvement dans l'économie, et c'est un mélange de sang veineux et de sang artérialisé qui est distribué par le système aortique dans les différentes parties de l'organisme. Cet état morbide est accompagné d'une coloration bleuâtre de la peau qui, dans certaines parties, le voisinage des yeux et de la bouche, par exemple, devient souvent tout à fait livide. De là le nom de *cyanose* que les médecins ont donné à cette maladie (1).

dépendre de la persistance du canal artériel ou d'un arrêt de développement dans la cloison interventriculaire. En général, la gêne de la respiration et les autres accidents qui dépendent de ces vices de conformation s'aggravent rapidement dans les premiers temps qui suivent la naissance, et, après quelques mois ou quelques années d'une vie languissante, le malade succombe le plus ordinairement. Quelquefois des accidents de ce genre ne sont pas congénitaux, et se déclarent à un âge plus ou moins avancé, par suite de l'établissement d'une communication pathologique entre les deux côtés du cœur. Pour plus de détails au sujet de cette affection qui n'avait pas échappé à l'attention de Senac et de Corvisart, on peut consulter avec avantage les écrits de Meckel (*a*), de M. Gintrac, de M. Louis et de plusieurs autres pathologistes.

(1) La coloration bleuâtre ou violacée de la peau peut être déterminée par d'autres causes, telles que l'usage interne de l'azotate d'argent, et, dans la cyanose proprement dite, ce phénomène paraît dépendre du trouble introduit dans la circulation capillaire par le vice de conformation du cœur ou de l'artère pulmonaire, plutôt que par la présence d'une certaine proportion de sang veineux dans le sang distribué aux diverses parties du corps par le système aortique.

(*a*) Meckel, *Beitrag zur Geschichte der Bildungsfehler des Herzens welche die Bildung des rothen Blutes hindern* (*Deutsches Archiv für die Physiologie*, 1815, t. I, p. 274).

— Gintrac, *Observations et recherches sur la cyanose, ou maladie bleue*, 1824.

— Louis, *Observations suivies de considérations sur la communication des cavités droites avec les cavités gauches du cœur* (*Archiv. gén. de méd.*, 1823, t. III, p. 325).

— Thore, *Mém. sur le vice de conformation du cœur consistant seulement en une oreillette et un ventricule* (*Archiv. gén. de méd.*, 1842, 3e série, t. XV, p. 316).

— Dupau, *Cyanose congénitale chez un enfant de huit ans* (*Gazette hebdomadaire de médecine*, 1857, t. IV, p. 40).

— Valette, *Note sur un cas curieux de vice de conformation du cœur consistant en une oreillette et un ventricule* (*Gazette médicale*, 1845, t. XIII, p. 97).

— Spitta, *Case of Cyanosis of forty Years standing dependant upon congenial Obstruction in the pulmonary Artery* (*Med. Chir. Trans.*, t. XXXI, p. 81).

— Chevers, *A Collection of Facts Illustrative of the morbid Condition of the pulmonary Artery* (*London Med. Gaz.*, 1846, 2e série, t. III).

— Wallach, *Ein Fall vom Blausucht, bedingt durch offenbleiden der Herzkammerscheidewand bei Verschliessung der Lungarterie und Fehlen des Ductus Arteriosus des Botals. Nebst Temperatur Messung* (*Arch. für physiol. Heilkunde*, 1852, t. XI, p. 111).

Il est digne aussi de remarque que dans les cas où une portion du réseau capillaire de la petite circulation vient à être oblitérée ou détruite par suite du développement de tubercules dans les poumons, il arrive souvent que la nature supplée en partie à ce défaut, non-seulement en agrandissant les communications anastomotiques entre les ramifications des artères bronchiques et pulmonaires, mais aussi en développant de nouveaux vaisseaux dans des membranes adventives qui se forment entre la surface de ces organes et les parois de la cavité thoracique, disposition qui relie le réseau capillaire respiratoire aux rameaux des artères intercostales, et qui ressemble un peu à ce que nous avons rencontré d'une manière normale chez certains Reptiles (1) ; mais ce sont là des phénomènes anormaux dont nous n'avons pas à nous occuper ici (2).

Nous avons étudié successivement le passage du sang dans les cavités du cœur, le cours de ce liquide dans le système aortique, dans les capillaires qui établissent la communication entre ce système centrifuge et les veines dont se compose la portion centripète de l'appareil vasculaire général, puis son retour vers le cœur par ces veines elles-mêmes ; enfin nous venons de le suivre dans les diverses parties du système des vaisseaux pulmonaires. Nous avons donc examiné tour à tour chacun des actes particuliers dont la réunion constitue le grand phénomène de la circulation, et, au premier abord, la tâche que nous nous étions proposée pourrait paraître accomplie ; mais, pour connaître tout ce que les physiologistes ont découvert au sujet de cette fonction importante, il est nécessaire de

(1) Voyez tome III, page 449.

(2) Voyez les observations de M. Natalis Guillot sur le développement de ces vaisseaux adventifs chez les phthisiques (*a*).

(*a*) N. Guillot, *Description des vaisseaux particuliers qui naissent dans les poumons tuberculeux et qui deviennent au milieu de ces organes des conduits d'une circulation nouvelle* (Journal l'Expérience, 1837, t. I, p. 545).

nous y arrêter encore quelques instants, afin de la considérer dans son ensemble, et de chercher en premier lieu quelle peut être la puissance du travail irrigatoire effectué de la sorte.

Durée d'une révolution circulatoire.

§ 4. — Plusieurs physiologistes ont cherché à déterminer la durée des révolutions circulatoires effectuées par le sang dans le corps de l'Homme et de divers Animaux, c'est-à-dire le temps employé par ce liquide pour achever le parcours du circuit vasculaire. M. Hering, professeur à l'école vétérinaire de Stuttgard, a fait à ce sujet des expériences très intéressantes, et tout récemment le mode d'investigation qu'il employait a été beaucoup perfectionné par M. Vierordt, de Tubingue (1). Pour évaluer le temps que le sang met à parcourir la totalité du cercle circulatoire, M. Hering introduit dans l'une des grosses veines, la jugulaire, par exemple, une certaine quantité d'eau chargée d'un sel dont la présence est facile à constater dans le sang, et il pratique à la veine correspondante du côté opposé une petite ouverture, de façon à recueillir, à des intervalles de temps déterminés, des échantillons du sang qui passe dans ce vaisseau ; puis, à l'aide d'un réactif convenablement choisi, il fait l'essai de ces échantillons et détermine le moment où le sel commence à s'y montrer. Le temps écoulé depuis l'instant où la substance étrangère a été injectée dans le torrent circulatoire jusqu'à l'instant où

(1) Les premières expériences de Hering sur ce sujet datent de 1827 (*a*); mais elles ont été continuées à diverses reprises, et ont été dernièrement le sujet d'un Mémoire très étendu (*b*). Ce physiologiste a trouvé que le prussiate de potasse est préférable aux autres sels, et il injecte dans les veines d'un Cheval environ 30 grammes d'eau chargée de 1/5ᵉ de cette substance. Les recherches de M. Vierordt datent de 1858 (*c*).

(*a*) Hering, *Versuche die Schnelligkeit des Blutlaufs und Absonderung zu bestimmen* (*Zeitschrift für Physiologie* von Treviranus, 1829, t. III, p. 85).

(*b*) Hering, *Versuche über das Verhältniss zwischen der zahl der Pulse und der Schnelligkeit des Blutes* (*Zeitschrift für Physiologie*, 1832, t. V, p. 58).

— Hering, *Versuche über einige Moments die auf die Schnelligkeit des Blutlaufs Einfluss haben* (*Arch. für physiol. Heilkunde*, 1853, t. XII, p. 112).

(*c*) Vierordt, *Die Ercheinungen und Gesetze der Stromgeschwindigkeiten des Blutes*, p. 55 et suiv.

elle apparaît dans le sang ainsi recueilli, est celui que ce liquide aura employé pour passer du point d'introduction au point d'émission. Or, le sang qui vient de la tête par l'une des veines jugulaires ne peut parvenir dans l'autre jugulaire qu'après avoir passé successivement dans les cavités droites du cœur, dans les vaisseaux du poumon, dans les cavités gauches du cœur, dans toute la longueur des artères qui se rendent de ce dernier organe à la tête, dans les vaisseaux capillaires dépendants de ces artères et dans les branches afférentes de la veine jugulaire : il aura donc effectué une révolution circulatoire complète ; et si l'on admet que le sel introduit dans le courant veineux a été simplement charrié par le sang auquel on l'a mêlé et a circulé avec la vitesse dont celui-ci est animé, sans se répandre au loin dans ce liquide par voie de diffusion, il en faudra conclure que le temps observé est aussi celui pendant lequel une molécule quelconque du sang parcourt le même trajet. Or, diverses expériences dont je rendrai compte ailleurs tendent à établir que le transport des matières salines employées dans ces expériences ne se ferait que très lentement par voie de simple diffusion, et que les erreurs dues à des effets de ce genre sont si petites, qu'on peut les négliger sans inconvénient. Il en résulte que la précision des résultats dépend surtout de la détermination exacte du moment où le réactif commence à se montrer à l'extrémité efférente du cercle circulatoire ; et comme il s'agit ici de temps très courts, il faut pouvoir recueillir à des instants déterminés et fort rapprochés une série d'échantillons de sang dont on fait ensuite l'essai chimique. M. Hering se bornait à recueillir de cinq secondes en cinq secondes le sang qui sort de la veine ouverte à cet effet ; mais M. Vierordt a eu recours à un moyen qui admet beaucoup plus de précision. Il reçoit le sang dans une série de petits vases disposés sur un disque qui tourne d'un mouvement uniforme, et espacés de façon à se présenter succesivement sous le filet sanguin de seconde en seconde ou à des intervalles plus rapprochés encore.

Les expériences de M. Hering portèrent principalement sur des Chevaux, et en prenant la moyenne entre les termes extrêmes ainsi obtenus, ce physiologiste évalue le temps d'une révolution circulatoire de jugulaire à jugulaire, chez cet Animal, à 30 secondes; mais la moyenne générale fournie par tous les résultats partiaux n'est que de 27",3. Dans les expériences de M. Vierordt, ce trajet circulatoire a été parcouru chez les mêmes Animaux, terme moyen, en 28",8 (1).

Chez le Chien, ce circuit s'achève, terme moyen, en 15",2;

Chez la Chèvre, en 12",8;

Enfin, chez le Lapin, en 6",9 (2).

(1) Dans des expériences analogues, M. J. Blake injecta une solution de nitrate de baryte dans la veine jugulaire d'un Cheval, et examina de 5 en 5 secondes le sang fourni par un orifice pratiqué à la carotide du côté opposé. Pendant les premières 15 secondes qui suivirent l'opération, le sang artériel ne contint aucune trace de ce sel; mais les échantillons recueillis entre la 15ᵉ et la 20ᵉ, puis entre la 20ᵉ et la 25ᵉ seconde, en offraient abondamment, bien qu'à ce dernier moment le cœur eût déjà cessé de battre (a).

En répétant sur un Cheval l'expérience de M. Hering, MM. Matteucci et Pyria ont obtenu à peu près les mêmes nombres que ce physiologiste; mais M. Matteucci pense que la diffusion de la dissolution saline dans le sang peut influer beaucoup sur la rapidité avec laquelle le réactif injecté dans la veine se montre dans une partie éloignée du système circulatoire, et que par conséquent on ne peut avoir que peu de confiance dans ce mode de détermination de la durée de la révolution circulatoire (b).

(2) Dans une expérience faite sur un jeune Renard, M. Vierordt trouva 12",69; mais il croit que cette évaluation est trop élevée (c).

D'après M. Hering, la durée de la révolution circulatoire, estimée de la sorte, serait un peu moindre chez le Bœuf que chez le Cheval. M. Volkmann porte ces évaluations beaucoup plus haut que M. Vierordt, mais ne paraît se baser que sur des calculs théoriques : suivant ce physiologiste, la durée de la révolution circulatoire serait de 120 secondes chez les Chevaux, de 40 secondes chez le Chien, et de 24 secondes chez le Lapin (d).

(a) Blake, *On the Action of Poisons* (*Edinb. Med. and Surg. Journ.*, 1841, t. LVI, p. 416).
(b) Matteucci, *Leçons sur les phénomènes physiques des corps vivants*, 1847, p. 326 et suiv.
(c) Vierordt, *Die Erscheinungen und Gesetze der Stromgeschwindigkeiten des Blutes*, p. 116.
(d) Volkmann, *Hämodynamik*, p. 253.

M. Hering a constaté aussi que le temps nécessaire à l'achèvement du parcours circulatoire dans les diverses parties du corps d'un même Animal augmente avec la longueur du trajet, mais pas d'une manière proportionnée aux distances à franchir; car la vitesse du courant est très grande dans les gros vaisseaux, et la majeure partie du temps employé à l'accomplissement de la révolution complète est consacrée au passage dans les capillaires. M. Vierordt est arrivé au même résultat. Ainsi, en moyenne, le temps que le sang chargé de cyanure rouge de potassium met à passer d'une jugulaire à l'autre est d'environ $\frac{1}{11}$ moins grand que celui nécessaire pour que le réactif, partant du même point, se retrouve dans la veine crurale (1).

En se fondant sur cet ensemble de faits et sur quelques considérations secondaires, M. Vierordt a été conduit à penser que la durée de la révolution circulatoire chez l'Homme doit être à peu près intermédiaire entre ce qu'il avait constaté chez le Cheval et chez le Chien, et il l'estime à 23 secondes (2).

(1) Dans une série d'expériences, où le temps employé pour effectuer le transport du réactif dans ces deux portions du système circulatoire a été déterminé comparativement sur le même Animal, M. Vierordt a obtenu les résultats suivants :

	D'une veine jugulaire à l'autre.	De la veine jugulaire à la crurale.
	Secondes.	Secondes.
N° 1.	18,92	21,76
N° 2.	17,98	20,45
N° 3.	14,95	16,65
N° 4.	13,46	13,46
Terme moyen.	16,32	18,08

De la veine jugulaire à l'artère crurale, 8″,63 (a).

(2) En calculant de la sorte, ce physiologiste évalue à 21″,4 la durée du trajet d'une jugulaire à l'autre, et il fait remarquer que ce temps doit être plus long pour la circulation dans les membres inférieurs et dans le système de la veine porte; il pense que 1/5ᵉ du volume du sang n'accomplit son circuit qu'en 30 secondes, et il arrive enfin 23″,1 comme moyenne générale (b); mais les bases de cette estimation ne me paraissent pas assez solides pour que l'on puisse avoir beaucoup de confiance dans la précision du résultat.

(a) Vierordt, *Die Erscheinungen und Gesetze der Stromgeschwindigkeiten des Blutes*, p. 118.
(b) Vierordt, *Op. cit.*, p. 119.

La concordance qui se remarque dans les divers résultats obtenus par ce physiologiste, et la grande rapidité avec laquelle certains poisons introduits dans le torrent de la circulation par voie d'absorption agissent sur des organes déterminés (1), me

(1) M. James Blake, dont j'ai déjà eu l'occasion de citer les expériences relatives à l'action que diverses substances toxiques injectées dans les veines exercent soit sur le cœur, soit sur les vaisseaux capillaires des poumons, s'est appliqué à déterminer le temps qui s'écoule entre le moment de l'introduction du poison dans le torrent de la circulation et l'apparition des premiers symptômes dépendants de leur action sur l'un ou l'autre de ces organes. Les diverses substances qui détruisent l'irritabilité du cœur, lorsqu'elles arrivent dans les vaisseaux propres de ses parois (l'arsenic, l'acide oxalique et beaucoup de sels métalliques, par exemple), manifestent leur action de 6 à 14 secondes après leur injection dans la jugulaire; ce qui semble indiquer qu'en moins de 14 secondes elles ont été portées par le courant circulatoire dans les cavités droites du cœur, puisqu'elles ont parcouru les artères pulmonaires, les capillaires qui y font suite, et les veines du même nom, pour arriver au ventricule gauche, et être chassées par les contractions de cet organe dans l'aorte, d'où elles auraient passé dans les artères coronaires. L'action locale du poison sur le tissu musculaire du cœur était indiquée d'abord par la diminution de la pression dépendante des contractions de cet organe et mesurée à l'aide de l'hémodynamomètre de M. Poiseuille. Dans d'autres expériences du même ordre, M. Blake a vu, au bout de 4 secondes, de l'ammoniaque injectée dans la jugulaire d'un Chien apparaître sous la forme de vapeur dans l'air expulsé des poumons (a).

Il résulte aussi des expériences de ce médecin, que le temps écoulé entre l'injection des poisons à action locale, et la manifestation de certains indices de leurs effets, varie proportionnellement à la durée de la révolution circulatoire, chez les divers Animaux dont on fait usage, et ne diffère pas notablement du temps employé par le sang pour aller de la veine jugulaire dans les capillaires des parois du cœur chez ces mêmes Animaux. Ainsi ces symptômes ont apparu au bout de 4 secondes et demie chez les Lapins; de 6 secondes et demie chez la Poule; de 12 secondes chez le Chien, et de 16 secondes chez le Cheval. La strychnine, par exemple, à la dose de 16 grains injectés dans la jugulaire d'un Cheval, ne détermina aucun symptôme d'empoisonnement pendant les 16 premières secondes; mais, au bout de ce temps, des mouve-

(a) Blake, *Mém. sur les effets de diverses substances injectées dans le système circulatoire* (*Archives générales de médecine*, 1839, 3ᵉ série, t. VI, p. 284).

— *Observations and Experiments on the Mode in which various Poisonous Agents act on the Animal Body* (*Edinburgh Med. and Surg. Journ.*, 1840, t. LIII, p. 35).

— *On the Action of certain inorganic Compounds when introduced directly into the Blood* (*Edinb. Med. and Surg. Journ.*, 1841, t. LVI, p. 104).

font penser que cette évaluation n'est pas très éloignée de la vérité.

La distance parcourue par chaque molécule de sang dans ce court espace de temps ne saurait être évaluée en moyenne à moins de 3 mètres, et en prenant cette limite inférieure pour base de nos calculs, nous trouverions donc que chez l'Homme le torrent circulatoire coule à raison de 7m,8 par seconde : ce qui correspond à 468 mètres par minute, et à 28 kilomètres par heure, vitesse que nos meilleurs Chevaux ne pourraient soutenir longtemps.

Rapport entre cette durée et le nombre des battements du cœur.

§ 5. — La comparaison des temps employés pour l'accomplissement d'une révolution circulatoire et la fréquence des battements du cœur jettent d'utiles lumières sur la manière dont cet organe fonctionne.

Par cela même que le sang envoyé du ventricule gauche dans toutes les parties du corps revient à son point de départ au bout d'un temps donné, nous devons supposer que pendant ce même espace de temps la totalité du sang existant dans le système vasculaire de l'Animal a dû traverser ce réservoir.

Durant cet intervalle, le cœur bat un certain nombre de fois, et par conséquent la valeur de chaque coup de piston donné par la pompe cardiaque doit correspondre à une certaine fraction de cette quantité totale ; ou, en d'autres termes, le volume de sang lancé dans l'aorte par chaque systole doit être égal à cette quantité totale divisée par le nombre des con-

ments spasmodiques se déclarèrent dans les muscles thoraciques, et à la 17e seconde l'Animal tomba à terre dans un état tétanique des plus violents. Chez un Lapin, la strychnine, injectée de la même manière, manifesta son action en 4 secondes et demie, et au bout de 7 secondes l'Animal était déjà dans un état de mort apparente (a).

(a) Blake, *On the Action of Poisons* (*Edinb. Med. and Surg. Journ.*, 1841, t. LVI, p. 416 et suiv.).

tractions nécessaires pour l'achèvement de la révolution circulatoire.

Si le volume expulsé ainsi du ventricule gauche à chaque contraction de ce réservoir, volume que j'appellerai la *valeur systolaire*, était toujours le même, la vitesse de la circulation serait en raison directe de la fréquence de ces battements; et quand la vitesse moyenne du sang est constante, c'est-à-dire quand la durée de la révolution circulatoire ne varie pas, la valeur systolaire serait en raison inverse du nombre de ces coups de pompe effectués pendant que cette révolution s'accomplit. Connaissant la valeur de la révolution circulatoire, et constatant le nombre des battements du cœur en un temps donné, nous pourrons donc arriver à connaître aussi la valeur systolaire relative de ces mouvements.

Les expériences de M. Hering et de M. Vierordt, employées de la sorte, tendent à établir que chez tous les Mammifères la valeur systolaire moyenne est dans un rapport constant avec la quantité totale de sang que le cœur est chargé de mettre en mouvement.

Ainsi, dans chacune des espèces sur lesquelles portent ces recherches, on compte, terme moyen, de 26 à 28 battements du cœur pendant l'espace de temps employé à l'accomplissement de la révolution circulatoire. Il en résulte que chez tous ces Animaux, quelles que soient la vitesse du torrent sanguin ou la quantité de liquide en mouvement dans leurs vaisseaux, la valeur systolaire ou la capacité fonctionnelle du ventricule gauche est égale à environ $\frac{1}{27}$ du volume total du sang.

Par exemple, dans les expériences de M. Vierordt, le nombre des battements du cœur chez les Lapins était en moyenne de 210 par minute, et la durée de la révolution circulatoire était de 7",46. Par conséquent, le ventricule gauche chassait dans les artères, à chaque systole, environ $\frac{1}{26}$ de la quantité totale du sang dont ces Animaux sont pourvus ; car

60 : 210 :: 7,46 : 26,1.

Chez la Chèvre, le même physiologiste obtint comme expression de la durée du mouvement circulatoire 14″,14, et compta par minute 110 battements du cœur ; or

60 : 110 :: 14,14 : 26.

Chez les Chiens sur lesquels M. Vierordt mesura la durée de la révolution circulatoire, celle-ci était en moyenne de 16″,7, et le cœur se contractait 96 fois par minute. Le rapport entre le temps employé par le cœur pour accomplir un battement et la durée du mouvement circulatoire était donc comme 1 est à 26,7 (1).

Les expériences faites par M. Hering sur des Chevaux dans l'état normal ont donné, pour la durée de la révolution circulatoire, 31″,5, et pour la fréquence du pouls, 55 par minute. Or, la réduction de ces nombres donne encore pour expression du nombre des mouvements systolaires correspondants à chacune de ces révolutions, 28,8.

Enfin, l'évaluation que j'ai rapportée il y a quelques instants comme représentant approximativement la durée d'un mouvement circulatoire chez l'Homme donne pour le nombre correspondant des systoles du cœur 27,7, si l'on suppose que le pouls bat 72 fois par minute, degré de vitesse qui en effet s'observe le plus fréquemment.

La concordance de tous ces résultats est fort remarquable, et me porte à croire que lors même qu'il y aurait quelque inexactitude dans la valeur réelle du temps que M. Vierordt considère comme étant nécessaire à l'accomplissement de la révolution circulatoire chez ces divers Mammifères, la loi formulée par ce

(1) Vierordt, *Op. cit.*, p. 130.

physiologiste doit être vraie, et que probablement dans toute cette classe de Vertébrés la valeur systolaire est dans un rapport constant avec la quantité de sang en circulation, ou, ce qui revient au même, avec la durée d'un mouvement circulatoire complet.

On peut exprimer aussi ce résultat, en disant que chez ces Mammifères, la durée moyenne de la révolution circulatoire dans chaque espèce est proportionnelle à la durée d'un battement du cœur dans cette même espèce, ou en raison inverse de la fréquence du pouls de l'Animal.

Influence de l'accélération des battements du cœur sur la durée de la révolution circulatoire.

§ 6. — Dans les évaluations précédentes il n'a été question que des résultats moyens fournis par la série totale d'expériences dont chaque espèce a été l'objet; mais les résultats extrêmes s'éloignent plus ou moins de cette moyenne, et il importe de savoir quelles sont les circonstances qui coïncident avec les variations les plus considérables. M. Hering et M. Vierordt se sont l'un et l'autre occupés de ces questions, et un des faits les plus intéressants qui ressortent de leurs expériences est relatif à l'inégalité des valeurs systolaires chez un même individu.

Nous avons vu que, chez les diverses espèces de Mammifères, l'effet utile produit par le jeu de la pompe cardiaque, c'est-à-dire la quantité de liquide lancée par le ventricule aortique en un temps donné, est toujours en rapport avec le nombre des battements de cet organe. Au premier abord, on pourrait donc croire qu'il doit en être de même chez les individus, et que toute accélération dans le pouls doit entraîner une augmentation dans la vitesse du torrent circulatoire. Les médecins partagent généralement cette opinion, et supposent que chez le malade dont le cœur bat 100 ou 120 fois par minute, la circulation est beaucoup plus rapide que chez l'Homme dans l'état normal, où l'on ne compte qu'environ 70 ou 75 pulsations dans le même espace de temps. Mais l'expérience vient démontrer que cela n'est pas. Quand les mouvements du cœur se précipitent, sa valeur systolaire diminue presque toujours; soit que le ventricule gauche ne se dilate pas autant que dans les circonstances ordinaires, soit que ce réservoir se vide moins complétement au moment de sa contraction, toujours est-il que le volume de sang lancé dans l'aorte à chaque battement est moins grand que dans l'état normal.

Ainsi, nous savons qu'un exercice violent accélère beaucoup le pouls; et dans une des expériences faites par M. Hering sur un Cheval, le nombre des battements du cœur étant normalement de 36 par minute, s'est élevé à 100 par l'effet d'une course au trot. Quand le cœur ne battait que 36 fois par minute, la révolution circulatoire s'opérait en 22'',5 et sous l'influence de 13,5 systoles. Si l'accélération du mouvement circulatoire avait été proportionnelle à l'augmentation du nombre des coups de piston donnés par la pompe cardiaque, ce mouvement se serait donc accompli en moins de 8 secondes quand le cœur se contractait 100 fois par minute; mais l'expérience prouva que dans ces conditions la durée de la révolution circulatoire était encore de 17'',5. La valeur de chacun de ces coups de pompe était diminuée dans le rapport de 135 à 292, et, en triplant presque le nombre de ses contractions, le ventricule gauche n'avait augmenté la vitesse du courant sanguin que d'environ $\frac{1}{5}$ (1).

(1) Dans cette expérience faite à un jour d'intervalle sur le même Cheval, M. Hering trouva d'abord par minute 36 pulsations et 8 inspirations. Le cyanure jaune, injecté dans une des jugulaires, se montra dans le sang tiré de l'autre veine au bout de 20 à 25 secondes. Après la course qui fit monter le nombre des pulsations à 100, et celui des mouvements respiratoires à 28, le même résultat s'obtint entre la 15e et la 20e seconde. Les mêmes nombres furent obtenus dans une autre expérience. Ainsi la durée de la révolution circulatoire était, en moyenne, de 17'',5 sous l'influence des battements précipités du cœur, et de 22'',5 quand ceux-ci se faisaient lentement. Dans ce dernier cas, le cœur se contractait 13 fois et demie pendant la durée de la révolution circulatoire, et, dans l'autre cas, 29,2 fois pour produire le même résultat (*a*).

(a) Hering, *Versuche über einige Moments die auf die Schnelligkeit des Blutlaufs Einflust haben* (*Arch. für physiol. Heilkunde*, 1853, t. XII, p. 134).

Quelquefois la diminution de la valeur fonctionnelle de la systole qui accompagne l'accélération anormale des battements du cœur est même assez grande pour compenser l'effet produit par cette augmentation dans le nombre des pulsations, et l'on voit la vitesse du courant circulatoire rester invariable, malgré les différences qui se manifestent dans la vitesse des battements du cœur; enfin, dans d'autres cas, l'accélération des mouvements de cet organe coïncide avec une diminution si considérable dans l'étendue de ces mêmes mouvements, que le cours du sang se ralentit à mesure que la fréquence des pulsations augmente.

Comme exemple de ce dernier résultat, si contraire aux idées généralement admises parmi les pathologistes, je citerai les faits constatés par M. Hering chez des Chevaux. Ainsi que je l'ai déjà dit, la révolution circulatoire s'accomplit normalement chez ces Animaux dans l'espace de 29 secondes et par l'action d'environ 27 coups de la pompe cardiaque. Le cœur bat alors au plus 55 fois par minute; mais, chez des Chevaux atteints de maladies fébriles ou d'inflammations locales, on compte souvent une centaine de pulsations dans le même espace de temps, et alors M. Hering a trouvé que la durée de la révolution circulatoire pouvait être augmentée de plus de $\frac{1}{4}$ et être même de 42 secondes (1).

(1) Chez un Cheval déjà affaibli par la maladie, M. Hering détermina une inflammation du péricarde en injectant de l'ammoniaque dans ce sac membraneux. Au commencement de l'expérience, le nombre des pulsations était entre 72 et 84, et la durée de la révolution circulatoire d'environ 25 secondes. Le lendemain, le pouls était monté à environ 90; mais la vitesse de la circulation était notablement diminuée ; la durée d'une révolution étant de 35 à 40 secondes. Enfin, le troisième jour, le cœur battait 100 fois par minute, et le sang mettait à parcourir la totalité du cercle vasculaire de 40 à 45 secondes. Dans plusieurs autres expériences du même auteur, on voit le mouvement circulatoire tomber au-dessous de la vitesse normale, chez les Chevaux malades dont le cœur bat d'une manière précipitée (a).

(a) Hering, *Op. cit.* (*Arch. für phys. Heilk.*, 1853, t. XII, p. 132 et suiv.).

Parfois aussi on remarque une grande diminution dans la valeur fonctionnelle des contractions du cœur sans qu'il y ait aucun changement notable dans la rapidité avec laquelle ces mouvements se succèdent, et par conséquent il se manifeste un ralentissement correspondant dans la circulation du sang sous l'influence d'un même nombre de pulsations. Ainsi dans un cas d'anesthésie produite chez le Chien par le chloroforme, M. Vierordt a vu le pouls ne descendre que de 122 à 120 ; mais la révolution circulatoire, au lieu de s'achever en moins de 20 secondes, employait près de 25 secondes (1).

La digitale, dont l'action sédative sur le cœur est si puissante, ne produit pas des effets correspondants sur la vitesse du torrent circulatoire. Ainsi, dans une des expériences de M. Vierordt, on voit que sous l'influence de ce médicament, les battements du cœur d'un Chien sont tombés de 102 à 45 par minute, et le ralentissement du mouvement circulatoire n'a été que d'environ $\frac{1}{4}$. La valeur systolaire a donc été augmentée d'environ un tiers, puisque l'effet produit par 16 contractions est devenu à peu près égal à celui qui dans l'état normal résultait d'environ 24 de ces mouvements (2).

§ 7. — Les recherches intéressantes de M. Hering tendent à établir aussi que le mouvement circulatoire est ralenti par les progrès de l'âge. Ainsi, chez des Chevaux de six à dix ans, ce physiologiste a trouvé, pour la vitesse moyenne de ce phénomène, 17″,6 ; chez les individus de seize à dix-neuf ans, le temps employé par le sang à faire le tour du système vasculaire lui a paru être en moyenne de 25 secondes, et chez des

Influence de l'âge.

(1) Dans trois séries d'expériences le cours du sang se ralentit sous l'influence du chloroforme, soit que le nombre des battements du cœur fût augmenté ou diminué (*a*).

(2) Ces expériences furent faites sur des Chiens (*b*).

(*a*) Vierordt, *Die Erscheinungen und Gesetze der Sromgeschwindigkeiten des Blutes*, p. 185 et p. 192.

(*b*) Vierordt, *Op. cit.*, p. 187.

vieux Chevaux de vingt à vingt-quatre ans il a reconnu que la révolution circulatoire ne s'achevait qu'en 29″,2.

Influence des sexes.

Il paraîtrait aussi, par les expériences de ce physiologiste, que la circulation est un peu moins rapide chez l'étalon que chez la jument ou chez le Cheval hongre (1); mais les faits que nous possédons à ce sujet sont en trop petit nombre pour que l'on en puisse rien conclure touchant l'influence générale des sexes sur ce phénomène.

Influence du volume du corps.

Il existe des relations plus intimes et plus évidentes entre le volume du corps et la durée de la révolution circulatoire; ainsi, dans les expériences de M. Vierordt, la rapidité avec laquelle le sang parcourt la totalité du circuit vasculaire a été en raison inverse de la grandeur des Animaux. Comme exemple, je citerai les résultats suivants, obtenus chez quatre Chiens :

	Longueur du corps.	Poids du corps.	Durée d'une révolution circulatoire.
	Centim.	Kil.	Secondes.
N° 1.	42	1,8	10,44
N° 2.	55	6,8	14,28
N° 3.	60	8,8	15,66
N° 4.	73	22,5	19,37

Ces chiffres n'ont pas besoin de commentaire (2); mais, pour bien saisir les rapports dont il est ici question, il est utile de prendre en considération la quantité de liquide qui se meut ainsi dans l'organisme.

(1) D'après le relevé fait par M. Vierordt, on voit que la durée de la révolution circulatoire était, terme moyen, de 27″,3 chez les étalons, de 25″,8 chez les Chevaux hongres, et de 27″,4 chez les juments (*a*) ; mais ces expériences sont peu nombreuses.

(2) M. Vierordt a trouvé aussi, pour la durée du transport du réactif de la jugulaire jusqu'à la crurale, 17 secondes chez un Chien du poids de 7 kilogrammes, et 20 secondes chez un individu qui pesait 16 kilogrammes (*b*).

(*a*) Vierordt, *Op. cit.*, p. 167.
(*b*) Vierordt, *Op. cit.*, p. 168.

§ 8. — Dans une des premières Leçons de ce cours, j'ai rendu compte de diverses recherches entreprises pour déterminer cette quantité et des difficultés qui ont rendu jusqu'ici la solution de cette question incertaine (1). M. Vierordt a cherché récemment à atteindre ce but en suivant une voie nouvelle et en profitant des résultats fournis par ses expériences sur la vitesse du courant sanguin.

Volume du sang qui circule de la sorte.

Voici son point de départ et la substance du raisonnement dont il fait usage.

Quand une pompe à eau, en fonctionnant d'une manière régulière, remplit un réservoir d'une capacité donnée, il est évident que le volume de liquide lancé par cet instrument à chaque coup de piston est une certaine fraction de la quantité totale accumulée dans le réservoir. Il est également évident que pour évaluer cette quantité totale, il suffira de connaître la contenance du corps de pompe et le nombre de coups de piston à l'aide desquels le réservoir a été rempli ; puis de multiplier l'une de ces valeurs par l'autre. Supposons, par exemple, qu'à chaque coup de piston la pompe projette 1 décilitre d'eau, et que pour remplir le réservoir il ait fallu 100 de ces mouvements ; la quantité totale versée dans le réservoir sera nécessairement 100 décilitres ou 10 litres.

Si l'on connaît le temps que la totalité du sang contenu dans l'appareil vasculaire d'un Animal vivant emploie pour passer dans le ventricule gauche du cœur, il suffira donc, pour évaluer cette quantité, de connaître, d'une part, le nombre de systoles ventriculaires effectuées pendant ce même espace de temps, et, d'autre part, la capacité fonctionnelle du ventricule gauche, c'est-à-dire le volume de liquide que cette espèce de pompe foulante envoie dans le système artériel chaque fois qu'elle se contracte. En effet, cette valeur systolaire, multipliée par le nombre des battements du cœur observés pendant la

(1) Voyez tome I, page 308 et suivantes.

durée de la révolution circulatoire, donnera la quantité cherchée (1).

M. Vierordt considère les expériences dont je viens de rendre compte comme fournissant d'une manière suffisamment exacte

(1) Pour exprimer ces rapports et pour effectuer les calculs qui s'y rattachent, M. Vierordt emploie le langage algébrique, et pose d'abord la formule

$$VT = x.$$

V représentant le volume de sang que le ventricule gauche lance dans l'aorte en une seconde ;

T, la durée de la révolution circulatoire qui fait passer la totalité du sang par le ventricule gauche, évaluée en secondes ;

x, le volume total du sang en circulation.

La valeur numérique de T est donnée par l'expérience.

La valeur numérique de V se tire directement de certains faits dont je parlerai bientôt, ou bien se déduit du volume du sang lancé dans l'aorte par une systole ventriculaire (volume qui est représenté par v), et du temps t, que le cœur met à exécuter ce mouvement et à se préparer à le répéter, c'est-à-dire la durée totale d'un battement comprenant la systole et la diastole.

On peut donc substituer à la formule précédente l'équation

$$\frac{vT}{t} = x.$$

Ainsi, supposons que le cœur d'un Animal lance le sang dans l'aorte à raison de 250 centimètres cubes par seconde, et que la totalité du circuit vasculaire soit parcourue par ce liquide en 15 secondes, on aura :

$$V = 250,$$
$$T = 15;$$

par conséquent,

$$VT = 250 \times 15 = 3750.$$

La quantité totale de sang en circulation sera donc de 3750 centimètres cubes.

Si la valeur numérique de V n'est pas donnée par l'expérience, et que l'on ait celle de v, le calcul ne sera guère moins simple.

Supposons que la capacité systolaire v soit 125 centimètres cubes ; que le nombre des battements soit de 120 par minute, et que la durée de la révolution circulatoire soit, comme dans le cas précédent, 15 secondes.

La valeur de t sera de $0'',5$.

En résolvant numériquement l'équation

$$x = \frac{vT}{t}$$

on aura donc

$$\frac{125 \times 15}{0,5}.$$

Or

$$125 \times 15 = 1875,$$

et

$$\frac{1875}{0,5} = 3750;$$

donc

$$x = 3750,$$

comme dans le cas pré cédent (a).

(a) Vierordt, *Op. cit.*, p. 123.

une de ces données fondamentales, savoir : la durée de la révolution circulatoire ; et comme dans ces mêmes expériences il a noté le nombre correspondant des battements du cœur, il ne lui reste, pour établir l'équation de la quantité inconnue du sang existante dans l'organisme, qu'à déterminer la valeur de la capacité systolaire.

Ce physiologiste cherche d'abord à obtenir ces données numériques pour l'Homme. J'ai déjà eu l'occasion de dire qu'à raison de l'extensibilité variable des parois du ventricule gauche et de l'inégalité dans l'étendue des contractions de cet organe, il est impossible d'obtenir, à l'aide de mesures prises sur le cadavre, une évaluation suffisamment approximative de la capacité systolaire ; et, par conséquent, pour connaître le volume de liquide lancé par cet organe dans l'aorte à chaque systole, on est obligé d'avoir recours à des moyens détournés.

Se fondant sur les expériences et les considérations que j'ai déjà exposées, M. Vierordt admet, comme nous l'avons vu précédemment, que le sang coule dans les carotides avec une vitesse de 261 millimètres par seconde, et, connaissant le calibre de la carotide droite, il calcule que ce vaisseau doit recevoir du tronc brachio-céphalique 16^{cc},4 par seconde. Il fait ensuite une évaluation analogue pour l'artère sous-clavière du même côté, pour les vaisseaux correspondants du côté gauche, pour l'aorte descendante et pour les artères coronaires, c'est-à-dire pour toutes les voies par lesquelles le sang lancé dans l'aorte ascendante par le jeu du ventricule gauche du cœur peut s'écouler. Enfin, faisant ensuite la somme de ces différentes quantités, il arrive à ce résultat que, pendant l'espace d'une seconde, ce tronc artériel fournit, et par conséquent reçoit du ventricule gauche 207 centimètres cubes de sang (1).

(1) M. Volkmann fut le premier à employer ce mode d'évaluation. En se fondant sur la vitesse du sang dans la carotide, vitesse déduite des expé-

Admettant donc que le cœur fournit à l'aorte 207 centimètres cubes de sang par seconde, et que dans l'espace de 23",1 la totalité du sang en circulation passe dans cet organe, il multiplie ces quantités l'une par l'autre, et obtient comme évaluation du volume total cherché environ 5000 centimètres cubes. D'après ce calcul, la quantité de sang contenue dans la totalité du système vasculaire de l'Homme serait à peu près de 5 kilogrammes; et si l'on compare ce poids à celui du corps, s'élevant en moyenne à environ 63 kilogrammes, on trouve que le sang représente environ $\frac{1}{12}$ de ce dernier poids.

Enfin, si l'on prend pour nombre moyen des battements du cœur en une minute 72, on trouve que, d'après les mêmes

riences faites avec son hémodromomètre, et sur le calibre de ce vaisseau, il en calcule le débit; puis, supposant la vitesse la même dans les troncs voisins et déterminant les calibres respectifs de ceux-ci, il établit les différentes valeurs partielles dont la somme représente la quantité de sang lancée dans l'aorte par le ventricule gauche du cœur en un temps donné. D'après ces calculs, il estime la capacité systolaire chez l'Homme à 188 grammes, quantité qui ne dépasse que très peu celle adoptée par M. Vierordt (*a*).

Voici, du reste, les diverses estimations partielles faites par ce dernier physiologiste. Ainsi que je l'ai dit ci-dessus, M. Vierordt obtient la valeur du courant sanguin dans la carotide droite en calculant sur une vitesse de 261 millimètres par seconde, et en admettant que l'aire de ce vaisseau est de 63 millimètres carrés; ce qui donne pour débit 16cc,4 par seconde. Pour la sous-clavière, il adopte la même vitesse et une aire de 99 millimètres, nombres qui donnent pour le volume qui passe en une seconde 25cc,8. La quantité de sang fournie par l'aorte au tronc brachio-céphalique, dont ces deux artères sont des branches, se trouve donc évaluée à 42cc,2 par seconde, M. Vierordt se trouve ensuite conduit à admettre qu'en aval de l'origine du tronc brachio-céphalique, la vitesse du courant est plus grande d'un quart qu'elle ne l'était dans la carotide, et établissant son calcul d'après la grandeur de l'aire de ce vaisseau, il trouve que celui-ci doit débiter 171 centimètres cubes par seconde. L'aorte, avant d'avoir donné naissance au tronc brachio-céphalique, doit donc livrer passage à 42 + 171 centimètres cubes = 213 centimètres cubes (*b*). D'après le calibre des artères coronaires, il

(*a*) Volkmann, *Die Hämodynamik*, p. 251 et suiv.

(*b*) Le texte porte 203 centimètres cubes, mais c'est évidemment une faute d'impression, et il faut lire 213.

bases, la valeur systolaire ou quantité de liquide lancé du ventricule gauche, à chaque contraction de cet organe, serait de 172 centimètres cubes ou 180 grammes de sang.

D'après ces divers calculs, la capacité systolaire chez l'Homme correspondrait à $\frac{1}{353}$ du poids du corps.

Cette évaluation de la capacité fonctionnelle du ventricule gauche me paraît un peu trop élevée (1), et il y aurait aussi

calcule que ces vaisseaux doivent avoir reçu en même temps 4 centimètres cubes ; et par conséquent la quantité totale qui passe dans l'aorte ascendante serait de 217 centimètres cubes par seconde.

Si l'on compare les chiffres donnés ici à ceux consignés dans le livre de M. Vierordt, on remarquera qu'ils ne sont pas tous les mêmes (*a*). Cela dépend d'une faute d'impression qui a dû se glisser dans l'ouvrage de ce physiologiste, et qui a affecté la suite de ses calculs. En effet, au lieu de porter à 217 centimètres cubes la quantité totale de sang lancé dans le système aortique par seconde, il ne l'évalue qu'à 207 centimètres cubes, et en employant ensuite ce nombre dans la multiplication qui donne le volume du sang qui traverse le cœur pendant la durée complète d'une révolution circulatoire, il trouve 4782 au lieu de 5012 centimètres cubes. Mais cette différence n'a pas d'importance dans une approximation aussi peu rigoureuse que l'est celle dont il est ici question. J'ajouterai qu'afin d'éviter une apparence de précision dans une évaluation qui n'est pas susceptible d'une grande exactitude, j'ai négligé les fractions dans l'énoncé du poids du volume de sang ainsi évalué.

Le calibre des diverses artères dont il est ici question a été évalué d'après les mesures données par Krauss.

(1) Dans une des premières Leçons de ce cours nous avons vu que, d'après les recherches de M. Bischoff et de quelques autres physiologistes, la quantité totale de sang contenue dans l'organisme de l'Homme avait été évaluée à environ $\frac{1}{12}$ ou $\frac{1}{13}$ du poids du corps (*b*) ; mais, depuis la publication du commencement de cet ouvrage, M. Bischoff a fait à ce sujet une nouvelle expérience d'après laquelle cette proportion ne serait que d'environ $\frac{1}{14}$ du poids du corps. Il a trouvé 4858 grammes de sang chez un supplicié dont le corps pesait 68 010 grammes (*c*). La méthode d'évaluation de la quantité totale du sang était, à peu de chose près, celle de M. Welcher, dont l'exactitude a été constatée par M. Bischoff, et ressort aussi des recherches récentes de M. Heidenheim (*d*).

(*a*) Vierordt, *Die Erscheinungen and Gesetze der Stromgeschwendigkeiten des Blutes*, p. 104.
(*b*) Voyez tome I, page 313.
(*c*) Bischoff, *Abermalige Bestimmung der Blutmenge bei einem Hingerichteten* (*Zeitschr. für wissenschaftliche Zoologie*, 1857, t. IX, p. 65).
(*d*) Heidenheim, *Disquis. crit. et experim. de sanguinis quantitate in Mammal. corpore exstante*, 1857.

des objections à faire aux conclusions que M. Vierordt tire de ses expériences touchant la durée du temps pendant lequel une quantité de sang équivalente à la totalité de ce liquide en circulation passerait dans le cœur (1). Mais je ne m'arrêterai pas sur ces difficultés, car, dans des investigations de ce genre, le physiologiste a moins besoin de résultats absolus que de données comparatives, et, dans la plupart des cas, l'existence d'une erreur constante affectant tous les termes d'une série d'observations, n'en diminue pas beaucoup l'utilité. Tout en faisant des réserves au sujet de cette estimation de la masse du sang, je crois donc pouvoir employer les résultats de M. Vierordt dans l'examen de plusieurs questions intéres-

(1) Le temps employé par une molécule de sang pour revenir à son point de départ dans le système circulatoire correspondrait au temps dans lequel la totalité du sang contenu dans ce système traverse le ventricule gauche du cœur, si le liquide s'avançait avec la même vitesse dans le voisinage des parois des vaisseaux que dans l'axe du courant, et si ce courant ne trouvait qu'une seule voie pour aller des artères dans les veines. Mais nous savons que les choses ne se passent pas ainsi dans l'organisme. D'une part, la rapidité du courant est beaucoup plus considérable au centre des petits vaisseaux que dans les couches périphériques du liquide (*a*) ; d'autre part, il existe entre les petites artères et les petites veines beaucoup de branches anastomotiques directes par lesquelles le sang peut aller de la portion centrifuge dans la portion centripète du système circulatoire, sans passer par la route si longue du réseau capillaire ordinaire. Il en résulte qu'une portion considérable du sang peut être en retard sur le courant central et sur les fractions de la masse des liquides en circulation qui traversent les branches anastomotiques dont il vient d'être question. L'évaluation du volume total du sang, fondée sur l'hypothèse adoptée par M. Vierordt peut donc se trouver beaucoup au-dessous de la réalité, lors même que ce physiologiste aurait attribué une valeur trop considérable à la capacité systolaire. Mais il est probable que la différence entre la durée de la révolution circulatoire, calculée d'après les parties les plus rapides du courant ou déduite du temps moyen employé par tous les courants partiaux pour effectuer le parcours du circuit vasculaire, doit être à peu près la même chez les divers Mammifères dont il est ici question, et que par conséquent les résultats déduits de l'hypothèse de M. Vierordt n'en sont pas moins comparables entre eux, si on les considère comme de simples approximations.

(*a*) Voyez ci-dessus, page 269 et suivantes.

santes, pour la solution desquelles ce physiologiste distingué les invoque.

Rapport entre le poids du corps et la quantité du sang chez les divers Mammifères.

§ 9. — Ainsi, en admettant comme expression de la durée d'une révolution circulatoire complète les résultats fournis par les expériences sur le temps employé par des substances mêlées au sang pour parcourir un cercle vasculaire complet, et en évaluant par voie d'analogie la capacité systolaire chez les divers Mammifères qu'il a employés dans ses recherches, M. Vierordt arrive à des conclusions importantes relatives à l'influence de la taille sur l'activité de l'irrigation physiologique. Je regrette qu'il n'ait pas déterminé expérimentalement, ou tout au moins par des calculs semblables à ceux dont il a fait usage dans l'estimation du débit de la pompe aortique chez l'Homme, le volume de sang que le ventricule gauche lance dans le système artériel à chaque systole, chez les Animaux appartenant à ces différentes espèces, et qu'il s'appuie seulement sur une hypothèse dont les conséquences sont, il est vrai, corroborées par les résultats de plusieurs expériences.

Quoi qu'il en soit, M. Vierordt pose en principe qu'il existe chez les divers Mammifères une proportionnalité entre le poids du corps et la capacité fonctionnelle du ventricule aortique du cœur, et il admet que chez tous ces Animaux le poids du sang lancé dans les artères par chaque coup de piston de cette espèce de pompe foulante doit être, comme chez l'Homme, à peu près $\frac{1}{383}$ du poids total du corps.

En calculant, d'après ces bases, la quantité de sang en circulation chez les divers Mammifères où il a pu déterminer expérimentalement la durée de la révolution circulatoire, M. Vierordt arrive d'abord à ce résultat remarquable, que chez tous la quantité moyenne de sang contenue dans la totalité du système vasculaire est une fraction à peu près constante du poids de l'organisme, savoir, environ $\frac{1}{383}$.

Ainsi, chez les Chiens employés dans les recherches de ce physiologiste, le poids du corps était, terme moyen, de 9$^{kil.}$,2.

Cela supposerait que la valeur fonctionnelle de chaque systole du ventricule gauche est

$$\frac{9200^{gr}}{352} = 26^{gr},1.$$

Or, la durée de la circulation serait, d'après les expériences de M. Vierordt, toutes corrections faites, de 16″,7.

Le cœur battait, terme moyen, 96 fois par minute, et par conséquent en 16″,7 il y avait 26,7 systoles.

La quantité totale de sang en circulation serait donc

$$26^{gr},1 \times 26,7 = 697 \text{ grammes.}$$

Or,

$$697 : 9200 :: 1 : 13,2.$$

Le même calcul, appliqué aux expériences faites par M. Vierordt sur des Lapins, donne, terme moyen, pour le poids du sang, 181 grammes, le poids du corps étant 1$^{kil.}$,37; et par conséquent ici, de même que chez l'Homme et chez le Chien, le poids du sang constituerait environ $\frac{1}{13}$ du poids de l'organisme.

Chez une Chèvre, M. Vierordt a trouvé encore la même proportion entre le poids présumé du sang et le poids effectif du corps.

Enfin, ce physiologiste, en appliquant sa formule aux résultats des expériences faites par M. Hering sur des Chevaux dont le pouls était à peu près dans l'état normal, mais dont le poids n'a pas été déterminé et ne peut être évalué que très approximativement, a trouvé encore, à peu de chose près, la même proportion.

La concordance remarquable de ces résultats (1) porte

(1) Je dois ajouter que, dans une expérience faite sur un jeune Renard, la proportion du sang, calculée de la même manière, aurait été plus consi-

M. Vierordt à penser que chez tous les Mammifères il existe, pour un même poids de tissus vivants, à peu de chose près, un même poids de sang en circulation.

Cette conclusion cadre assez bien avec les déterminations faites précédemment par M. Valentin, à l'aide de moyens d'investigations très différents (1), et ne paraît pas devoir s'éloigner beaucoup de la vérité. Je suis porté à croire cependant que les variations d'espèce à espèce sont plus considérables que ne le suppose M. Vierordt; car chez les Animaux dont la chair musculaire est très pâle, comme le Lapin, il me semble difficile de croire que la proportion du sang soit aussi grande que chez le Bœuf ou chez l'Homme, dont les muscles sont fortement colorés par l'abondance des globules hématiques dans les vaisseaux capillaires de ces organes.

Quoi qu'il en soit, ces recherches jettent de nouvelles lumières sur les rapports qui doivent exister entre l'activité de l'irrigation physiologique et les variations du volume de l'organisme chez les divers Mammifères, dont le sang serait, proportionnellement à leur poids, également abondant.

Effectivement, en se fondant sur les résultats exposés ci-dessus, M. Vierordt trouve que chez les diverses espèces appartenant à cette classe zoologique, la durée moyenne de la révolution circulatoire est approximativement en raison inverse de la quantité de sang qui pendant un même espace de temps passe à travers un même poids de tissus vivants. Puis, prenant en considération les différences que l'expérience révèle dans la durée de cette révolution chez les divers Animaux soumis à son examen, il calcule que dans l'espace d'une minute la

dérable et se serait élevée à $\frac{1}{9}$ du poids du corps; mais M. Vierordt pense que la détermination de la durée de la révolution circulatoire n'était pas exacte (*a*).

(1) Voyez tome I, page 310.

(*a*) Vierordt, *Op. cit.*, p. 126.

quantité de sang reçue par 1 kilogramme de parties vivantes est de :

592 grammes	chez	le Lapin ;
311	—	la Chèvre ;
272	—	le Chien ;
207	—	l'Homme ;
152	—	le Cheval.

Ainsi la rapidité du transit circulatoire augmente à mesure que la taille diminue ; résultat qui s'accorde parfaitement avec les variations que nous avons déjà rencontrées dans le degré d'activité relative du travail respiratoire chez les petits Mammifères comparés aux grands (1).

Mode de répartition du sang dans l'organisme.

§ 10. — Des recherches analogues à celles dont je viens de rendre compte peuvent nous éclairer relativement à la quantité de sang qui traverse certains organes. Ainsi M. Brown-Séquard, adoptant la valeur systolaire admise par M. Volkmann, et évaluant de la sorte à environ 12 440 kilogrammes le poids du sang qui chez l'Homme sort du ventricule gauche en vingt-quatre heures, a calculé qu'il doit arriver plus de 1000 kilogrammes de ce liquide par jour dans les vaisseaux du foie, et qu'une quantité presque aussi considérable doit traverser en même temps les vaisseaux de l'appareil urinaire (2).

(1) Voyez tome II, page 514.

(2) Pour arriver à ces estimations, M. Brown-Séquard admet, comme je viens de le dire, qu'en vingt-quatre heures il passe dans le système aortique, en aval de l'origine des artères cardiaques, 12 300 kilogrammes de sang, et que la quantité qui s'engage dans les artères dont dépend le système de la veine porte est une certaine fraction de cette quantité, proportionnelle à la différence qui existe entre l'aire de l'entrée de l'aorte et la somme des aires desdites branches artérielles. Ainsi, en représentant par 28 millimètres le diamètre de l'aorte à son origine, il obtient le carré de ce nombre (=784) comme expression de l'aire du tube qui débite en vingt-quatre heures 12 440 kilogrammes de sang, et en évaluant à 5 millimètres le diamètre du tronc cœliaque, à 4^{mm},96 le diamètre de l'artère mésentérique supérieure, et à 4^{mm},60 le diamètre de l'artère mésentérique inférieure, il trouve pour l'aire de ces trois vaisseaux ces mêmes nombres élevés au

§ 11. — Mais la puissance du travail irrigatoire dans les diverses parties de l'économie n'est pas réglée seulement par le débit de la pompe cardiaque et le calibre relatif des différentes branches du système artériel ; elle est subordonnée aussi à d'autres circonstances, parmi lesquelles je citerai en première ligne l'influence inégale de la gravitation sur le cours de ce liquide dans les vaisseaux centrifuges, qui, en se rendant aux organes, s'élèvent plus ou moins verticalement ou bien descendent vers le sol. Il est facile de comprendre que le travail utile effectué par cet agent moteur central doit être plus grand dans les branches de cet appareil hydraulique, où le poids du liquide tend à en accélérer le mouvement, que là où le courant doit vaincre les effets dus à la pesanteur. Si les artères et les veines formaient un système de tubes à parois rigides, ils constitueraient des siphons, et le poids de la colonne dans l'une des branches de ce système ferait équilibre au poids de la colonne correspondante dans l'autre branche, quelle que fût la direction du tube coudé ; mais ici il n'en est pas de même : les parois des vaisseaux sanguins, surtout celles des veines, sont très extensibles et faciles à déprimer ; par conséquent, les mouve-

Influence de la gravitation.

carré, c'est-à-dire 25 millim., $24^{mm},6$ et $21^{mm},9$.

La somme de ces aires est donc

$$71^{mm},5.$$

Par conséquent,

$$12300 : x :: 784 : 71,5 ;$$

d'où

$$x = \frac{12300 \times 71,5}{784} = 1121.$$

Pour l'artère rénale gauche, ce physiologiste adopte le diamètre de $5^{mm},4$ (dont le carré $= 29^{mm},76$), et, pour celle du côté droit, le diamètre de $5^{mm},54$; par conséquent, pour l'aire, $30^{mm},69$. Faisant ensuite un calcul de proportion comme dans le cas précédent, il trouve que si l'aorte débite en vingt-quatre heures 12 300 kilogrammes de sang, l'artère rénale gauche doit livrer passage à 457 kilogrammes, et l'artère rénale droite à 481 kilogrammes ; ce qui donne un total de 938 kilogrammes (*a*).

(*a*) Brown-Séquard, *Sur des faits qui semblent montrer que plusieurs kilogrammes de fibrine se forment et se transforment chaque jour dans le corps de l'Homme* (*Journal de physiologie*, 1858, t. I, p. 305).

ments du courant ne sont pas solidaires dans les deux moitiés de chaque portion de l'appareil circulatoire, et le sang tend à s'amasser dans les parties déclives en même temps qu'il ne se porte qu'en moindre abondance dans les parties élevées. Ainsi quand l'Homme est dans la position verticale, la quantité de sang qui arrive à la tête est, toutes choses égales d'ailleurs, moins grande que lorsqu'il est dans une position horizontale; et c'est pour cette raison qu'il est si utile de coucher les personnes qui, sous l'influence d'une hémorrhagie, tombent en syncope par suite d'un défaut d'activité dans la circulation encéphalique.

§ 12. — Les variations dans la pression que supporte la surface extérieure du corps n'ont que peu d'influence sur la circulation, lorsqu'elles se produisent à la fois sur toutes les parties de l'organisme (1) ; mais lorsque l'équilibre est rompu, et que certaines parties se trouvent soustraites à l'action du poids de l'atmosphère ou sont soumises à une pression insolite, le mode de distribution du sang dans l'intérieur de l'économie est modifié. Là où la pression est diminuée, les liquides affluent en plus grande quantité que d'ordinaire ; et là où les artères sont pressées de dehors en dedans, le sang ne coule pas avec l'abon-

(1) M. Poiseuille a fait, à ce sujet, une série d'expériences au moyen d'un petit appareil qu'il nomme *porte-objet pneumatique*, et qu'il a disposé de façon à pouvoir observer au microscope la circulation chez des Animaux renfermés dans un espace où il fait le vide, ou dans lequel il comprime de l'air. En expérimentant de la sorte sur des petits Mammifères nouveau-nés, aussi bien que sur des Batraciens, il a reconnu que ni une pression de 5 ou 6 atmosphères, ni le vide presque complet, ne modifient d'une manière appréciable le mouvement du sang dans les vaisseaux (*a*). Quant à l'influence du degré de pression extérieure sur la fréquence des battements du cœur chez l'Homme, je renverrai à ce qui en a été dit dans la trente-deuxième Leçon (*b*).

(*a*) Poiseuille, *Recherches sur les causes du mouvement du sang dans les capillaires*, chap. III, art. 4, p. 65 et suiv. (extr. des *Mém. de l'Acad. des sciences, Sav. étrang.*, t. VII).

(*b*) Voyez ci-dessus, page 78.

dance accoutumée. Ainsi en plaçant la jambe d'un Homme dans une des machines pneumatiques que les médecins connaissent sous le nom de *ventouses Junod*, on peut attirer une si grande quantité de sang dans les vaisseaux de ce membre, que la circulation de ce liquide dans la tête s'en trouve notablement affaiblie et produise sur l'encéphale les effets qui d'ordinaire sont les conséquences d'une saignée abondante, bien que dans ce cas la quantité totale du sang contenu dans l'organisme n'ait pas varié (1).

Phénomènes cadavériques.

§ 13. — C'est principalement l'influence de la pesanteur qui détermine l'accumulation du sang dans les parties déclives du corps chez le cadavre ; mais, après la mort, on remarque une particularité singulière qui a fait naître chez les premiers physiologistes de l'antiquité des opinions fort erronées touchant les fonctions des artères (2). Le sang, au lieu d'occuper toutes les parties de l'appareil circulatoire, s'accumule alors dans les veines, et les artères se vident plus ou moins complétement.

Diverses hypothèses ont été proposées pour expliquer ce phénomène ; mais pour s'en rendre compte, il suffit de se rappeler que les artères sont douées d'une puissance de contraction tonique bien plus grande que les veines, et qu'en vertu de cette propriété, elles tendent à se resserrer, au point d'expulser tout le sang qui se trouve dans leur intérieur. Tant que le cœur, en

(1) Des effets analogues se manifestent sur une petite échelle dans l'application d'une ventouse sèche ordinaire, et il arrive souvent que la succion produite de la sorte détermine la rupture des parois de quelques petits vaisseaux sous-cutanés et l'épanchement d'une certaine quantité de sang dans les tissus circonvoisins. Magendie a vu l'application de la grande *ventouse Junod* produire des résultats fort remarquables, et il était d'avis que, dans certains cas de congestion où la saignée présenterait des inconvénients, la médecine pourrait obtenir de bons effets du déplacement des liquides effectué de la sorte (a).

(2) Voyez tome III, page 11.

(a) Magendie, *Leçons sur les phénomènes physiques de la vie*, 1837, t. III, p. 231.

se contractant, lance du sang dans leur intérieur, les effets de cette contraction lente sont contre-balancés et les artères restent remplies ; mais lorsque le ventricule gauche cesse d'y envoyer de nouvelles charges de liquide, rien ne s'oppose au retrait de leurs tuniques, et peu à peu tout le sang que ces vaisseaux renferment est poussé dans les capillaires, et de là dans les veines, comme dans les expériences où l'on a interrompu le passage dans un de ces vaisseaux centrifuges à l'aide d'une ligature, pour constater la manière dont il se videra en aval du point oblitéré. Or, nous avons vu aussi que cette contractilité tonique persiste assez longtemps après que le cœur a cessé de battre, et par conséquent son action peut suffire pour déterminer la vacuité des artères dans le cadavre; car la coagulation du sang, qui, après la mort, ne tarde pas à s'effectuer dans les capillaires, empêche ce liquide de refluer des veines dans ces vaisseaux, lorsqu'ils ont été vidés de la sorte (1).

(1) Les physiologistes ont beaucoup disserté sur la cause de la vacuité des artères dans le cadavre. Harvey attribua cet état à une obstruction des vaisseaux des poumons au moment de la mort (*a*) ; mais il est évident que la cessation de l'arrivée du sang dans les cavités gauches du cœur ne suffirait pas pour chasser des artères dans les veines le liquide contenu dans le système aortique.

Carson a cherché à expliquer ce fait par l'action aspirante que les poumons, à raison de l'élasticité de leur tissu, développent dans la cavité thoracique; succion qui, en effet, doit tendre à produire une accumulation de sang dans les oreillettes du cœur et dans les grosses veines contenues dans cette même cavité (*b*). Mais, ainsi que le fait remarquer avec raison M. Robert Hunter, le même phénomène s'observe chez des Animaux où aucune force aspirante de ce genre ne peut se développer : les Oiseaux, les Reptiles et les Poissons, par exemple; et d'ailleurs la contractilité tonique des parois artérielles suffit pour chasser complétement le sang de ces vaisseaux dans les veines, et nous savons déjà que cette contractilité se conserve très longtemps après la mort (*c*). J'ajouterai qu'une des expériences faites par M. R. Hunter, pour établir

(*a*) Harvey, *Exercitatio altera ad J. Riolanum* (*Opera omnia*, p. 115).

(*b*) Carson, *On the Cause of the Vacuity of the Arteries after Death* (*Medico-Chirurgical Transactions*, 1821, t. XI, p. 165).

(*c*) Voyez ci-dessus, page 195.

§ 14. — Il est aussi quelques autres phénomènes qui dépendent du mode de circulation du sang : par exemple, la turgescence que l'accumulation de ce liquide peut déterminer dans divers organes dont le tissu est dit *érectile*. Je pourrais donc en traiter ici ; mais, afin de ne pas prolonger davantage l'his-

que l'aspiration thoracique intervient dans la production de cet état de vacuité cadavérique, prouve qu'elle n'est pas nécessaire à l'accomplissement de ce phénomène. Ce physiologiste, ayant constaté préalablement que dans le cas où le thorax a été largement ouvert et les grosses artères liées à leur origine, la portion périphérique du système artériel ne se vide pas complétement, répéta cette expérience en maintenant les poumons distendus par de l'air insufflé dans leur intérieur et retenu à l'aide d'une ligature placée sur la trachée, et il vit alors qu'après le refroidissement du cadavre, les artères étaient complétement vides. Or, dans cette expérience, comme dans la précédente, toute cause d'aspiration thoracique était détruite, et l'on ne peut attribuer la vacuité des artères qu'à la contraction vitale de leurs parois ; contraction qui, un certain temps après la mort, cesse d'agir et permet aux parois élastiques de ces vaisseaux de reprendre leur position normale. Les expériences de M. R. Hunter ne démontrent pas, comme celui-ci le pense, que l'aspiration thoracique intervienne dans la production du phénomène en question, mais elles prouvent que le passage plus ou moins complet du sang des artères dans les veines du cadavre est subordonné à la capacité des cavités fournies par ces dernières. En effet, lorsque M. R. Hunter embrassait dans une même ligature l'embouchure des veines caves et l'origine de l'artère aorte, celle-ci se vidait plus imparfaitement que dans le cas où, toutes choses étant égales d'ailleurs, le sang de la veine cave pouvait avancer jusque dans le cœur, et la vacuité du système artériel devenait tout à fait complète lorsque les poumons étant distendus, au lieu d'être affaissés comme dans les cas précédents, le sang veineux pouvait s'amasser dans les vaisseaux de ces organes aussi bien que dans les autres parties du système veineux (*a*).

M. Holland a remarqué que, dans les cas de mort subite par submersion ou par strangulation, les artères se vident moins complétement que dans les circonstances ordinaires, et il a été conduit de la sorte à attribuer la vacuité de ces vaisseaux à l'affaiblissement graduel du filet sanguin lancé dans leur intérieur par le cœur, à mesure que la puissance contractile de cet organe diminue (*b*) ; mais cette diminution aurait seulement pour effet d'arrêter l'écoulement

(*a*) Robert Hunter, *On the Muscularity of Arteries* (*Edinburgh Medical and Surgical Journal*, 1824, t. XXII, p. 205 et suiv.).
— Voyez aussi, à ce sujet, Fennel, *Experiments and Reflexions on the Cause of the Vacuity of the Arteries after Death* (*Philosophical Magazine*, 1822, n° 9).

(*b*) Holland, *The Properties and Influence of Arteries on the Circulation of the Blood* (*Edinb. Med. and Surg. Journ.*, 1841, t. LV, p. 17).

toire de la fonction qui vient de nous occuper si longuement, je préfère renvoyer ce sujet à une autre partie du cours, et clore ici ces considérations sur l'irrigation physiologique considérée sous le double rapport de ses instruments et de son mécanisme.

du sang des artères dans les veines, si ces vaisseaux ne se resserraient pas.

Tout dernièrement, M. Thudicum a cherché à renverser la théorie de la vacuité des artères qui aujourd'hui est généralement adoptée et qui a été exposée ci-dessus. Il argue principalement de ce fait que, dans quelques parties du corps, les artères sont logées dans des canaux osseux et y adhèrent de façon à ne pouvoir se contracter, et que dans quelques cas pathologiques les tuniques de ces vaisseaux sont rendues rigides par le développement du tissu osseux dans leur épaisseur, mais que cependant les portions du système ainsi disposées se vident comme les autres; enfin, cet auteur croit trouver une explication plus satisfaisante du phénomène, en attribuant aux capillaires une action aspirante qu'il appelle *force de diffusion* (a). Si les capillaires étaient vides, on pourrait certainement penser qu'ils attireraient dans leur intérieur une portion du liquide contenu dans les artères; mais ils sont déjà remplis de sang, et par conséquent l'attraction capillaire ne saurait entrer en jeu. Quant à l'écoulement du sang dans les parties du système artériel dont les parois sont rigides, il me paraît facile de s'en rendre compte, du moment que les portions voisines de ce même système se sont vidées. Du reste, il faut se rappeler que la vacuité des artères n'est pas complète; seulement on dit que ces vaisseaux sont vides parce que la quantité de sang qui peut y être retenue est en général insignifiante.

(a) Voyez Canstatt's *Jahresbericht über die Fortschritte der gesammten Medicin*, 1855, t. I, p. 89.

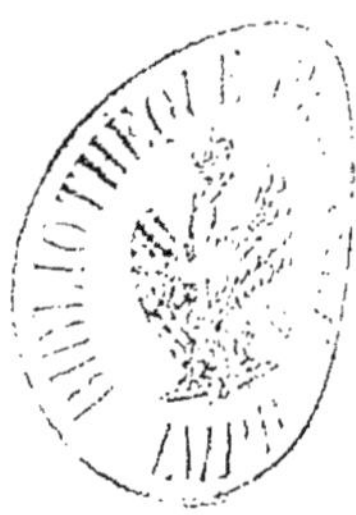

TRENTE-NEUVIÈME LEÇON.

DE LA TRANSSUDATION. — Perméabilité des parois vasculaires. — Épanchements séreux. — Transpiration insensible, ou évaporation. — Nécessité d'un travail de résorption.

Preuves de la perméabilité des parois vasculaires dans le cadavre.

§ 1. — Lorsqu'on isole par la dissection les vaisseaux sanguins de l'Homme ou de tout autre Animal supérieur, ou lorsqu'on observe au microscope le phénomène de la circulation dans une partie transparente de l'organisme, et que l'on voit le sang couler comme un torrent dans l'intérieur d'un système de tubes dont les parois sont résistantes et n'offrent sur aucun point ni fentes ni pores visibles à nos yeux, on est naturellement porté à croire que ce liquide doit être sûrement emprisonné dans ces vaisseaux, et que rien ne saurait s'en échapper. Cependant, dès que les anatomistes ont commencé à faire usage des injections pour l'étude du système vasculaire, ils ont vu que ces conduits irrigatoires ne sont pas imperméables, et laissent facilement filtrer en dehors l'eau dont on les remplit. Pour peu que la pression sous laquelle ce liquide avance soit un peu forte, celui-ci se répand rapidement dans les parties circonvoisines, et ne tarde pas à les distendre, de façon à produire un gonflement considérable. L'eau épanchée de la sorte finit même par sourdre au dehors à travers la peau et les autres membranes ; cependant il ne s'est fait aucune déchirure dans les parois des vaisseaux sanguins ni dans les tissus circonvoisins : si l'on examine au microscope les parties ainsi distendues, on n'aperçoit ni lacunes ni canaux qui les traverseraient de part en part, et tout semble indiquer que c'est par imbibition seulement que l'extravasation s'est effectuée. Hales, dont j'ai si souvent à citer les recherches ingénieuses, a découvert ce singulier phénomène, et, dans ces dernières années, Lacauchie, l'un de nos chirurgiens militaires les plus distingués, a utilisé ces effets remarquables pour l'investigation de diverses questions d'anatomie (1); mais c'est surtout au point de vue physiologique que les expériences d'*hydrotomie* nous intéressent en ce moment, car elles démontrent clairement que dans le cadavre de l'Homme et des Animaux qui se rapprochent le plus de nous par leur structure, les vaisseaux sanguins, tout en formant un système clos, sont en réalité perméables, et laissent facilement échapper une portion des liquides qui les distendent.

D'autres faits du même ordre prouvent que ce n'est pas de l'eau seulement qui est susceptible de filtrer de la sorte à tra-

(1) De Graaf, Gaspard Bartholin, et quelques autres anatomistes du XVIIe siècle, firent usage d'eau pour l'injection des vaisseaux sanguins (*a*); mais bientôt on abandonna ce moyen d'investigation, parce qu'à la moindre incision faite au vaisseau, ce liquide s'en écoule, et aussi parce que les épanchements qui se produisent dans le tissu conjonctif circonvoisin gênent pour la dissection (*b*). Mais, en 1844, Lacauchie appela de nouveau l'attention sur l'emploi des injections aqueuses, et fit voir qu'en les pratiquant sous une pression suffisante, on peut, à raison même de l'infiltration qui se produit, déterminer l'écartement des lamelles et des fibres constitutives de la plupart des organes, et faciliter ainsi beaucoup l'étude anatomique de ces parties. Il a désigné sous le nom d'*hydrotomie* cette sorte de dissection par l'eau, et il a montré qu'en faisant arriver ce liquide dans une artère sous la pression d'une colonne aqueuse d'environ 3 mètres de haut, on détermine promptement un gonflement énorme dans toutes les parties molles auxquelles ce vaisseau se distribue. L'eau s'infiltre dans les lacunes du tissu conjonctif (ou cellulaire), s'amasse dans toutes les cavités intérieures, et bientôt s'écoule au dehors par la surface des muqueuses, et même de la peau, sans qu'il y ait nulle part rupture des membranes (*c*).

En citant ici avec éloges les travaux de Lacauchie sur l'hydrotomie, je dois dire cependant que presque tous les phénomènes observés par cet anatomiste avaient été vus et parfaitement décrits, il y a un siècle, par l'expéri-

(*a*) Voyez ci-dessus, tome III, p. 40.

(*b*) Marjolin, *Manuel d'anatomie*, 1812, t. I, p. 286.

(*c*) Lacauchie, *Études hydrotomiques et micrographiques*, in-8, Paris, 1844; et *Traité d'hydrotomie, ou des injections d'eau continues dans les recherches anatomiques*, in-8, Paris, 1853. (Cet anatomiste est mort peu de semaines après la publication de ce dernier livre.)

vers les parois des vaisseaux sanguins. Ainsi les anatomistes ont eu souvent l'occasion de voir que chez le cadavre le sérum du sang s'extravase peu à peu et s'accumule dans les parties les plus déclives du corps.

J'invoquerai également comme preuve de la perméabilité des tuniques vasculaires les phénomènes que l'on observe souvent lorsqu'on cherche à distendre les petites artères en y injectant une solution de gélatine colorée par du vermillon en poudre impalpable : le vermillon reste dans l'intérieur des petits vaisseaux, mais souvent la solution gélatineuse s'en échappe et se répand dans les parties d'alentour (1).

mentateur Hales. Voici le passage dans lequel cet auteur en parle.

Après avoir indiqué la manière dont il opérait l'injection sous une pression d'une colonne d'eau d'environ 3 mètres de haut et avoir décrit les accidents qui amènent promptement la mort de l'Animal, Hales ajoute : « Si l'on continue de verser l'eau chaude dans l'artère pendant une demi-heure, tout le corps du Chien s'enfle de plus en plus, et il devient hydropique, ascite et anasarque ; les glandes salivaires, de même que les autres, s'enflent beaucoup ; une humeur visqueuse coule du museau et du nez ; toutes les vessies adipeuses (ou aréoles du tissu conjonctif) sont imbibées et enflées d'eau, ainsi que les muscles et leur enveloppe graisseuse ; quelques-uns en étaient devenus blancs. Tout cela était produit par la force de l'eau égale à peu près à celle du sang dans son état naturel. Il est probable que ce n'était pas la rupture des vaisseaux qui donnait lieu à cette inondation générale ; mais l'eau pouvait passer aisément à travers des pores et des conduits sécrétoires assez subtils pour que le sang, dans le cours ordinaire de la circulation, ne puisse s'y introduire, mais qui donnent cependant passage à des liquides atténués et délayés dans une proportion convenable (a). »

On trouve aussi, dans un travail de M. J. Davy, relatif à la force de résistance des parois vasculaires, des observations sur la transsudation de l'eau qui se trouve poussée dans l'appareil circulatoire sous une charge considérable (b).

(1) Pour plus de détails à ce sujet, je renverrai aux observations de l'un des anatomistes les plus habiles dans l'art des injections, P. Mascagni, dont les travaux datent du milieu du siècle dernier (c).

(a) Hales, *Hémostatique*, p. 94.

(b) J. Davy, *Notice of a Fatal Case of Rupture of the Heart and Aorta ; with an Account of some Experiments on the Power of Resistance of the Heart and great Vessels* (*Researches Physiological and Anatomical*, 1839, t. I, p. 411 et suiv.).

(c) Mascagni, *Vasorum lymphaticorum historia*, t. I, p. 18 et suiv., et *Prodrome d'un ouvrage sur le système des vaisseaux lymphatiques*, Sienne, 1784, p. 8 et suiv.

Enfin je citerai une expérience dont j'ai souvent rendu témoins les étudiants de la Faculté des sciences. Si l'on prend un vaisseau sanguin d'une certaine longueur, dont toutes les branches latérales ont été liées avec soin, et si, après l'avoir courbé en forme d'anse, on le plonge dans un bain d'eau chargée de la teinture bleue du tournesol et qu'on y fasse passer un courant d'eau acidulée, on voit bientôt virer au rouge la partie du bain qui entoure le tuyau organique ainsi disposé, changement qui indique que la filtration d'une certaine quantité d'acide à travers les parois de celui-ci s'est effectuée (1).

Il est donc bien évident que sur le cadavre, au moins, les parois vasculaires n'opposent pas au passage des liquides une barrière infranchissable, et laissent échapper dans les parties voisines de l'organisme une portion de leur contenu.

Mais tout en admettant ces résultats, que personne ne révoque en doute, on peut être partagé d'opinion au sujet de leur signification ; et effectivement beaucoup de physiologistes les ont considérés comme dépendants seulement de l'état cadavérique et ne pouvant être appliqués à l'explication de ce qui se passe dans l'organisme vivant (2). Les expérimentateurs ont constaté

(1) J'ai représenté, dans un de mes ouvrages élémentaires, le petit appareil dont je me sers pour cette expérience, qui est très facile à faire et qui est très démonstrative (a).

Je citerai aussi, à cette occasion, quelques expériences de M. J. Davy, dans lesquelles une solution de prussiate de potasse ayant été injectée dans les veines de plusieurs cadavres, on trouva, quelques heures après, des traces de ce sel dans la sérosité contenue dans le péricarde (b).

(2) Ainsi Cruikshank, tout en citant beaucoup de faits qui démontrent la perméabilité des parois vasculaires sur le cadavre, a cherché à établir que, dans l'organisme vivant, rien de semblable n'existe, et que ni ces tissus, ni aucune autre partie du corps, ne sont perméables dans l'état physiologique (c).

(a) Milne Edwards, *Éléments de zoologie*, 1834, t. I, p. 40, fig. 14. — Voyez aussi Matteucci, *Leçons sur les phénomènes physiques de la vie*, 1847, p. 78, fig.

(b) J. Davy, *On the Age of Morbid Adhesions and of the Fluid found in the Pericardium after Death* (*Researches Physiological and Anatomical*, t. II, p. 243 et suiv.).

(c) Cruikshank, *Anatomie des vaisseaux absorbants du corps humain*, trad. par Petit-Radel, 1787, p. 25 et suiv.

Preuves de cette perméabilité chez les Animaux vivants.

cependant un grand nombre de faits qui me paraissent établir de la manière la plus claire l'existence de phénomènes analogues pendant la vie, et prouver que les liquides en circulation dans l'économie animale ne sont qu'incomplétement emprisonnés dans le système vasculaire, et peuvent s'en échapper en partie, pour se répandre dans les interstices des tissus circonvoisins.

Ainsi, dans une de ses expériences sur la transsudation physiologique, Fodéra isola avec soin l'artère carotide dans une certaine longueur sur un Chien vivant, et plaça aux deux bouts de ce vaisseau des ligatures, puis introduisit de la noix vomique dans sa cavité. Le tube artériel ainsi disposé était simplement en contact avec les parties voisines où la circulation s'opérait comme d'ordinaire, et cependant le poison renfermé dans son intérieur ne tarda pas à manifester son action sur le système nerveux de l'Animal : la noix vomique avait donc été absorbée, et, pour être absorbée, cette substance devait être sortie préalablement de la carotide où on l'avait logée ; par conséquent aussi ce vaisseau à l'état vivant s'était laissé traverser par le liquide contenu dans sa cavité, à peu près comme il l'aurait laissé filtrer au dehors si l'expérience avait été pratiquée sur le cadavre (1).

(1) Dans cette expérience, Fodéra avait eu soin de détruire toutes les adhérences qui existaient entre la portion de la carotide sur laquelle il opérait et les parties voisines, de façon que la communication avec le reste de l'organisme ne pouvait s'établir ni par des vaisseaux lymphatiques, ni par les *vasa vasorum*, ni même par des filaments de tissu conjonctif : il y avait simplement contact entre la surface externe du vaisseau et les tissus vivants d'alentour (*a*).

On trouve dans l'opuscule de cet auteur plusieurs autres expériences qui tendent également à prouver que les parois des vaisseaux sanguins sont perméables aux liquides (*a*). Mais comme la plupart de ces recherches ont été faites en vue de l'explication du phénomène de l'absorption, je me réserve d'en parler dans une autre partie de ce cours.

Je citerai également ici le passage suivant tiré des écrits de Mascagni : « En faisant des expériences sur les Animaux vivants, dit cet anatomiste, j'ai vu un suintement des matières les

(*a*) Fodéra, *Recherches expérimentales sur l'absorption et l'exhalation*. In-8, Paris, 1824.

Magendie a constaté aussi qu'en injectant une quantité considérable d'eau dans les veines d'un Animal vivant, on peut faire sourdre ce liquide à la surface du péritoine, et produire dans la cavité abdominale une sorte d'hydropisie artificielle (1).

Je pourrais multiplier beaucoup les faits qui mettent en évidence la perméabilité des parois vasculaires dans l'état physiologique; mais je crois inutile de m'arrêter davantage sur ce sujet, car les preuves de la possibilité du passage des liquides de l'intérieur du système circulatoire dans les parties circonvoisines de l'organisme, pendant la vie aussi bien qu'après la mort, se présenteront en foule à mesure que nous avancerons dans l'étude des phénomènes de l'irrigation nutritive. Mais ce que j'en ai dit ne suffit pas pour fixer nos idées touchant le mécanisme de cette transsudation.

Nature de ce phénomène. Guillaume Hunter, Mascagni et quelques autres physiologistes du siècle dernier avaient été conduits à considérer ce phénomène comme étant dû seulement à la porosité des tissus dont les tuniques vasculaires sont formées, et comme devant être assimilé à ce qui se passe dans un filtre ou tout autre corps

plus subtiles du sang par les porosités des tuniques des artères et des veines. J'ai vu aussi un suintement par les porosités des tuniques des vaisseaux lymphatiques. J'ai noué dans le cou d'une Anesse, dans le même temps au-dessous et au-dessus, la jugulaire interne, l'artère carotide et un gros vaisseau lymphatique. Tous ces vaisseaux au commencement étaient remplis, ils suintaient de leur surface, et peu à peu ils se sont tous flétris, et la matière qu'ils contenaient a beaucoup diminué; ce qui prouve que des porosités des tuniques de ces vaisseaux il suinte une quantité considérable d'humeurs. J'ai répliqué (*sic*) cette expérience dans d'autres Animaux avec le même succès (*a*). »

(1) Après avoir injecté assez d'eau pour doubler ou tripler le volume naturel du sang, Magendie a vu la sérosité s'écouler rapidement de la surface des membranes séreuses, et, dans certains organes, tels que le foie et la rate, entraîner quelquefois avec elle une portion de la matière colorante du sang (*b*).

(*a*) Mascagni, *Prodrome d'un ouvrage sur le système des vaisseaux lymphatiques*. Sienne, 1784, p. 9, note.

(*b*) Magendie, *Précis élémentaire de physiologie*, 1825, t. II, p. 447.

inorganique qui se laisse traverser par les fluides (1) : mais cette explication si simple fut vivement repoussée par la plupart des auteurs de cette époque, ainsi que par presque tous ceux du commencement du siècle actuel (2) ; et, en effet, elle ne reposait encore que sur des bases insuffisantes. Bichat, par exemple, pensait qu'on ne pouvait se rendre bien compte de la transsudation des liquides de l'appareil circulatoire qu'en admettant l'existence d'un nombre presque infini de petits conduits particuliers qui naîtraient des vaisseaux capillaires sanguins, et qui déboucheraient au dehors, soit dans des cavités closes de l'organisme, soit à la surface libre des membranes tégumentaires; il les suppose organisés d'une manière spéciale, doués de propriétés vitales remarquables, et constituant un vaste ensemble auquel il donna le nom de *système exhalant* (3). Pour Bichat,

(1) Ces auteurs allèrent même beaucoup plus loin, et attribuèrent à des causes analogues les phénomènes chimiques des sécrétions, hypothèse qui ne pouvait soutenir l'épreuve de la discussion, et qui est depuis longtemps complétement abandonnée (*a*).

(2) Ainsi Cruikshank attribuait la sortie des liquides à l'existence d'artères exhalantes qui, en se terminant à la surface libre des membranes, y constitueraient des bouches ou pores dilatables (*b*). Hewson professait une opinion analogue (*c*), et cette manière de voir fut longuement développée par Lupi (*d*).

(3) La doctrine de Bichat ne différait que peu de celle de Cruikshank. Il supposait que les vaisseaux exhalants dont il admettait l'existence, parce que le raisonnement l'avait conduit à les croire nécessaires, étaient doués d'une espèce de tact particulier qu'il appela *sensibilité organique*, en vertu de laquelle ces conduits auraient choisi dans le sang les matières qui devaient les traverser, et il crut pouvoir expliquer de la sorte la nature variée des excrétions dans les divers organes. Bichat pensait aussi qu'une partie des vaisseaux exhalants fournis par les capillaires sanguins débouchait au dehors, tandis que d'autres s'ouvraient dans les aréoles du tissu cellulaire, et que d'autres encore pénétraient dans la substance des organes et servaient à en opérer la nutrition (*e*).

(*a*) Mascagni, *Vasorum lymphaticorum historia et iconographia*, p. 6 et suiv. — G. Hunter, *Medical Commentaries*, chap. v, *Of Absorption by Veins*, p. 40.

(*b*) Cruikshank, *Anatomie des vaisseaux absorbants*, p. 18.

(*c*) Hewson, *Descript. of the Lymphatic System*, chap. VIII (*Works*, p. 166).

(*d*) P. Lupi, *Nova per poros inorganicos secretionum theoria, vasorumque lymphaticorum historia Mascagni iterum vulgata atque parte altera aucta in qua vasorum minorum vindicatio et secretionum per poros inorganicos refutatio continetur*. Rome, 1793, 2 vol. in-8.

(*e*) Bichat, *Anatomie générale*, t. I, p. 73 et suiv. (édit. de 1818).

cette expulsion des liquides hors du cercle circulatoire était un travail essentiellement vital ; pour Mascagni et G. Hunter, c'était un phénomène purement physique.

La question resta longtemps indécise ; mais il me paraît bien démontré aujourd'hui que Bichat était dans l'erreur (1). L'influence de la vie modifie, il est vrai, la marche de la transsudation ; mais tout tend à montrer que celle-ci est un phénomène essentiellement physique ; qu'elle est une conséquence de la perméabilité des tissus organiques ; que cette perméabilité dépend non de l'existence de vaisseaux particuliers, mais des lacunes interstitielles qui se trouvent dans l'intérieur de ces solides comme dans tous les corps bruts d'une structure lâche, et qui communiquent plus ou moins librement entre elles de façon à former un système de cavités irrégulières d'une petitesse extrême ; enfin que les mouvements des fluides opérés de la sorte sont soumis à toutes les lois qui régissent les mouvements analogues dans les corps inorganiques.

En effet, malgré les grands perfectionnements apportés depuis quelques années dans la construction des microscopes, personne n'a pu distinguer la moindre trace des orifices exhalants qui, dans cette hypothèse, seraient situés à la surface des membranes où la transsudation s'effectue, et qui constitueraient l'embouchure des vaisseaux invisibles fournis par les canaux sanguins.

Dans l'état actuel de la science, on ne peut même apporter aucune raison plausible à l'appui de l'opinion de Bichat ; et d'ailleurs, pour expliquer ce qui se passe, il suffit de tenir compte des propriétés physiques bien connues des tissus

(1) Magendie a combattu avec persévérance les doctrines de Bichat sur le système exhalant, et il a beaucoup contribué à introduire dans nos écoles des idées saines touchant la porosité des tissus vivants et les phénomènes physiques d'imbibition dont ceux-ci sont le siége (a).

(a) Magendie, *Leçons sur les phénomènes physiques de la vie*, t. I, p. 18 et suiv.

organiques, et de ne pas perdre de vue les modifications que nous savons par expérience pouvoir être déterminées dans ces mêmes propriétés par l'action nerveuse et les autres influences vitales. Laissons donc de côté les hypothèses inutiles dont les médecins sont parfois trop enclins à se préoccuper, et cherchons comment les forces physiques et la puissance vitale concourent à régler cette portion importante du travail nutritif, en la considérant comme une simple conséquence de la perméabilité des tissus organisés.

Système de lacunes interorganiques du tissu conjonctif.

§ 2. — Les vaisseaux sanguins, comme je l'ai déjà dit, sont entourés par une substance à structure caverneuse que les anciens anatomistes appelaient du *tissu cellulaire*, parce qu'elle est creusée d'une multitude de cavités irrégulières, mais que l'on désigne plus généralement aujourd'hui sous le nom de *tissu conjonctif*, parce qu'elle sert à unir entre elles toutes les parties de l'organisme, et parce qu'il est devenu necessaire de la distinguer des tissus utriculaires dont les éléments constitutifs sont des cellules proprement dites (1). Nous étudierons ailleurs la structure et le mode de développement de cette substance connective; mais il nous est nécessaire de savoir aujourd'hui qu'elle consiste en faisceaux de fibrilles incolores très molles et d'une grande finesse, qui affectent en général la forme de brides ou de lamelles entrelacées dans divers sens, de façon à constituer une masse aréolaire plus ou moins épaisse dont les cavités, incomplétement séparées entre elles, communiquent toutes ensemble, et se laissent facilement distendre ou aplatir à raison de l'extensibilité et de la mollesse de leurs parois. Ce tissu réticulé occupe les vides que les organes laissent entre eux; il est

(1) Le nom très bien choisi de tissu conjonctif (*tela cunjunctiva*) a été proposé, il y a vingt-cinq ans, par J. Müller, et a été adopté par tous les anatomistes de l'Allemagne, ainsi que par beaucoup d'auteurs français et anglais. Jadis on désignait cette substance, tantôt sous le nom de *tissu cellulaire*, tantôt sous celui de *tissu muqueux*.

partout en continuité avec lui-même, mais il se modifie dans sa consistance et sa texture, de façon à constituer dans certaines parties des gaînes membraniformes d'une grande ténuité, ailleurs des tuniques assez denses, et ailleurs encore des couches épaisses et spongieuses, tantôt d'apparence presque gélatineuse, tantôt élastiques et assez résistantes. Enfin, les aréoles ou espaces qui se trouvent entre les mailles formées par ses fibrilles et ses lamelles constitutives sont, dans l'état ordinaire, d'une petitesse extrême, et renferment une très faible quantité d'un liquide aqueux appelé *sérosité*.

Pour se convaincre de l'existence de ces lacunes interorganiques dans toutes les parties du corps d'un Mammifère quelconque, entre les muscles et autour des vaisseaux, aussi bien que sous la peau, où le tissu conjonctif forme une couche assez puissante, il suffit de répéter comme expérience l'opération à laquelle on a recours dans l'industrie pour donner à la viande de boucherie des formes rebondies (1). Si l'on introduit une canule sous la peau d'un Animal vivant ou fraîchement tué, et si l'on pousse ainsi de l'air dans le tissu conjonctif sous-cutané, on verra bientôt toutes ses parties se gonfler; et si, après avoir maintenu cet état de choses jusqu'à ce que la roideur cadavérique se soit manifestée, on ouvre le corps ainsi tuméfié, on trouvera que l'air s'est répandu presque partout, et se trouve logé dans un vaste système de cellules

(1) Bergen, qui fut le premier à faire bien connaître la manière dont ce tissu aréolaire est répandu dans toutes les parties de l'organisme, parle de cette pratique comme étant employée aussi par les mendiants de son époque pour simuler des difformités, et exciter la commisération des passants (a).

C'est en insufflant ainsi les aréoles du tissu conjonctif qu'Albinus démontra la structure cellulaire de cette substance jusque dans les épiploons. Voyez aussi, à ce sujet, les observations rapportées par Haller (b).

(a) Bergen, *Programma de membrana cellulosa*, 1732 (Haller, *Disput. anatom. select.*, t. III, p. 85).

(b) Haller, *Elementa physiologiæ*, t. I, p. 12 et suiv.

irrégulières de grandeur variable, séparées incomplétement entre elles par des lames ou des brides qui affectent toutes les positions, et qui s'enchevêtrent de manière que les lacunes dont il vient d'être question ne se correspondent jamais régulièrement dans une certaine longueur, et ne laisseraient aucun vide apparent si l'on venait à les aplatir. Mais les aréoles ainsi distendues sont nécessairement très déformées (1), et, pour se faire une idée plus vraie de leur disposition ordinaire, il est préférable d'y pousser un peu d'eau que l'on solidifie ensuite par la congélation. On obtient alors une multitude de petits glaçons irréguliers, dont le volume est très variable et correspond aux dimensions des cellules où ils se sont produits (2).

Les expériences hydrotomiques dont j'ai parlé au commen-

(1) Il est aussi à noter que les lamelles et les brides du tissu conjonctif sont alors beaucoup plus denses et plus rigides que dans l'état naturel. Sur le vivant elles sont si molles et si extensibles, que quelques anatomistes ont considéré cette substance comme étant une matière gélatineuse sans structure, et ne devant sa texture lamelleuse qu'à des altérations cadavériques (*a*).

(2) Pour plus de détails sur la structure intime du tissu conjonctif, je renverrai aux traités récents sur l'histologie, et notamment à l'ouvrage de M. Kölliker (*b*). Mais dans ces livres on a négligé un peu trop la description de l'ensemble de ce tissu et de sa disposition dans l'économie ; sujets pour lesquels il est préférable d'avoir recours à des publications moins modernes, telles que le manuel de P.-A. Béclard (*c*). Plus anciennement, on confondait souvent, mais bien à tort, le tissu adipeux avec le tissu aréolaire qui le renferme (*d*) ; distinction qui, du reste, avait été depuis longtemps établie par W. Hunter (*e*). Haller fut le premier à donner une description générale et détaillée du tissu cellulaire ou conjonctif (*f*).

(*a*) Bordeu, *Recherches sur le tissu muqueux ou l'organe cellulaire*, 1767.
— Wolf, *De tela quam dicunt cellulosam observationes* (*Nova Acta Acad. Petrop.*, 1790, t. VII, p. 259).

(*b*) Kölliker, *Éléments d'histologie humaine*, p. 75 et suiv.

(*c*) Béclard, *Éléments d'anatomie générale, ou description de tous les genres d'organes qui composent le corps humain*. Paris, 1823, p. 133 et suiv.
— Voyez aussi Henle, *Traité d'anatomie générale*, t. I, p. 374 et suiv.

(*d*) Malpighi, *De omento, etc.* (*Opera omnia*).
— Bichat, *Anatomie générale*, t. I, p. 66 et suiv.

(*e*) W. Hunter, *Medical Observ. and Inquiries*, t. II, p. 26 et suiv.

(*f*) Haller, *Elementa physiologiæ*, t. I, p. 8 et suiv., et *De partium corporis humani*, t. I, p. 18 et suiv.

cement de cette Leçon peuvent être employées aussi pour démontrer la structure de ce tissu conjonctif. Effectivement, c'est dans les lacunes ménagées entre ses lamelles constitutives que l'eau introduite dans les artères, et poussée à travers les parois de ces vaisseaux par la pression mise en jeu, se répand et s'accumule.

Cette transsudation cadavérique, personne n'en doutera, est un phénomène purement physique, et l'intensité des effets produits dépend de deux conditions : d'une part, la grandeur de la pression exercée sur le liquide ; d'autre part, le degré de perméabilité des tuniques vasculaires. Par conséquent, toutes choses étant égales d'ailleurs, on peut à volonté, en augmentant ou en diminuant la poussée du liquide, accélérer ou ralentir le passage de celui-ci de l'intérieur du système circulatoire dans les cellules interorganiques du tissu conjonctif, et produire une infiltration plus ou moins abondante. Si l'injection s'accomplit sous une faible pression, la transsudation est à peine appréciable ; mais si la force sous l'influence de laquelle l'eau distend les vaisseaux est considérable, il se manifeste une sorte d'œdème ou d'anasarque, c'est-à-dire d'hydropisie générale.

Si la transsudation physiologique est, comme je l'ai dit, un phénomène mécanique soumis aux lois ordinaires de la physique, nous pourrons prévoir qu'il en sera de même dans l'organisme vivant, et que toute augmentation dans la pression sous laquelle le sang circule dans les vaisseaux tendra à augmenter la quantité de liquide qui filtre à travers les parois de ces tubes et se répand dans le tissu aréolaire interorganique.

Effectivement, il en est ainsi.

Influence de la pression du sang.

En étudiant le mécanisme de la circulation, nous avons vu que la poussée latérale du sang contre les parois des artères et des veines dépend principalement, d'une part, de la pression développée par les contractions du cœur, d'autre part, des obstacles qui se trouvent en aval du courant et qui s'opposent à l'écoulement libre des liquides en mouvement. Nous avons vu aussi que, dans l'état normal, ces obstacles se rencontrent principalement dans le système capillaire, et que, par conséquent, la pression du sang contre les parois des artères est considérable, tandis que dans les veines, où le cours du sang vers le cœur est facile, cette pression est très faible. Mais il est évident que si la voie suivie par le sang veineux venait à être rétrécie dans un point donné, l'obstacle qui y serait ainsi créé déterminerait dans la portion du courant situé en amont une pression anormale; et si les résultats que nous ont fournis les expériences pratiquées sur le cadavre sont applicables à l'organisme vivant, nous devons par conséquent nous attendre à voir la transsudation augmenter lorsque, toutes choses étant égales d'ailleurs, une grosse veine vient à être comprimée de façon à y gêner le cours du sang.

Or, c'est là précisément un des effets les plus remarquables du trouble déterminé dans le mouvement circulatoire par l'oblitération temporaire d'une ou de plusieurs veines.

Des expériences faites il y a près de deux cents ans par Lower nous en fournissent une excellente preuve. Effectivement, ce physiologiste ayant, à l'aide de ligatures, intercepté le cours du sang dans les veines jugulaires d'un Chien, vit un épanchement séreux se former rapidement dans le tissu aréolaire sous-cutané de la face de cet Animal (1). Magendie a été témoin de faits du même ordre, et de l'ensemble de ses recherches sur ce sujet il a déduit cette règle : « Toute cause qui

(1) Dans une autre expérience Lower lia sur un Chien la veine cave inférieure dans le thorax. L'Animal expira au bout de quelques heures, et l'on trouva dans sa cavité péritonéale un épanchement considérable de sérosité (*a*).

(*a*) Lower, *Tractatus de corde, item de motu et colore sanguinis et chyli in eum transitu* (voy. le *Bibliotheca anatomica* de Manget, t. II, p. 99).

rend plus forte la pression que supporte le sang accroît l'exhalation (1). »

Les observations pathologiques sont ici en parfait accord avec les résultats fournis par les expériences des physiologistes; et il est aujourd'hui bien démontré que l'œdème ou infiltration des membres, par exemple, est presque toujours causé par quelque obstacle mécanique qui gêne le retour du sang veineux de la partie malade vers le cœur (2). M. Bouillaud, à qui l'on doit des recherches importantes sur ce sujet, a réuni un grand nombre de cas dans lesquels l'autopsie a fait voir que les principales veines appartenant au membre affecté

(1) Magendie ajoute : « J'ai observé plusieurs fois cet accroissement d'exhalation dans le canal vertébral, sur l'arachnoïde de la moelle épinière, et voici dans quelles circonstances. J'ai dit ailleurs que la cavité de cette membrane est souvent, sur l'Animal vivant, remplie par de la sérosité. J'ai remarqué plusieurs fois que dans certains moments où les Animaux font des efforts violents, cette sérosité augmente sensiblement ; la même chose peut être vue à la surface du cerveau, où il existe aussi habituellement une certaine quantité de sérosité (*a*). »

(2) Boerhaave fut, je crois, le premier à attribuer la formation de certaines hydropisies à l'existence d'un obstacle mécanique au cours du sang qui se rend de la partie malade au cœur (*b*). Morgagni émit une opinion analogue, et cet excellent observateur, dont l'ouvrage sur le siége et les causes des maladies est un recueil presque inépuisable de faits importants pour la physiologie aussi bien que pour la pathologie, a enregistré plusieurs exemples de coïncidence de l'œdème de diverses parties avec l'oblitération des veines correspondantes (*c*).

L'influence de l'oblitération de la veine porte sur la production de l'hydropisie a été mise en lumière par les observations de M. Reynaud (*d*).

On connaît aussi des cas dans lesquels l'obstruction des sinus de la dure-mère paraît avoir déterminé l'hydrocéphale, c'est-à-dire un épanchement considérable de sérosité dans les cavités cérébrales (*e*).

(*a*) Magendie, *Précis élémentaire de physiologie*, 1825, t. II, p. 448.

(*b*) Boerhaave, *Aphorismi de cognoscendis et curandis morbis*, *in usum doctrinæ medicinæ* (aph. 1228, t. IV, p. 163, édit. de 1773).

(*c*) Morgagni, *De sedibus et causis morborum per anatomen indagatis libri quinque*, 1762 (voy. epist. XXXIX, §§ 3 et 4 ; epist. XLVI, § 10 ; L, § 55, etc.).

(*d*) Reynaud, *Des obstacles à la circulation dans le tronc de la veine porte, et de leurs effets anatomiques et physiologiques* (*Journal hebdomadaire de médecine*, 1829, t. IV, p. 137).

(*e*) Tonnelé, *Cas d'épanchement séreux dans le crâne à la suite de l'oblitération des sinus veineux* (*Journal hebdomadaire de médecine*, 1829, p. 184 et suiv.).

de cette sorte d'hydropisie étaient ou oblitérées, ou fortement comprimées par le voisinage de quelque tumeur (1) ; et il me serait facile de multiplier ici beaucoup les faits du même ordre (2). Mais une simple coïncidence ne suffit pas pour

(1) En citant ici l'excellent travail de M. Bouillaud (a), je dois faire remarquer cependant que cet auteur attribue l'infiltration des parties dépendantes des veines obstruées, non à une augmentation dans la transsudation des liquides du système vasculaire dans les aréoles du tissu conjonctif, mais à un affaiblissement de la puissance absorbante de ces vaisseaux (b).

(2) Les recherches anatomiques de Hodgson, de P. Béclard et de plusieurs autres pathologistes, montrent que l'occlusion d'une grosse veine n'est pas toujours suivie d'un épanchement hydropique dans la partie dont ce vaisseau reçoit le sang ; mais cela s'explique par la facilité plus ou moins grande avec laquelle la circulation collatérale s'établit. Effectivement, nous avons vu que non-seulement il existe dans les membres des veines profondes aussi bien que des veines superficielles, et que ces vaisseaux sont solidaires les uns des autres, mais que les gros troncs veineux de la tête et du torse communiquent tous entre eux par des anastomoses. Or l'observation directe nous apprend qu'il existe dans ces anastomoses des variations individuelles très considérables, et que tantôt elles offrent des voies larges et assez directes pour le passage du sang, tandis que d'autres fois ces communications sont étroites et fort détournées. Baillie rapporte l'observation d'une femme chez laquelle la veine cave abdominale était complétement oblitérée depuis le niveau des veines émulgentes jusqu'à l'oreillette droite, et le passage du sang des parties inférieures vers le cœur s'effectuait par l'intermédiaire des veines lombaires et azygos (c). Des cas analogues ont été décrits par M. Hallett (d), et Wilson rapporte aussi des observations relatives à des sujets chez lesquels on trouva le tronc de la veine cave abdominale et ses principaux affluents oblitérés ou remplis de caillots et de lymphe coagulable, sans que les membres inférieurs se fussent infiltrés (e).

Comme exemples de l'obstruction d'une veine considérable chez l'Homme sans que l'œdème se soit manifesté, je citerai également deux cas d'oblitéra-

(a) Bouillaud, *De l'oblitération des veines et de son influence sur la formation des hydropisies partielles* (*Archives générales de médecine*, 1823, 1re série, t. II, p. 188). — *Observations et considérations nouvelles sur l'oblitération des veines regardée comme cause d'hydropisie* (*Arch. gén. de méd.*, 1824, t. V, p. 94).

(b) *Op. cit.* (*Arch.*, t. II, p. 201).

(c) Baillie, *Of Uncommon Appearances of Disease in Blood-vessels* (*Transactions of a Society for the Improvement of Medical and Surgical Knowledge*, vol. I, p. 127, pl. 5).

(d) Hallett, *On the Collateral Circulation in Cases of Obliteration or Obstruction of the Venæ cavæ* (*Edinburgh Med. and Surg. Journal*, 1848, t. LIX, p. 269).

(e) J. Wilson, *An Instance of the Obliteration of the Venæ cavæ inferior from Inflammation* (*Trans. of a Soc. for the Improv. of Med. and Chir. Knowl.*, 1812, t. III, p. 65).

établir des relations de causes et d'effets ; pour montrer que l'infiltration du tissu conjonctif dépend bien réellement de l'obstacle apporté au cours du sang veineux, il faut faire voir que la cessation de l'embarras produit de la sorte dans la circulation entraîne la cessation du phénomène qu'on lui attribue. Je ne m'arrêterai donc pas sur les exemples d'une simple coïncidence qui a été constatée entre l'oblitération d'une veine et le gonflement œdémateux de la partie correspondante du corps, et je citerai seulement quelques cas dans lesquels, d'une part, l'apparition de ce phénomène pathologique a eu lieu à la suite de la compression d'un tronc veineux, et, d'autre part, la cessation de cette pression a déterminé la disparition de l'hydropisie locale qui y correspondait.

L'observation journalière a depuis longtemps appris aux médecins que, dans les derniers temps de la grossesse, les femmes ont souvent les jambes gonflées, mais que cet accident se dissipe après l'accouchement. Or, l'agrandissement de l'utérus et le poids de cet organe dans les périodes avancées de la gestation déterminent sur les veines iliaques une pression considérable, et le sang, gêné ainsi dans son cours, s'accumule dans les vaisseaux situés en amont de l'obstacle et les distend. Cette distension est suivie d'une augmentation dans l'activité de la transsudation dans les parois du système vasculaire des membres abdominaux, et cette transsudation abondante déter-

tion de la veine iliaque mentionnés par Hodgson (*a*), et un autre cas dans lequel un chirurgien de Manchester pratiqua la ligature de la veine jugulaire interne (*b*). Enfin, j'ajouterai que l'on doit à Travers, et surtout à M. Reynaud, des observations intéressantes sur la circulation collatérale dans divers cas d'oblitération de quelque gros tronc veineux (*c*).

(*a*) Hodgson, *On the Diseases of the Arteries and Veins*, p. 531.

(*b*) Simmons, voy. *Medical Facts and Observations*, t. VIII, p. 23.

(*c*) Travers, *On Wounds and Ligatures of Veins* (Astley Cooper and B. Travers, *Surgical Essays*, vol. I, p. 259, édit. de 1818).

— Reynaud, *Oblitération de la veine iliaque gauche ; circulation collatérale, etc.* (*Journal hebdomadaire de médecine*, 1829, t. II, p. 84 et 109).

mine l'œdème (1); mais, dès que la matrice reprend son volume normal, l'obstacle mécanique qui arrêtait le sang au passage disparaît, et l'hydropisie locale qui en résultait ne tarde pas à se dissiper.

On cite aussi des cas dans lesquels l'œdème de l'une des extrémités avait été déterminé par la présence d'une tumeur, d'une hernie, par exemple, et s'est dissipé dès que le chirurgien eut fait cesser la pression exercée ainsi sur le tronc veineux de la partie infiltrée (2).

D'un autre côté, la poussée des liquides en sens inverse, c'est-à-dire du dehors sur la surface extérieure des vaisseaux ou sur des tissus dans lesquels ces conduits sont renfermés, doit tendre à retarder ou même à empêcher la transsudation dans ces parties (3). Aussi a-t-on remarqué depuis longtemps qu'à la suite de la ponction de la cavité péritonéale, dans les cas d'hydropisie ascite, une nouvelle accumulation de liquide s'effectue beaucoup plus vite si l'on abandonne le malade aux seules forces de la nature que si l'on exerce sur son abdomen une pression méthodique et continue à l'aide de bandages (4). On

(1) Camper, dont j'ai déjà eu l'occasion de citer les travaux anatomiques (a), a été un des premiers à fixer l'attention des médecins sur le mécanisme de ce phénomène (b).

On a remarqué aussi que, lorsque l'utérus, chargé des produits de la conception, prend une position oblique, c'est en général seulement le membre du côté duquel cet organe penche qui devient œdémateux.

La tuméfaction de l'utérus, dépendante d'un état cancéreux, peut produire des effets analogues (c).

(2) Richter rapporte une observation de ce genre (d).

(3) La pression exercée de la sorte par les liquides sur les vaisseaux qu'ils baignent extérieurement contribue aussi, comme nous le verrons plus tard, à activer l'absorption de ces produits de la transsudation.

(4) L'emploi des bandages compressifs après l'opération de la ponction est

(a) Voyez ci-dessus, tome II, page 342.

(b) P. Camper, *Dissertatio medica de hydropum variorum indole, causis et medicina* (*Mém. de la Société royale de médecine*, 1784 et 1785, p. 130).

(c) Olivieri, *De l'œdème des membres inférieurs chez les femmes affectées de cancer de l'utérus*. Thèse, Paris, 1835, n° 120.

(d) Voyez Rayer, article HYDROPISIE (*Dictionnaire de médecine*, 1824, t. I, p. 123).

sait aussi que l'infiltration du tissu conjonctif se produit beaucoup plus facilement dans les parties du corps où la peau est lâche et extensible que dans les régions où les téguments et les gaînes aponévrotiques serrent fortement les organes sous-jacents (1).

Influence de l'état du sang sur la transsudation.

§ 3. — La rapidité avec laquelle un liquide traverse un filtre dépend, comme chacun le sait, non-seulement de la pression plus ou moins considérable exercée sur les molécules du fluide qui sont en contact avec la cloison perméable, mais aussi des propriétés physiques de ce fluide et du degré de porosité du filtre. Nous pouvons donc prévoir que le passage des liquides à travers les tuniques vasculaires ou les autres tissus de l'organisme sera soumis aux mêmes influences, et que les variations dans la composition du sang, ainsi que les modifications qui pourront survenir dans les propriétés physiques des tuniques vasculaires, influeront sur les phénomènes de transsudation dont les organismes vivants sont le siége.

Les preuves de ces derniers effets sont faciles à donner.

Dans les circonstances ordinaires, les parois vasculaires ne se laissent pas traverser par les globules sanguins et ne s'imbibent que de sérum; aussi a-t-on constaté que les variations dans la proportion de ces corpuscules n'exercent que peu ou point d'influence sur les phénomènes qui sont dus à la trans-

général (*a*), et même, dans quelques cas, on a eu recours avec succès à la compression méthodique pour le traitement des hydropisies (*b*).

(1) C'est une des raisons pour lesquelles le gonflement œdémateux de la paupière inférieure et des parties voisines de la face se produit si facilement. La même cause rend l'infiltration du tissu cellulaire sous-cutané des membres beaucoup plus fréquente que l'épanchement d'une quantité anormale de sérosité dans les parties profondes des extrémités qui sont situées dans une gaîne aponévrotique très résistante.

(*a*) Voyez Velpeau, *Médecine opératoire*, t. II, p. 280.

(*b*) Voyez Bricheteau, *De la compression, de son usage dans les hydropisies, et particulièrement dans l'ascite* (*Archives générales de médecine*, 1832, t. XXVIII, p. 75).

sudation ; mais il n'en est pas de même lorsque la densité du sérum vient à être modifiée par une diminution notable dans la quantité d'albumine que ce liquide tient en dissolution. En effet, M. Andral a trouvé que dans les cas où le sang est appauvri de la sorte, il se manifeste toujours plus ou moins promptement une hydropisie qui, d'abord partielle et légère, finit par être générale et très considérable (1). Il a remarqué cette coïncidence chez les Animaux aussi bien que chez l'Homme (2), et nous sommes en droit d'attribuer l'épanche-

(1) Cette relation entre la diminution de la proportion d'albumine du sang et la manifestation de symptômes d'hydropisie plus ou moins générale a été constatée non-seulement par M. Andral (a), mais aussi par MM. A. Becquerel et Rodier (b). La diminution de la proportion de l'albumine contenue dans le sérum du sang des malades affectés d'albuminurie avait été précédemment signalée par Bostock (c). M. Sabatier avait même cherché à expliquer la production des épanchements séreux et des infiltrations du tissu cellulaire, dans les cas où l'urine est albumineuse, par la fluidité plus grande du sang résultant de l'appauvrissement du sérum (d).

Nous avons vu, dans une précédente Leçon, qu'un des effets des saignées répétées est d'appauvrir le sang (e), et MM. A. Becquerel et Rodier ont constaté que, dans les cas où les émissions sanguines sont poussées très loin, la proportion d'albumine diminue aussi bien que celle des globules et de la fibrine. Or, dans ces circonstances, il y a tendance à la production des hydropisies, et les auteurs que je viens de citer rapportent des exemples de ces accidents pathologiques (f).

Du reste, il est probable que la diminution de la proportion de l'albumine dans le sang n'est pas la seule cause de l'épanchement anormal de cette substance, et que son passage rapide des vaisseaux dans les cavités adjacentes dépend en partie de la même cause qui amène son excrétion par les urines, excrétion qui, à son tour, appauvrit le sang, savoir : une modification dans la constitution de cette substance protéique qui la rend plus fluide, ainsi que nous le verrons bientôt.

(2) Dans une des variétés de la maladie appelée par les vétérinaires *pourriture* ou *cachexie aqueuse*, les Moutons sont toujours infestés de

(a) Andral, *Essai d'hématologie pathologique*, 1843, p. 154 et suiv.
(b) A. Becquerel et Rodier, *De l'anémie par diminution de proportion de l'albumine du sang, et des hydropisies qui en sont la conséquence* (*Gazette médicale de Paris*, 1850).
(c) Bostock, *An Elementary System of Physiology*, 1827, t. III, p. 411.
(d) Sabatier, *Considérations et observations sur l'hydropisie symptomatique d'une lésion spéciale des reins* (*Archives générales de médecine*, 1834, 2e série, t. V, p. 333).
(e) Voyez ci-dessus, tome I, page 250.
(f) A. Becquerel et Rodier, *De l'anémie*, p. 9 (extr. de la *Gazette médicale*, 1850).

ment, en partie au moins, à la constitution trop aqueuse du sérum, car nous savons, par les expériences de Magendie, que l'on peut déterminer à volonté des accidents analogues en injectant de l'eau dans les veines (1).

Influence du degré de perméabilité des parois des vaisseaux.

§ 4. — L'influence de l'état des parois vasculaires sur la transsudation ne se démontre pas d'une manière aussi nette, mais ne me paraît pas moins indubitable.

Et d'abord il est à noter que le passage des liquides à travers les tuniques des vaisseaux ne se fait pas avec la même facilité dans toutes les parties du système circulatoire, et, lorsque toutes choses sont égales d'ailleurs, cette espèce de filtration semble s'effectuer le plus aisément là où ces tuniques sont le plus minces. Ainsi nous avons vu dans une précédente Leçon que les artères ont des parois plus épaisses que les veines, et que c'est surtout dans les capillaires que les tuniques vasculaires acquièrent une grande délicatesse. Or, la ligature d'un tronc artériel occasionne, comme l'oblitération d'une veine, une augmentation dans la poussée du sang contre ses parois, en amont de l'obstacle ainsi créé ; mais cet accroissement de pression ne suffit jamais pour déterminer l'infiltration des parties circonvoisines, ainsi que cela a lieu si souvent quand le cours du sang est arrêté dans une veine.

Les effets produits par les injections faites sur le cadavre

Douves qui se logent dans le foie, et le sang de ces Ruminants est pauvre en albumine : or, un des symptômes les plus saillants de cette affection est l'état œdémateux de la face, et l'on remarque aussi dans les cavités séreuses des épanchements anormaux (a).

(1) Magendie a fait voir dans ses cours qu'en injectant de l'eau dans le système vasculaire, on pouvait produire un gonflement si grand, que l'Animal soumis à l'expérience devenait incapable de fléchir ses membres, ou de faire le moindre mouvement, sans éprouver une difficulté extrême (b).

(a) Andral, Gavarret et Delafond, *Recherches sur la composition du sang de quelques Animaux domestiques dans l'état de santé et de maladie* (*Annales de chimie*, 1842, 3e série, t. V, p. 318).

(b) Magendie, *Leçons sur les phénomènes physiques de la vie*, t. I, p. 109.

montrent aussi que les petits vaisseaux ne sont pas également perméables dans toutes les parties du corps. Dans certains organes, non-seulement l'eau que l'on pousse dans le système vasculaire s'en échappe plus facilement que dans d'autres parties, mais des substances qui ailleurs resteraient emprisonnées dans les capillaires suintent à travers les parois de ces petits tubes et se répandent dans les tissus circonvoisins. Ainsi les épanchements se produisent très facilement à la surface du poumon, dans le péricarde, dans l'arachnoïde, et même dans la cavité péritonéale, tandis qu'elles sont plus rares dans le tissu conjonctif sous-cutané ou dans le système musculaire.

J'ajouterai que, dans les premiers temps de la vie, la perméabilité des tissus paraît être plus grande que chez l'adulte, et que, chez les jeunes enfants, des épanchements de sérosité se forment souvent dans diverses parties du corps sous l'influence de causes qui, dans un âge plus avancé, ne produiraient sur la distribution des liquides dans l'organisme aucune modification appréciable (1).

§ 5. — Nous avons vu, dans les Leçons précédentes, que les vaisseaux sanguins ne sont pas des tubes inertes, mais qu'ils

(1) Chez les jeunes enfants, les épanchements séreux sont très fréquents et se reproduisent très facilement. L'œdème des poumons paraît être un des accidents les plus communs vers la fin des maladies mortelles des enfants, aussi bien que chez ceux dont la constitution est cachectique. Il est aussi à noter que l'hydrocéphale aiguë est d'autant plus fréquente que les enfants sont plus jeunes, et que chez les sujets au-dessous de cinq ans l'anasarque se déclare beaucoup plus souvent que chez ceux dont l'âge est moins tendre (a). Il est aussi à noter qu'à la suite de certaines affections, telles que la fièvre scarlatine et la petite vérole, l'œdème de diverses parties du corps est beaucoup plus fréquent chez les enfants que chez les adultes. Dans quelques épidémies ces infiltrations ont été très communes (b).

(a) Voyez Barthez et Rilliet, *Traité clinique et pathologique des maladies des enfants*, 1853, t. II, p. 135, 150, 185, etc.

(b) Voyez Itard, art. HYDROPISIE (*Dictionnaire des sciences médicales*, t. XXII, p. 387).

sont doués d'une faculté de contraction lente en vertu de laquelle ils peuvent se resserrer plus ou moins, et qu'à la suite d'un déploiement considérable de cette force, ainsi que dans d'autres circonstances, ils se relâchent de façon à offrir des dimensions insolites. Or, dans les cas où ils se trouvent dilatés de la sorte, bien que la pression du sang contre leurs parois ne soit pas plus considérable que d'ordinaire, l'exsudation des liquides à travers leurs parois paraît devenir plus facile (1). Tout ce qui tend à affaiblir l'organisme contribue à produire ce relâchement dans les parois vasculaires, et cet état du système circulatoire est toujours accompagné d'une tendance à l'infiltration des liquides dans les parties circonvoisines.

Ainsi chacun sait qu'à la suite d'une marche prolongée, les veines des membres inférieurs sont d'ordinaire dilatées, et l'expérience journalière montre aussi que, dans ces circonstances, il se manifeste souvent un gonflement œdémateux dans les pieds et la portion inférieure des jambes. Quand les extrémités restent pendant longtemps dans la position verticale, l'effort que les parois vasculaires doivent faire pour résister au poids de la colonne sanguine, ainsi qu'à la poussée de ce liquide déterminée par l'action du cœur, a aussi pour conséquence un relâchement des tissus dont ces parois se composent; or, personne n'ignore que dans ce cas les jambes se gonflent plus ou moins promptement, et ce gonflement est dû à une accumulation de liquide dans les aréoles du tissu conjonctif sous-cutané. Le repos qu'amène la position horizontale du corps suffit pour dissiper ces accidents légers; mais on voit aussi des phénomènes analogues se manifester dans les parties déclives de l'organisme chez les personnes qui restent longtemps couchées,

(1) Le retard dans le cours du sang des veines variqueuses est souvent accompagné de l'œdème des membres inférieurs.

surtout si les forces vitales ont été affaiblies par une maladie grave (1).

§ 6. — La quantité de liquides épanchés dans les interstices qui entourent les vaisseaux sanguins, ou accumulés dans les grandes cavités du corps, dépend en majeure partie des circonstances physiques que nous venons d'examiner, mais elle est soumise aussi à l'influence d'une force qui agit en sens contraire, et qui détermine la rentrée d'une portion de ces humeurs dans le torrent de la circulation, savoir : l'absorption. Nous aurons bientôt à étudier particulièrement cette fonction importante, et, en ce moment, je me bornerai à faire remarquer que nous avons ici encore un exemple de cet équilibre instable qui constitue l'état de santé des êtres vivants, et qui peut être troublé

Effets de l'absorption sur le produit de la transsudation.

(1) Plusieurs pathologistes ont été conduits à ranger l'insuffisance de l'action nerveuse au nombre des causes déterminantes des hydropisies, et ils ont cité comme exemples des épanchements dus à ce défaut de puissance vitale, les amas d'eau qui se forment souvent pendant l'agonie. Lobstein signale également la formation fréquente de phlyctènes chez les paralytiques (*a*).

Dans des cas de disette, on a remarqué aussi que les hydropisies étaient plus fréquentes que dans les circonstances ordinaires. Broussais rapporte qu'en Andalousie, pendant la guerre de l'indépendance espagnole, le défaut d'aliments produisit dans la partie pauvre de la population une mortalité considérable, et que presque tous les malheureux qui, pendant longtemps, avaient souffert de la disette, eurent les membres inférieurs infiltrés (*b*).

Gaspard, en décrivant les effets produits en 1817, dans la Bourgogne et le Jura, par les désastres agricoles de l'année précédente, fait mention de faits analogues. Le résultat général et constant d'un régime uniquement herbacé, continué fort longtemps, dit ce physiologiste, occasionna une anasarque universelle ; l'état d'infiltration subsista pendant tout le temps de l'usage de cette nourriture insuffisante, et ne disparut qu'après la moisson de 1817, par le retour de l'abondance ; quelques individus conservèrent durant plusieurs mois, ou même durant des années, un reste de gonflement du ventre, de bouffissures à la face ou d'œdème aux jambes (*c*).

(*a*) Lobstein, *Anatomie pathologique*, t. I, p. 189.
(*b*) Broussais, *Cours de pathologie et de thérapeutique*, 1835, t. V, p. 392.
(*c*) Gaspard, *Effets des aliments herbacés* (*Journal de physiologie* par Magendie, 1821, t. I, p. 239).

de façon à produire des effets analogues, soit par un degré d'activité anormale de l'une des fonctions qui concourent à le maintenir, soit par l'affaiblissement du travail qui se fait concurremment en sens contraire.

Il est, du reste, évident que la transsudation peut être très rapide. On voit souvent des épanchements considérables se former en très peu de temps, et malgré la résorption plus ou moins active des liquides épanchés qui contre-balancent toujours en partie les effets produits de la sorte, la quantité de sérosité extravasée dans diverses parties du corps est quelquefois énorme (1).

Variations dans la composition des liquides épanchés.

§ 7. — L'état de relâchement des parois des vaisseaux capillaires paraît influer, non-seulement sur la facilité avec laquelle les liquides s'extravasent, mais aussi sur les substances

(1) La quantité de sérosité qui s'écoule de l'abdomen lorsqu'on pratique l'opération de la paracentèse, ou ponction, dans des cas d'hydropisie de l'ovaire ou d'ascite, s'élève souvent à 12 ou 15 litres, ou même à beaucoup plus.

Lorsque l'état général de la santé ne décline pas rapidement chez les hydropiques, on est souvent obligé de pratiquer la ponction un grand nombre de fois, et la quantité de sérosité fournie ainsi par l'organisme en un certain temps devient parfois énorme. Ainsi Mead rapporte l'observation d'une femme qui, dans l'espace d'environ six ans, subit cette opération 66 fois, et perdit ainsi plus de 1000 litres d'eau (a). Dans le cas plus récent d'une femme à qui l'on pratiqua la ponction 235 fois dans l'espace de trois ans, la quantité de sérosité évacuée de la sorte fut évaluée à plus de 2700 livres (b). Latham parle d'une malade chez laquelle il a fallu avoir recours à la ponction 155 fois (c); et Bézard a publié l'observation d'une femme qui, dans l'espace de treize ans, fut opérée de la sorte 665 fois (d). Dans le cas rapporté par Latham, la maladie dura un peu plus de quatre ans, et la quantité de liquide évacué fut évaluée à 3720 pintes, ce qui suppose en moyenne une exhalation de plus d'un litre de sérosité par jour.

(a) Mead, *Monita et præcepta medica*, 1757, p. 90.

(b) Lecourt, *Observ. d'une hydropisie enkystée prise pour une hydropisie ascite* (*Journal de chimie médicale*, 1828, t. IV, p. 450).

(c) Latham, *Account of an Extraordinary Dropsical Case* (*Philos. Trans.*, 1779, vol. LXIX, p. 54).

(d) Bézard, *Observat. sur une hydropisie ascite* (*Bulletin de la Société médicale d'émulation*, décembre 1815, p. 495).

qui sont susceptibles de filtrer ainsi à travers leur tissu. Dans les circonstances ordinaires, c'est la partie la plus fluide du sang qui est seule capable de passer de la sorte jusque dans les lacunes du tissu conjonctif d'alentour; mais, dans certaines circonstances où les petits vaisseaux sont très dilatés, le plasma tout entier paraît transsuder, et l'on voit la fibrine coagulable, aussi bien que le sérum, se répandre au dehors et s'infiltrer dans les parties circonvoisines. Ces épanchements plasmatiques se produisent souvent dans les parties qui sont le siége d'une inflammation vive, et, dans les organes dont les vaisseaux sont naturellement très perméables, on peut les déterminer à volonté en dilatant mécaniquement le système circulatoire (1). Par exemple, on a constaté qu'en faisant la ligature de l'artère aorte abdominale en aval des artères rénales, et en oblitérant aussi un de ces vaisseaux de façon à diriger tout le sang du tronc aortique dans le rein du côté opposé, on pouvait déterminer l'excrétion d'une certaine quantité d'albumine par les vaisseaux de ce dernier organe; et qu'en opposant un obstacle plus considérable au cours du sang dans la même glande, par la ligature des veines émulgentes, on produit non-seulement un gonflement considérable et le passage de l'albumine au dehors, mais un épanchement de plasma tout autour de chacune des principales branches du vaisseau ainsi distendu (2).

(1) Je suis porté à croire que, dans la plupart des cas, la quantité de fibrine qui transsude ainsi est faible, et que la plus grande partie de substance albuminoïde qui se trouve dans les liquides épanchés provient d'une autre source et doit son origine à un travail inflammatoire dans des tissus voisins; mais je pense que l'on est allé trop loin, lorsqu'on a posé en principe, ainsi que l'ont fait quelques auteurs, que, toutes les fois qu'il existe une certaine quantité de fibrine dans la sérosité, il y a eu à une époque quelconque, dans les tissus qui ont fourni ce liquide, un point d'inflammation (*a*).

(2) Ce résultat intéressant a été

(*a*) Becquerel et Rodier, *Traité de chimie pathologique*, 1854, p. 517.

Des épanchements semblables se montrent autour des petits vaisseaux qui sont dilatés et gorgés de sang dans les parties atteintes d'inflammation. On peut s'en assurer en déterminant artificiellement la phlogose dans une membrane transparente placée sous le microscope. On voit alors que les vaisseaux, en partie obstrués par des amas de globules et distendus par du sang qui se trouve arrêté dans son cours, laissent échapper une partie de leur contenu : c'est d'abord un liquide albumineux seulement qui se répand dans les tissus circonvoisins; mais quand cet état morbide augmente, la fibrine coagulable filtre aussi à travers les tuniques vasculaires, et une portion de la matière colorante du sang fournie par la désorganisation d'un certain nombre de globules s'épanche également et colore en rouge les parties infiltrées. Souvent on voit ensuite les globules sanguins se répandre au dehors, et beaucoup de pathologistes pensent qu'ils filtrent à travers les parois des capillaires dilatées comme ils passeraient à travers une feuille de papier buvard ; mais ces épanchements paraissent être dus plutôt à de petites ruptures des tuniques vasculaires, et dans les circonstances ordinaires, au moins, tous les tissus organiques, bien que perméables aux liquides, opposent à ces corpuscules solides des barrières infranchissables (1).

Composition ordinaire des liquides épanchés.

§ 8. — D'après tout ce que je viens de dire touchant le mécanisme de la transsudation, on pourrait être porté à croire que le liquide dont l'appareil circulatoire se débarrasse de la

obtenu par M. Robinson (*a*). Ce pathologiste a trouvé aussi qu'en opposant des obstacles au retour du sang veineux qui circule dans les veines, on peut déterminer le passage d'un liquide albumineux, et même de la fibrine coagulable, des vaisseaux sanguins jusque dans les voies urinaires (*b*).

(1) Voyez tome III, page 292.

(*a*) G. Robinson, *Researches into the Connexion existing between an unnatural degree of Compression of the Blood contained in the Renal Vessels and the Presence of certain Abnormal Matters in the Urine* (*Med.-Chir. Transactions*, 1843, t. XXVII, p. 51), et *Contributions to the Physiology and Pathology of the Circulation of the Blood*, 1857.

(*b*) Robinson, *Contributions*, etc., p. 29 et suiv.

sorte pour le verser dans les espaces interorganiques d'alentour doit être, dans l'état normal, identique avec la partie la plus fluide du sang lui-même, c'est-à-dire le sérum. Mais l'expérience nous apprend qu'il en est rarement ainsi, et que la sérosité répandue dans les aréoles du tissu conjonctif, ou accumulée dans les cavités viscérales, diffère du sérum par sa composition chimique. C'est bien de l'eau tenant en dissolution de l'albumine et les matières salines qui se rencontrent dans le sérum du sang, mais elle ne renferme d'ordinaire qu'une proportion bien moindre de la première de ces substances.

Composition chimique de la sérosité.

Dans l'état normal, la sérosité qui se trouve, soit dans les aréoles du tissu conjonctif sous-cutané, soit dans les grandes cavités du tronc, est trop peu abondante pour que les chimistes aient pu en déterminer la composition ; mais ils ont souvent fait l'analyse des liquides qui s'amassent dans ces parties chez les hydropiques, et il leur a été facile d'étudier aussi la composition de diverses humeurs qui, par leur origine, paraissent appartenir à la même classe de produits et qui se trouvent normalement dans l'intérieur de certains organes ou dans les produits de la conception. J'aurais à revenir ailleurs sur la plupart des résultats qui ont été de la sorte acquis à la science, et en ce moment je me bornerai à citer quelques exemples dont nous avons besoin ici pour juger des relations qui existent entre ces liquides et le sérum du sang dont ils tirent leur origine (1).

(1) Les premières analyses de ces liquides fournis par les épanchements hydropiques sont dues à Rouelle cadet et à Fourcroy; elles mettent en lumière l'analogie qui existe entre ces produits et le sérum du sang, mais elles ne nous éclairent pas sur les proportions des matières constitutives de la sérosité (*a*). Marcet reprit ce sujet de recherches, et examina comparativement les liquides des sujets affectés d'hydrocéphale, d'hydropéricardite, d'hydrothorax, d'hydropisie ascite, d'hydrocèle, etc. (*b*). Bostock publia peu

(*a*) Fourcroy, *Système des connaissances chimiques*, t. IX, p. 219 (an IX).
(*b*) Marcet, *A Chemical Account of various Dropsical Fluids* (*Medico-Chirurg. Trans.*, 1817, t. II, p. 342).

M. Heller, à qui l'on doit des recherches très approfondies sur toutes les questions chimiques relatives à l'albuminurie, affection dans laquelle un certain état morbide de l'appareil urinaire est toujours accompagné d'un appauvrissement du sérum du sang et d'épanchements hydropiques (1), a fait connaître la composition de la sérosité accumulée dans le tissu cellulaire sous-cutané chez plusieurs individus atteints de cette maladie. Il y a trouvé toujours environ 97 centièmes d'eau, et par conséquent 3 centièmes de matières solides, tandis que dans le sérum défibriné la proportion des matériaux solides s'élevait à près de 9 pour 100. L'albumine, qui, dans le sérum normal, constitue environ 78 millièmes du poids total du liquide (2), ne se trouvait

de temps après une série d'analyses analogues (*a*), et, à des époques plus récentes, des recherches du même ordre ont été faites par plusieurs chimistes : par exemple, Fr. Simon et MM. Heller, Scherer et Schmidt, dont j'aurai bientôt l'occasion de citer les travaux. Au sujet des méthodes pour l'analyse de ces liquides, je renverrai à un Mémoire de M. Heller et à l'ouvrage de M. Lehmann (*b*).

(1) Voyez ci-dessus, tome I, p. 226.

(2) Dans une de ces analyses il trouva :

Eau.	975,20
Albumine	5,42
Matières extractives, graisses, etc.	3,76
Sels fixes	15,62 (*c*)

Le liquide céphalo-rachidien qui se trouve dans l'arachnoïde, et qui baigne la moelle épinière aussi bien que le cerveau, est de même nature et paraît avoir une origine analogue, mais est remarquablement pauvre en matières organiques. M. Lassaigne y a trouvé, chez une femme :

Eau.	98,564
Albumine	0,088
Matière animale extractive. . .	0,474 pour 100.

Chez le Cheval, il n'a trouvé que 0,035 d'albumine et 1,104 de matière animale extractive dissoutes dans 98,180 parties d'eau. Une autre analyse faite par Haldat a donné à peu près les mêmes résultats (*d*).

L'eau de l'amnios ne contient aussi que très peu de matières organiques.

(*a*) Bostock, *On the Nature and Analysis of Animal Fluids* (*Medico-Chirurgical Transactions*, 1819, t. IV, p. 53).

(*b*) Heller, *Qualitative und quantitative Analyse albuminoser Flüssigkeiten* (*Archiv für physiologische und pathologische Chemie und Mikroscopie*, 1844, t. I, p. 192).

— Lehmann, *Lehrbuch der physiologischen Chemie*, t. II, p. 286.

(*c*) Heller, *Pathologische Chemie des Morbus Brightii* (*Archiv für physiologische und pathologische Chemie und Mikroscopie*, 1844, t. II, p. 184).

(*d*) Magendie, *Recherches physiologiques et cliniques sur le liquide céphalo-rachidien ou cérébro-spinal*, 1842, p. 48.

ici, le plus souvent, que dans la proportion d'environ 5 millièmes, tandis que les matières extractives, c'est-à-dire l'albuminate de soude ou la caséine, et les autres substances protéiques qui ne se coagulent pas par l'ébullition, étaient à peu près aussi abondantes que dans le sang.

La sérosité qui s'accumule dans la cavité péritonéale chez les hydropiques est aussi très pauvre en matières solides (1), mais contient en général un peu plus d'albumine, et se montre parfois assez riche en caséine ou en albuminate basique de soude; même il n'est pas rare d'y découvrir de petites quantités de fibrine (2).

Bostock y a trouvé, chez la femme, 98,34 pour 100 d'eau et 0,16 d'albumine (a); et dans les analyses faites plus récemment par MM. Rees, Vogt, Scherer, Mark et quelques autres chimistes, la proportion d'eau s'est généralement maintenue entre 979 et 990 sur 1000 (b).

Enfin l'humeur aqueuse de l'œil, dont j'aurai également à parler avec plus de détail dans une autre partie de ce cours, est encore plus pauvre en matières organiques. Berzelius n'y a trouvé que des traces d'albumine. 100 parties de ce liquide lui fournirent 98,10 d'eau, 1,15 de sels et 0,75 de matières extractives (c).

(1) Ainsi, dans un cas d'ascite, M. Heller a trouvé :

Eau	950,00
Matières extractives et traces d'albumine	5,97
Graisses	0,84
Sels (principalement chlorure de sodium)	44,00 (d)

(2) Dans la plupart des cas, cependant, la proportion d'albumine contenue dans la sérosité péritonéale des hydropiques ne varie qu'entre 8 et 12 par millième, et en général on trouve dans ce produit environ 3 millièmes de matières extractives composées en partie de caséine soluble ou d'albuminate de soude. Ainsi, dans quatre analyses sur cinq, dont les résultats ont été publiés par M. Lhéritier, l'albumine figure pour 8,65, 10,19, 10,85 et 11,85 dans la composition de ce produit (e).

C'est aussi environ $\frac{8}{1000}$ d'albumine que M. Heller a trouvés dans la séro-

(a) Bostock, *Op. cit.*

(b) Voyez Lhéritier, *Traité de chimie pathologique*, p. 644. — Scherer, *Chem. Unters. der Amniosflüssigkeit des Menschen* (*Zeitschrift für wissensch. Zoologie*, 1849, t. I, p. 89).

(c) Berzelius, *Traité de chimie*, trad. par Esslinger, t. VII, p. 459.

(d) Heller, *Hydropische Flüssigkeit und Harn bei Ascites* (*Arch. für phys. and path. Chemie*, 1844, Bd. I, p. 47).

(e) Lhéritier, *Traité de chimie pathologique*, 1842, p. 570.

Causes de la différence de composition entre le sérum du sang et la sérosité.

Si l'on admet que les liquides qui s'échappent des vaisseaux sanguins par transsudation se trouvent mêlés à des produits sécrétés, il est facile de s'expliquer comment la sérosité peut renfermer accidentellement certaines matières en plus grande proportion que le sérum du sang; mais, au premier abord, il semble difficile de concilier avec la théorie toute mécanique que j'ai donnée de l'origine de ces épanchements les différences que je viens de signaler dans les proportions relatives de l'eau et de l'albumine. On sait, en effet, que, dans les expériences ordinaires de laboratoire, une dissolution saline ou autre ne s'appauvrit pas quand on la filtre, et si, comme tout jusqu'ici semblait le prouver, le liquide du tissu conjonctif ou des poches séreuses est du sérum qui filtre à travers les parois des

sité péritonéale chez un malade atteint d'albuminurie (*a*).

Fr. Simon a trouvé dans le fluide hydropique obtenu par la ponction de l'abdomen, chez un jeune homme dont les reins étaient en suppuration :

Eau	978,0
Albumine	12,0
Matières grasses	1,0
Matières extractives alcooliques	2,0
Carbonate de soude et phosphate de chaux	1,2
Chlorure de sodium et lactate de soude	6,8
Urée	1,2

Des produits analogues, dont l'analyse a été faite par M. Hoppe, ont donné, sur 1000 parties, 6 ou 7 d'albumine, et de 982,5 à 984,5 d'eau (*b*).

Mais, dans d'autres circonstances, on a trouvé dans ces épanchements une proportion plus considérable, soit d'albumine coagulable, soit d'autres produits protéiques. Ainsi, dans un cas étudié par M. Scherer, le liquide obtenu par la ponction de l'abdomen a donné :

Eau	952,99
Albumine	11,88
Albuminate de soude	22,70
Fibrine	0,32
Matières extractives	3,02
Graisses	1,26
Sels	7,22

Chez un autre hydropique, le même chimiste trouva :

Eau	960,49
Albuminate de soude	29,73
Matières extractives	2,12
Graisses	1,63
Sels	5,94

L'albumine coagulable par la cha-

(*a*) Heller, *Op. cit.* (*Arch. für phys. und pathol. Chemie*, t. II, p. 83).
(*b*) Hoppe, *Ueber seröse Transsudate* (*Arch. für pathol. Anat.*, 1856, t. IX, p. 290).

vaisseaux, on doit se demander comment il a pu perdre en route une si grande quantité d'albumine.

Une expérience, qui paraît être due à Berzelius, semble montrer que les seules forces physiques peuvent accomplir des chan-

leur n'existait pas en quantité appréciable (*a*).

L'analyse du liquide extrait de l'abdomen par la ponction chez six malades affectés d'hydropisie a été faite par MM. A. Becquerel et Rodier, et a donné, en moyenne, 21,6 d'albumine sur 1000, et comme extrêmes, d'une part 11,13, et d'autre part, 34. La quantité de matières extractives a oscillé entre 3,24 et 19,30 sur 1000 (*b*).

Dans des produits analogues analysés par M. Percy, l'albumine s'est trouvée dans la proportion de 34 millièmes dans un cas, et dans un autre s'est élevée à 38 millièmes (*c*).

Chez un hydropique observé par M. Marchand, la sérosité péritonéale renfermait une quantité très considérable d'urée (plus de 4 millièmes) et près de 24 millièmes d'albumine (*d*). Des faits analogues ont été constatés par M. R. Willis (*e*).

L'analyse du liquide extrait du thorax d'un malade affecté d'empyème a donné, d'après Simon :

Eau	934,72
Albumine	31,00
Albuminate de soude	18,86
Fibrine	1,02
Graisses	1,05
Extraits alcooliques et sels	1,35
Extrait aqueux et sels	10,64
Sels fixes	9,50 (*f*)

Un produit analogue, analysé par M. Bödeker, a fourni 938 d'eau, 51 d'albumine, 0,5 de syntonine avec un peu de fibrine, et à peu près 10 de sels (*g*).

Dans l'hydrocèle, la sérosité est souvent encore plus chargée de matières organiques. Ainsi, dans trois analyses de ce liquide faites par M. Heller, l'albumine s'est trouvée dans les proportions de 52 à 60 millièmes (*h*). Dans un cas analogue, observé par M. Percy, la proportion d'albumine était de 59 pour 1000.

Au sujet de la présence de la fibrine dans la sérosité, je renverrai aussi aux observations de M. Delaharpe (*i*).

(*a*) Scherer, *Bericht über die Leistungen im Gebiete der pathologischen Chemie im Jahre 1843* (Canstatt's *Jahresbericht*, 1843, t. II, p. 133).

(*b*) Simon, *Animal Chemistry*, t. II, p. 492.

(*c*) J. Percy, *Contributions to Pathology* (*London Medical Gazette*, 1844, 2ᵉ série, t. I, p. 611).

(*d*) Marchand, *Untersuchungen einer hydropischen Flüssigkeit* (Poggendorff's *Annalen*, 1837, t. XXXVIII, p. 356).

(*e*) R. Willis, *On the Dropsy which follows Scarlatine* (*British and Foreign Medical Review*, 1842, t. XIII, p. 262).

(*f*) Bödeker, *Pathologisch-chemische Mittheilungen aus den chem. Laborat. der physiol. Inst. zu Göttingen* (*Zeitschr. für rationnelle Med.*, 1855, 2ᵉ série, t. VII, p. 146).

(*g*) Fr. Simon, *Pathologisch-chemische Untersuchungen* (*Beiträge zur physiol. und pathol. Chemie und Mikroscopie*, 1844, t. I, p. 115).

(*h*) Heller, *Die Hydroceleflüssigkeit und die Resultate ihrer Zusammensetzung* (*Arch. für physiol. und pathol. Heilk.*, 1844, t. I, p. 215).

(*i*) Delaharpe, *De la présence de la fibrine dans la sérosité extraite du péritoine* (*Arch. gén. de méd.*, 1842, 3ᵉ série, t. XIV, p. 174).

gements de ce genre. En effet, ce grand chimiste aurait trouvé que de l'eau salée peut être rendue douce par le seul fait de son passage à travers une couche de sable d'une épaisseur suffisante (1). M. Matteucci a vu aussi qu'une solution de carbonate de soude se dépouille d'une partie de son eau quand on la fait passer à travers un long tube rempli de sable (2); et l'on sait que certains corps poreux, tels que le charbon ordinaire, mais surtout le noir animal, exercent une action adhésive très inégale sur les substances qui les traversent, de façon à retenir les unes et à laisser passer les autres. D'après ces faits, on pourrait donc croire à la possibilité d'une action analogue qui serait exercée dans l'intérieur de l'organisme vivant par les molécules solides des parois vasculaires entre lesquelles le sérum doit serpenter pour arriver au dehors, et effectivement des recherches très intéressantes, qui ont été faites il y a peu d'années en Allemagne, et qui ne sont pas assez connues des physiologistes, prouvent que les membranes animales sont des filtres capables de trier jusqu'à un certain point les matières

(1) Cette expérience est citée par M. Matteucci (*a*); mais je n'en ai pas trouvé mention dans les ouvrages de Berzelius, et je regrette de ne pas en connaître tous les détails, parce que, au premier abord, on serait porté à n'y attribuer que peu d'importance et à supposer que le sable employé comme filtre était humide et a cédé de l'eau à la dissolution saline, de façon que le liquide qui passait se serait trouvé étendu, non pas à raison de l'abandon d'une portion de son sel, mais par suite d'une addition d'eau. Cependant si l'expérience a été réellement faite par Berzelius, à qui M. Matteucci l'attribue, cette cause d'erreur n'aurait pas pu exister sans avoir attiré l'attention de ce chimiste illustre, et du reste les faits dont je vais rendre brièvement compte rendent le résultat annoncé ici beaucoup moins difficile à admettre qu'on ne l'aurait supposé il y a quelques années.

(2) Dans l'expérience de M. Matteucci, une solution de carbonate, en passant à travers un tube long de 3 mètres et rempli de sable, augmente de densité dans la proportion de 1,005 à 1 (*b*).

(*a*) Matteucci, *Leçons sur les phénomènes physiques des corps vivants*, 1847, p. 29.
(*b*) Idem, *ibid.*

qui, mélangées entre elles, tendent à les traverser, et cela indépendamment de toute action vitale ou même chimique. M. Hoppe a constaté que le sérum du sang, en filtrant à travers les membranes organiques, change de composition. Le liquide qui passe renferme à peu près la même quantité relative de matières salines que celui dont il provient, et ces sels sont mêlés dans les mêmes proportions; mais la quantité d'albumine est beaucoup moindre (1). Par le seul fait de ce filtrage, le sérum s'appauvrit donc, et se rapproche de la sérosité par sa composition chimique. Quant à la théorie physique de ce phénomène, je ne puis la discuter en ce moment, et je me propose d'y revenir quand, en traitant de l'absorption et des sécrétions, j'aurai à parler de l'influence que la diffusion des liquides et l'endosmose exercent sur le transport des matières constitutives des humeurs; mais je crois utile, dès aujourd'hui, de faire

(1) Comme les tuniques des grosses artères sont trop épaisses pour être propres à des expériences de ce genre, et que les veines offrent trop de branches, M. Hoppe a fait usage de membranes telles que des fragments de la vessie, de l'uretère ou du péricarde. Il a remarqué qu'en général la perméabilité de ces filtres pour l'albumine s'accroît avec la durée de l'expérience, ce qu'il attribue à la distension et à l'augmentation de la porosité de la membrane. Pour déterminer la quantité relative de matières albuminoïdes et salines tenues en dissolution dans le sérum avant et après la filtration de ce liquide à travers la membrane, il faisait évaporer une certaine quantité des deux liquides; puis, après avoir pesé le résidu sec, il l'incinéra pour connaître la proportion de matières minérales, et calculer par différence la quantité de substances organiques. Le sérum ayant été préalablement étendu d'eau, il obtint les résultats suivants pour 1000 parties de liquide :

Matières organiques du sérum	55,7
Matières organiques du liquide filtré.	41,6
— —	41,5
Cendres du sérum.	6,2
Cendres du liquide filtré.	6,3
— —	7,0

La légère augmentation apparente dans la proportion des matières salines s'explique par le fait même de la soustraction d'une portion des matériaux organiques du sérum; en effet, 1000 parties du liquide filtré correspondaient, quant à l'eau et aux sels, à environ 1014 parties de sérum (a).

(a) F. Hoppe, *Ueber seröse Transsudate* (Virchow's *Archiv für pathologische Anatomie und Physiologie*, 1856, t. IX, p. 260 et suiv.).

remarquer que, pour expliquer les résultats fournis par les expériences dont je viens de rendre compte, il suffirait d'admettre que l'attraction adhésive exercée par les parois des cavités capillaires des membranes organiques sur les liquides adjacents, attraction en vertu de laquelle ces tissus se laissent mouiller par ces mêmes liquides et s'en imbibent, est plus grande pour l'eau chargée de matières salines que pour les substances albuminoïdes qui se trouvent mêlées à cette eau et à ces sels dans le liquide complexe appelé *sérum*. Effectivement, s'il en est ainsi, la couche de liquide qui adhère aux parois de ces espaces capillaires sera de l'eau moins chargée d'albumine que le liquide situé vers leur centre, et la composition du mélange qui, sous l'influence d'une pression faible, traversera le filtre, sera modifiée d'autant plus fortement que la couche fluide ainsi attirée par les parois des canalicules de celui-ci sera considérable comparativement au volume du courant central qui échappe à cette influence. On conçoit donc la possibilité, non-seulement d'un certain appauvrissement dans les humeurs qui transsudent à travers une membrane organique privée de vie, mais de variations dans le degré de ces modifications, suivant que le filtre ainsi constitué sera d'une texture plus ou moins lâche, et offrira, par conséquent, des passages plus ou moins étroits. Or, nous n'avons aucune raison de croire que cette *filtration élective*, opérée par une membrane organique tirée d'un cadavre, ne s'effectuerait pas de la même manière si cette membrane était vivante, et, par conséquent, nous pouvons appliquer avec toute confiance ces résultats à la physiologie, et considérer la différence de composition existant entre le sérum du sang et la sérosité des cavités interorganiques comme étant due, en partie au moins, au fait même de la transsudation, et comme étant la conséquence d'une action physique (1).

(1) Il existe dans la science un grand nombre de faits épars qui me semblent être du même ordre que ceux dont il est ici question, et qui

Mais cette sorte de tamisation des liquides est-elle la seule cause dont dépende la faible proportion des matières albuminoïdes contenues dans les humeurs fournies par la transsudation? J'hésite à le croire, et il me paraît nécessaire de chercher si quelque autre action ne contribue pas à produire les résultats obtenus par le travail physiologique dont l'étude nous occupe ici.

En faisant, dans une des premières Leçons de ce cours, l'histoire chimique du sang, j'ai fait mention des expériences intéressantes de M. Mialhe sur les modifications que l'albumine est susceptible d'éprouver. Elles tendent à établir que cette substance, tout en paraissant dissoute, peut se présenter sous

mériteraient, de la part des chimistes physiciens, plus d'attention qu'ils ne leur en ont accordé jusqu'ici. L'action condensante exercée avec divers degrés de puissance sur les différents gaz par le charbon de bois, l'éponge de platine, etc.; le pouvoir décolorant du noir animal dont on fait un si grand usage dans l'industrie, et la propriété absorbante de certains sels pour les matières ammoniacales et peut-être même pour diverses substances salines, dépendent probablement de la même cause qui, dans un tube capillaire, rend le ménisque terminal d'une colonne d'eau concave, tandis que celui d'une colonne de mercure est convexe. Le mercure ne mouille pas le verre, tandis que la surface de cette dernière substance contracte une certaine adhérence avec de l'eau, et se laisse de la sorte mouiller par ce liquide; on conçoit donc que si un mélange d'eau et de mercure était poussé à travers un système de tubes capillaires, ou ce qui revient au même, à travers les cavités interstitielles d'une membrane organique, telle qu'une peau de chamois, l'eau s'engagerait plus facilement dans ces conduits étroits que ne le ferait le mercure, et passerait plus vite. Une opération que l'on pratique souvent sur le mercure de nos cuves pneumatiques, mais qui est trop vulgaire pour que l'on y fasse grande attention, montre qu'effectivement il en est ainsi. On sait également qu'en faisant passer à travers un filtre imbibé d'un corps gras de l'alcool qui est mêlé à de l'huile essentielle, on peut retenir la totalité ou la majeure partie de cette dernière substance et purifier l'esprit-de-vin. Dans cette opération, il ne paraît cependant se développer aucune réaction chimique, et l'essence n'est arrêtée au passage que parce qu'elle adhère au corps gras plus que ne le fait l'alcool. Or, le filtrage électif effectué par les membranes animales quand elles livrent facilement passage à l'eau et aux matières salines qui sont dissoutes, c'est-à-dire mêlées à ce liquide, tandis qu'elles ne se laissent que difficilement traverser par les substances albuminoïdes, me pa-

deux formes que la chimie ne distingue pas, mais qui diffèrent sous le rapport physique ; car, dans un cas, elle traverserait facilement les tissus organiques, tandis que dans l'autre cas elle serait retenue par ces espèces de filtres. Ce chimiste en conclut que l'albumine de la première espèce, qu'il appelle *albumine modifiée*, est bien réellement à l'état fluide, tandis que la seconde variété, qui est l'albumine ordinaire, est à l'état globulaire, en suspension et non en dissolution, dans les liquides qui la renferment (1). Or, l'albumine du sérum du

raît être un phénomène analogue à tous ceux dont je viens de parler. Les forces qui entrent ici en jeu me semblent être intermédiaires à celles qui d'un côté touchent à l'attraction newtonienne, et qui déterminent la cohésion des corps similaires, et aux forces chimiques qui déterminent un rapprochement plus intime et un certain mode de groupement entre les molécules hétérogènes. Il est probable qu'elles jouent un grand rôle dans beaucoup de phénomènes naturels, et, par exemple, contribuent à donner au sol arable la grande fertilité qui s'y remarque parfois. Depuis quelques années les chimistes qui s'occupent d'agriculture ont constaté un grand nombre de faits dont je pourrais arguer ici pour montrer comment le phénomène essentiellement mécanique de la filtration peut influer sur la constitution des liquides que le sang abandonne pendant son cours à travers les tissus perméables de l'économie animale. Ainsi on a reconnu que la terre de bonne qualité possède la propriété de retenir certaines substances salines et organiques qui se trouvent en dissolution dans l'eau qui la traverse ; que les produits ammoniacaux, par exemple, se trouvent condensés de la sorte en quantité considérable, et M. Liebig, qui vient de publier des observations très intéressantes sur ce sujet si important pour l'agronomie, considère cette fixation de matières étrangères comme ne devant pas être attribuée seulement à des forces chimiques, et comme étant en partie au moins comparable aux effets produits par le charbon animal (*a*). J'ajouterai que l'on doit à M. Chevreul la connaissance de beaucoup de faits qui tendent également à prouver que les tissus organiques peuvent exercer une action élective sur les liquides dont ils s'imbibent, et que ce chimiste célèbre a mis en évidence le rôle que cette espèce d'*affinité capillaire* peut remplir dans le travail sécrétoire dont les êtres vivants sont le siége (*b*).

(1) Lorsque je traiterai de l'absorption, j'aurai à revenir sur les expériences et sur les vues de ce chimiste, dont les recherches ont été résumées dans une publication ré-

(*a*) Liebig, *Ueber einige Eigenschaften der Ackerkrume* (*Ann. der Chemie und Pharm.*, 1858, 2ᵉ série, t. XXIX, p. 109).

(*b*) Chevreul, *Recherches chimiques sur la teinture*, 9ᵉ mém. (*Mém. de l'Acad. des sciences*, 1854, t. XXIV, p. 432 à 508).

sang est précisément cette albumine qui, dans les circonstances ordinaires, d'après M. Miahle, ne traverserait que peu ou point les membranes organisées. Il serait donc facile de comprendre que les tuniques vasculaires, dans leur état normal, pussent laisser transsuder de l'eau chargée des sels et de la petite quantité de caséine soluble ou d'albuminose qui se trouvent dans le sérum, et retinssent l'albumine, comme nous les voyons retenir les globules hématiques. Dans cette hypothèse, tout s'expliquerait à l'aide de la théorie mécanique de la transsudation que nous avons vue réunir déjà en sa faveur tant de faits significatifs. Pour que le liquide filtré par les tuniques vasculaires soit extrêmement pauvre en matières organiques, il suffirait que le sérum du sang, tout en étant riche en albumine ordinaire, ne contînt que très peu d'albumine modifiée, c'est-à-dire d'albumine éminemment fluide, condition qui d'ordinaire paraît se trouver réalisée; et l'augmentation de la proportion de cette variété de la matière protéique dans le liquide nourricier nous rendrait compte de la présence d'une quantité plus grande de cette même substance dans la sérosité des espaces interorganiques.

Quant à l'existence d'une quantité, même assez considérable, d'albumine ordinaire dans les liquides transsudés, nous en comprendrions également bien la possibilité si les tissus des parois des vaisseaux qui font office de filtres devenaient plus lâches qu'ils ne le sont dans leur état normal; car alors les particules de cette albumine non modifiée, au

cente (a); mais je dois faire ici toutes réserves au sujet de la théorie que M. Mialhe donne de l'arrêt de l'albumine ordinaire par les membranes organiques; rien ne me semble autoriser à croire que cette substance soit à l'état globulaire et en suspension, au lieu d'être en dissolution, et les phénomènes observés s'expliquent également bien en supposant seulement que la matière en question mouille moins facilement ces tissus animaux que ne le fait l'albumine modifiée.

(a) Mialhe, *Chimie appliquée à la physiologie et à la thérapeutique*, 1856, p. 134 et suiv.

lieu d'être en majeure partie arrêtées par ces membranes, les traverseraient plus ou moins rapidement, et, suivant le degré de facilité avec lequel leur passage s'effectuerait, l'eau du sérum, en s'épanchant au dehors, entraînerait une proportion plus ou moins grande de cette substance protéique. Si la perméabilité des tissus vasculaires venait à augmenter encore, on devrait s'attendre à voir le liquide qui transsude emporter non-seulement de l'albumine, mais aussi de la fibrine, qui semble se trouver en suspension dans le sérum dans un état de division moins grande que l'albumine. Enfin, en se fondant toujours sur cette même théorie mécanique de la transsudation, on concevrait la possibilité du passage des globules hématiques eux-mêmes au travers des parois vasculaires, si ceux-ci, en perdant de leur densité, devenaient des filtres un peu plus lâches.

Relations entre le degré de richesse du sang et des liquides épanchés.

§ 9. — Ces vues nous permettent aussi de coordonner systématiquement d'autres faits que nous révèle l'étude des liquides épanchés, soit dans les aréoles du tissu conjonctif, soit dans les grandes cavités séreuses.

Effectivement, si l'explication du mécanisme de la production de la sérosité que je viens de développer est l'expression de la vérité, nous devons nous attendre à trouver que non-seulement les liquides épanchés de la sorte varieront dans leur composition chez les divers individus, ainsi que chez le même individu suivant les changements qui s'effectueront dans l'état général de son organisme, mais seront rarement identiques dans les différentes parties du corps lorsqu'elles se produiront simultanément (1); car il serait difficile de supposer que

(1) On sait, par les expériences de M. W. Schmidt sur la filtration de l'eau et des dissolutions salines au travers des membranes animales, que le degré d'extension ou de contraction du tissu organique exerce beaucoup d'influence sur la rapidité de la transsudation (a); mais je ne connais pas de faits qui

(a) Wilibald Schmidt, *Versuche über Filtrationsgeschwindigkeit verschiedener Flüssigkeiten durch tierische Membran* (Poggendorff's *Annalen der Physik und Chemie*, 1856, t. XCIX, p. 337).

partout le système vasculaire pourrait offrir exactement le même degré de perméabilité normale, et éprouverait à la fois dans toutes ses parties les modifications physiques qui paraissent devoir influer sur leur degré de porosité. Or, toutes ces variations se constatent par l'analyse chimique des liquides épanchés, et la discussion des résultats obtenus de la sorte fournit de nouveaux arguments en faveur de la théorie que je viens de présenter.

Influence de la pression artérielle.

Ainsi, en comparant les faits isolés fournis par les recherches de plusieurs chimistes, M. Lehmann est arrivé à cette conclusion que, toutes choses étant égales d'ailleurs, le liquide épanché sera d'autant plus riche en albumine que le passage du sang dans les capillaires aura été retardé davantage, et ce retard, comme nous le savons, est une des circonstances qui tendent à augmenter la poussée de ce liquide contre les parois des vaisseaux où il se trouve emprisonné (1).

Influence de la nature des tissus filtrants sur la richesse des liquides épanchés.

Les belles recherches de M. Schmidt, entreprises à l'occasion de ses études sur le choléra, tendent à établir aussi que, lorsque les conditions physiologiques ne varient pas, chaque système de vaisseaux capillaires fournit ordinairement de la sérosité dont la

prouvent directement l'influence de la densité des membranes sur le passage proportionnel des matières albuminoïdes et salines, et c'est par le raisonnement seulement que je suis conduit à dire que cela doit être.

(1) « Lorsque la circulation dans les veines abdominales est obstruée par la présence de tumeurs volumineuses, dit M. Lehmann, nous trouvons que les liquides transsudés contiennent une plus forte proportion d'albumine que dans les cas où le cours du sang dans ces vaisseaux est entravé par des obstacles mécaniques moins considérables, tels que les affections hépatiques qui sont accompagnées d'une contraction du parenchyme du foie, etc. Lorsque le trouble déterminé dans la circulation du sang dans une certaine portion du système capillaire devient très considérable, comme dans l'hypérémie inflammatoire, l'épanchement devient beaucoup plus riche en albumine, et, effectivement, dans les cas où la sérosité contient de la fibrine, nous trouvons, terme moyen, beaucoup plus d'albumine que dans ceux où l'infiltration est dite *séreuse* (*a*). »

(*a*) Lehmann, *Lehrbuch der physiol. Chemie*, 1853, t. II, p. 275.

richesse en albumine ne varie que peu ; mais que, sous ce rapport, il existe entre ces divers systèmes des différences assez grandes. Ainsi, toutes choses paraissant égales d'ailleurs, ce physiologiste a vu que ce sont les vaisseaux de la plèvre qui laissent suinter la sérosité la plus chargée d'albumine ; que dans le péritoine le liquide épanché renferme un peu moins de cette substance ; que dans la cavité crânienne cette proportion est encore plus faible, et que c'est dans le tissu cellulaire sous-cutané qu'elle descend le plus bas (1).

Il paraîtrait aussi que l'âge des tissus organiques à travers lesquels la sérosité s'épanche est susceptible d'influer sur la

(1) M. Schmidt a observé ces différences chez le même individu (*a*). Le malade était atteint d'albuminurie, et l'albumine se trouvait dans les proportions suivantes :

Liquide de la plèvre . .	2,85 pour 100.
— du péritoine . .	1,13
— crânien	0,80
— du tissu conjonctif sous-cutané. . . .	0,36 (*b*)

Chez un homme qui était adonné à l'ivrognerie et qui avait une affection organique du foie, M. Lehmann a trouvé une gradation analogue, savoir :

Dans le liquide de la plèvre. .	1,85 d'album.
— du péricarde .	1,06
— du péritoine. .	1,04
— des ventricules cérébraux. .	0,56

MM. A. Becquerel et Rodier ont publié des observations analogues (*c*). Chez un homme qui avait succombé à la maladie de Bright, ils ont trouvé :

	EAU.	ALBUMINE.	MATIÈRES EXTRACTIVES.
Dans le liquide péritonéal.	985,57	11,88	2,55
— extrait de la plèvre	989,69	8,36	1,95
— tiré des extrémités inférieures infiltrées	993,17	5,38	1,45

(*a*) L'ouvrage important dans lequel M. Schmidt a consigné ses recherches sur la composition des produits de la transsudation, a paru sous deux titres différents : *Charakteristik der epidemischen Cholera gegenüber verwandten Transsudationsanomaleen*, — et *Zur Kenntniss des vegativen Lebens*, 1850, t. I.

(*b*) Schmidt, *Op. cit.*, p. 146.

(*c*) A. Becquerel et Rodier, *Traité de chimie pathologique*, p. 512.

composition de ce liquide, et que la proportion d'albumine qui transsude ainsi dans les jeunes membranes dont le tissu est délicat est plus considérable que dans les mêmes parties à une période avancée de leur développement. Ainsi, M. Lehmann a fait remarquer qu'en général la liqueur amniotique, qui est une exsudation produite par les vaisseaux des enveloppes du fœtus, est plus riche en matières organiques dans les premiers temps de la gestation que vers l'époque où l'accouchement doit arriver et où ces membranes doivent cesser d'exister (1).

(1) Pour établir cette relation entre l'âge de l'amnios et la qualité du liquide contenu dans cette poche, M. Lehmann se fonde sur trois analyses qui lui sont propres (*a*) et sur un certain nombre de résultats isolés obtenus par d'autres chimistes. Ainsi M. Vogt a trouvé dans le liquide amniotique provenant d'une femme dont la grossesse n'était que de quatre mois, 14,46 millièmes de matières albuminoïdes (savoir : albumine, 10,77 ; matières extractives, 3,69), et il a obtenu seulement 7,01 de matières organiques (savoir : albumine, 6,67, et matières extractives, 0,34) dans un cas de grossesse à six mois (*b*).

M. Scherer a trouvé dans les eaux de l'amnios à huit mois de gestation :

Albumine et mucus	7,67
Matières extractives	7,24
Sels	9,25
Eau	975,84

A terme, ce produit utérin lui a fourni :

Albumine et mucus	0,82
Matières extractives	0,60
Sels	7,06
Eau	991,47 (*c*)

Dans deux analyses faites également à neuf mois, M. Mack a obtenu les résultats suivants :

	N° 1.	N° 2.
Eau.	985,14	988,10
Albumine	3,70	2,64
Extrait alcoolique. .	5,25	4,75
Extrait aqueux. . .	4,65	4,35
Matières grasses. .	1,25	0,13
Sels solubles. . . .	7,61	7,56
Sels insolubles. . .	1,72	1,67 (*d*)

Enfin, dans les eaux de l'amnios examinées vers sept mois de la gestation par M. Rees, l'albumine s'est trouvée dans la proportion de 5,9 à 2,4 pour 1000 (*e*).

(*a*) Lehmann, *Lehrbuch der physiologischen Chemie*, 1853, t. II, p. 275.

(*b*) Vogt, *Op. cit.* (*Annalen der Pharmacie*, 1836, t. XXVIII, p. 338).

(*c*) Scherer, *Chemische Untersuchung der Amniosflüssigkeit des Menschen in verschiedenen Perioden ihres Bestehens* (*Zeitschr. für wissensch. Zoologie*, 1849, t. I, p. 92).

(*d*) Mack, *Einige Beiträge zur Kenntniss der Amniosflüssigkeit* (Heller's *Arch. für physiol. und pathol. Chemie und Mikroscopie*, 1845, t. II, p. 218).

(*e*) Rees, *Analysis of the Liquor Amnii* (*London Medical Gazette*, 1838-1839, p. 46).

Influence de la composition du sang sur celle de la sérosité.

J'ajouterai que la composition chimique du sang exerce également une influence assez grande sur la richesse aussi bien que sur la quantité des liquides épanchés, mais dans un sens inverse. C'est quand le sérum est peu chargé d'albumine, ai-je dit, que la transsudation est la plus facile ; mais la sérosité qui se forme dans ces circonstances est plus pauvre en principes organisés que celle que fournissent les vaisseaux renfermant un sang où l'albumine abonde (1).

Proportion d'albumine.

Présence de glycose, d'urée, etc., dans la sérosité.

Quand le sang est très chargé de glycose, comme cela se voit chez les diabétiques, on peut rencontrer aussi cette espèce de sucre dans la sérosité épanchée, soit dans les cavités intérieures, soit à la surface extérieure du corps (2).

(1) Cette relation entre la richesse du sang et des liquides qui constituent les épanchements hydropiques a été signalée par M. Andral et remarquée aussi par M. Lehmann. Ainsi le premier de ces physiologistes, en examinant la composition du sérum obtenu dans des cas d'ascite par plusieurs ponctions successives pratiquées chez le même individu, a trouvé que la proportion d'albumine et des autres matières organiques y diminue à mesure que la maladie s'avance. La sérosité obtenue par la vésication de la peau lui a fourni plus d'albumine que tout autre produit analogue ; mais là encore la proportion des principes organiques lui a paru diminuer chez les individus qui étaient affaiblis par de longues souffrances (*a*).

M. Lehmann est arrivé à la même conclusion en comparant les épanchements qui se font dans la même cavité, sous l'influence d'une maladie du cœur ou du foie, lorsque le sang est riche en albumine, et chez des individus où ce liquide est très appauvri, comme cela se voit souvent dans les cas d'albuminurie, de cancer, de phthisie pulmonaire, etc. (*b*).

(2) Ainsi, M. Claude Bernard a trouvé de la glycose dans le liquide du péricarde chez un diabétique qui était mort subitement (*c*). M. Grohé a obtenu le même résultat dans deux cas de péricardite (*d*), et M. Wurtz a reconnu la présence de cette substance dans la sérosité fournie par un vésicatoire chez une personne affectée de la même maladie (*e*).

(*a*) Voyez Monneret et Fleury, *Compendium de médecine pratique*, 1841, t. IV, p. 622.

(*b*) Lehmann, *Handbuch der physiol. Chemie*, 1853, t. II, p. 275.

(*c*) Cl. Bernard, *Autopsie d'un diabétique* (*Compt. rend. de la Soc. de biologie*, 1849, p. 81).

(*d*) Grohé, *Zur Kenntniss der pathologischen Exudate in Höhlungen der Pleura und Pericardiums* (*Verhand. der Phys. med. Gesellsch. in Würzburg*, 1854, t. IV, p. 147).

— Voyez aussi les observations de Frerich sur la présence du sucre dans la sérosité des hydropiques (*Weiner med. Wochenschr.*, 1854).

(*e*) Wurtz, *Présence du glucose dans la sérosité d'un vésicatoire posé à un diabétique* (*Comptes rendus de la Société de biologie*, 1850, p. 4).

Dans des cas d'ictère on a constaté la présence du pigment biliaire dans des dépôts hydropiques (1).

L'urée, qui se trouve toujours en petite quantité dans le sang, peut se rencontrer aussi dans les liquides épanchés dans les diverses cavités du corps (2).

Enfin, on a reconnu également que, dans certains états pathologiques où il existe des produits ammoniacaux dans le sang (3), il s'en est trouvé aussi dans les humeurs fournies par la transsudation (4).

(1) Dans tous les cas d'hydropisie dépendante d'une maladie du foie, que M. Lehmann a étudiés sous ce rapport, ce chimiste a reconnu l'existence des acides résineux de la bile dans la sérosité ; mais, dans les cas où l'épanchement était dû à une maladie du cœur et n'était pas accompagné d'un état pathologique du foie, il n'a découvert dans ces liquides aucune trace de ces produits de la sécrétion biliaire (*a*).

Dans deux cas d'hydrocèle, il a trouvé aussi des traces de matières résineuses et colorantes de la bile dans la sérosité des bourses, bien qu'il n'y eût chez ces malades aucun symptôme d'une affection hépatique. M. Heller a trouvé du glycocholate de soude dans divers liquides en putréfaction provenant d'hydrocèles (*b*).

(2) M. Marchand a découvert de l'urée dans la sérosité péritonéale (*c*), et Fr. Simon a constaté un fait analogue (*d*). M. Schmidt a trouvé cette substance dans le liquide arachnoïdien chez un hydrocéphale (*e*), et, dans un cas d'albuminurie, M. Schlossberger en a aperçu dans le liquide épanché dans les ventricules cérébraux (*f*). M. Millon (*g*), ainsi que MM. Marchand et Wöhler, en ont trouvé dans les humeurs de l'œil (*h*). Enfin M. Wöhler (*i*), et, plus récemment, M. J. Regnault, en ont constaté la présence dans l'eau de l'amnios (*j*).

(3) Voyez ci-dessus, tome I, p. 206.

(4) D'après M. Schmidt, la présence de matières ammoniacales dans

(*a*) Lehmann, *Handb. der physiol. Chemie*, t. II, p. 279.

(*b*) Heller, *Die Hydroceleflüssigkeit und die Resultate ihrer Zusammensetzung* (*Archiv für physiol. und pathol. Chemie*, 1841, t. I, p. 215).

(*c*) Marchand, *Ueber das Vorkommen des Harnstoffes im thierischen Körper* (*Journ. für prakt. Chemie*, 1837, t. XI, p. 458).

(*d*) Voyez ci-dessus, p. 420, note.

(*e*) Schmidt, *Charakteristik der epidemischen Cholera*, p. 124.

(*f*) Schlossberger, *Chemical Gazette*, 1845, p. 302.

(*g*) Millon, *Sur la présence de l'urée dans l'humeur vitrée de l'œil* (*Comptes rendus de l'Académie des sciences*, t. XXVI, p. 121).

(*h*) Wöhler, *Harnstoff im Humor vitreus* (*Journ. für prakt. Chemie*, 1848, t. XLIV, p. 245). — *Harnstoff im Auge* (*Journ. für prakt. Chemie*, 1849, t. XLVI, p. 384).

(*i*) Wöhler, *Harnstoff im Fruchtwasser* (*Journal für prakt. Chemie*, 1846, t. XXXVIII, p. 252).

(*j*) J. Regnault, *Sur le liquide amniotique de la femme* (*Comptes rendus de l'Académie des sciences*, 1850, t. XXXI, p. 218).

Sels inorganiques.

Quant aux sels inorganiques qui sont tenus en dissolution dans la sérosité, ils sont en général non-seulement les mêmes que ceux qui existent dans le sérum du sang, mais ils sont mêlés à peu près dans les mêmes proportions respectives (1); seulement ils sont presque toujours moins abondants que dans le fluide nourricier (2).

la sérosité ne serait pas rare chez les hydropiques affectés d'albuminurie (*a*).

(1) M. Schmidt a trouvé une exception remarquable à cette règle dans le liquide qui transsude du plexus choroïdien et qui s'épanche dans les ventricules latéraux du cerveau. Le liquide céphalo-rachidien fourni par la pie-mère et l'arachnoïde contient le même mélange salin que le sérum du sang; mais, dans la sérosité ventriculaire, ce mélange renferme un grand excès de phosphates et de sels à base de potasse, de façon à se rapprocher beaucoup de ce qui existe dans les globules hématiques du sang (*b*). Cela dépend-il de l'existence d'une véritable sécrétion dans cette partie de l'encéphale, ou bien de ce que là il y aurait dans les vaisseaux dont naissent les plexus choroïdiens une grande consommation des matières organiques constitutives des globules du sang? Dans l'état actuel de la science, cette question n'est pas soluble.

(2) Si, au lieu de comparer les matières salines entre elles dans le sérum du sang et dans la sérosité des hydropiques, on les considère dans leurs rapports avec l'eau et avec l'albumine, on remarque entre les fluides en circulation et les liquides épanchés des différences très grandes. Une même quantité d'eau contient en dissolution presque autant de sels de part et d'autre, tandis que la proportion d'albumine, comme nous l'avons déjà vu, s'abaisse en général beaucoup dans la sérosité. Dans les épanchements chargés de fibrine, la proportion des sels solubles ne varie généralement que entre 0,73 et 0,82 pour 100, tandis que dans le sérum du sang normal elle est d'environ 0,85 pour 100 (*c*). Mais, ainsi que nous l'avons vu ailleurs, cette proportion diminue en général chez les malades dont l'alimentation est insuffisante (*d*). Dans la sérosité des hydropisies ordinaires, la proportion de ces matières salines est souvent beaucoup plus considérable, et s'élève parfois à 0,86 ou même à 0,95 pour 100, de façon à dépasser celle du sérum normal : mais il est à remarquer que dans ces affections le sang est aussi plus riche en substances inorganiques que dans l'état normal (*e*). Dans d'autres

(*a*) Voyez Lehmann, *Lehrb. der physiol. Chemie*, t. II, p. 285.

(*b*) Schmidt, *Charakteristik der epidemischen Cholera*, p. 148.

(*c*) Lehmann, *Lehrbuch der physiol. Chemie*, t. II, p. 282.

(*d*) Voyez ci-dessus, t. I, p. 287.

(*e*) Schmidt, *Charakter. der epidem. Cholera*, p. 143.

Il est aussi à noter que la composition chimique des liquides épanchés peut être modifiée après leur sortie des vaisseaux sanguins, soit par les effets de l'absorption d'une certaine quantité de leur eau, soit par leur mélange avec des matières provenant d'une autre source : par exemple, d'une sécrétion morbide développée dans quelque partie adjacente (1).

Modifications consécutives de la sérosité.

cas, l'excès des principes salins dans les liquides épanchés paraît tenir à la résorption d'une partie de l'eau, comme je vais le faire voir.

(1) Les changements dans la constitution chimique de la sérosité, qui paraissent être dus à la résorption d'une portion de ses matériaux constitutifs, se remarquent principalement dans les cavités closes et peu extensibles où ce liquide séjourne très longtemps, et ces changements déterminent une diminution dans la proportion de l'eau et des matières salines. On peut expliquer de la sorte la concentration des humeurs qui se voit souvent dans les cas d'hydrocèle, d'hydropisie de l'ovaire, etc. Mais, en général, les liquides altérés de la sorte doivent une partie de leur densité à leur mélange avec des produits de quelque sécrétion morbide qui est parfois excitée par le seul fait de leur présence et qui, d'autres fois, dépend de quelque autre cause.

M. Lehmann fait remarquer que les substances protéiques, qui sont d'ordinaire confondues dans les analyses sous le nom de *matières extractives*, sont en général plus abondantes dans la sérosité des hydropiques que dans le sérum normal, et il pense qu'elles sont dues, en partie au moins, à des modifications qui s'opéreraient dans les matériaux constitutifs des liquides épanchés après leur sortie des vaisseaux. Mais, pour donner de la valeur à cette hypothèse, il faudrait comparer la composition chimique de la sérosité, non pas à celle du sang normal, mais à celle du sérum du malade dont provient le premier de ces liquides, comparaison qui n'a été que rarement faite. Il est néanmoins à noter que M. Lehmann trouve qu'en général, la proportion de ces produits albuminoïdes est plus grande dans les épanchements anciens que dans ceux dont la formation est récente (a).

L'influence que la résorption d'une portion plus ou moins considérable de l'eau épanchée dans les cavités interorganiques peut exercer sur la proportion des substances salines en dissolution dans la sérosité des hydropiques paraît être considérable, et nous explique certaines particularités constatées par l'analyse chimique. Ainsi M. Ch. Schmidt a trouvé que dans les cas où la transsudation interne dont résulte l'hydropisie est accompagnée ou suivie d'une excrétion abondante de liquides albumineux, comme dans la maladie de Bright, la proportion des sels augmente beaucoup dans la sérosité et y dépasse

(a) Lehmann, *Lehrbuch der physiol. Chemie*, t. II, p. 277.

Il est probable que la plus grande partie de la fibrine qui, dans certains cas pathologiques, se trouve dans ces liquides, ne provient pas directement du plasma sanguin et se forme sur place (1); telle est aussi l'origine des corpuscules de pus que quelquefois celle qui existe dans les autres humeurs de l'économie (a).

C'est aussi de la sorte qu'on peut se rendre compte d'un léger accroissement de la quantité de matières fixes trouvées dans la sérosité péritonéale, par M. Hoppe, chez un malade qui, étant affecté d'albuminurie, subit la ponction trois fois dans l'espace d'un mois (b).

(1) La distinction que M. Vogel et quelques autres pathologistes ont établie entre les hydropisies dites *séreuses* et les hydropisies *fibrineuses* me paraît en parfait accord avec les données de la physiologie. Dans les premières, que je préférerai appeler *hydropisies simples*, le liquide épanché a tous les caractères de la sérosité normale ; il ne contient pas de fibrine, et sa transparence n'est troublée que par la présence de quelques débris d'épithélium et autres corpuscules étrangers tenus en suspension, mais n'appartenant réellement pas à ce produit. Dans les *hydropisies complexes*, ou hydropisies fibrineuses, le sérum a d'autres propriétés qui sont dues à la présence d'une proportion considérable de fibrine; en général, il se coagule spontanément, mais d'une manière lente, lorsqu'on le retire du corps ou même pendant qu'il est encore dans l'intérieur de l'organisme. M. Vogel suppose que le liquide aqueux des hydropisies simples provient des veines, et n'est pas le résultat d'une transsudation mécanique seulement, mais de quelque phénomène endosmotique encore inconnu ; tandis que le liquide fibrineux des hydropisies complexes serait du plasma provenant directement du sang et épanché par les capillaires (c) : mais cette opinion ne me paraît pas admissible. Dans tous les cas, c'est bien certainement à travers les parois des vaisseaux capillaires que la plus grande partie, sinon la totalité de l'eau épanchée, s'échappe du sang pour pénétrer dans les cavités interorganiques circonvoisines ; mais il me paraît probable que la majeure partie de la fibrine que l'on trouve mêlée au sérum ordinaire dans les cas d'hydropisies complexes ne vient pas de l'intérieur du système circulatoire, et se forme sur place, c'est-à-dire à la surface libre des tissus qui limitent ces espaces infiltrés.

Quoi qu'il en soit, la proportion de fibrine contenue dans ces liquides est en général inférieure à celle qui se trouve dans le plasma du sang : ainsi, dans plusieurs cas d'empyème observés par MM. Quevenne, Scherer,

(a) Schmidt, *Charakter. der epidem. Cholera*, p. 147.

(b) Hoppe, *Ueber seröse Transsudate* (*Archiv für pathologische Anatomie und Physiologie*, 1856, t. IX, p. 250).

(c) J. Vogel, *Traité d'anatomie pathologique générale*, trad. de l'allemand par Jourdan, p. 29 et suiv.).

l'on remarque parfois dans ces humeurs; et je suis porté à croire que plusieurs autres substances qui s'y montrent exceptionnellement en dissolution proviennent de quelque source semblable (1). Mais ce sont là des questions qu'il serait prématuré de discuter en ce moment, et que nous ne pourrons

Vogt, etc., elle ne s'est pas élevée au-dessus de 1,8 pour 1000 (a). Mais si l'analyse de la sérosité provenant d'une hydropisie ascite, et due à Schwann, est exacte, dans certains cas elle dépasserait de beaucoup cette limite; car ce chimiste annonce qu'il a trouvé dans ce produit, sur 100 parties :

Fibrine	8,33
Albumine	2,96
Matières extractives	0,78
Matières insolubles	0,21 (b)

En général, cette fibrine se coagule plus lentement que celle du plasma, et dans quelques cas on l'a vue ne se prendre en gelée que vingt-quatre heures après son exposition à l'air. Il est aussi à noter que la proportion de matières grasses qui s'y trouve associée est en général plus grande que dans le sang, et quelquefois l'origine étrangère de ces substances est évidente : par exemple, la graisse qui devient très abondante dans l'eau de l'amnios vers la fin de la gestation, provient de la sécrétion cutanée du fœtus.

Les globules du pus qui se montrent souvent dans les exsudations circumvasculaires sont aussi des produits d'un travail inflammatoire local et ne viennent pas de l'intérieur des vaisseaux. M. Lebert a publié à ce sujet de très bonnes observations sur lesquelles je reviendrai quand je traiterai des sécrétions morbides (c).

(1) Dans quelques circonstances très rares le sang présente des caractères d'acidité dus probablement à la présence d'un excès d'acide lactique, dans quelques cas de fièvre puerpérale, par exemple (d); et alors les liquides fournis par transsudation peuvent présenter une réaction analogue. Mais, quand le sang est, comme d'ordinaire, alcalin, on ne rencontre que très rarement des traces d'acidité dans la sérosité, et, quand on en découvre, cela paraît tenir au mélange de ce liquide avec les produits de la fermentation butyrique des matières grasses opérée hors des vaisseaux sanguins

(a) Quevenne, *Résumé de deux analyses de liquides tirés de la plèvre par l'opération de l'empyème* (*Journal de pharmacie*, 1857, t. XXIII, p. 551).
— Scherer, *Chem. und mikroscop. Untersuchungen zur Pathologie*, p. 106.
— Vogt, *Op. cit.*, p. 43.
— Voyez aussi, au sujet de ces liquides fibrineux, l'ouvrage de MM. A. Becquerel et Rodier (*Traité de chimie pathologique*, p. 516 et suiv.).

(b) A. Magnus, *Vorkommen von Faserstoff in einer hydropischen Flüssigkeit* (Müller's *Arch. für Anat. und Physiol.*, 1838, p. 97).

(c) Lebert, *Physiologie pathologique*, art. *De l'exsudation et de la suppuration*, 1845, t. I, p. 29 et suiv.).

(d) Lehmann, *Handb. der phys. Chemie*, t. II, p. 282.

aborder utilement qu'après avoir étudié les caractères du travail sécrétoire. Je me bornerai donc à signaler ici cette cause de complication en quelque sorte accidentelle, me réservant d'y revenir dans la suite de ces Leçons.

Influence de la transsudation sur les pertes par évaporation.

§ 10. — Ainsi tout s'accorde à nous montrer que chez l'Homme et tous les Animaux supérieurs, les parois du système circulatoire, bien qu'elles n'offrent à nos yeux ni fentes ni ouvertures quelconques, sont en réalité formées de tissus dont la porosité leur permet non-seulement de s'imbiber des liquides qui les baignent, mais de laisser filtrer ceux-ci à travers leur substance. Cette transsudation a tous les caractères d'un phénomène essentiellement physique, mais ses résultats sont subordonnés aux conditions dans lesquelles il s'effectue, et ces conditions, à leur tour, peuvent varier suivant l'état physiologique de l'organisme. Le travail qui s'accomplit de la sorte est donc soumis en partie aux forces vitales, et les circonstances

ou avec les produits de la sécrétion des glandes sudorifiques, comme dans quelques cas de suette (a). Dans les maladies phlycténeuses ordinaires de la peau, comme dans les cas de pemphigus et d'inflammation due aux vésicants, par exemple, la sérosité est alcaline.

Il me paraît probable qu'il faut attribuer aussi à une sécrétion extravasculaire la cholestérine qui se trouve parfois en si grande abondance dans la sérosité, qu'elle s'y dépose sous la forme de paillettes cristallines, ou donne même au produit tout entier une consistance pâteuse. Cela se voit principalement dans l'hydropisie de l'ovaire et dans l'hydrocèle (b). Il est aussi à remarquer que les plexus choroïdiens se couvrent quelquefois de petites concrétions de la même substance. En général, cependant, les liquides épanchés ne contiennent que des traces très faibles de cholestérine. Nous verrons ailleurs que cette substance grasse non acidifiable se produit souvent en abondance dans les tissus anormaux.

(a) Voyez à ce sujet :
— Curling, *A Practical Treatise on the Diseases of the Testis*, etc., 1843, p. 123.
— Morin, *Examen chimique d'un liquide formé par une tumeur enkystée qui avait son siége dans l'abdomen chez une femme* (*Journal de chimie médicale*, 1825, t. I, p. 276).
— Henry, *Existence de la cholestérine dans des liquides fournis, 1° par l'hydropisie de l'ovaire, 2° par l'ascite* (*Journal de chimie médicale*, 1825, t. I, p. 280).
— Braconnot, *Examen chimique de l'urine d'un ictérique et d'un liquide épanché dans son bas-ventre* (*Journal de chimie médicale*, 1827, t. III, p. 480).

(b) Scherer, *Chem. und mikroscop. Untersuch. zur Pathol.*, p. 147 et suiv.

qui influent sur sa marche sont trop nombreuses et souvent trop peu connues pour que nous puissions nous rendre compte de tous les faits particuliers que nous révèle l'étude de cette fonction; mais c'est en invoquant les lois de la physique que l'on s'explique tous les points les plus importants de son histoire. Nous verrons plus tard que l'extravasation des parties les plus fluides du sang, effectuée de la sorte d'une façon toute mécanique, contribue à l'accomplissement de beaucoup d'autres actes physiologiques, et joue même un grand rôle dans les sécrétions qui dépendent de forces d'un autre ordre. Ce serait prématuré de chercher à faire ici la part de la transsudation dans les diverses fonctions où elle n'intervient que d'une manière secondaire; mais il est un phénomène important qui en est une conséquence directe, et sur lequel il sera bon de porter en ce moment notre attention : c'est l'évaporation, qui, à chaque instant, s'effectue par tous les points de la surface des corps vivants.

Pertes par évaporation.

§ 11. — En parlant des expériences de Lacauchie sur l'hydrotomie, j'ai fait remarquer que l'eau injectée dans l'appareil circulatoire sous une certaine charge, non-seulement s'en échappe et se répand dans toutes les parties du cadavre, mais encore vient suinter à la surface de la peau et s'écouler au dehors. Chez les êtres vivants, les liquides ne sont pas poussés vers le dehors avec la même force, et la peau, revêtue de son épiderme, oppose à leur passage de grands obstacles; mais cette membrane tégumentaire est toujours imbibée d'une certaine quantité de sérosité fournie par les parties sous-jacentes, et par conséquent, si tout ce que j'ai dit relativement à la nature mécanique des phénomènes de transsudation et d'exsudation est vrai, nous devons voir une partie de l'eau ainsi répandue dans l'organisme se dissiper au dehors à l'état de vapeur, comme dans tout autre corps qui serait perméable à ce liquide et qui en renfermerait; nous devons trouver aussi que la marche de cette évaporation est soumise aux mêmes influences que dans le règne inorganique, et que les pertes subies de la sorte par l'économie animale sont réglées par les conditions physiques dans lesquelles le phénomène s'accomplit.

La vapeur aqueuse qui se dégage sans cesse de la surface de la peau et des autres membranes organiques en contact avec l'air constitue la majeure partie de l'exhalation que les anciens physiologistes appelaient la *transpiration insensible*, parce que d'ordinaire les produits n'en sont pas visibles comme ceux de la transpiration proprement dite ou sueur. L'étude de cette espèce particulière d'excrétion a occupé pendant longtemps plusieurs physiologistes, parmi lesquels il faut citer en première ligne Sanctorius, Dodart, Keil, de Gorder et Lenning (1); mais ce sont surtout les expériences méthodiques et logiquement combinées de mon frère, William Edwards, qui nous ont fait connaître les lois de ce phénomène. J'ai déjà rendu compte de ces recherches lorsque j'ai traité du travail respiratoire (2). Je me bornerai donc à rappeler ici les principaux résultats obtenus de la sorte, et à montrer l'accord parfait qu'ils offrent avec ceux auxquels nous venons d'arriver par l'étude de la transsudation intérieure.

Influence du degré de saturation du corps sur la marche de la transpiration.

Nous avons vu d'abord que, toutes choses étant égales d'ailleurs, les pertes par évaporation sont d'autant plus grandes que l'Animal est plus rapproché de son point de saturation, c'est-à-dire de l'état dans lequel son organisme est chargé de la quantité d'eau la plus forte qui soit compatible avec sa constitution; nous avons vu aussi que, sous ce rapport, la marche des phénomènes est la même chez l'Animal vivant que dans le cadavre, et nous aurions pu montrer qu'il en est également ainsi dans les corps inorganiques. Ces faits sont en harmonie

(1) Voyez ci-dessus, tome II, page 602.

(2) Voyez tome II, page 604 et suivantes.

complète avec les résultats que je viens d'exposer, touchant l'influence de la quantité des liquides en circulation sur l'activité de la transsudation, et ils tendent également à montrer que le passage des liquides au travers des tissus vivants est un phénomène régi par les lois de la physique générale.

Influence des conditions physiques extérieures.

Il en est de même de tout ce que j'ai dit au sujet de l'influence de la température extérieure, de l'état hygrométrique de l'air, des courants atmosphériques, des vêtements et de la pression sur la marche de la transpiration insensible. Nous avons vu que toute variation dans l'une quelconque de ces conditions extérieures tend à entraîner un changement dans la quantité de vapeur aqueuse exhalée par les Animaux vivants, et que cette modification est toujours subordonnée aux lois physiques de l'évaporation des liquides en général. En exposant ces résultats remarquables, j'ai ajouté cependant que, sous ce rapport, tout ne se passait pas exactement de même dans un Animal vivant et dans un cadavre, que l'action physiologique de l'organisme exerçait aussi une grande influence sur la marche du phénomène ; et maintenant il nous sera possible d'apprécier la nature de cette intervention mieux que nous ne pouvions le faire au début de ce cours.

Influence de l'activité de l'irrigation physiologique sur les effets de la transpiration.

L'eau qui s'évapore de la peau n'est pas libre à la surface de cette membrane, mais interposée entre les molécules de son tissu, et c'est à raison de la perméabilité de celui-ci que ce fluide peut obéir à sa force expansive et s'échapper au dehors sous la forme de vapeur. Lorsque le liquide excrété se répand même en couche mince à la surface d'une tunique muqueuse qui est en contact avec l'air, comme dans les voies respiratoires, il y arrive en majeure partie par transsudation, et par conséquent la formation plus ou moins active de la vapeur dans ces points est encore, quoique d'une manière moins directe, subordonnée à la perméabilité du tissu sous-jacent. Il y a plus : la persistance du phénomène dépend du renouvellement de la provision d'eau qui se trouve dans cette couche superficielle de tissu perméable, et ce n'est pas tant la quantité de liquides contenus dans l'organisme tout entier qui influe sur l'abondance de la transpiration insensible que la quantité des humeurs répandues immédiatement sous la surface d'évaporation. Ce phénomène se trouve donc subordonné, jusqu'à un certain point, à l'arrivée plus ou moins facile des liquides dans les parties qui en sont le siége, et cet afflux, toutes choses étant égales d'ailleurs, est à son tour réglé par le degré de vascularité de cette même partie et le degré de perméabilité des parois des vaisseaux qui y apportent le fluide nourricier. Toutes les conditions qui influent sur la transsudation seront donc susceptibles de modifier la marche de la transpiration, et parmi ces conditions il en est plusieurs, comme nous venons de le voir, dont la nature est essentiellement physiologique.

C'est en tenant compte de toutes ces circonstances qu'on peut comprendre ce qui se passe dans les cas particuliers, et expliquer divers faits qui, au premier abord, ont beaucoup embarrassé les observateurs. Je n'en citerai qu'un exemple.

Conséquences variables de la dessiccation des membranes extérieures.

Chacun sait que d'ordinaire la peau de l'Homme et des Animaux terrestres, en général, quoique étant toujours le siége d'une évaporation abondante, ne se dessèche pas, et conserve dans son tissu la quantité d'eau nécessaire à l'entretien de la souplesse et des autres propriétés physiques sans lesquelles cette membrane ne pourrait remplir ses fonctions dans l'organisme. Mais chez les Animaux aquatiques il n'en est pas toujours de même, et les expériences de William Edwards, relatives à l'influence des agents physiques sur la vie, nous font voir que chez les Poissons la transpiration cutanée peut suffire pour amener promptement la mort. Ce physiologiste s'en est assuré en plaçant un certain nombre de ces Animaux avec le corps à l'air, tandis que la tête plongeait dans l'eau, afin de permettre au travail respiratoire de s'effectuer comme dans les circonstances ordinaires, et il a constaté cependant que dans ces cas il n'y avait eu aucune diminution dans la quantité totale des liquides contenus dans l'organisme ; car l'absorption de l'eau par les branchies et les autres parties baignées par ce liquide suffisait pour contre-balancer, sous ce rapport, les effets de l'évaporation. La dessiccation de la peau du corps, qui ne tardait pas à se manifester dans cette expérience, tenait donc, non pas à un défaut de liquides dans l'ensemble de la machine animée, mais à l'insuffisance du travail irrigatoire : il y avait assez de liquides dans l'organisme pour subvenir à tous les besoins physiologiques ; mais ce liquide n'arrivait pas assez vite dans les parties superficielles du tronc, de la queue et des membres, pour en empêcher la dessiccation et la mort. La faculté de résister plus ou moins longtemps à un changement de milieu, faculté qui est si inégalement développée chez les divers Animaux aquatiques, doit donc dépendre non-seulement des dispositions que j'ai fait connaître ailleurs dans leur appareil respiratoire (1), mais aussi du degré d'activité dans la transsudation des liquides des vaisseaux sanguins dans les tissus circonvoisins, et de leur diffusion dans ces tissus (2). Par conséquent

(1) Voyez tome II, page 258.

(2) Ces expériences ont permis à William Edwards d'expliquer comment la dessiccation des branchies d'un Poisson peut s'effectuer, et déterminer la mort de l'Animal quand celui-ci est exposé à l'air, bien que la perte totale de poids qu'il a éprouvée de la sorte soit très faible. Ayant constaté que chez les Batraciens la différence entre le point de saturation de l'organisme et le point de dessiccation du corps incompatible avec l'entretien de la vie est très grande (à peu près dans la proportion de 3 à 1) ; et ayant trouvé que chez les Reptiles et les Animaux à sang chaud les variations de poids dues à des circonstances analogues peuvent être également très considérables, il étudia au même point de vue la marche de la transpiration chez les Poissons, et il vit que ces Animaux, quand ils sont exposés à l'air, meurent en général avant que le poids de leur corps ait été bien notablement réduit par les effets de l'évaporation. Ayant placé un Poisson avec le corps dans l'eau et la tête hors de ce liquide, il trouva que la perte de poids pouvait être

aussi, cette faculté doit être soumise à l'influence du degré de pression sous laquelle le sang circule dans les vaisseaux, aussi bien qu'à celle de l'abondance plus ou moins grande de ces vaisseaux et du degré de perméabilité des tissus situés entre le fluide nourricier et l'extérieur.

Des considérations du même ordre nous font comprendre aussi comment nos lèvres, et même notre peau, se dessèchent et se gercent plus facilement par l'action d'un vent sec et froid que sous l'influence d'une atmosphère dont la température douce est cependant plus favorable à l'activité de l'évaporation. C'est que, sous l'influence du froid, les petits vaisseaux superficiels se resserrent, le sang y circule en moins grande quantité, la transsudation se ralentit, et les tissus situés entre les capillaires et l'extérieur, c'est-à-dire la couche épithélique et les parties sous-jacentes, ne reçoivent plus par imbibition la dose de sérosité nécessaire pour contre-balancer les effets d'une évaporation, même peu abondante. C'est donc un défaut d'équilibre entre la recette et la dépense des fluides qui survient, et qui amène la dessiccation de la partie dont l'irrigation est insuffisante.

Je pourrais multiplier beaucoup les exemples de faits particuliers dont l'explication nous est fournie par la théorie phy-

nulle, et que cependant l'Animal mourait assez promptement. D'un autre côté, il avait reconnu que lorsque ces Animaux respirent dans l'air, la durée de leur vie est, dans certaines limites, dépendante de l'activité plus ou moins grande de l'évaporation dont leurs branchies sont le siége, et par conséquent il fallait chercher comment, dans les circonstances ordinaires, ces organes peuvent, par le contact de l'air, se dessécher, bien que la masse totale des humeurs contenues dans l'économie ne soit pas notablement diminuée par l'évaporation dont elles sont le siége. Or, les expériences mentionnées ci-dessus lui firent voir que cela devait tenir au défaut d'équilibre dans la répartition des fluides nourriciers et à l'insuffisance de l'irrigation locale d'une partie du corps, lorsque, dans le reste de l'organisme, il pouvait y avoir surabondance de liquides (*a*).

(*a*) William Edwards, *De l'influence des agents physiques sur la vie*, p. 120 et suiv.

sique de la transsudation que je viens d'exposer ; mais je ne crois pas devoir entrer ici dans ces détails, car l'objet principal de cette Leçon était la démonstration de la nature essentiellement mécanique de ce travail, et les résultats que j'ai fait connaître me semblent devoir lever toute incertitude à cet égard.

Effets de la transsudation chez les Animaux inférieurs.

§ 12. — Tout ce que je viens de dire de la transsudation chez l'Homme et les autres Mammifères est applicable à la totalité de l'embranchement des Vertébrés, mais ne l'est pas aux Animaux inférieurs. En effet, chez presque tous les Invertébrés, nous avons vu que le sang n'est pas renfermé dans un système de tubes clos et distincts des cavités interorganiques ; il occupe ces lacunes, et par conséquent il n'y a aucune distinction à faire entre les liquides nourriciers et les liquides épanchés ; mais les parois de ces cavités n'en sont pas moins perméables, comme celles des vaisseaux sanguins tubulaires des Vertébrés, et elles laissent échapper au dehors de l'économie une partie de leur contenu, comme ces derniers canaux laissent filtrer de la sérosité dans les chambres viscérales ou les autres cavités closes de l'organisme. Il est même à remarquer que chez quelques Invertébrés, divers Mollusques marins, par exemple, les pertes déterminées de la sorte peuvent être très considérables. Ainsi, quand une Aplysie, une Pleurobranche ou une Pholade s'est gorgée de liquide, et qu'on la retire hors de l'eau, on voit souvent une sorte de sérosité suinter de la surface de son corps, et il y a tout lieu de croire que ce phénomène ne dépend pas de l'existence d'orifices excréteurs particuliers, et résulte seulement d'une sorte de filtration. Du reste, les physiologistes n'en ont pas encore fait l'objet d'une étude spéciale, et je dois me borner ici à en signaler l'existence.

Chez la plupart des Animaux articulés, de même que chez les Vertébrés, la peau et ses dépendances sont d'une texture trop dense pour que rien de semblable puisse s'effectuer, car il ne faut pas confondre cette transsudation avec la production de la sueur, qui est une sécrétion ; et, chez les Vertébrés, les liquides épanchés par l'appareil circulatoire, à moins de se mêler aux sécrétions, ne s'échappent de l'organisme que sous la forme de vapeur.

Nécessité d'un travail contraire ou d'absorption.

Du reste, l'évaporation qui enlève une partie de ces liquides est loin de pouvoir contre-balancer les effets de la transsudation, et par conséquent il faut que nous cherchions maintenant quelles sont les voies par lesquelles les tissus ainsi chargés d'humeurs peuvent s'en débarrasser ; comment les matières extravasées peuvent rentrer dans le torrent de la circulation, et comment les pertes que l'évaporation détermine dans la masse des humeurs peuvent se réparer ; ou, en d'autres termes, comment l'*absorption* s'effectue. Mais, avant d'aborder l'histoire physiologique de cette fonction importante, il nous faut connaître un système particulier de vaisseaux qui est en quelque sorte une dépendance ou plutôt un complément de l'appareil irrigatoire chez l'Homme, ainsi que chez les autres Vertébrés, et qui joue un rôle important dans l'accomplissement du retour des matières extravasées dans le torrent de la circulation : c'est le système des vaisseaux lymphatiques, dont l'étude fera le sujet de la prochaine Leçon.

QUARANTIÈME LEÇON.

Du système des vaisseaux lymphatiques. — Histoire de la découverte de ces organes. — Disposition du système lymphatique chez les Batraciens, chez les Poissons, chez les Reptiles, chez les Oiseaux, chez les Mammifères.

Découverte des vaisseaux chylifères par Aselli.

§ 1. — Le 23 juin 1622, dans l'amphithéâtre anatomique de Pavie, le professeur Gaspard Aselli, de Crémone, ayant ouvert le corps d'un Chien vivant, pour montrer à quelques amis la disposition de certains nerfs et les mouvements du diaphragme, vit avec surprise, dans le mésentère de cet Animal, c'est-à-dire dans le repli membraneux, mince et transparent, qui tient les intestins comme suspendus dans l'abdomen, un grand nombre de lignes blanchâtres qui avaient l'apparence de cordons et qui s'étendaient de cette portion du tube alimentaire vers le foie. Au premier abord, Aselli crut avoir sous les yeux des nerfs; mais, ayant piqué un de ces cordons, il en fit sortir une liqueur blanche et épaisse qui ressemblait à de la crème. Saisi de joie à la vue d'un phénomène si inattendu, il s'écria, comme Archimède: Εὕρηκα, car il comprit qu'il venait de faire une grande découverte.

Mais bientôt l'Animal mourut, et le spectacle dont Aselli et ses disciples étaient encore émus s'évanouit promptement. Ces vaisseaux blancs qui lui avaient semblé si beaux, se vidèrent et disparurent sans laisser aucune trace de leur existence. Un doute s'éleva alors dans l'esprit d'Aselli, et, dès le lendemain, il voulut confirmer sa découverte. Il ouvrit donc l'abdomen d'un autre Chien; mais il ne put apercevoir aucun vestige de vaisseaux blancs, et il commença à craindre d'avoir été séduit par quelque illusion dans sa première observation; il se rappela cependant que les circonstances n'avaient pas été les mêmes dans les deux expériences ; que l'Animal chez lequel il avait aperçu des vaisseaux d'apparence lactée venait de faire un copieux repas, tandis que celui chez lequel il ne trouvait rien d'analogue était à jeun depuis longtemps ; il pensa heureusement que l'insuccès de sa dernière tentative pourrait bien dépendre de l'état de vacuité de l'appareil digestif, et il se hâta de faire une nouvelle expérience dans les mêmes conditions que la première. Un troisième Chien, auquel on avait donné des aliments quelques heures avant, fut donc ouvert, et Aselli reconnut qu'il ne s'était pas trompé. Il revit les vaisseaux blancs sillonnant le mésentère, et il conclut avec raison de cet ensemble de faits, que les canaux dont il venait de découvrir l'existence étaient les voies par lesquelles des matières nutritives préparées par le travail digestif étaient absorbées dans l'intestin et transportées dans les organes où le sang s'élabore ; que c'était à cause de leur transparence que ces vaisseaux avaient échappé à ses recherches dans son expérience de la veille, et que c'était à raison de l'aspect lactescent de leur contenu qu'il les distinguait quand ils étaient pleins. Il multiplia ses observations, tantôt sur des Animaux dont la digestion était en pleine activité, d'autres fois sur des Animaux que l'on avait fait jeuner ; il employa à cet usage tous les grands Mammifères qu'il put se procurer : des Chats, des Agneaux, des Porcs, des Vaches, un Cheval, et toujours il obtint les mêmes résultats que sur les Chiens. Quand le travail digestif était suffisamment avancé ou achevé depuis peu de temps, il ne manqua jamais de retrouver dans l'épaisseur du mésentère les vaisseaux gorgés d'un liquide qui avait l'aspect et la consistance de la crème ; à côté de ces vaisseaux se trouvaient les artères et les veines, faciles à reconnaître à raison de la couleur du sang dont elles étaient remplies. Quand il ouvrait un de ces vaisseaux blancs, ceux-ci laissaient échapper l'humeur lactée dont ils étaient remplis, et, après s'être vidés, ils cessaient d'être visibles. Enfin, il s'assura de l'absence constante de cette matière crémeuse chez les Animaux qui depuis un certain temps avaient été privés d'aliments, et il reconnut que dans ces circonstances on ne pouvait distinguer dans le mésentère d'autres conduits que les vaisseaux sanguins.

Aselli désigna sous le nom de *veines lactées* les canaux transparents qu'il avait découverts de la sorte ; il les vit se réunir, près de la paroi postérieure de l'abdomen, en une espèce de pelote ovoïde qu'il crut être le pancréas, et, trompé par une disposition anatomique que je ferai connaître plus tard, il pensa que tout ce système de vaisseaux allait aboutir au foie pour y verser le chyle, c'est-à-dire le produit final du travail digestif. Enfin il se complut à tirer de ses observations nouvelles des arguments à l'appui de la doctrine surannée de Galien sur l'hématose, et il chercha à montrer que ces veines lactées n'avaient pas échappé à l'attention des anciens (1).

Notions des anciens sur ces vaisseaux.

On trouve effectivement dans les écrits de Galien quelques passages qui paraissent applicables à ces vaisseaux chylifères. Ainsi il dit, en se fondant sur les observations d'Érasistrate, que si l'on divise l'épigastre et le péritoine, on peut voir clairement les artères pleines de lait sur les Chevreaux qui viennent de teter (2); mais ni Galien ni aucun autre prédé-

(1) Gaspard ASELLI (ou Aselio) naquit vers 1581, et mourut en 1626. L'ouvrage dans lequel il rend compte de sa découverte des vaisseaux chylifères, ou des veines lactées, comme il les appelle, ne fut publié qu'en 1628 ; on y trouve une description succincte de ces conduits et quatre planches destinées à en montrer la position chez le Chien ; mais la plus grande partie de ce petit livre est consacrée à l'examen des écrits des anciens, et l'auteur, loin de négliger les droits de ses prédécesseurs, attache trop d'importance à des passages obscurs où l'on peut supposer qu'il a été question de ces organes dont nous lui devons la connaissance (*a*).

(2) Le passage mentionné ici est tiré du livre sur le contenu des ar-

(*a*) G. Aselli, *De lactibus, seu lacteis venis, quarto vasorum mesaraicorum genere novo invento*. In-4, Basileæ, 1628.

cesseur d'Aselli n'avaient reconnu l'existence d'un système particulier de vaisseaux destinés à recevoir les produits du travail digestif, et jusqu'alors tous les physiologistes avaient attribué ces fonctions aux veines mésaraïques seulement (1).

La découverte de ces conduits absorbants appartient donc bien réellement à Aselli, et si cet observateur habile ne fût mort peu de temps après l'avoir faite, il l'aurait peut-être complétée; mais cette tâche fut réservée à d'autres anatomistes.

Découverte du canal thoracique.

§ 2. — Déjà, près d'un siècle avant, Eustachi, en poursuivant ses recherches sur la veine azygos chez le Cheval, avait

tères (*a*); mais il n'est pas le seul que l'on puisse citer pour montrer que les vaisseaux chylifères avaient été entrevus par les anciens. Ainsi, dans son *Traité sur l'usage des parties*, Galien, en parlant de la manière dont la Nature effectue la nutrition des intestins et des parties voisines, ajoute : « D'abord elle a créé dans tout le mésentère des veines particulières destinées à porter la nourriture dans les intestins, et qui ne vont pas au foie. Car, ainsi que le disait Hérophile, ces veines aboutissent à des corps glanduleux, tandis que toutes les autres remontent aux portes du foie (*b*). » Mais il est facile de voir, par ce passage même, que les vaisseaux dont la disposition anatomique particulière est indiquée ici étaient considérés par les anciens comme des conduits nourriciers, et non des organes absorbants.

(1) Cette opinion prévalut encore pendant assez longtemps après la découverte d'Aselli. Harvey, par exemple, la soutint avec persévérance (*c*); mais on ne tarda pas à répéter de toutes parts les observations du professeur de Pavie, et peu à peu la vérité triompha. Parmi les expériences qui contribuent le plus à amener ce résultat, il faut citer celle pratiquée à l'instigation de Pieresc, sénateur d'Aix, (c'est-à-dire premier magistrat municipal de cette ville) sur un criminel condamné à mort. Celui-ci avait fait un repas copieux peu de temps avant d'être conduit au supplice; une heure et demie après son exécution, les médecins auxquels son corps était abandonné en firent l'ouverture, et tous les assistants virent de la manière la plus évidente les vaisseaux lactés du mésentère remplis de chyle (*d*). Dès 1626, Rolfink, avant de quitter Padoue pour aller occuper la chaire de médecine à l'université d'Iéna, fit publi-

(*a*) Galeni *An sanguis in arteriis natura contineatur*, *J. Rota interprete*, cap. V (*Opera*, édit. de Venise, 1609, t. I, p. 61).

(*b*) Galeni *De usu partium corporis humani*, lib. IV, cap. XIX (*Opera*, t. I, p. 141, verso).

(*c*) Harvey, *Epistola responsaria Morisono medicinæ doctori* Londini, 1652 (*Opera omnia*, p. 620 et suiv.).

(*d*) Voyez Gassendi, *Vita Pierescii* (*Opera omnia*, t. LV, p. 300, 317).

vu dans le thorax un vaisseau qui était rempli d'une humeur aqueuse. Il avait reconnu que ce canal s'ouvrait dans la veine sous-clavière par un large orifice, et il l'avait suivi jusque dans la région lombaire, mais il n'avait pu constater son mode de terminaison (1). Cette observation passa presque inaperçue, et ni Aselli ni aucun de ses contemporains ne soupçonnèrent les relations qui existent entre ce canal thoracique et les vaisseaux chylifères. On oublia même la découverte d'Eustachi, jusqu'au moment où un jeune étudiant de la faculté de Montpellier, Jean Pecquet, eut découvert de nouveau la même disposition anatomique et en eut fait comprendre l'importance (2).

Pecquet, en observant les viscères d'un Animal vivant,

quement la démonstration de ces vaisseaux (a); et en 1629, Simon Pauli les fit voir également aux étudiants de Copenhague (b). Vers la même époque, Marc-Aurèle Severini à Naples, Wormius en Danemark, Fabrice de Hilden à Berne, Fournier à Paris, Highmore en Angleterre, Walœus à Leyde, Tulp (moins connu aujourd'hui par ses propres travaux que par le magnifique tableau de Rembrandt représentant une de ses leçons, et conservé dans le musée de la Haye), enfin Vesling, et plusieurs autres encore, contribuèrent à vulgariser les connaissances déjà acquises sur les conduits chylifères, et ajoutèrent même de nouveaux faits relatifs à leur structure : en sorte que, vers 1650, époque où la découverte d'Aselli devait se compléter, il ne restait que peu d'incrédules au sujet de la nature particulière et des fonctions de ces vaisseaux lactés (c).

(1) Ces observations d'Eustachi (d) datent du milieu du XVIe siècle (e).

(2) J. PECQUET était natif de Dieppe, et exerça la médecine à Paris; mais ses recherches sur les vaisseaux chylifères paraissent avoir été commencées pendant qu'il étudiait à l'université de Montpellier. Suivant Haller, elles datent de 1649; mais l'ouvrage dans lequel il les rendit publiques ne parut que dix ans plus tard (f). Il mourut en 1764.

(a) Rolfink, *Dissertationes anatomicæ veterum et recentiorum observationibus ad circulationem accommodatæ*, 1656, p. 909.

(b) Voyez Sprengel *Histoire de la médecine*, t. IV, p. 204.

(c) Pour plus de détails à ce sujet, voyez Haller, *Elementa physiologiæ corporis humani*, lib. XXV, sect. I, t. VII, p. 202.

(d) Voyez ci-dessus, tome III, page 21.

(e) B. Eustachi, *Tractatus de vena quæ azygos græcis dicitur*, antigramma 13, p. 279 et 280 (*Opuscula anatomica*, édit. de 1707).

(f) J. Pecqueti Diepæi *Experimenta nova anatomica quibus incognitum hactenus chyli receptaculum et ab eo per thoracem in ramos usque subclavios vasa lactea deteguntur*. In-4, Parisiis, 1551.

reconnut que les veines lactées d'Aselli, ou vaisseaux chylifères, ne se rendent pas au foie, comme ce physiologiste l'avait supposé, mais vont se terminer dans une sorte de réservoir commun situé non loin de la douzième vertèbre dorsale; que ce réceptacle se continue sous la forme d'un canal membraneux à travers le diaphragme et la cavité du thorax, jusque vers la base du cou, et là débouche dans la veine sous-clavière du côté gauche; enfin, que le liquide laiteux dont Aselli avait signalé la présence dans les vaisseaux blancs du mésentère, c'est-à-dire le chyle, se trouve également dans ce canal thoracique, et que celui-ci le verse dans le torrent du sang en circulation; car, en interceptant le passage dans ce conduit à l'aide d'une ligature, il vit le chyle s'y arrêter et distendre le vaisseau au-dessous de l'obstacle, tandis que du côté de la veine ce liquide continuait à s'écouler, comme cela a lieu dans les circonstances ordinaires.

Les deux extrémités de la chaîne, aperçues isolément par Eustachi d'un côté, et par Aselli de l'autre, furent ainsi réunies, et peu importe à la gloire de Pecquet d'avoir été à son insu devancé par Eustachi dans une partie de ses observations anatomiques, car c'est à lui, et à lui seul qu'appartient tout le mérite de la découverte physiologique accomplie de la sorte (1); et l'on comprend facilement combien cette découverte devait influer sur la marche de la science.

En effet, jusqu'alors, attribuant aux veines mésaraïques seulement la faculté d'absorber dans l'intestin les matières

(1) Sprengel, se fondant sur une assertion de Hénault (*a*), dit, dans l'*Histoire de la médecine*, qu'en 1629 Jacques Mentel aperçut le tronc commun des vaisseaux lymphatiques vers lequel il pensa que le chyle se dirigeait (*b*). Mais dans une lettre de Mentel, datée de 1651, et publiée dans l'ouvrage de Pecquet, il n'est pas question de cette observation, et le mérite

(*a*) Henault, *Quo tela in Pecqueti cor a claro vero Carolo Lenoble conjecta infringuntur et eluduntur*, 1655.

(*b*) Sprengel, *Histoire de la médecine*, trad. par Jourdan, t. IV, p. 204.

nutritives extraites des aliments par le travail de la digestion, et voyant ces vaisseaux pénétrer dans le foie pour s'y résoudre en une multitude de ramuscules et envoyer ensuite leur contenu au cœur, on pouvait croire que Galien ne s'était pas trompé lorsqu'il avait dit que le foie est l'organe chargé de transformer le chyle en sang, et d'achever par conséquent l'élaboration du fluide nourricier. Cette doctrine, qui avait résisté aux progrès de la science depuis l'antiquité jusqu'au milieu du XVIIe siècle, cessait même d'être plausible ; car Pecquet faisait voir que le chyle suit une autre route, qu'il ne passe pas dans le foie avant de se mêler au sang, et que le fluide nourricier chargé de ce produit ne peut arriver dans cette glande qu'après avoir rempli ses fonctions dans les divers tissus qu'il est chargé d'arroser.

Découverte des vaisseaux lymphatiques en général.

§ 3. — Mais ce n'est pas tout. Dans la science, comme dans les sociétés humaines, chaque progrès qui s'accomplit devient aussitôt la cause de progrès nouveaux ; les découvertes engendrent les découvertes, et les conquêtes physiologiques si heureusement commencées par Aselli, et portées déjà si loin par Pecquet, n'étaient pas encore arrivées à leur terme. Les beaux résultats déjà obtenus excitèrent partout un grand intérêt ; tous les anatomistes voulurent voir et étudier ce système nouveau de vaisseaux absorbants dont le rôle était si grand dans l'organisme ; les observations se multiplièrent, et presque aussitôt on reconnut que chez l'Homme les conduits chylifères et le canal thoracique, dont ils sont en quelque sorte les racines, ne forment qu'une petite portion d'un vaste appareil hydraulique qui s'étend au loin dans toutes les régions du corps, qui pénètre dans la pro-

de la découverte est attribué à ce dernier (*a*).

Il est aussi à noter qu'antérieurement à la découverte faite par Pecquet, Vesling avait vu un grand vaisseau lacté qui remontait dans le thorax (*b*) ; mais il ne l'avait pas suivi jusqu'au bout.

(*a*) Voyez Pecquet, *Experimenta nova anatomica*, 1552, p. 92.
(*b*) Voyez Haller, *Elementa physiologia corporis humani*, t. VII, p. 203.

fondeur de presque tous les tissus constitutifs des organes, et qui constitue, à côté des veines, de nombreuses voies de communication ouvertes pour l'afflux des humeurs des parties périphériques vers le cœur, et munies de valvules dont le jeu empêche le retour de ces liquides vers les organes dont ils proviennent.

La découverte de ce nouveau système vasculaire, qui se trouve en quelque sorte surajouté à l'appareil circulatoire, et qui est désigné aujourd'hui sous le nom de *système des vaisseaux lymphatiques*, se fit presque en même temps en Hollande, en Danemark et en Angleterre. En droit, elle paraît appartenir à Rudbeck (1), jeune étudiant suédois à l'université de Leyde; mais je croirais être injuste envers la mémoire de Thomas Bartholin, professeur d'anatomie à Copenhague, et même de

(1) Olaüs RUDBECK naquit en 1630, à Arosen en Suède, et alla de bonne heure à Leyde pour y étudier les sciences médicales. Ce fut là qu'à l'âge de vingt et un ans, il fit la découverte qui le rendit célèbre. D'autres anatomistes avaient aperçu à la surface du foie, ou dans le voisinage de cet organe, des vaisseaux analogues aux conduits chylifères; mais Rudbeck fut le premier à constater expérimentalement la direction du liquide contenu dans ces canaux. Il trouva de la sorte que ce liquide ne va pas au foie, comme Aselli le supposait, mais se dirige en sens contraire; puis il trouva que ces vaisseaux aquifères du foie, car c'est ainsi qu'il les désigna, vont se rendre dans la vésicule ou réservoir où aboutissent les vaisseaux chylifères; et ignorant la découverte récente de Pecquet, il fit une autre série de recherches à l'aide desquelles il reconnut les connexions de ce réceptacle avec la veine sous-clavière. Il découvrit aussi dans d'autres parties du corps des vaisseaux analogues, qu'il appela *vaisseaux séreux*, et les vit tous se rendre au canal thoracique ou à ses annexes. Ses premières observations datent du 27 janvier 1651, et, en avril de l'année suivante, il fit la démonstration de ce système de vaisseaux en présence de la reine Christine de Suède; mais l'ouvrage dans lequel il consigna les résultats de ses recherches ne fut publié qu'en 1653 (*a*). Rudbeck professa l'anatomie à l'université d'Upsal, et mourut en 1702.

(*a*) Rudbeck, *Nova exercitatio anatomica exhibens ductus hepaticos aquosos et vasa glandularum serosa*. In-4, 1653. (Reproduit dans la *Bibliothèque anatomique* de Mangel, t. II, p. 700 et suiv.)

Jolyffe, candidat en médecine à Cambridge, si je n'associais ici ces trois noms : car, à cette époque, les nouvelles scientifiques ne se répandaient pas avec la rapidité que nous admirons aujourd'hui, et il y a tout lieu de croire que les trois investigateurs dont je viens de faire mention se sont occupés simultanément des mêmes études et sont arrivés chacun à des résultats analogues à peu près en même temps, sans avoir eu la moindre connaissance de ce que les deux autres avaient fait (1). Je dois ajouter

(1) Thomas BARTHOLIN appartenait à une de ces familles en petit nombre, où le talent et l'amour de l'étude ont été transmis de génération en génération pendant une longue suite d'années. Son père, Gaspard Bartholin, professa avec éclat à Copenhague, et publia un ouvrage d'anatomie fort estimé ; il fut remarquable aussi par ses connaissances littéraires et son habileté comme linguiste. Thomas naquit en 1616, et après avoir fait d'une manière brillante de longues études à Leyde, à Paris, à Padoue et à Bâle, il retourna à Copenhague pour y professer les mathématiques ; mais ce fut dans les sciences médicales qu'il se distingua le plus, et il ne tarda pas à occuper une chaire d'anatomie. Il mourut en 1680, et son fils, Gaspard Bartholin, dernier du nom, soutint dignement l'honneur scientifique de sa maison.

L'ouvrage de Thomas Bartholin sur les vaisseaux lymphatiques parut en mai 1653. Par conséquent, il pourrait bien être un peu antérieur à celui de Rudbeck ; mais c'est seulement le 15 décembre 1651, puis le 9 janvier et le 28 février 1652, que Bartholin commença à constater les faits nouveaux qui le conduisirent à admettre l'existence de vaisseaux de cet ordre distincts des conduits chylifères ; et, par conséquent, il avait été devancé par Rudbeck (*a*). Il y a lieu de croire aussi qu'il connaissait les observations de celui-ci au moment où il publia son livre, car en donnant à ces organes le nom de vaisseaux lymphatiques qui leur est resté, il critique l'expression de vaisseaux séreux que nous savons avoir été employée par cet anatomiste ; et l'on voit par une de ses lettres, en date du 30 avril 1552 (*b*), qu'à ce moment il n'avait encore aucune idée bien nette des fonctions de certaines portions de ce système qui lui fournirent plus tard un des arguments les plus solides à l'appui de ses vues nouvelles. Du reste, il contribua beaucoup à bien établir ce point de la science ; il découvrit des vaisseaux blancs dans presque toutes les parties du corps humain (*c*) : et bien que je le place ici au second rang, je le considère cependant comme ayant droit à une part considérable de la gloire afférente à la découverte du système lymphatique.

Le rôle de Jolyffe fut moins grand ;

(*a*) Th. Bartholin, *Vasa lymphatica nuper Hafniæ in Animalibus inventa* (voyez la *Bibliothèque anatomique* de Manget, t. II, p. 692 et suiv.).

(*b*) Bartholin, *Epist.*, cent. II, 13, 444.

(*c*) Th. Bartholin, *Vasa lymphatica in Homine nuper inventa*, 1654. (*Opuscula nova anatomica de lacteis thoracicis et de lymphaticis vasis in uno volumine comprehensa*, 1670.)

aussi que déjà divers fragments de ce système de vaisseaux avaient été entrevus par quelques anatomistes, qui ont pu contribuer ainsi à préparer la voie que Rudbeck, Bartholin et Jolyffe ont si heureusement parcourue ; mais personne, jusqu'alors, n'avait su tirer parti de ces faits isolés, et l'on n'en comprit la portée que lorsque la découverte dont je viens de rendre compte eut été accomplie (1).

Les nouveautés introduites ainsi dans la science à de si courts intervalles par Pecquet, par Rudbeck, par Bartholin et par Jolyffe, furent accueillies avec méfiance par les uns, avec enthousiasme par d'autres, et suscitèrent une multitude de travaux dont il serait fastidieux de rendre compte ici (2). Je me bornerai donc à dire que, dès 1665, Ruysch nous fit mieux connaître les valvules qui se trouvent dans l'intérieur des lymphatiques et qui y déterminent la direction des courants (3);

mais, d'après le témoignage de Wharton, il aurait fait connaître les vaisseaux lymphatiques en Angleterre dès 1550, et Glisson assure avoir vu, en 1552, les préparations que ce jeune anatomiste en avait faites (*a*). Du reste, Jolyffe ne publia rien à ce sujet.

La question de priorité entre Rudbeck et Th. Bartholin fut disputée très vivement, et donna lieu à un grand nombre de publications, dont Haller a rendu compte avec tout le savoir et l'impartialité qui lui étaient ordinaires (*b*).

(1) D'après un passage du traité de Fallopio sur les veines, on est porté à croire que cet anatomiste, contemporain de Vésale, avait entrevu quelques vaisseaux lymphatiques en relation avec le foie. Aselli avait décrit quelques-uns de ces vaisseaux comme étant la terminaison des conduits chylifères dans le foie. En 1649, Vesling avait également aperçu des vaisseaux blancs entre l'estomac et la rate, ainsi qu'à la face supérieure du foie, et J. Van Horne, vers la même époque, en avait trouvé près de la terminaison de l'aorte; mais toutes ces observations incomplètes étaient restées stériles, et méritent à peine d'être citées (*c*).

(2) Sœmmering a dressé une liste de ces ouvrages qui n'est pas complète, et qui occupe cependant trente-quatre pages de son livre sur les maladies des vaisseaux absorbants (*d*).

(3) Ruysch, que j'ai déjà eu l'occasion de citer pour sa grande habileté

(*a*) Voyez Sprengel, *Histoire de la médecine*, t. IV, p. 210.

(*b*) Haller, *Boerhavii prælect.*, § 121, t. I, p. 277-9, note 4. — *Bibliotheca anatomica*, t. I, § 378, p. 400 et suiv., § 415, p. 447 et suiv.— Voyez aussi sa grande *Physiologie*, t. I, p. 460 et suiv.

(*c*) Voyez Haller, *Elem. physiol. corp. hum.*, t. I, p. 158.

(*d*) Sœmmering, *De morbis vasorum absorbentium corporis humani*, 1795.

que, vers la fin du XVIIe siècle, Nuck étudia avec plus d'attention qu'on ne l'avait fait avant lui les glandes ou ganglions qui se trouvent sur le trajet des lymphatiques, et constata l'existence de ces derniers vaisseaux dans diverses parties de l'organisme où ses prédécesseurs ne les avaient pas observés (1); que, dans le cours du siècle suivant, les travaux de Meckel l'ancien (2), de Hewson (3), de Cruikshank (4), et surtout

dans l'art des injections (a), a démontré aussi l'existence des lymphatiques dans la rate, fait qui était révoqué en doute par la plupart de ses contemporains (b).

(1) A. Nuck, professeur d'anatomie à l'université de Leyde, fut, je crois, le premier à employer les injections mercurielles pour l'étude de ces vaisseaux. Il constata aussi un fait intéressant au sujet des connexions qui existent entre les lymphatiques et les vaisseaux sanguins; savoir, qu'en insufflant de l'air dans les artères ou dans les veines de quelques parties du corps, on peut faire passer ce fluide dans les lymphatiques; enfin il découvrit dans les poumons, ainsi que dans la rate, un nombre considérable de ces vaisseaux (c).

(2) J. Fréd. Meckel, l'un des disciples les plus distingués de Haller, et le grand-père de l'auteur du *Traité d'anatomie comparée*, que je cite si souvent dans ces Leçons, naquit en 1724, et professa l'anatomie, ainsi que l'art des accouchements, à Berlin; on lui doit une description des vaisseaux lymphatiques du corps humain, qui est plus complète que celles données jusqu'alors, mais qui n'est pas exempte d'erreurs graves (d). Il mourut en 1774.

(3) Hewson (e) publia dans les *Transactions philosophiques de la Société royale de Londres* trois mémoires sur les lymphatiques des Oiseaux, des Amphibies et des Poissons, sujet qui alors était presque entièrement neuf; en 1774, il fit paraître un traité spécial sur le système lymphatique chez l'Homme et les Animaux, accompagné de planches (f).

(4) Cruikshank, disciple et ami de W. Hunter, publia en 1736 un ouvrage spécial sur les vaisseaux lymphatiques. Ce livre était destiné principalement à soutenir la théorie erronée de l'absorption par ces organes seulement; mais on y trouve aussi des descriptions anatomiques plus exactes que dans les traités précédents (g).

(a) F. Ruysch, *Dilucidatio valvularum in vasis lymphaticis et lacteis*, cum figuris æneis, etc. La Haye, 1665.

(b) Voyez tome III, page 40.

(c) Nuck, *Adenographia curiosa*, etc., 1692, p. 52, etc.

(d) J. F. Meckel, *Dissertatio epistolaris de vasis lymphaticis glandulisque conglobatis*, 1757, et *Opuscula anatomica de vasis lymphaticis*, 1770.

(e) Voyez ci-dessus, tome I, page 44.

(f) Hewson, *An Account of the Lymphatic System of Birds* (*Philos. Trans.*, 1768, p. 217). — *Lymph. Syst. in Amph. and Anim. in Fish.* (*Philos. Trans.*, 1769, p. 196 et 204).

(g) W. Cruikshank, *Anatomy of the Absorbing Vessels of the Human Body*, trad. en français par Petit-Radel, 1787.

de Mascagni (1), jetèrent de nouvelles lumières sur le rôle de ces vaisseaux dans la constitution de l'organisme ; que les recherches des deux frères Hunter, de Monro et de quelques autres expérimentateurs conduisirent les physiologistes à considérer le système lymphatique comme étant le principal instrument à l'aide duquel l'absorption s'effectue dans l'économie animale ; enfin que, de nos jours, l'étude de cet appareil vasculaire chez les Oiseaux, les Reptiles, les Batraciens et les Poissons, commencée, ainsi que celle des lymphatiques, des Mammifères, par Aselli, Bartholin et leurs contemporains, a fait de grands progrès entre les mains de Fohmann (2),

(1) P. Mascagni est généralement considéré comme un des anatomistes les plus habiles du siècle dernier. Il naquit en 1752, et occupa pendant longtemps une chaire à l'université de Sienne. Il mourut à Florence en 1815. Ses travaux sur les lymphatiques font époque dans l'histoire de nos connaissances relatives à ce système d'organes ; il était d'une habileté rare dans l'art des injections, et, malgré l'imperfection des moyens d'étude dont il faisait usage, il est parvenu à démontrer l'existence d'un réseau capillaire de conduits lymphatiques dans la profondeur de presque toutes les parties de l'organisme : et l'abondance des vaisseaux mis ainsi en évidence était si grande, que Mascagni était arrivé même à penser qu'ils constituaient la presque totalité de certains tissus de l'organisme, question sur laquelle nous aurons bientôt à revenir. Le principal ouvrage de Mascagni est accompagné de magnifiques planches (*a*).

(2) Vincent Fohmann, professeur à l'université de Liége, naquit en 1794, et mourut en 1837. Ses principaux travaux portent sur les relations qui peuvent exister entre les lymphatiques et les veines, sur la disposition des radicules de ces vaisseaux dans divers tissus, et sur l'anatomie comparée du système lymphatique dans la classe des Poissons (*b*).

(*a*) Mascagni, *Vasorum lymphaticorum corporis humani historia et iconographia*. In-fol., Sienne, 1787.

— Voyez aussi, du même : *Prodrome d'un ouvrage sur le système des vaisseaux lymphatiques*. In-4, 1784. — *Vasorum lymphaticorum historia*, t. I, in-8. Sienne, 1785.

(*b*) Fohmann, *Anatomische Untersuchungen über die Verbindung der Saugadern mit den Venen. Mit einer Vorrede von* Fr. Tiedemann. In-12, Heidelberg, 1821. (Breschet a donné une traduction des principaux chapitres de cet opuscule dans le *Bulletin de la Société médicale d'émulation*, 1822, p. 136 et suiv.)

— *Das Saugadersystem der Wirbelthiere*. Erste Hefte, *Fische*. In-folio, Heidelberg, 1827, fig.

— *Mémoires sur les communications des vaisseaux lymphatiques avec les veines, et sur les vaisseaux absorbants du placenta et du cordon ombilical*. In-4, Liége, 1833, fig.

— *Mémoire sur les vaisseaux lymphatiques de la peau, des membranes muqueuses, séreuses, des tissus nerveux et musculaires*. In-4, Liége, 1833, fig.

de Lauth (1), de J. Müller (2), de M. Panizza (3), et de quelques autres anatomistes dont les noms reviendront souvent ici à mesure que j'examinerai chacune des questions particulières qui se rattachent à l'histoire de ce système vasculaire.

Quant aux usages de cet appareil, je m'abstiendrai d'en parler pour le moment, car ce sujet a des rapports trop intimes avec l'histoire de l'absorption considérée d'une manière géné-

(1) Er.-Alex. LAUTH s'occupa avec succès de l'étude des lymphatiques du corps humain, et fit un travail fort estimé sur ce système chez les Oiseaux (a). Plusieurs de ses observations ont été publiées dans un ouvrage spécial de Breschet (b). Il était le fils de Th. Lauth, l'auteur de l'*Histoire de l'anatomie* que j'ai déjà eu l'occasion de citer, et il mourut en 1837, à Strasbourg, où il était né en 1803.

(2) Johannes MÜLLER naquit à Coblenz, en 1801, et professa la physiologie à l'université de Bonn, puis à celle de Berlin, où il mourut en 1858. Il exerça une très grande et très heureuse influence sur la direction des études physiologiques et zoologiques en Allemagne pendant près d'un quart de siècle, et on lui doit un grand nombre de travaux d'une haute importance. J'ai déjà eu l'occasion de citer ses recherches sur le sang (c) et plusieurs de ses observations sur la structure des Poissons et de divers autres Animaux. On lui doit la découverte des cœurs lymphatiques chez les Batraciens et les Reptiles ; un travail remarquable sur la structure des glandes ; un excellent *Manuel de physiologie*, et une longue série de recherches, pleines d'intérêt, sur les métamorphoses des Échinodermes, ainsi que diverses observations embryologiques. M. Bischoff a publié récemment une notice sur la vie et les travaux de ce naturaliste éminent (d).

(3) M. Panizza est professeur à l'université de Pavie. On lui doit deux grands ouvrages sur ce sujet : l'un contient beaucoup d'observations importantes sur les lymphatiques chez l'Homme et les autres Mammifères (e) ; le second est une magnifique monographie du système lymphatique chez les Reptiles et les Batraciens (f).

(a) E.-A. Lauth, *Essai sur les vaisseaux lymphatiques* (dissertation inaugurale). Strasbourg, 1824.

— *Mémoire sur les vaisseaux lymphatiques des Oiseaux et sur la manière de les préparer* (*Ann. des sciences nat.*, 1824, 1re série, t. III, p. 381, pl. 21 à 25).

(b) G. Breschet, *Le système lymphatique considéré sous les rapports anatomique, physiologique et pathologique*. In-8, 1836.

(c) Voyez tome I, page 121.

(d) Bischoff, *Ueber J. Müller und sein Verhältniss zum jetzigen Standpunkt der Physiologie*. In-4, Munich, 1858.

(e) Panizza, *Osservazioni antropo-zootomico-fisiologiche*. In-folio, Pavia, 1830.

(f) Panizza, *Sopra il sistema linfatico dei Rettili, Ricerche zootomiche*. In-folio con sei tavole, Pavia, 1833.

rale, pour que je puisse l'en séparer, et, avant d'arriver à l'étude de cette fonction importante, il nous faut connaître plus en détail la structure du système lymphatique.

Méthodes d'investigation.

§ 4. — Ainsi que je l'ai déjà dit, les vaisseaux lymphatiques sont fort transparents et d'une grande délicatesse, en sorte qu'il est difficile de les apercevoir quand ils sont vides, et qu'on ne peut en faire bien l'étude qu'après les avoir remplis de quelque matière étrangère dont l'aspect tranche avec celui des parties circonvoisines. Mais ici une autre difficulté se présente : les valvules qui, chez l'Homme et les autres Mammifères, sont disposées de distance en distance dans l'intérieur de ces conduits, et qui servent à diriger la lymphe vers le cœur, empêchent aussi les injections de passer des gros troncs vers les branches, ou de celles-ci dans les ramuscules ; par conséquent, c'est par les plus petites divisions qu'il faut pousser les fluides dont on veut remplir ces vaisseaux, et encore n'obtient-on ainsi que des préparations partielles, car l'injection ne pénètre souvent que dans la portion du système dont ces canalicules sont des affluents. Rudbeck et les autres anatomistes de la même époque avaient recours principalement à l'insufflation ; mais bientôt on substitua à l'air le mercure, et aujourd'hui ce liquide est le plus employé. Pour en faire usage, on se sert généralement d'un petit appareil qui se compose d'un gros tube vertical d'une certaine hauteur, faisant fonction de réservoir pour ce métal, et garni inférieurement d'un tuyau flexible terminé par un ajutage à robinet auquel s'adapte un petit tube capillaire de verre ou d'acier. Pour introduire le bec de cet instrument dans un des ramuscules du système lymphatique, on a d'abord cherché péniblement un de ces petits vaisseaux au milieu des fibrilles des tissus circonvoisins, afin d'en faire la ponction et d'y placer le tube à injection ; mais, depuis quelques années, on sait que ce soin est inutile, et qu'en choisissant certaines parties du corps où ces vaisseaux constituent un réseau des plus abondants, il suffit de piquer au hasard la substance des tissus pour arriver tout de suite dans les cavités en communication avec le grand appareil vasculaire, et pour y faire pénétrer le mercure (1).

On parvient aussi à remplir avec beaucoup de facilité les vaisseaux lymphatiques en poussant avec force de l'eau dans les artères, d'après la méthode de Lacauchie, et l'on peut même y introduire par cette voie des dissolutions salines qui, en s'y mêlant, donnent lieu à des précipités colorés; mais, jusqu'ici, ces procédés d'injection n'ont pas fourni des résultats aussi bons qu'on aurait pu s'y attendre (2).

(1) Ce nouveau procédé pour l'injection des lymphatiques, qui paraît avoir été employé pour la première fois par Fohmann (a), facilite singulièrement cette opération, et aujourd'hui on y a recours dans tous nos laboratoires anatomiques. M. Cruveilhier a été un des premiers à en faire un usage général pour les travaux d'anatomie humaine; et à l'occasion de deux concours ouverts il y a quelques années, l'un à la Faculté de médecine, et l'autre par l'administration des hôpitaux de Paris, MM. Denonvilliers, Jacquart, Sappey et plusieurs autres jeunes anatomistes ont fait des recherches intéressantes pour découvrir quelles sont les parties des corps qui sont les plus favorables à cette injection, dite par *ponction réticulaire* (b). Ils ont reconnu que, pour l'Homme, les régions où les lymphatiques sous-cutanés se remplissent le mieux de la sorte sont, pour la tête, la ligne médiane du crâne et de la face, le pavillon de l'oreille, le nez et les commissures des lèvres; pour les membres supérieurs, les parties latérales du bout des doigts, près la racine des ongles; pour le tronc, le scrotum et le voisinage du mamelon, et, pour les membres inférieurs, les orteils. C'est chez les sujets maigres et un peu infiltrés que le réseau lymphatique est le plus facile à injecter, et un commencement de putréfaction est favorable à l'opération en ce qui concerne les petits vaisseaux, mais rend le progrès du métal dans les grosses branches plus difficile; et pour compléter la préparation des troncs, il faut souvent avoir recours à l'injection dite par *ponction directe*. Pour plus de détails à ce sujet, je renverrai aux ouvrages sur l'anatomie de l'homme (c).

(2) L'injection des lymphatiques par la méthode hydrotomique peut

(a) Fohmann, *Mémoire sur les vaisseaux lymphatiques de la peau*, etc., 1833, p. 4.

(b) Voyez Sappey, *Injection, préparation et conservation des vaisseaux lymphatiques*. Thèse, Paris, 1843, p. 12 et suiv.

(c) Cruveilhier, *Traité d'anatomie descriptive*, 1843, t. III, p. 138 et suiv. — Sappey, *Traité d'anatomie descriptive*, 1852, t. I, p. 639 et suiv.

Disposition générale du système lymphatique.

§ 5. — C'est chez l'Homme que l'anatomie du système lymphatique a été étudiée avec le plus de soin et de persévérance ; chez les Vertébrés inférieurs, il ne nous est connu que d'une manière fort incomplète : cependant, pour nous en former une idée juste, il me semble utile d'en examiner la disposition chez ces derniers avant d'en aborder l'histoire chez les Mammifères et les Oiseaux.

Système lymphatique des Batraciens.

Les premiers exemples que je choisirai ici seront donc tirés des Vertébrés Allantoïdiens, et parmi ceux-ci je prendrai d'abord la Grenouille, parce que chez ce Batracien le système lymphatique offre, avec certaines parties de l'appareil irrigatoire des Invertébrés, des points de ressemblance qu'il me paraît important de faire bien ressortir.

Grenouille.

Chez cet Animal, la lymphe, liquide dont je ferai connaître plus tard les caractères distinctifs, et dont la composition est à peu près la même que celle du plasma du sang, n'est pas renfermée dans des tubes ramifiés, comme chez les Vertébrés supérieurs étudiés par Aselli, Pecquet, Rudbeck et Bartholin, mais est répandue dans un vaste système de cavités irrégu-

se faire en introduisant l'eau, non-seulement dans le système artériel, mais aussi par les veines ou par le canal thoracique ; car la distension des vaisseaux empêche les valvules de s'opposer efficacement au passage des liquides du centre vers la circonférence de l'organisme. M. Lacauchie a obtenu aussi le même résultat en faisant arriver l'eau dans les canaux excréteurs des glandes (notamment ceux du foie, des reins ou du pancréas) ; mais c'est la voie artérielle qui est la plus facile, et lorsque l'opération est bien conduite, elle met en évidence une multitude prodigieuse de petits vaisseaux lymphatiques (a).

M. Doyère a injecté aussi les lymphatiques en jaune, en poussant successivement dans les artères des dissolutions de chromate de potasse et d'acétate de plomb, de façon à obtenir, comme dans le procédé de Krause (b), un précipité dans l'intérieur des vaisseaux où ces réactifs se rencontrent (c).

(a) Lacauchie, *Traité d'hydrotomie*, p. 7 et suiv.

(b) Krause, *Vermischte Beobachtungen und Bemerkungen* (Müller's *Archiv für Anat. und Physiol.*, 1837, p. 3 et suiv.).

(c) Doyère, *Sur un nouveau procédé d'injections anatomiques* (*Comptes rendus de l'Acad. des sciences*, 1841, t. XIII, p. 75).

lières qui communiquent les unes avec les autres, et qui ressemblent souvent à des lacunes ou méats interorganiques plutôt qu'à des vaisseaux ordinaires. Ainsi, entre la peau et les muscles, on trouve de grands espaces lymphatiques qu'il est facile d'insuffler, et J. Müller a constaté que l'air introduit de la sorte pénètre jusque dans le système circulatoire (1). Autour des veines périphériques il existe aussi une sorte de réseau formé par une multitude de méats analogues, mais très petits, et une série de cavités de même nature embrassent les vaisseaux sanguins de l'intestin, de façon à constituer autour de chacun de ceux-ci une sorte de gaîne ou de canal concentrique à la paroi vasculaire et partagé intérieurement par une foule de brides ou de cloisons incomplètes (2). Enfin ces réseaux ou traînées de

(1) M. Panizza a cherché vainement à découvrir des vaisseaux lymphatiques proprement dits dans les membres de la Grenouille. Souvent il crut d'abord avoir injecté quelques ramuscules de ce système dans les membranes interdigitales; mais il vit toujours le mercure se répandre presque aussitôt dans les interstices cellulaires voisins, et pénétrer ensuite dans les grands espaces sous-cutanés de la jambe et de la cuisse (*a*). Cet anatomiste pensa, par conséquent, que les cavités remplies de la sorte n'appartenaient pas à l'appareil lymphatique; mais J. Müller a trouvé qu'elles sont occupées par un liquide qui possède toutes les propriétés caractéristiques de la lymphe. Ce dernier physiologiste n'a pas pu déterminer si tous les méats du tissu connectif interorganique font partie de ce système, mais il s'est assuré que les cavités sous-cutanées qui sont occupées par la lymphe, et qui se trouvent dans les cuisses, n'ont pas la forme de vaisseaux, et sont seulement des espaces irréguliers situés entre la peau et les muscles. Aussi est-ce par le nom d'*espaces lymphatiques* qu'il désigne les cavités occupées par la lymphe dans l'aisselle et dans d'autres parties du corps (*b*).

(2) La connaissance de cette disposition curieuse des conduits lymphatiques qui, chez la Grenouille, engainent divers vaisseaux sanguins, est due principalement à Rusconi (*c*); mais elle n'appartient pas exclusi-

(*a*) Panizza, *Sopra il sistema linfatico dei Rettili, Ricerche zootomiche*, p. 28.

(*b*) J. Müller, *Observ. sur l'analyse de la lymphe, du sang et du chyle* (*Ann. des sciences nat.*, 1833, 2ᵉ série, t. I, p. 340). — *On the Existence of four Distinct Hearts, having Regular Pulsations, connected with the Lymphatic System in certain Amphibious Animals* (*Philos. Trans.*, 1833, p. 89 et suiv.).

(*c*) Rusconi, *Observations sur les vaisseaux lymphatiques de la Salamandre et de la Grenouille, extraites d'une lettre adressée à Breschet* (*Ann. des sciences nat.*, 1841, 2ᵉ série, t. XV, p. 249). — *Sopra una particularità riguardente il sistema linfatico della Salamandra terrestre*. Pavia, 1841.

cellules communiquent avec diverses cavités plus vastes, dont les unes sont limitées par des lames membraneuses seulement,

vement aux Batràciens, et, ainsi que nous le verrons bientôt, un mode d'organisation analogue avait été précédemment aperçu chez certains Reptiles par Bojanus, par Jacobson et par M. E. Weber (a). C'est chez la Salamandre terrestre que Rusconi l'a décrite de la manière la plus complète, mais il a trouvé qu'elle est encore plus facile à constater chez la Grenouille. On voit, par les recherches de cet anatomiste, que la plupart des artères des viscères de l'abdomen, et notamment les artères mésentériques, sont logées dans l'intérieur de conduits de ce genre qui, dans certains points, sont unis aux parois du vaisseau inclus, soit par des brides, soit par une sorte de soudure ; et lorsque ces adhérences se multiplient et se raccourcissent, l'espace occupé par la lymphe, au lieu d'avoir la forme d'un cylindre continu, prend l'aspect d'un réseau, surtout quand on l'injecte. Ailleurs le vaisseau sanguin adhère à sa gaîne lymphatique d'une manière presque ininterrompue par deux points opposés de son diamètre, et alors ce vaisseau, au lieu d'être logé dans la cavité de ce conduit périphérique, paraît être simplement bordé par deux vaisseaux lymphatiques satellites qui, d'espace en espace, sont reliés entre eux par des traverses anastomotiques. Il paraît y avoir, à cet égard, beaucoup de variations individuelles, et il est aussi à noter que les anatomistes ne sont pas d'accord sur la question des rapports établis de la sorte entre le système circulatoire et le système lymphatique. Quelques auteurs pensent que la tunique propre du canal lymphatique forme autour du vaisseau sanguin une double gaîne, ou plutôt deux tubes concentriques entre lesquels circulerait la lymphe et s'étendraient des brides filiformes ; d'autres supposent que les vaisseaux sanguins sont à nu dans la cavité de ces conduits lymphatiques, et que, par conséquent, ils baignent directement soit dans le chyle, soit dans la lymphe. Rusconi a soutenu cette dernière opinion ; mais je suis disposé à croire que la surface externe du vaisseau sanguin est garnie d'un revêtement membraniforme analogue à la tunique qui circonscrit en dehors le conduit lymphatique. Pour plus de détails à ce sujet, je renverrai au dernier ouvrage publié par Rusconi, sur les lymphatiques des Reptiles (b), et j'ajouterai seulement que M. Leydig a fait récemment de nouvelles observations sur l'engainement des vaisseaux sanguins du mésentère par les lymphatiques chez le Pipa (c).

(a) Bojanus, *Anatome Testudinis europææ*, p. 143, pl. 26, fig. 155.
— Jacobson, *Om de Modificationer det lymphatiske System undergaaer i de lavere Classer af Hvirveldyrene* (*Danske videnskabernes Selskabs Afhandlinger*, 1828, t. III, p. XL).
— Weber, *Ueber das Lymphherz einer Riesenschlange* (Müller's *Arch. für Anat. und Physiol.*, 1835, p. 536).

(b) Rusconi, *Riflessioni sopra il sistema linfatico dei Rettili*. Pavia, 1845, avec fig.

(c) Leydig, *Lehrbuch der Histologie*, p. 419.

tandis que les autres ont des parois garnies de fibres musculaires et sont contractiles.

Les premières sont généralement désignées sous le nom de *citernes*, ou de réservoirs lymphatiques. L'une d'elles entoure l'œsophage dans toute sa longueur, ou plutôt loge dans son intérieur cette portion du tube alimentaire et a pour paroi externe une membrane transparente et mince, mais assez résistante; elle est traversée par les vaisseaux sanguins des membres antérieurs, et elle reçoit le tronc principal des conduits lymphatiques de l'estomac. L'autre réservoir est beaucoup plus vaste et se trouve entre les viscères abdominaux et la colonne vertébrale; il est situé entre les deux lames du mésentère, là où ces membranes cessent d'être flottantes et vont se continuer avec le péritoine; il s'étend jusqu'au cloaque, en arrière, et jusque dans le voisinage de la tête, en avant; il loge dans sa cavité l'aorte ainsi que la veine cave, et l'on voit y déboucher des conduits plus ou moins vasculariformes qui proviennent du réseau lymphatique des intestins, des organes génitaux et des parties voisines (1).

(1) Lorsqu'on injecte le système lymphatique des Batraciens avec du mercure, les canaux et les réservoirs dont cet appareil se compose sont tellement déformés par le poids de ce métal, qu'on ne saurait bien juger de la disposition normale de ces parties, et que les figures faites d'après des préparations de ce genre (*a*) en donnent souvent une idée fausse. Pour les bien étudier, il est préférable de se servir d'un liquide coloré comme l'a fait Rusconi (*b*). En procédant de la sorte, cet anatomiste a trouvé près de la surface extérieure de l'intestin grêle une multitude de petits canaux qui logent dans leur intérieur les ramifications artérielles dont ils affectent la forme, et qui vont transversalement déboucher dans un canal longitudinal assez gros, situé le long de la ligne de jonction du mésentère avec cette portion du tube intestinal. Ce canal marginal loge les anses veineuses aussi bien que les arcades terminales des artères mésentériques,

(*a*) Par exemple, les figures données par M. Panizza (*Sopra il sistema linfatico dei Rettili*, pl. 5 et 6).

(*b*) Rusconi, *Lettre sur une nouvelle méthode pour injecter le système lymphatique des Reptiles* (*Ann. des sciences nat.*, 1842, 2e série, t. XVII, p. 111).
— Voyez aussi Breschet, *Additions à la lettre précédente* (*loc. cit.*).

Cœurs lymphatiques.

Les réservoirs contractiles ont reçu le nom de *cœurs lymphatiques*, parce qu'ils exécutent des mouvements pulsatiles, comme les cœurs proprement dits. Ils sont au nombre de quatre, et sont disposés par paires : deux dans la région scapulo-cervicale, et deux à la partie antérieure et dorsale des cuisses. Ces dernières reçoivent le liquide versé par les espaces lymphatiques des membres postérieurs et par des conduits qui viennent de la région lombaire ; mais les embouchures de ces canaux paraissent être garnies de replis valvulaires, de façon à empêcher tout reflux ; enfin ces poches ischiatiques, ou

et donne naissance postérieurement à une série de canaux qui servent aussi de gaînes à ces vaisseaux sanguins et qui convergent vers le point où le mésentère rejoint la paroi dorsale de l'abdomen. Là ces canaux se réunissent en un large sinus qui est traversé par ces mêmes vaisseaux, et qui se continue avec le réservoir prévertébral ou grande citerne lymphatique (*a*).

Des canalicules analogues, mais qui, pour la plupart, sont indépendants des vaisseaux sanguins ou les côtoient seulement, forment sur le gros intestin et sur la vessie urinaire des réseaux encore plus riches (*b*), dont les troncs efférents débouchent aussi dans la grande citerne. On voit, par les recherches de M. Panizza, qu'il existe également un réseau de lymphatiques à mailles assez serrées sur les ovaires et sur les poumons, à la base desquels ces canalicules se réunissent en deux grands sinus irréguliers qui se continuent à leur tour avec la citerne. Enfin, quelques ramuscules vasculariformes, en connexion avec la partie postérieure de ce grand réservoir, rampent sur la paroi inférieure de l'abdomen, et y accompagnent les divisions des artères épigastriques (*c*). M. Robin a constaté aussi l'existence d'un réseau lymphatique sur les ovaires, l'estomac, la vésicule biliaire, etc. (*d*).

La citerne, ou réservoir lymphatique prévertébral où tous ces canaux vont aboutir, est une énorme poche membraneuse qui a été figurée dans l'état de distension par M. Panizza (*e*), mais qui, en général, est affaissée sur elle-même. Ainsi que je l'ai déjà dit, elle est de forme irrégulière et occupe toute la portion dorsale de la cavité viscérale ; antérieurement, elle se rétrécit et se termine en cul-de-sac de chaque côté de l'œsophage, sous les muscles cervicaux ; en dessus, elle est limitée par la colonne vertébrale et les muscles latéraux de celle-ci ; de cha-

(*a*) Rusconi, *Rifless. sopra il sistema linfatico dei Rettili*, p. 74, pl. 1, fig. 2, et pl. 4, fig. 1.

(*b*) Rusconi, *Op. cit.*, pl. 1, fig. 10.

(*c*) Panizza, *Op. cit.*, pl. 6, 8 et 9.

(*d*) Robin, *Note sur les lymphatiques des viscères abdominaux des Grenouilles, et sur leurs réservoirs* (*l'Institut*, 1846, t. XIX, p. 54).

(*e*) Panizza, *Op. cit.*, p. 18, pl. 6, fig. 7.

cœurs lymphatiques postérieurs, communiquent avec les troncs veineux voisins, de sorte qu'en injectant de l'air ou du mercure dans leur intérieur, on fait passer immédiatement ce fluide dans le système sanguin. Les réservoirs cervicaux, ou cœurs lymphatiques antérieurs, débouchent dans les veines jugulaires, et ils sont en connexion avec les méats lymphatiques de l'aisselle : il y a quelques raisons de croire que la grande citerne prévertébrale s'y ouvre aussi; mais les rapports de celle-ci avec le système veineux n'ont pas été constatés d'une manière satisfaisante (1).

que côté et en dessous, elle est circonscrite par les viscères et par les deux feuillets séreux qui enveloppent ces organes et constituent le péritoine; enfin, en arrière, elle se rétrécit de nouveau et se termine sur les côtés du cloaque. L'artère aorte et la veine cave la traversent suivant son grand axe et y sont entièrement libres, excepté par les branches vasculaires qui s'étendent de ces troncs vers les parties circonvoisines.

Le réservoir péri-œsophagien que Rusconi a figuré sous le nom d'*outre lymphatique* (a), et que M. Robin a décrit avec plus de détail, loge dans sa cavité la portion antérieure du tube alimentaire. Cette poche s'étend de la partie postérieure du pharynx au commencement de l'estomac, et lorsqu'elle est renflée, elle peut avoir le volume d'une grosse noisette; elle est libre de toutes parts, excepté du côté dorsal, où elle adhère au réservoir principal, et elle repose sur le cœur.

(1) Les réservoirs pulsatiles ou cœurs lymphatiques des Batraciens ont été découverts, en 1832, par J. Müller, et M. Panizza, sans avoir eu connaissance de ce fait, en donna une description peu de temps après (b). Ce sont de petites poches dont les parois membraneuses sont garnies de fibres musculaires striées (c), et dont les battements ne sont synchroniques ni avec les mouvements respiratoires, ni avec les contractions du cœur. Les pulsations qu'on y voit ne dépendent en aucune façon de l'action de ce dernier organe, car elles persistent après qu'on l'a enlevé, et même après que le train postérieur a été séparé du reste du corps. Il est aussi à noter que ces différents réceptacles ne se con-

(a) Rusconi, *Op. cit.*, p. 114, pl. 4, fig. 10.

(b) J. Müller, *Beobacht. zur Analyse der Lymphe, des Blutes und des Chylus* (Poggendorff's Annalen, et *Ann. des sciences nat.*, 1833, 2ᵉ série, t. I, p. 339). — *On the Existence of four Distinct Hearts, having Regular Pulsations connected with the Lymphatic System in certain Amphibious Animals* (*Philos. Trans.*, 1833, p. 89).

— Panizza, *Sopra il sistema linfatico dei Rettili*. Pavia, 1833.

(c) Les caractères histologiques de ces fibres contractiles ont été d'abord constatés chez des Serpents par M. Valentin, puis chez des Crapauds par M. Leydig (*Anatomische histologische Untersuchungen über Fische und Reptilien*, p. 58).

Analogie entre ce système lymphatique et certaines parties du système cavitaire des Invertébrés.

Cet ensemble de cavités, dont la plupart ressemblent à des cellules irrégulières, et dont d'autres affectent la forme de vaisseaux variqueux et tortueux, a la plus grande analogie avec la portion périphérique du système irrigatoire cavitaire que nous avons vu coexister avec l'appareil sanguifère chez certains Animaux invertébrés, tels que les Annélides; seulement, au lieu de communiquer librement avec la grande chambre viscérale, comme chez ceux-ci, les méats lymphatiques de la Grenouille sont séparés de la cavité de l'abdomen par la membrane

tractent pas toujours simultanément.

Les cœurs lymphatiques de la paire postérieure, ou réservoirs ischiatiques, sont situés sous la peau, derrière l'articulation du fémur, près de l'anus (*a*); ils reposent sur les gros vaisseaux sanguins de la cuisse, et leurs pulsations sont visibles à travers les téguments. Müller a reconnu qu'en les insufflant, il est parfois possible de faire parvenir l'air dans tous les méats lymphatiques des membres postérieurs, ainsi que dans deux grandes cavités situées sur les côtés de la portion dorsale de l'abdomen, l'une sous la peau, l'autre entre les muscles et le péritoine; mais il croit que les embouchures de ces cavités sont garnies de valvules. Les espaces lymphatiques de la cuisse sont situés en partie sous la peau, en partie entre les muscles, et ils se réunissent successivement pour former plusieurs grands troncs qui se rendent au réservoir ischiatique correspondant; enfin celui-ci est aussi en relation avec un conduit lymphatique qui longe l'artère iliaque, et qui paraît s'anastomoser avec son congénère, puis se diriger en avant en côtoyant l'aorte, mais qui ne se laisse pas injecter d'arrière en avant. Enfin, chacun de ces réservoirs pulsatiles communique avec la grosse veine ischiatique adjacente, de façon que les fluides poussés dans ces poches pénètrent facilement dans ces vaisseaux et vont de là dans le système porte rénal (*b*).

Les cœurs lymphatiques antérieurs sont placés de chaque côté de la région dorso-cervicale, et sont adossés aux grandes apophyses transverses de la troisième vertèbre, entre la colonne épinière et l'omoplate, dont ils dépassent un peu le bord postérieur; ils sont arrondis en arrière et un peu rétrécis en avant, où ils communiquent avec une branche de la veine jugulaire, et y versent de la lymphe de façon à distendre ce vaisseau chaque fois qu'ils se contractent, circonstance qui, mal observée par Marshall-Hall, avait conduit ce physiologiste à croire que chez la Grenouille il existe

(*a*) Voyez Rusconi, *Rifless sopra il sistema linfatico dei Rettili*, pl. 4, fig. 7.
(*b*) Voyez ci-dessus, tome III, page 399.

séreuse dont les parois de celle-ci sont tapissées (1). Je suis même porté à croire que cette analogie n'est pas apparente seulement, et que l'appareil lymphatique de ces Vertébrés est en réalité un démembrement du système cavitaire général comparable à celui que nous avons déjà vu s'établir chez les Invertébrés, quand l'appareil sanguifère est devenu distinct des lacunes interorganiques circonvoisines. La formation de cet appareil nouveau serait donc la conséquence d'un progrès ultérieur dans le travail organogénique qui, chez les Animaux inférieurs, a amené la distinction du système circulatoire, et qui maintenant aurait pour résultat la constitution d'un second appareil hydraulique assez semblable au premier, lorsque celui-ci n'était encore que très incomplet.

S'il en est ainsi, nous pouvons nous attendre à voir le système lymphatique des Vertébrés se perfectionner en revêtant successivement les différentes formes par lesquelles l'appareil sanguifère a passé chez les Animaux inférieurs; se régulariser de plus en plus; perdre peu à peu la forme de méats polymor-

dans la région cervicale des artères pulsatiles (a).

Chez les Crapauds, la disposition du système lymphatique est à peu près la même que chez la Grenouille commune; mais chez le *Ceratophys dorsata*, Batracien de l'Amérique, très voisin de celle-ci, M. Leydig a signalé l'existence de six paires de réservoirs contractiles, savoir, une paire située comme d'ordinaire dans la région scapulaire, et deux paires dans la région ischiatique (b).

(1) Ainsi que je l'ai déjà dit dans une précédente Leçon (c), M. de Quatrefages a signalé la ressemblance qui existe entre certaines portions du système lacunaire général des Annélides et l'appareil lymphatique des Vertébrés. Ce naturaliste considère plus particulièrement comme étant des lymphatiques les conduits vasculariformes qui portent le fluide cavitaire dans les appendices respiratoires des Branchellions (d).

(a) Marshall-Hall, *A Critical and Experimental Essay on the Circulation of the Blood*, 1831, p. 82, pl. 9.

(b) Fr. Leydig, *Anatomisch-histologische Untersuchungen über Fische und Reptilien*, p. 58.

(c) Voyez ci-dessus, tome III, page 249.

(d) De Quatrefages, *Mémoire sur le Branchellion* (*Ann. des sciences nat.*, 1852, 3e série, t. XVIII, p. 307).

phes, pour affecter celle de tubes dendroïdes; s'endiguer de mieux en mieux, et constituer finalement un vaste ensemble de conduits tubulaires dont les racines seraient répandues au loin dans l'organisme et dont les troncs se centraliseraient de plus en plus. Si ce perfectionnement s'obtient d'une manière conforme aux principes généraux que j'ai si souvent invoqués dans ces Leçons, nous devons voir aussi les parties périphériques de ce système conserver des caractères d'infériorité là où les parties centrales sont déjà des tubes membraneux parfaitement constitués, et nous devons rencontrer aussi une centralisation croissante dans les communications qui existent entre cet ordre de canaux et les vaisseaux sanguins. Enfin, nous devons voir également la structure de ces conduits se compliquer de façon à spécialiser davantage leurs fonctions et à régulariser la marche du liquide qu'ils sont chargés de transporter. Or, ces prévisions sont toutes confirmées par l'observation; et si nous comparons le système lymphatique des Reptiles, des Oiseaux et des Mammifères à celui des Batraciens, nous verrons se réaliser successivement toutes les modifications que je viens d'indiquer.

Lymphatiques des Salamandres.

Déjà même, chez quelques Batraciens, on trouve des indices de ce genre de perfectionnement, et chez les Salamandres, par exemple, la plus grande partie du réservoir prédorsal devient tubiforme, de façon à ressembler davantage au canal thoracique des Vertébrés supérieurs (1); mais, dans la classe des Poissons,

(1) Chez les Salamandres et les Tritons, la disposition générale du système lymphatique est à peu près la même que chez la Grenouille; on y trouve une paire de réservoirs contractiles dans la région pelvienne (*a*), et une seconde paire (qui avait échappé aux recherches de Müller) dans la région scapulaire (*b*). Le mode de conformation des chylifères est à peu près le même que chez ce Batracien, et les vaisseaux sanguins du mésentère sont toujours logés dans leur intérieur; mais la citerne lymphatique qui est

(*a*) J. Müller, *Op. cit.* (*Philos. Trans.*, 1833, p. 91).

(*b*) J. Meyer, *Systema Amphibiorum lymphaticum disquisitionibus novis examinatum*. Berlin, 1845.

où le tubage de quelques parties de ce système commence à s'effectuer, nous trouvons d'autres caractères d'infériorité dont l'appareil circulatoire de divers Animaux invertébrés nous a déjà offert des exemples.

Système lymphatique des Poissons.

§ 6. — Dans la Classe des Poissons, le système lymphatique n'est encore que très imparfaitement connu (1), mais il paraît devenir plus distinct du système lacunaire interorganique,

située à leur point de réunion, à la base dorsale du repli mésentérique, est beaucoup plus petite, et prend la forme d'un vaisseau à peu près cylindrique en arrière aussi bien qu'en avant de cette région moyenne du tronc, de façon à mériter dans cette dernière portion le nom de *canal thoracique;* enfin l'aorte, au lieu d'être libre dans son intérieur, est adhérente à sa paroi dorsale. On rencontre aussi un grand nombre de brides filiformes qui s'étendent de la surface libre du vaisseau inclus à la surface interne du conduit engainant, et il est facile de voir que si ces amarres venaient à se raccourcir et à s'élargir, le canal lymphatique, au lieu d'être simple, se trouverait transformé en une espèce de plexus vasculaire (a). Les préparations figurées par M. Panizza font voir que vers la partie antérieure du thorax, ce gros canal thoracique se bifurque pour se porter en dehors vers les veines sous-clavières, et reçoit dans cette région beaucoup de canaux lymphatiques tubuliformes provenant des parties antérieures du cou et de la tête. Suivant cet anatomiste, les plexus axillaires déboucheraient dans les veines sous-clavières par plusieurs petits orifices, et le système lymphatique ne communiquerait pas avec le système sanguin sur d'autres points (b); mais il ne connaissait pas l'existence des réservoirs pulsatiles qui paraissent s'ouvrir également dans les veines. M. Panizza décrit aussi un réseau lymphatique vasculaire très riche, situé sur les oviductes, et deux réceptacles, ou citernes latérales, qui sont placés dans la partie lombaire de la cavité abdominale, entre les testicules et la citerne médiane.

(1) Vers la fin du siècle dernier, une question de priorité relative à la découverte des lymphatiques dans la classe des Poissons donna lieu à une polémique très vive entre deux anatomistes distingués de la Grande-Bretagne, Hewson et A. Monro (c); mais l'existence de ce système chez ces Animaux était connue longtemps avant cette époque, car elle fut signalée en 1652 par Th. Bartholin, dont le nom revient si souvent lorsqu'il s'agit

(a) Rusconi, *Op. cit.*, p. 87, pl. 2, fig. 1 et 8.
(b) Panizza, *Op. cit.*, p. 26, pl. 5, fig. 3 et 4.
(c) A. Monro, *State of Facts concerning the First Proposal of Performing the Paracentesis of the Thorax, on account of Air diffused, and on Lymphatic Vessels in Oviparous Animals* (1770). — *The Structure and Physiology of Fishes*, p. 38 (1785). — Hewson, *Appendix relating to the Discovery of the Lymphatic System in Birds, Fishes, etc.* (*Works*, p. 91 et suiv.).

et l'on y aperçoit des tubes membraneux mieux caractérisés. Il se compose de deux portions appartenant, l'une aux viscères abdominaux, l'autre à la peau, aux muscles et aux parties voisines. Cette dernière se subdivise à son tour en deux ordres de vaisseaux, les uns superficiels, les autres profonds.

de l'histoire des vaisseaux de cet ordre (*a*). Quoi qu'il en soit, Hewson fit sur ce sujet d'excellentes observations qui ne sont pas assez présentes à la mémoire de quelques anatomistes de nos jours (*b*) ; et A. Monro, tout en confondant souvent les veines avec les lymphatiques, contribua aussi à avancer nos connaissances relatives à cette partie de l'histoire anatomique des Poissons (*c*). Plus récemment, cette étude a été poursuivie avec beaucoup de persévérance par Fohmann, dont j'ai déjà eu l'occasion de citer les travaux (*d*). Enfin M. Hyrtl, d'une part (*e*), et MM. Agassiz et Vogt, de l'autre (*f*), ont ajouté des résultats importants à ceux obtenus par les recherches de leurs devanciers, et quelques autres anatomistes se sont occupés des mêmes questions; mais l'histoire du système lymphatique des Poissons est cependant encore fort incomplète et très obscure dans plusieurs de ses parties.

Dans ces dernières années, on a même élevé des doutes sur la nature de quelques parties qui sont généralement attribuées à ce système de vaisseaux. Ainsi M. Robin a trouvé du sang dans le vaisseau latéral chez les Raies et les Squales, circonstance qui l'a porté à croire que ces organes ne sont que des vaisseaux veineux (*g*); et je dois ajouter que M. Natalis Guillot, en étudiant le vaisseau latéral chez des Carpes vivantes, en a vu sortir du sang (*h*) ; mais M. Hyrtl a reconnu que, dans la plupart des cas au moins, ce même vaisseau ne renferme qu'un liquide séreux. Il est aussi à noter que MM. Agassiz et Vogt paraissent avoir confondu les vaisseaux mucipares de la tête avec les lymphatiques, et c'est de la sorte qu'ils ont été conduits à penser que ces derniers communiqueraient à l'extérieur par des orifices pratiqués dans la peau (*i*).

(*a*) Bartholin, *De lacteis thoracicis in homine brutisque nuperrime observatis historia anatomica*, 1652, p. 70. — *De lacteis venis sententia*, cl. V. G. Harvæi expensa J. D. Horstio, 1665.

(*b*) Hewson, *An Account of the Lymphatic System in Fishes* (*Philos. Trans.*, 1769, t. LIX, p. 204). — *Experimental Inquiries*, 2ᵉ part., *Descript. of the Lymphatic System*, chap. VI (*Works*, p. 152 et suiv.).

(*c*) Monro, *The Structure and Physiology of Fishes*, p. 29 et suiv. (1785).

(*d*) Fohmann, *Das Saugadersystem der Wirbelthiere*, 1ˢ Heft, 1827.

(*e*) Hyrtl, *Ueber die Caudal- und Kopf-Sinuse der Fische und das damit zusammenhängende Seitengefäss-System* (Müller's *Archiv für Anat. und Physiol.*, 1843, p. 224, trad. dans les *Annales des sciences nat.*, 2ᵉ série, t. XX, p. 215).

(*f*) Agassiz et Vogt, *Anatomie des Salmonés*, p. 134 et suiv. (extr. des *Mémoires de la Société des sciences naturelles de Neufchâtel*, 1845).

(*g*) Robin, *Note sur le système sanguin et lymphatique des Raies et des Squales* (*Journal l'Institut*, 1845, t. XIII, p. 452).

(*h*) Voyez Robin, *Sur les vaisseaux lymphatiques des Poissons* (*Arch. gén. de méd.*, partie anatomique, 1845, p. 65).

(*i*) Agassiz et Vogt, *Op. cit.*, p. 137.

Le système lymphatique sous-cutané constitue en général trois troncs principaux qui ont une direction longitudinale, et qui sont situés, l'un sur la ligne médiane du ventre (1), les deux autres sur les flancs, dans le sillon qui sépare entre elles les masses musculaires de la portion dorsale et de la portion ventrale du corps, et qui se reconnaît extérieurement parce qu'il correspond à la ligne latérale que l'on distingue en général très nettement depuis la tête jusqu'à la base de la nageoire caudale. Dans la région scapulaire, le vaisseau médian-abdominal se bifurque, et ses deux branches remontent sous la ceinture osseuse qui soutient les nageoires pectorales ; elles s'y renflent beaucoup, de façon à constituer deux grands réservoirs dans lesquels viennent déboucher les vaisseaux latéraux dont il vient d'être question, ainsi que divers canaux provenant de la tête. Enfin ces branches communiquent de chaque côté avec l'une des grosses veines qui se rendent au cœur, et les ouvertures à l'aide desquelles ces relations s'établissent sont garnies de valvules disposées de façon à permettre le passage des liquides des réservoirs dans le système sanguin, et à empêcher également le reflux du sang des veines dans le système lymphatique. Quant aux vaisseaux latéraux, ils se terminent postérieurement en un sinus qui est situé à la base de la nageoire caudale, et qui les fait communiquer non-seulement entre eux, mais aussi avec le tronc de la veine caudale, lequel naît de deux

(1) L'existence de ce tronc lymphatique médian abdominal a été constatée chez l'Églefin (*Gadus æglefinus*) par Hewson et par Monro (*a*). M. Robin l'a trouvé aussi chez les Squales et les Raies (*b*). Enfin M. Stannius l'a vu chez les Salmonés, les Clupes, les Gadoïdes, etc., et il pense qu'il existe chez tous les Poissons osseux (*c*), de même que chez les Plagiostomes. MM. Hyrtl, Agassiz et Vogt n'ont pas parlé de ce vaisseau.

(*a*) Hewson, *Op. cit.* (*Works*, p. 152).
— Monro, *The Structure and Physiology of Fishes*, pl. 25, fig. 2.
(*b*) Robin, *Op. cit.* (*Revue zoologique*, 1845).
(*c*) Stannius und Siebold, *Handbuch der Zootomie*, zweite Auflage, t. I, p. 253.

orifices à bords valvulaires, pratiqués dans les parois de ces poches lymphatiques (1).

Ce système de vaisseaux reçoit une multitude de branches secondaires qui rampent sous la peau, et, comme nous venons de le voir, il débouche dans les veines par ses deux extrémités, c'est-à-dire dans le voisinage de la base du crâne et à l'origine de la nageoire caudale. Les réservoirs ou sinus situés dans ces points de jonction varient un peu quant à leur disposition, et dans

(1) Ces vaisseaux latéraux ont été brièvement décrits par Hewson et par Monro; mais, jusqu'à ces derniers temps, on ignorait leur connexion avec la veine caudale. MM. Agassiz et Vogt furent les premiers à constater leur anastomose avec ce vaisseau sanguin (*a*), et l'on doit à M. Hyrtl des recherches très approfondies sur leur mode de terminaison dans la région caudale (*b*).

Chez le Brochet et chez un assez grand nombre d'autres Poissons osseux, dont cet anatomiste habile a étudié la structure, ces vaisseaux marchent parallèlement au canal mucipare qui, de chaque côté du corps, longe la ligne latérale, mais ils sont situés un peu plus profondément et ne communiquent pas avec ce tube. Leurs parois sont très minces et adhèrent intimement aux parties circonvoisines. Leur diamètre, chez des Brochets et des Tanches de 30 à 40 centimètres de long, est de un demi à un millimètre seulement, et, d'espace en espace, ils reçoivent une série de branches transversales qui sont également sous-cutanées et qui se dirigent les unes vers le dos, les autres vers la face ventrale du corps pour s'y ramifier et s'y résoudre en un réseau grossier dont les mailles entourent les espaces correspondants aux écailles. Parvenu près de l'extrémité de la queue, chacun de ces vaisseaux latéraux se renfle de façon à constituer un sinus qui est appliqué contre la base osseuse de la nageoire caudale, et qui communique avec son congénère au moyen d'un canal transversal, lequel perfore la base d'un des rayons de la dernière vertèbre coccygienne. Une valvule paraît exister dans le point où le vaisseau latéral débouche dans ce sinus caudal, et empêcher le passage du liquide de ce réservoir au dehors. D'autres vaisseaux plus petits, qui viennent de la nageoire caudale, s'ouvrent également dans chacun de ces réservoirs, et ceux-ci, à leur tour, communiquent avec l'extrémité de la veine caudale, qui est bifurquée et qui semble prendre naissance de ces organes, dont les parois membraneuses sont en continuité avec sa tunique

(*a*) Vogt, *Ueber die Schleimgänge der Fische* (*Amtlicher Bericht über die Versammlung der Gesellschaft deutscher Naturforscher und Aerzte zu Mainz*, 1842, p. 220).

(*b*) Hyrtl, *Ueber die Caudal-und Kopf-Sinuse der Fische* (Müller's *Archiv für Anat. und Phys.*, 1843, p. 224). — *Sur les sinus caudal et céphalique des Poissons, et sur le système de vaisseaux latéraux avec lesquels ils sont en connexion* (*Ann. des sciences nat.*, 1843, 2ᵉ série, t. XX, p. 215).

quelques cas ils sont bien manifestement contractiles, de façon à constituer des espèces de cœurs lymphatiques comparables à ceux que nous avons déjà rencontrés chez les Batraciens. Cette propriété est surtout remarquable chez l'Anguille, où le sinus caudal bat d'une manière rhythmique et avec tant de force, que ses pulsations peuvent être facilement aperçues à travers les téguments (1).

interne, mais dont la cavité est séparée de la sienne par un appareil valvulaire (*a*).

Le mode de terminaison du vaisseau latéral dans la veine dorsale, qui marche d'arrière en avant sous la colonne vertébrale, est le même chez les Truites (*b*), ainsi que chez les Squales et les Raies (*c*).

Chez les Silures, on trouve de chaque côté, au lieu d'un seul vaisseau latéral, trois troncs qui se dirigent à peu près parallèlement vers la queue, et s'y réunissent pour déboucher dans le sinus caudal (*d*).

Chez quelques Poissons, tels que le Brochet, le Gardon, le Carassin, le Goujon, le Barbeau et le Sterlet, le vaisseau latéral se prolonge jusque dans la tête, et va se terminer sous la base du crâne, dans un sinus qui est situé en dedans de la veine jugulaire, et qui à son tour débouche dans celle-ci par un petit canal transversal (*e*). Mais chez les Salmonés (*f*), les Gades (*g*), les Raies et les Squales (*h*), les vaisseaux latéraux s'ouvrent dans une paire de grands sinus cervicaux qui descendent derrière la ceinture scapulaire et qui se réunissent entre eux inférieurement sur la ligne médiane, dans le point où le vaisseau médian abdominal vient y aboutir. Chacun de ces sinus, ou réservoirs scapulaires, communique avec la veine cave antérieure, ou canal de Cuvier, par un orifice garni de valvules.

Quelquefois, par exemple, chez le Sandre (*Leucioperca*), la Tanche (*T. Chrysitis*) et le Chabot (*Cottus gobio*), les deux modes de communication entre l'extrémité antérieure du vaisseau latéral et le système veineux coexistent (*i*).

(1) Pour étudier les battements de ce réservoir contractile chez les jeunes Anguilles, il suffit d'étendre la portion caudale du corps sur une lame de verre et de l'examiner par transparence. Cet organe a été vaguement aperçu, il

(*a*) Hyrtl, *Op. cit.* (*Ann. des sciences nat.*, 2ᵉ série, t. XX, pl. 6, fig. 1 à 5).
(*b*) Agassiz et Vogt, *Anatomie des Salmonés*, p. 135, pl. K, fig.
(*c*) Robin, *Sur les vaisseaux lymphatiques des Poissons* (*Revue zoologique* de Guérin, 1845, p. 224).
(*d*) Hyrtl, *Op. cit.* (*Ann. des sciences nat.*, 2ᵉ série, t. XX, p. 224).
(*e*) Idem, *ibid.* (*loc. cit.*, p. 226).
(*f*) Monro, *Op. cit.*, pl. 27, fig. 1.
— Agassiz et Vogt, *Op. cit.*, pl. L, fig. 7.
(*g*) Monro, *Op. cit.*, pl. 24, fig. 1 (la Morue); pl. 25, fig. 1 (Églefin).
(*h*) Idem, *ibid.*, p. 30, pl. 28.
(*i*) Hyrtl, *Op. cit.* (*Ann. des sciences nat.*, 2ᵉ série, t. XX, p. 227).

D'autres troncs lymphatiques longitudinaux se voient aussi près de la ligne médiane du dos, mais ils n'ont qu'une importance secondaire. De même que les précédents, ils communiquent avec des branches transversales qui suivent les intersections aponévrotiques des muscles latéraux, et, à l'aide des anastomoses établies de la sorte, toutes les parties superficielles de ce système vasculaire se trouvent reliées entre elles (1).

Les vaisseaux lymphatiques profonds du corps se rendent pour la plupart dans des troncs longitudinaux qui sont placés près de la face interne de la cavité abdominale et qui s'ouvrent

y a près de deux siècles, par Leeuwenhoek (*a*), mais n'avait que peu attiré l'attention des physiologistes, lorsque, en 1836, Marshall-Hall publia à ce sujet des observations qu'il croyait être complétement nouvelles (*b*). Ce dernier auteur considéra ce sinus caudal lymphatique comme un réservoir sanguin, et le désigna sous le nom de *cœur caudal*. Mais, peu de temps après, J. Müller en reconnut la véritable nature. Les pulsations qui s'y manifestent paraissent, au premier abord, avoir leur siége dans la veine caudale, mais dépendent en réalité des contractions des parois du renflement terminal des vaisseaux latéraux. Ces mouvements n'ont aucun rapport avec ceux du cœur, et s'élèvent parfois à plus de 150 par minute, pendant que le cœur ne se contracte que 60 fois, ou même beaucoup moins. Enfin, le liquide contenu dans ce sinus est de la lymphe (*c*). J. Müller a trouvé un organe pulsatile analogue chez le Murænophis (*d*); mais M. Hyrtl n'a pu apercevoir aucun signe de contractilité dans les parois du sinus caudal chez les autres Poissons dont il a étudié l'anatomie. Dans les sinus céphaliques, au contraire, il croit avoir constaté cette propriété (*e*).

Je dois ajouter que les troncs du système lymphatique des Poissons paraissent ne pas être doués d'irritabilité, car M. Stannius n'a pu y déterminer de contraction en les excitant par le galvanisme (*f*).

(1) Les vaisseaux longitudinaux dorsaux ont échappé aux recherches de la plupart des anatomistes, mais leur existence a été constatée par M. Stannius chez les Chabots et les Silures (*g*).

(*a*) Leeuwenhoek, *Arcana Naturæ detecta*, epist. LXVI (*Opera omnia*, t. II, p. 174).

(*b*) Marshall-Hall, *A Critical and Experimental Essay on the Circulation of the Blood*, 1830, p. 170, pl. 10.

(*c*) J. Müller, *Bemerkungen über eigenthümliche Herzen des Arterien-und Venensystems* (*Archiv für Anat. und Physiol.*, 1842, p. 477).

(*d*) Müller, *On the Existence of Four Distinct Hearts*, etc. (*Philos. Trans.*, 1833, p. 92)

(*e*) Hyrtl, *Op. cit.* (*Ann. des sciences nat.*, 2ᵉ série, t. XX, p. 225).

(*f*) Stannius und Siebold, *Handbuch der Zootomie*, 2ᵉ édit., 1854, t. I, p. 254.

(*g*) Stannius und Siebold, *ibid.*, p. 253.

antérieurement dans les sinus scapulaires ou céphaliques dont il a été déjà question. En général, on trouve un ou deux de ces conduits qui longent la colonne vertébrale en dessous et qui côtoient l'aorte (1).

Les vaisseaux lymphatiques des viscères sont très nombreux et varient beaucoup dans leur disposition. Tantôt ils forment sur toute l'étendue des parois de l'estomac et de l'intestin un lacis très serré et fort irrégulier; d'autres fois ils accompagnent les vaisseaux sanguins et les entourent d'un réseau anastomotique (2).

(1) Fohmann a décrit et figuré chez l'Anguille deux troncs longitudinaux qui marchent sous la colonne vertébrale, et qui, d'espace en espace, sont reliés entre eux par de petites traverses anastomotiques; des vaisseaux lymphatiques provenant des muscles du tronc y débouchent assez régulièrement, et à leur partie antérieure ces troncs communiquent avec deux sinus céphaliques que cet anatomiste désigne sous le nom de *réceptacles chylifères* (a). M. Stannius a rencontré deux troncs semblables chez beaucoup de Poissons osseux (b).

J. Müller a trouvé chez les Myxines un tronc lymphatique qui, dans toute la longueur du corps, marche entre la colonne vertébrale et les gros vaisseaux sanguins, et qui dans la tête se bifurque au-dessus des branchies; mais cet anatomiste n'a pu découvrir les anastomoses de ce réservoir avec le système veineux (c).

M. Robin a trouvé chez les Squales une paire de gros vaisseaux lymphatiques sous-péritonéaux qui sont appliqués contre les parois latérales de la cavité abdominale, et qui se terminent antérieurement dans la bifurcation du vaisseau médian abdominal, derrière la ceinture scapulaire. En arrière, ils se réunissent entre eux en forme d'anse, et reçoivent de chaque côté un tronc anastomotique qui contourne la base de la nageoire ventrale et va déboucher dans le vaisseau latéral correspondant. Deux autres troncs anastomotiques se portent sur les côtés du cloaque et vont se joindre avec le vaisseau médian abdominal, de façon que dans la région pelvienne les trois troncs longitudinaux sous-cutanés et les deux troncs sous-péritonéaux communiquent facilement entre eux. La disposition de cette portion du système lymphatique est à peu près la même chez les Raies (d).

(2) Fohmann a constaté que chez la Torpille la portion moyenne du tube intestinal est couverte d'un réseau lymphatique extrêmement serré, d'où

(a) Fohmann, *Das Saugader-System der Wirbelthiere*, p. 24, pl. 4.
(b) Stannius et Siebold, *Nouveau manuel d'anatomie comparée*, t. II, p. 121.
(c) J. Müller, *Vergleichende Anatomie der Myxinoiden* (*Mémoires de l'Académie des sciences de Berlin pour* 1839, p. 190).
(d) Robin, *Op. cit.* (*Revue zoologique* de Guérin, 1845, p. 225).

Chez l'Anguille, par exemple, ils offrent la première de ces dispositions, et vont pour la plupart déboucher dans des sinus à structure caverneuse qui longent le tube digestif et qui communiquent, par l'intermédiaire d'autres plexus vasculaires, avec les troncs lymphatiques sous-rachidiens déjà mentionnés (1).

part un faisceau de gros vaisseaux variqueux ou même celluleux, qui remonte vers le foie, et qui, chemin faisant, reçoit deux plexus d'une structure analogue, venant, l'un de la grande courbure de l'estomac, l'autre de la petite courbure du même organe. Près de la face postérieure du foie, ce faisceau mésentérique reçoit deux autres plexus provenant, l'un de la vésicule du fiel dont les lymphatiques forment un réseau très serré, l'autre du foie; puis il se réunit à un autre faisceau composé de troncs variqueux encore plus gros et plus nombreux, qui vient de la portion terminale de l'intestin, qui reçoit les lymphatiques des oviductes et qui s'avance derrière l'œsophage (a). Ce dernier paquet de gros vaisseaux irréguliers et parallèles, mais plexiformes, peut être comparé au réservoir de Pecquet, et bientôt se bifurque pour aller se terminer dans les deux veines sous-clavières par un grand nombre d'embouchures fort rapprochées et garnies de valvules (b). Les lymphatiques qui longent en dessous la colonne vertébrale, et qui recueillent les branches rénales de ce système, débouchent également dans ces faisceaux terminaux, qui peuvent être considérés comme les représentants des canaux thoraciques des Vertébrés supérieurs, et qui reçoivent aussi d'autres plexus venant des branchies, de la tête et des parties latérales du corps.

Chez les Raies, la disposition du système lymphatique abdominal est à peu près la même que chez la Torpille, mais les vaisseaux qui constituent les plexus terminaux sont moins gros et moins variqueux; enfin la communication avec les veines se fait de chaque côté par un seul canal qui ne se dilate pas en forme de sinus, et qui est pourvu d'un seul orifice efférent, lequel débouche dans la veine sous-clavière au point de jonction de celle-ci avec la jugulaire (c).

M. Robin a constaté que chez les Raies et les Squales, ainsi que chez divers Poissons osseux, les vaisseaux lymphatiques du système viscéral communiquent librement avec les branches des vaisseaux sous-cutanés à l'aide de conduits anastomotiques situés dans la partie postérieure de l'abdomen (d).

(1) Les principaux sinus lymphatiques du système viscéral de l'Anguille ont été décrits par Fohmann, et sont au nombre de trois. L'un de ces

(a) Fohmann, *Op. cit.*, pl. 1.
(b) Idem, *ibid.*, pl. 2.
(c) Monro, *Op. cit.*, p. 30, pl. 18.
(d) Robin, *Op. cit.* (*Revue zoologique*, 1845, p. 226).

Chez d'autres Poissons, tels que le Brochet, ces sinus viscéraux sont remplacés par des faisceaux de canaux anastomosés en manière de lacis. Il en est de même chez les Gades, et chez les Raies ce mode d'organisation est encore mieux caractérisé (1).

Il est aussi à noter que chez ces Plagiostomes les vaisseaux lymphatiques viscéraux engainent souvent les vaisseaux sanguins de la même manière que chez les Batraciens, et que ces derniers organes donnent parfois naissance à des ramuscules qui se pelotonnent en forme de glomérules et sont libres dans l'intérieur des premiers (2). Quelques anatomistes considèrent aussi divers tissus spongieux qui se trouvent dans le voisinage du tube alimentaire ou dans la tête de certains Poissons comme

réservoirs, long et étroit, occupe toute la face inférieure de l'estomac ; un second est placé entre ce dernier organe et l'intestin ; enfin le troisième suit le bord opposé de l'intestin et se loge entre celui-ci et les organes de la génération, qui, de même que l'intestin, y envoient beaucoup de branches. Ces sinus sont subdivisés intérieurement par une multitude de brides et de lamelles membraneuses, et on ne les trouve jamais distendus par le liquide qu'ils charrient (*a*).

(1) Ainsi sur l'estomac du Turbot les lymphatiques forment une gaîne réticulaire autour des principaux vaisseaux sanguins (*b*).

Chez le Silure, les lymphatiques constituent un plexus très serré qui couvre toute la surface de l'estomac (*c*).

Chez l'*Anarrhichas lupus*, les lymphatiques couvrent aussi d'un plexus très serré la surface externe de l'intestin ; mais dans le mésentère ils ne constituent qu'un réseau scalariforme autour des vaisseaux sanguins (*d*).

(2) La découverte de ce mode d'organisation est due à M. Leydig (*e*), et s'observe non-seulement chez les Raies, mais aussi dans le tissu spongieux qui constitue autour du cœur des Esturgeons les appendices dont il a déjà été question (*f*), et qui semblent être des dépendances du système lymphatique (*g*).

(*a*) Fohmann, *Op. cit.*, p. 26, pl. 3.
(*b*) Idem, *ibid.*, p. 27, pl. 6, fig. 2.
(*c*) Idem, *ibid.*, p. 27, pl. 6, fig. 1.
(*d*) Idem, *ibid.*, pl. 9, fig. 2.
(*e*) Leydig, *Anatomisch-histologische Untersuchungen über Fische und Reptilien*, p. 24, pl. 1, fig. 8.
(*f*) Voyez ci-dessus, tome III, page 320.
(*g*) Leydig, *Op. cit.*, p. 25, pl. 1, fig. 3.

étant des dépendances du système lymphatique, et les comparent aux ganglions que nous rencontrerons chez les Vertébrés supérieurs; mais cette analogie n'est pas encore suffisamment démontrée, et l'on ne sait encore que peu de chose sur la structure de ces parties (1).

J'ajouterai que dans cette classe d'Animaux on ne trouve pas de valvules dans l'intérieur des lymphatiques, si ce n'est dans le point de réunion de ces vaisseaux avec les gros troncs veineux, et que, indépendamment des communications établies de la sorte entre ces deux ordres de conduits, il existe beaucoup d'anastomoses entre les petites branches lymphatiques et les ramuscules veineux (2).

(1) M. Leydig a été conduit à penser qu'on devait assimiler aux ganglions lymphatiques des Vertébrés supérieurs, non-seulement la masse lobée qui revêt le cœur de l'Esturgeon, mais aussi divers tissus mous et blanchâtres qui se rencontrent chez d'autres Poissons (*a*), savoir :

1° Une masse d'apparence glandulaire qui se trouve entre la membrane muqueuse et la tunique musculaire de l'œsophage chez les Raies;

2° Une masse d'apparence glandulaire qu'il a trouvée dans l'orbite et sous la membrane muqueuse du palais chez la Chimère (*b*);

3° L'organe épigonal, découvert dans le pli du péritoine, chez certains Squales, par J. Müller (*c*);

4° La masse pulpeuse qui est renfermée dans la cavité crânienne et dans la portion antérieure du canal rachidien chez l'Esturgeon.

Toutes ces parties se ressemblent beaucoup par leur structure intime, et c'est principalement sur leurs caractères histologiques que M. Leydig se base pour les considérer comme des glandes lymphatiques.

Enfin, il rapporte aussi à ce système d'organes le tissu aréolaire qui entoure les vaisseaux sanguins du mésentère chez les Trigles et beaucoup d'autres Poissons osseux, et qui renferme des granules semblables en apparence à ceux contenus dans les ganglions lymphatiques chez les Vertébrés supérieurs (*d*).

(2) Fohmann a constaté ces anastomoses directes entre les parties périphériques des systèmes lymphatique et sanguin dans le réseau vasculaire

(*a*) Leydig, *Lehrbuch der Histologie der Menschen und der Thiere*, p. 422.

(*b*) Leydig, *Zur Anatomie und Histologie der* Chimera monstrosa (Müller's *Arch. für Anat. und Physiol.*, 1851, p. 269).

(*c*) Müller, *Untersuchungen über die Eingeweide der Fische* (*Mém. de l'Académie de Berlin pour* 1843, p. 131).

(*d*) Leydig, *Kleinere Mittheilungen zur thierischen Gewebelehre* (Müller's *Archiv für Anat. und Physiol.*, 1854, p. 323, pl. 12, fig. 4 et 5).

Lymphatiques des Vertébrés Allantoïdiens.

§ 7. — Dans la grande division des Allantoïdiens, le système lymphatique se régularise davantage, et, à certains égards, se perfectionne, bien que les organes d'impulsion dont il a été question chez les Batraciens deviennent rudimentaires ou cessent d'exister chez les Vertébrés à sang chaud.

Lymphatiques des Reptiles.

Dans la Classe des Reptiles, la disposition de cet appareil ne diffère que fort peu de ce que nous avons vu chez les Batraciens. Chez tous ces Animaux, on trouve dans la région pelvienne une paire de réservoirs pulsatiles, ou cœurs lymphatiques, qui communiquent avec les troncs veineux adjacents (1).

de la surface externe de l'estomac et de l'intestin chez le Silure et le Turbot (*a*).

Cet anatomiste a trouvé aussi que, dans quelques cas, les vaisseaux lymphatiques naissent d'un tissu spongieux ou caverneux. Ainsi, le long du bord libre de la valvule spirale du gros intestin chez les Raies, il existe un bourrelet vésiculeux d'une structure très irrégulière, dont partent les vaisseaux lymphatiques qui forment un réseau fort serré sur les deux surfaces de ce repli membraneux, et vont se confondre avec les lymphatiques efférents de l'intestin (*b*).

D'autres fois les racines de ce système consistent évidemment en une multitude de petits tubes terminés en cul-de-sac, disposition que Fohmann a constatée dans les franges ou papilles de la muqueuse intestinale de l'*Anarrhichas lupus* (*c*).

(1) Ces cœurs lymphatiques, découverts d'abord chez les Lézards et les Batraciens par J. Müller (*d*), et signalés aussi à peu près en même temps par M. Panizza (*e*), ont été étudiés d'une manière plus attentive par MM. E. Weber et Valentin (*f*). Ils sont pourvus de fibres musculaires striées et renfermées dans une capsule fibreuse. Il est aussi à noter que leur tunique charnue adhère à cette capsule par du tissu conjonctif élastique, de façon que lorsqu'ils se contractent, ils tendent les filaments de cette couche intermédiaire, qui, pendant la diastole, réagissent en manière de ressort (*g*). Il en résulte que ces petits réservoirs doivent agir alternativement comme des pompes foulantes et

(*a*) Fohmann, *Das Saugadersystem der Wirbelthiere*, p. 27, pl. 6, fig. 1 et 2 ; p. 30, pl. 7, fig. 3 et 4.

(*b*) Idem, *ibid.*, p. 28, pl. 7, fig. 1 et 2.

(*c*) Idem, *ibid.*, p. 31, pl. 8, fig. 1.

(*d*) J. Müller, *On the Existence of Four Distinct Hearts in Certain Amphibious Animals* (*Philos. Trans.*, 1833, p. 92).

(*e*) Panizza, *Sopra il sistema linfatico dei Rettili*, p. 16.

(*f*) E. Weber, *Ueber das Lymphherz einer Riesenschlange* (Müller's *Archiv für Anat. und Physiol.*, 1835, p. 535).

— Valentin, *Bemerk. über die Struktur der Lymphherzen* (Müller's *Archiv*, 1839, p. 176).

(*g*) Hyrtl, *Beiträge zur vergl. Angiologie* (*Denkschriften der Akad. der Wissenschaften zu Wien*, 1850, t. I, p. 28).

Le sinus dans lequel viennent aboutir les lymphatiques des intestins est une grande cavité irrégulière qui occupe la portion dorsale de la cavité abdominale ; en général, il loge l'aorte dans son intérieur, et il se bifurque antérieurement pour gagner les côtés de la base du cou, où il débouche dans les veines jugulaires ou sous-clavières. Chez les Tortues, par exemple, il présente cette disposition et il acquiert un développement énorme (1). Chez les Serpents, ce réservoir est plus grand,

aspirantes. Enfin des valvules placées à leurs ouvertures afférentes, aussi bien qu'à leurs orifices efférents, déterminent l'utilisation de tous ces mouvements pour l'envoi de la lymphe dans les veines adjacentes.

(1) Les lymphatiques des Tortues de mer ont été étudiés avec beaucoup de soin, d'abord par Hewson, puis par M. Panizza et par J. Müller (*a*). Ils constituent des plexus très irréguliers qui semblent résulter de l'assemblage de cellules bossuées et anastomosées plutôt que de tubes rameux. Dans les parties périphériques du système ces cavités lymphatiques sont petites et constituent en général un réseau à mailles assez larges ; mais dans la portion centrale elles deviennent si grandes et si rapprochées, qu'elles donnent naissance à de grosses poches gibbeuses plutôt qu'à des lacis vasculaires. De chaque côté du cou on trouve, sous la peau, un de ces sacs à parois minces et boursouflées, qui s'élargit d'avant en arrière, qui communique vers sa base avec d'autres réservoirs analogues, situés plus profondément dans la même région ou dans les régions axillaires, et qui débouche dans la partie antérieure du réservoir central (*b*). Celui-ci commence, en arrière, à la partie supérieure et postérieure de la cavité abdominale, et constitue dans cette région le sinus appelé la *grande citerne chylifère*. Ce réservoir est le confluent des gros plexus qui viennent des membres postérieurs, des viscères pelviens, des intestins, des reins et des autres parties voisines ; il est situé à côté de la veine cave postérieure, entre la colonne vertébrale et le rectum ; il loge l'aorte dans son intérieur, et il s'avance entre les deux poumons jusque vers le cœur, où il se bifurque pour constituer les prolongements auxquels on donne le nom de *canaux thoraciques* (*c*). Ceux-ci forment de chaque côté du cœur un gros sac irrégulier qui est traversé par les artères pulmonaires, ainsi que par les

(*a*) Hewson, *An Account of the Lymphatic System in Amphibious Animals* (*Philos. Trans.*, 1769, t. LIX, p. 196 ; — *Works*, p. 146 et suiv.).
— Bojanus, *Anatome Testudinis europææ*, 1819.
— Panizza, *Sopra il sistema linfatico dei Rettili*, 1833.
— J. Müller, *Ueber die Lymphherzen der Schildkröten* (*Mém. de l'Acad. de Berlin pour* 1839, p. 31).
(*b*) Panizza, *Op. cit.*, pl. 1.
(*c*) Idem, *ibid.*, pl. 2 et 3, fig. 1.

comparativement à la grosseur du corps ; mais il se termine d'une manière un peu différente, au moyen d'un grand plexus irrégulier qui est situé au-devant du péricarde, et qui reçoit aussi trois gros troncs cervicaux dans lesquels se réunissent tous les lymphatiques de la tête et du cou (1).

Chez les Sauriens ordinaires, tels que les Lézards, la portion centrale du système lymphatique présente à peu près la même

crosses aortiques, et ils vont déboucher dans les veines sous-clavières, à leur point de jonction avec les jugulaires. Ces communications s'établissent de chaque côté à l'aide de deux ou trois orifices ovalaires qui sont garnis de valvules. Le tronc de l'aorte et ses principales branches se trouvent, comme je l'ai déjà dit, dans la cavité de ce réservoir, et y sont comme amarrés par un grand nombre de brides divergentes ; mais ces vaisseaux n'y sont pas à nu, et sont revêtus d'une membrane analogue à celle qui tapisse en dedans les parois du système lymphatique (*a*).

Chez la Cistude d'Europe, le grand réservoir lymphatique est disposé à peu près de même, mais les branches mésentériques qui s'y rendent sont moins irrégulières et plus tubiformes (*b*).

Les cœurs lymphatiques des Tortues sont deux petits sacs arrondis, situés sur les côtés de la colonne vertébrale, derrière l'articulation coxale et près du bord postérieur de la carapace (*c*).

(1) La citerne lymphatique, ou réservoir mésentérique de la Couleuvre est un grand sac à parois d'une délicatesse extrême, qui se trouve compris entre la colonne vertébrale et les deux lames de la portion dorsale du mésentère. Cette poche commence dans le voisinage de l'anus, où elle est très étroite et où elle reçoit les lymphatiques de la queue et du pénis ; mais bientôt elle s'élargit beaucoup, et constitue un énorme sinus subcylindrique qui se prolonge jusqu'au niveau de l'estomac, où elle se termine en cul-de-sac (*d*). Elle loge l'aorte dans son intérieur, et elle reçoit successivement les lymphatiques des reins, des intestins, de l'estomac, etc. Enfin, à quelque distance de son extrémité antérieure, elle donne naissance à deux canaux thoraciques. L'un de ces conduits naît beaucoup plus loin en arrière que son congénère, et constitue le canal thoracique droit ou inférieur (*e*) ; il communique avec la portion antérieure de la citerne par plusieurs petits troncs anastomotiques, et il reçoit les lymphatiques du plexus gastrique, du pancréas et de la rate ; puis il s'élargit beaucoup pour entourer, en manière de gaîne, le foie (ou quelquefois

(*a*) Panizza, *Op. cit.*, p. 9, pl. 3, fig. 6.
(*b*) Bojanus, *Op. cit.*, pl. 26, fig. 154, 155 ; pl. 27, fig. 157.
(*c*) Müller, *loc. cit.*, pl. 1.
(*d*) Panizza, *Op. cit.*, pl. 6, fig. 1, n° 13.
(*e*) Idem, *ibid.*, pl. 5, fig. 1, n° 54.

disposition que chez les Tortues (1); mais, chez les Crocodiliens, la citerne mésentérique, ou réservoir de Pecquet, se

il se borne à longer les deux bords de ce viscère), et se continue ensuite sous la forme d'un tube irrégulier, jusque dans le voisinage du cœur, où il se termine en cul-de-sac, mais communique latéralement sur plusieurs points avec le tronc commun des lymphatiques, qui va déboucher dans un grand plexus situé au-dessus du cœur.

Le canal thoracique gauche ou dorsal naît aussi de la citerne par trois ou quatre racines, et longe l'œsophage jusque auprès du cœur; chemin faisant, il s'anastomose avec son congénère au moyen de divers conduits transversaux, et antérieurement il se divise en deux branches qui se réunissent au devant du cœur en un sinus où viennent également se terminer trois troncs cervicaux et le tronc pulmonaire déjà mentionné. Il en résulte que, par des chemins plus ou moins détournés, tous les principaux conduits lymphatiques viennent se terminer dans ce réservoir précardiaque, qui, à son tour, débouche dans la veine cave supérieure par deux ou trois petites ouvertures (*a*).

Enfin, l'extrémité postérieure de la grande citerne, ou réservoir mésentérique, communique par plusieurs petites branches avec deux sinus contractiles ou cœurs lymphatiques qui débouchent à leur tour dans une branche de la veine caudale.

Ces cœurs lymphatiques ont été étudiés d'une manière plus complète chez les Pythons. Ils sont situés hors de la cavité abdominale, dans des cavités particulières qui sont bornées en avant par la dernière côte, et qui adhèrent aux muscles adjacents. Chacun d'eux reçoit la lymphe par trois embouchures et la verse dans la veine voisine par deux orifices placés à son extrémité antérieure. On y distingue trois membranes dont la moyenne est musculaire, et leurs embouchures sont, comme d'ordinaire, garnies de replis valvulaires (*b*). M. Valentin a trouvé que ces organes pulsatiles sont plus développés chez l'embryon que dans l'Animal adulte (*c*).

Chez le Boa, la disposition de la citerne lymphatique est à peu près la même que chez la Couleuvre, et, en ouvrant ce réservoir, on voit que l'aorte, ainsi que les principales branches de ce vaisseau, traversent sa cavité et y sont fixées par des brides divergentes (*d*).

Il est aussi à noter que, d'après Jacobson, il y aurait chez les Serpents, de chaque côté du corps, un canal cylindrique en communication avec de grands espaces lymphatiques situés sous la peau; mais cet anatomiste ne donne pas de détails au sujet de cette disposition remarquable, qui semble avoir de l'analogie avec ce que nous avons déjà vu chez les Poissons (*e*).

(1) Chez le Lézard, la citerne lym-

(*a*) Panizza, *Op. cit.*, pl. 5, fig. 2, n° 14.

(*b*) E. Weber, *Ueber das Lymphherz einer Riesenschlange* (Python tigris) (Müller's *Archiv für Anat. und Physiol.*, 1835, p. 538, pl. 13, fig. 7, 8 et 9).

(*c*) Valentin, *Bemerkungen über die Struktur der Lymphherzen und der Lymphgefässe* (Müller's *Archiv*, 1839, p. 176).

(*d*) Panizza, *Op. cit.*, p. 25.

(*e*) Jacobson, *Op. cit.* (*Mém. de l'Académie de Copenhague*, 1828, t. III, p. XL, et *Isis*, 1848, p. 96).

rétrécit beaucoup, et la portion supérieure de ce sinus, qui représente les canaux thoraciques, devient plus tubuliforme. Il est aussi à noter que chez ces Reptiles on voit, pour la première fois, les lymphatiques de l'intestin, pendant leur trajet dans le mésentère, donner naissance à un de ces organes glandulaires que les anatomistes désignent sous le nom de *ganglions lymphatiques*, et que nous trouverons en grand nombre chez les Mammifères (1).

phatique est très grande et de forme fort irrégulière ; elle commence dans le bassin et se renfle beaucoup dans la région lombaire ; vers le niveau de la rate elle présente un étranglement, puis elle s'élargit en forme de panse et s'avance au-dessus du cœur, où elle se divise en deux branches très courtes qui reçoivent les troncs céphaliques, etc., et qui débouchent dans la veine cave inférieure (*a*).

Dans la région pelvienne le système lymphatique communique aussi avec la veine caudale par l'intermédiaire d'une paire de petites poches pulsatiles, ou cœurs lymphatiques, qui s'anastomosent d'autre part avec la grande citerne abdominale (*b*).

Chez le Scheltopusik (*Pseudopus Pallasii*), il existe une paire de petits cœurs lymphatiques qui sont situés entre les muscles dorsaux et les apophyses transverses de la vertèbre sacrée. Ces poches sont renfermées chacune dans une loge fibreuse, et ne reçoivent qu'un seul vaisseau afférent qui vient du grand sinus abdominal ; enfin elles débouchent dans les veines ombilicales et elles battent environ 50 fois par minute (*c*).

(1) Chez le Caïman à museau de Brochet, dont le système lymphatique a été étudié par M. Panizza, on trouve à la base de la queue un grand plexus qui entoure les vaisseaux sanguins, et qui, après s'être uni aux réseaux iliaques, constitue la portion postérieure de la citerne abdominale. Ce réservoir est un plexus à branches grosses et courtes plutôt qu'un sac ; il embrasse d'espace en espace l'aorte abdominale, sans loger ce vaisseau dans son intérieur, et il s'avance ainsi entre la veine cave et la colonne vertébrale jusque auprès de la rate, où il se réunit au faisceau plexiforme de gros lymphatiques qui vient de l'intestin grêle et occupe le sommet du mésentère. Le renflement ainsi constitué se prolonge antérieurement autour de l'aorte, et bientôt se divise en quatre troncs qui s'anastomosent souvent entre eux, et forment de chaque côté du cœur un faisceau analogue au canal thoracique, lequel va déboucher dans la veine sous-clavière correspondante,

(*a*) Panizza, *Op. cit.*, p. 15, pl. 6, fig. 4 et 5.

(*b*) Idem, *ibid.*, p. 16.

(*c*) Hyrtl, *Beiträge zur vergleichenden Angiologie* (*Mém. de l'Académie de Vienne*, 1850, t. I, p. 25, pl. 3).

Vaisseaux lymphatiques des Oiseaux.

§ 8. — Chez les Reptiles, de même que chez les Vertébrés Anallantoïdiens, les lymphatiques ne présentent que de rares vestiges de valvules, excepté dans le voisinage immédiat de l'embouchure de ces vaisseaux dans les veines; mais, dans la CLASSE DES OISEAUX (1), ces soupapes directrices du courant formé par la lymphe se multiplient beaucoup, et, en général, s'opposent au reflux des liquides dans presque toutes les parties de ce système vasculaire. Le grand réservoir abdominal qui, chez les Reptiles, reçoit la plupart des canaux lymphatiques des membres, du tronc et de la tête, et qui se bifurque antérieurement pour aller déboucher dans le système veineux, près du

après avoir reçu, en passant, les plexus lymphatiques du cou et des pattes antérieures (a). Les cœurs lymphatiques de ces Reptiles sont situés, comme d'ordinaire, dans la région ischiatique. On les trouve entre le bord supérieur du bassin et l'apophyse transverse de la première vertèbre caudale; enfin ils consistent chacun en une vessie ovoïde qui communique avec les veines afférentes du système rénal (b).

M. Owen a constaté l'existence d'un ganglion lymphatique à la racine du mésentère, chez le *Crocodilus acutus* (c).

(1) Les vaisseaux lymphatiques des Oiseaux paraissent avoir été découverts par Swammerdam (d), mais ne furent étudiés d'une manière attentive que vers la fin du siècle dernier, par Monro (e) et par Hewson (f). Plus récemment M. Tiedemann, Fohmann, Lauth, M. Panizza et M. Stannius en ont fait l'objet de recherches plus étendues (g).

(a) Panizza, *Op. cit.*, p. 10, pl. 4, fig. 1 et 2.

(b) Idem, *ibid.*, p. 15.

— Müller, *Ueber die Lymphherzen der Schildkröten* (*Mém. de l'Acad. de Berlin pour* 1839, p. 33).

(c) Owen, *Notes on the Anatomy of a Crocodile* (*Proceedings of the Zool. Society*, 1831, t. I, p. 141).

(d) Voyez Birch, *History of the Royal Society of London*, 1676, t. III, p. 312.

(e) Monro, *Statement of Facts concerning the Paracentesis of the Thorax*, etc., 1770.

— Voyez aussi *The Struct. of Fishes*, chap. VII, *Of the First Discovery of the Lacteals and Lymphatic Vessels in Fishes, Birds*, etc., p. 38.

(f) Hewson, *An Account of the Lymphatic System in Birds* (*Philos. trans.*, 1768, t. LVIII, p. 217, pl. 10). — *Experimental Inquiries*, part. 2, chap. IV (*Works*, p. 144 et suiv.).

(g) Tiedemann, *Anatomie und Naturgeschichte der Vögel*, 1810, t. I, p. 633.

— Fohmann, *Anatomische Untersuchungen über die Verbindung der Saugadern mit den Venen*, 1821, p. 63 (traduit par Breschet dans les *Mémoires de la Société médicale d'émulation*, 1822, p. 136).

— E.-A. Lauth, *Mémoire sur les vaisseaux lymphatiques des Oiseaux* (*Ann. des sciences nat.*, 1824, 1re série, t. III, p. 381).

— Panizza, *Osservazioni antropo-zootomico-fisiologiche*, 1830, p. 63 et suiv.

— Stannius, *Ueber Lymphherzen der Vögel* (Müller's *Archiv für Anat. und Physiol.*, 1843, p. 449).

cœur, est remplacé par un plexus étroit qui embrasse l'aorte vers l'origine de l'artère cœliaque, et qui se continue supérieurement sous la forme de deux tubes grêles et presque cylindriques dont la longueur est considérable. Ces conduits sont les canaux thoraciques; ils s'écartent entre eux en remontant vers la base du cou, où ils se terminent dans les veines sous-clavières et jugulaires (1). Enfin, on rencontre sur le trajet de

(1) Les lymphatiques des Oiseaux sont beaucoup plus grêles et plus régulièrement tubiformes que ceux des Reptiles. Dans les membres inférieurs de l'Oie ils ne constituent pas deux couches distinctes, une sous-cutanée et une profonde, mais suivent presque tous les gros vaisseaux sanguins. Ainsi, sur chaque côté des doigts, on voit un de ces vaisseaux qui se réunit à ses congénères sur le dos du pied et y forme un plexus lâche dont partent quelques branches ascendantes, lesquelles constituent un autre réseau analogue vers le haut du tarse, et se continuent dans la cuisse sous la forme d'un tronc satellite de la veine crurale (a), qui, arrivé dans le bassin, s'anastomose avec plusieurs rameaux pelviens, puis se divise en deux branches. Celles-ci se réunissent aux rameaux provenant des reins, des ovaires ou des testicules et des intestins, et concourent ainsi à former autour de l'aorte et de l'origine de l'artère cœliaque un plexus où viennent aboutir aussi les lymphatiques du foie, du gésier et de la rate (b). Les branches qui naissent de l'intestin grêle accompagnent les principales divisions de l'artère mésentérique supérieure, et, en s'anastomosant entre elles, entourent ces vaisseaux d'un réseau à grandes mailles; mais elles sont toutes très grêles et peu nombreuses (c). Celles des reins, du rectum et des parties voisines accompagnent l'artère mésentérique inférieure, et forment un plexus considérable. Enfin, les deux canaux thoraciques naissent, comme je l'ai déjà dit, du plexus aortique, qui représente la citerne mésentérique des Reptiles; ils reçoivent quelques rameaux des poumons et de l'œsophage, puis se réunissent aux lymphatiques des ailes, et se terminent chacun dans la veine jugulaire de leur côté (d). Le canal thoracique gauche reçoit aussi près de son embouchure le tronc commun des lymphatiques du cou de ce côté; mais un rameau seulement de cette portion du système lymphatique se déverse dans le canal thoracique droit, et le tronc cervical principal de ce dernier côté s'ouvre directement dans la veine jugulaire un peu plus haut. Les lymphatiques des ailes suivent la marche de l'artère brachiale, et forment un plexus

(a) Lauth, *Op. cit.* (*Ann. des sciences nat.*, 1re série, t. III, pl. 22 et 23).
(b) Idem, *ibid.*, pl 21.
(c) Idem, *ibid.*, pl. 24.
— Panizza, *Osserv. antropo-zootomico-fisiologiche*, pl. 9, fig. 1.
(d) Lauth, *loc. cit.*, pl. 22 et 25.

quelques gros troncs, mais principalement au cou, des glandes vasculaires qui dépendent de ces vaisseaux et qui sont connues sous le nom de *ganglions lymphatiques;* du reste, ces corps sont toujours en très petit nombre et peu développés (1). Il est aussi à noter que chez les Oiseaux, de même que chez les Reptiles, il existe dans la région pelvienne une paire de poches lymphatiques contractiles; mais ces réservoirs ne paraissent pas être le siége de battements rhythmiques (2). Enfin, les commu-

autour de ce vaisseau, surtout vers l'articulation huméro-cubitale. Enfin, les lymphatiques de la tête accompagnent les divisions de la veine jugulaire, et se réunissent à ceux du cou pour former à droite et à gauche deux troncs satellites de la veine jugulaire (*a*).

Chez le Cygne, les lymphatiques sont à peu près de même calibre que chez l'Oie; mais, chez le Dindon, la Poule et le Canard, ils sont plus grêles et plus difficiles à injecter (*b*). Magendie a cherché en vain ces vaisseaux chez un grand nombre d'Oiseaux, et il était persuadé que chez tous ces Animaux ils manquaient complétement dans toute la région viscérale, et n'existaient au cou que chez l'Oie et le Cygne (*c*); mais ce résultat négatif provenait seulement du peu d'habileté de ce physiologiste dans l'art des injections.

(1) Les ganglions lymphatiques du cou n'avaient échappé à l'attention, ni de Monro, ni de Hewson (*d*), et depuis la fin du siècle dernier on voyait dans le musée Huntérien des préparations qui montraient ces organes chez la Poule et la Cigogne, et qui avaient été faites par J. Hunter (*e*). Il est donc étonnant que Magendie s'en soit d'abord attribué la découverte (*f*). Ils ont été observés aussi par Lauth (*g*).

On en trouve chez l'Oie une paire à la partie inférieure du cou, et souvent, vers le haut du thorax, une autre paire dépendant des lymphatiques des ailes; mais leur disposition est très variable. Chez le Pingouin, il existe aussi des ganglions lymphatiques à la cuisse, et ceux de la partie supérieure du thorax sont plus nombreux (*h*).

(2) Ces sinus lymphatiques, dont

(*a*) Lauth, *Op. cit.* (*Ann. des sciences nat.*, 1re série, t. III, pl. 25, fig. 2).

(*b*) Idem, *ibid.*, p. 392.

(*c*) Magendie, *Mém. sur les vaisseaux lymphatiques des Oiseaux* (*Journal de physiol.*, 1821, t. I, p. 50).

(*d*) Monro, *The Structure and Physiology of Fishes*, p. 39.

— Hewson, *Lymphatic System in Birds* (*Philos. Trans.*, t. LVIII, p. 176, et *Works*, p. 145).

(*e*) Voyez *Descriptive and Illustrated Catalogue of the Physiol. Series of Comp. Anat. contained in the Museum of the College of Surgeons in London*, t. II, p. 21.

(*f*) Magendie, *Mémoire sur plusieurs organes nouveaux propres aux Oiseaux et aux Reptiles*. In-4, 1819, avec pl.

(*g*) Lauth, *loc. cit.*, p. 387.

(*h*) Reid, *Anat. Descript. of the* Aptenodytes patachonica (*Proceed. of the Zool. Soc.*, 1835, t. III, p. 147).

nications entre ce système vasculaire et l'appareil circulatoire ne s'établissent pas seulement dans le voisinage immédiat du cœur, et il existe plusieurs anastomoses entre les branches des plexus aortiques et les branches de la veine porte, ainsi qu'entre les lymphatiques du bassin et les veines de la région caudale (1).

Système lymphatique des Mammifères.

§ 9. — Dans la Classe des Mammifères, l'appareil lymphatique se perfectionne davantage, à certains égards ; mais, sous d'autres rapports, il se simplifie. En effet, on n'y trouve plus, comme chez un grand nombre de Vertébrés ovipares, des réservoirs contractiles faisant fonction de cœurs lymphatiques, tandis que, d'autre part, la portion vasculaire de ce système se régularise davantage, les valvules s'y multiplient beaucoup, et rendent invariable la direction du courant dans toutes ses principales divisions ; il s'enrichit d'un grand nombre de ganglions ;

l'existence a été d'abord signalée par M. Panizza (a), mais dont la nature n'a été bien constatée que par les recherches plus récentes de M. Stannius (b), se trouvent sur la limite du bassin et des vertèbres caudales, à côté ou au-dessous des muscles releveurs de la queue. Ils reçoivent un ou plusieurs troncs formés par la réunion de diverses branches lymphatiques de la région caudale, et ils débouchent dans les veines caudales latérales par un tronc anastomotique assez grêle. Chez l'Autruche et le Casoar, ainsi que chez les Cigognes et les Mouettes, ils ont des parois musculaires, et peuvent être considérés comme des *cœurs lymphatiques*, car ils sont munis de valvules à leurs orifices afférents aussi bien qu'à leur embouchure dans les veines ; mais chez le Cygne et l'Oie ils deviennent rudimentaires, et chez les Rapaces, les Corbeaux, etc., ils ont des parois membraneuses. Des petits tendons traversent leur cavité, et chez l'Autruche ils sont attachés aux os voisins par des filaments aponévrotiques. M. Stannius a remarqué aussi que les fibres musculaires de ces organes sont moins développées chez les adultes que chez les jeunes individus.

(1) Lauth a vu des anastomoses nombreuses entre les branches du plexus lymphatique rénal et les veines rénales et sacrées. Il a constaté aussi des communications analogues entre le plexus aortique ou mésentérique et les branches veineuses voisines (c).

(a) Panizza, *Osservazioni antropo-zootomico-fisiologiche*, 1830, p. 65, pl. 9, fig. 3.

(b) Stannius, *Ueber Lymphherzen der Vögel* (Müller's *Archiv für Anatomie und Physiologie*, 1843, p. 449).

(c) Lauth, *loc. cit.*, p. 393.

enfin, ses anastomoses avec le système veineux se localisent davantage.

Canal thoracique.

Ainsi, chez l'Homme, les lymphatiques des membres inférieurs, des viscères abdominaux et thoraciques, du membre supérieur gauche et du côté correspondant de la tête, se réunissent en un tronc impair nommé *canal thoracique*, qui remonte de l'abdomen jusque vers la base du cou, et qui débouche dans la veine sous-clavière gauche par un ou plusieurs orifices très rapprochés. Les parties du même système qui appartiennent au côté droit de la tête et du cou, au membre thoracique du même côté et aux parties voisines de la poitrine, se terminent dans un petit tronc qui correspond à la portion supérieure du canal thoracique droit des Vertébrés ovipares, et qui s'ouvre dans la veine jugulaire droite, à son confluent avec la sous-clavière correspondante. Le tronc terminal principal, ou canal thoracique proprement dit, est un tube irrégulier et souvent en partie plexiforme. Il offre quelquefois un petit renflement en manière d'ampoule à son extrémité supérieure, et il se place au-devant de la colonne vertébrale, à gauche de l'artère aorte et derrière l'œsophage. Inférieurement, il franchit, de concert avec ce vaisseau, l'orifice compris entre les piliers du diaphragme, et, au-dessous de ce muscle, il présente un renflement assez marqué qui est le confluent des cinq troncs secondaires, et qui constitue le sinus mésentérique ou réservoir du chyle, appelé aussi la *citerne de Pecquet* (1).

(1) Le réservoir de Pecquet n'est bien caractérisé chez l'Homme que lorsque les troncs lymphatiques venant des membres inférieurs, des viscères et des parties voisines des parois thoraciques, confluent tous sur un seul point; car lorsqu'ils débouchent dans le canal thoracique, à quelque distance les uns des autres, la portion inférieure de ce conduit est peu dilatée. Quoi qu'il en soit à cet égard, ce canal commence en général au niveau de la deuxième vertèbre lombaire, et se trouve d'abord sur la ligne médiane, derrière la racine de l'artère rénale droite, entre l'aorte et le pilier du diaphragme du côté droit. Il pénètre dans le thorax, entre l'aorte et la

Mais cette disposition n'est pas constante parmi les Mammifères, et il est des espèces qui, sous ce rapport, se rapprochent davantage des Oiseaux. Ainsi, chez le Kanguroo, le canal thoracique est double et plexiforme dans presque toute son étendue, mais il se termine, comme d'ordinaire, dans la veine sous-clavière gauche, par un tronc unique (1). Un mode d'organisation analogue se voit souvent chez le Bœuf, ainsi que chez

veine azygos, et y remonte derrière l'œsophage; vers le niveau de la troisième ou quatrième vertèbre dorsale, il se porte un peu à gauche, passe derrière la portion descendante de la crosse aortique et gagne la partie inférieure du cou; là il se recourbe en dehors derrière la carotide, et redescend ensuite au-devant de l'artère sous-clavière avec la jugulaire interne (*a*). Son cours est souvent un peu tortueux, et il n'est pas rare de le voir se diviser une ou même plusieurs fois en deux ou trois branches qui se réunissent bientôt entre elles; quelquefois aussi il se termine dans la veine sous-clavière par deux ou trois branches. Enfin, on connaît aussi beaucoup d'exemples d'anomalies assez grandes dans son mode de constitution : ainsi, dans quelques cas très rares, on a trouvé deux troncs thoraciques entièrement distincts qui s'ouvraient, l'un à gauche et l'autre à droite, dans les deux veines sous-clavières (*b*). D'autres fois ce canal, simple inférieurement, se bifurquait vers le haut pour aller déboucher de la même manière des deux côtés de la base du cou. Très souvent il affecte une disposition plexiforme dans sa portion moyenne, et Haller a désigné sous le nom d'*îles* les espaces circonscrits ainsi par ses différents bras (*c*). Pour plus de détails sur les anomalies de cette portion du système lymphatique, je renverrai à l'ouvrage de Breschet (*d*).

(1) M. Hodgkin a constaté que chez le *Macropus Parryi*, le réservoir de Pecquet, de structure plexiforme, est situé sur le pilier droit du diaphragme, s'étend jusque dans le thorax, et donne naissance à deux canaux thoraciques qui remontent sur les côtés de la colonne vertébrale, et se réunissent vers le milieu de la région dorsale, mais se séparent bientôt de nouveau, et forment un petit plexus avant de se terminer au confluent des veines jugulaire et sous-clavière du côté gauche (*e*).

(*a*) Voyez Mascagni, *Vasorum lymphaticorum corporis humani historia et iconographia*, pl. 19, et la plupart des iconographies récentes, où les figures données par cet anatomiste se trouvent reproduites plus ou moins exactement, par exemple l'*Anatomie* de Bourgery et Jacob, t. IV, pl. 90.

(*b*) Voyez Haller, *Elementa physiologiæ*, t. VII, p. 222.

— Cruikshanks, *Anatomie des vaisseaux absorbants*, p. 335.

— Sœmmering, *De corporis humani fabrica*, t. V, p. 450.

(*c*) Haller, *Elementa physiologiæ*, t. VII, p. 219.

(*d*) Breschet, *Le système lymphatique considéré sous les rapports anatomique, physiologique et pathologique*, 1836, p. 238 et suiv.

(*e*) Voyez Owen, art. MARSUPIALIA (Todd's *Cyclop. of Anat. and Physiol.*, t. III, p. 305).

le Cheval. Quelquefois même les deux canaux thoraciques restent distincts dans toute leur longueur et débouchent isolément dans la veine cave antérieure (1).

(1) Chez le Cheval, le réservoir de Pecquet a la forme d'une ampoule allongée, à structure caverneuse, et paraît être divisé intérieurement en deux parties très distinctes (*a*). Il se trouve au-dessus de l'aorte, au niveau du corps de la deuxième vertèbre lombaire, entre les deux piliers du diaphragme ; après son entrée dans la cavité thoracique, il se rétrécit, et donne naissance tantôt à deux canaux thoraciques qui restent distincts dans une étendue plus ou moins considérable, mais qui se réunissent toujours avant d'arriver à la veine cave antérieure, d'autres fois à un tronc unique qui se bifurque au niveau de la base du cœur ou qui reste simple dans toute sa longueur. Il arrive souvent aussi que l'un de ces troncs se dédouble dans une certaine étendue vers sa partie antérieure, et, d'autres fois, l'un de ces vaisseaux paraît être représenté par une branche rétrograde qui débouche près du diaphragme, mais ne s'anastomose pas avec le tronc principal en avant. M. Colin a fait une étude particulière de toutes ces variations dont la connaissance est parfois nécessaire aux physiologistes dans les vivisections expérimentales ; il a constaté aussi que l'embouchure du canal thoracique a toujours lieu, chez cet Animal, dans la veine cave antérieure, au point de réunion des deux jugulaires (*b*).

Chez le Bœuf, ce canal pénètre dans le thorax par une ouverture du diaphragme qui est assez distincte de celle que traverse l'aorte. Il est rarement simple dans toute sa longueur, et, en général, il se bifurque vers la base du cœur ou plus en avant ; quelquefois il forme même un plexus près de son extrémité antérieure. Enfin ses deux branches se terminent d'ordinaire séparément dans l'angle de réunion des veines jugulaires et axillaires, de chaque côté de l'entrée du thorax (*c*).

Chez le Porc, le canal thoracique est en général simple dans toute sa longueur ; quelquefois il s'ouvre dans la veine azygos (*d*).

Chez le Chien, le réservoir de Pecquet est beaucoup plus dilaté que chez la plupart des autres Mammifères, et le canal thoracique présente de grandes variations dans sa configuration (*e*) ; en général, cependant, il est double et se termine dans les veines sous-clavières ; mais ce grand développement

(*a*) Panizza, *Osservazioni antropo-zootomico-fisiologiche*, p. 60.

(*b*) Colin, *Traité de physiologie comparée des Animaux domestiques*, t. II, p. 74, fig. 61, 63 et 68).

— Voyez aussi Leyh, *Handbuch der Anatomie der Hausthiere*, p. 448, fig. 178.

— Chauveau, *Traité d'anatomie comparée des Animaux domestiques*, p. 603, fig. 64.

(*c*) Colin, *Op. cit.*, t. II, p. 77, fig. 64 à 67 et 69.

— Chauveau, *Op. cit.*, p. 104, fig. 65.

(*d*) Panizza, *Osservazioni antropo-zootomico-fisiologiche*, p. 56.

(*e*) Blasius, *Anatome Animalium*, p. 34 et suiv., pl. 9, fig. 10 à 18.

— Colin, *Op. cit.*, t. II, p. 79.

Les principaux affluents du réservoir de Pecquet sont deux troncs qui y arrivent des membres inférieurs, et un tronc provenant des intestins.

Vaisseaux lymphatiques des membres abdominaux.

Les lymphatiques sous-cutanés des membres abdominaux de l'Homme naissent en grand nombre des orteils et des autres parties du pied ; ils montent vers le genou, les uns verticalement, les autres obliquement, et ils tendent à se concentrer de plus en plus sur la face interne de la cuisse, où on les voit se rendre à un groupe de ganglions situés vers le pli de l'aine, autour de l'embouchure de la veine saphène interne dans la veine fémorale (1). Les branches lymphatiques superficielles qui viennent de la région fessière, des organes génitaux externes et de la portion inférieure des parois de l'abdomen, se rendent également dans ces ganglions inguinaux. D'autres ganglions situés dans la même région, mais sous l'aponévrose fémorale, reçoivent les lymphatiques profonds des membres inférieurs. Ces derniers vaisseaux accompagnent, pour la plupart, l'artère crurale et ses principales

du réservoir n'est pas constant chez les Carnassiers et ne s'observe pas chez la Loutre, par exemple (*a*).

Chez le Dauphin, la partie postérieure du canal thoracique ne se renfle pas en forme de réservoir, et antérieurement ce conduit se bifurque pour déboucher dans la veine jugulaire gauche par deux orifices distincts (*b*).

Chez le Lapin, le canal thoracique est assez gros et reste simple dans la plus grande partie de sa longueur, mais se divise d'espace en espace ; il se termine dans la veine sous-clavière gauche (*c*).

(1) Le nombre de ces ganglions est très variable : en général, on en compte de 7 à 13, et leur volume est toujours en raison inverse de leur nombre ; ils sont d'un brun rouge, et il n'est pas rare de les voir se continuer autour de la veine saphène, presque vers le milieu de la cuisse. Les vaisseaux qui s'y rendent marchent presque parallèlement entre eux, mais s'anastomosent de distance en distance, de façon à constituer un réseau à mailles très allongées (*d*).

(*a*) Panizza, *Osservazioni antropo-zootomico-fisiologiche*, p. 54.
(*b*) Cuvier, *Leçons d'anatomie comparée*, t. VI, p. 66.
(*c*) Panizza, *Op. cit.*, p. 63.
(*d*) Voyez Mascagni, *Op. cit.*, pl. 4.

branches ; chemin faisant, ils communiquent avec les lymphatiques superficiels par diverses branches anastomotiques, et ils traversent plusieurs ganglions dont un est situé au-devant du ligament interosseux de la jambe et les autres sont logés derrière le genou (1).

Vaisseaux et ganglions lymphatiques du bassin, etc.

Des faisceaux de petits troncs lymphatiques qui sortent des ganglions inguinaux pénètrent tout de suite dans le bassin et y rencontrent plusieurs ganglions analogues, dont les uns sont accolés à l'artère iliaque externe, et les autres occupent l'espace compris entre ce vaisseau et l'artère hypogastrique. Ces ganglions émettent à leur tour d'autres faisceaux lymphatiques qui rencontrent sur leur route de nouveaux ganglions auxquels viennent se rendre aussi les branches lymphatiques des viscères pelviens, des reins et de la région lombaire. Leur disposition est trop complexe pour que je puisse en donner ici la description, et je me bornerai à ajouter que les ganglions qui sont situés au-devant de l'aorte abdominale, et qui font suite à ce système plexiforme, fournissent enfin deux troncs ascendants principaux situés, l'un à droite, l'autre à gauche, mais destinés à se réunir bientôt pour concourir à la formation du réservoir de Pecquet (2).

(1) Le ganglion tibial antérieur est petit et situé en général vers le tiers supérieur de la jambe (*a*). Les ganglions poplités sont au nombre de quatre ; un se trouve immédiatement sous l'aponévrose, les autres sont logés plus profondément (*b*).

(2) Plusieurs de ces ganglions appartiennent en propre aux faisceaux de lymphatiques provenant des divers organes adjacents, tels que la vessie, les cordons spermatiques, les reins, les gros intestins, etc.; d'autres appartiennent au contraire à tout cet assemblage de vaisseaux, et il est à noter que chacun de ces conduits traverse plusieurs ganglions avant d'arriver au réservoir de Pecquet. Pour plus de détails sur la disposition très compliquée de cette partie du système lymphatique, je renverrai aux belles planches que l'on doit à Mascagni (*c*), ou à celles, également remarquables, publiées récemment par Bourgery et Jacob (*d*).

(*a*) Voyez Mascagni, *Vasorum lymphaticorum hist. et iconogr.*, pl. 6, fig. 2, n° 25.
(*b*) Idem, *ibid.*, pl. 9, fig. 1 et 3.
(*c*) Idem, *ibid.*, pl. 14.
(*d*) Bourgery et Jacob, *Op. cit.*, t. IV, pl. 89 ; t. V, pl. 32.

Le troisième tronc qui débouche dans ce réceptacle a pour affluents les vaisseaux lymphatiques de l'intestin grêle, de l'estomac, du foie et de la rate.

Lymphatiques des viscères abdominaux.

Ainsi que je l'ai déjà dit, on désigne souvent sous le nom de *vaisseaux lactés* ou de *chylifères*, les lymphatiques de l'intestin grêle; mais ceux-ci ne présentent rien de particulier dans leur structure, et font partie d'un vaste système qui appartient à toute la portion abdominale de l'appareil digestif. Il est seulement à noter qu'ils marchent entre les deux lames du mésentère et y traversent un grand nombre de ganglions dont la disposition est loin d'être constante, mais est toujours très complexe (1). Quelques anatomistes réservent le nom de chylifères

(1) Les vaisseaux lymphatiques du rectum et du côlon descendant, après avoir traversé des ganglions qui leur sont propres, vont pénétrer dans les ganglions lombaires, où ils se mêlent aux lymphatiques des organes génitaux et des membres inférieurs. Ceux du côlon transverse, du côlon ascendant et du cœcum traversent des ganglions dits *mésocoliques*, parce qu'ils sont logés dans le mésocôlon, c'est-à-dire le repli péritonéal dans lequel le côlon transverse est suspendu (*a*); puis ces vaisseaux se rendent dans les ganglions mésentériques, où aboutissent aussi les lymphatiques de l'intestin grêle. Ces derniers ganglions sont beaucoup plus nombreux que les précédents, et sont disséminés dans presque toute l'étendue du mésentère, mais sont plus gros et plus rapprochés vers le point d'attache de ce grand repli membraneux à la paroi postérieure de l'abdomen; l'un d'eux est en général plus volumineux que les autres, et l'on y applique quelquefois le nom de pancréas d'Aselli. Il est aussi à noter que ces organes sont situés dans les arcades que les artères et les veines mésentériques laissent entre elles (*b*).

Les lymphatiques de l'estomac forment à la surface de cet organe un réseau variqueux, et ils traversent une série de petits ganglions situés près de son bord; puis ils se réunissent en trois faisceaux qui suivent les artères coronaire stomachique, gastro-épiploïque droite et gastro-épiploïque gauche, pour aller rejoindre les ganglions hépatiques, spléniques et sus-pancréatiques.

Les lymphatiques de la rate suivent le trajet des vaisseaux sanguins de ce viscère, et convergent vers le sillon de sa face interne, où ils rencontrent plusieurs ganglions qui reçoivent aussi les lymphatiques du grand cul-de-sac de l'estomac et ceux qui suivent l'ar-

(*a*) Voyez Mascagni, *Vasorum lymphaticorum hist. et iconogr.*, pl. 16.
(*b*) Idem, *ibid.*, pl. 15.

aux lymphatiques qui proviennent de la tunique interne de l'intestin grêle, et distinguent de ceux-ci les branches qui naissent près de la surface externe de cette portion du tube digestif; mais tous ces vaisseaux ne tardent pas à se confondre dans les ganglions mésentériques adjacents.

La disposition de cette portion du système lymphatique présente chez les divers Mammifères de nombreuses variétés qui dépendent principalement, soit du développement plus ou moins considérable des ganglions qui y appartiennent, soit de la dispersion ou de l'agglomération de ces organes, ou même de leur fusion en une seule masse. Le ganglion mésentérique unique ou principal, que j'appellerai le *ganglion d'Aselli*, plutôt que le *pancréas d'Aselli*, ainsi que le nomment la plupart des anatomistes, car ce dernier mode de désignation peut faire naître des idées fausses (1), est surtout développé chez les

tère gastro-épiploïque gauche. Ce système de branches longe ensuite le bord supérieur du pancréas, traverse d'autres ganglions situés sur le trajet de l'artère splénique, et va se confondre avec les lymphatiques du foie, près de leur terminaison dans le canal thoracique.

Les lymphatiques du pancréas se réunissent aux précédents, non loin du bord supérieur de cette glande.

Les lymphatiques du foie sont très nombreux : les uns, situés profondément, sont satellites de la veine porte, d'une part, et de la veine hépatique, d'autre part; les superficiels se rendent en partie dans le thorax en traversant le diaphragme, mais le plus grand nombre gagnent des ganglions qui se trouvent dans le voisinage du cardia ou des ganglions qui sont situés entre la vésicule du fiel, la petite courbure de l'estomac et les piliers du diaphragme, et qui reçoivent également une portion des lymphatiques de l'estomac; il en est aussi quelques-uns qui se rendent aux ganglions lombaires. Enfin, les canaux efférents de ces ganglions gastro-hépatiques se confondent avec ceux des ganglions mésentériques, et vont plus ou moins indirectement concourir à la formation du réservoir de Pecquet (*a*).

(1) Les anatomistes donnent souvent à ce ganglion le nom de *pancréas d'Aselli*, parce qu'Aselli, en le décrivant pour la première fois, le considérait comme étant le pancréas; mais ce serait consacrer une erreur que

(*a*) Voyez Mascagni, *Op. cit.*, pl. 18.
— Bourgery et Jacob, *Op. cit.*, t. V, pl. 40.

Mammifères à régime carnassier, non-seulement chez ceux de l'ordre des Carnivores, mais aussi chez les Cétacés qui se nourrissent de la même manière (1). Chez les Rongeurs, les ganglions mésentériques sont peu développés, tandis que chez les herbivores, les frugivores et les omnivores, ils sont en général très nombreux et se trouvent souvent plusieurs fois sur le trajet du même vaisseau (2) ; mais on ne peut saisir

d'adopter ce mode de désignation, et je conserve le souvenir de la découverte du physiologiste de Côme d'une manière plus honorable pour cet expérimentateur illustre, en donnant à cet organe le nom de *ganglion d'Aselli*.

(1) Chez le Chien (*a*), l'appareil ganglionnaire des lymphatiques intestinaux ne se compose guère que d'une masse ovalaire située à la racine du mésentère (le ganglion d'Aselli), et de deux petits ganglions situés vers la fin du gros intestin (*b*). Il en est à peu près de même chez les Martres.

Chez les Chats, il y a aussi dans le mésentère un ganglion d'Aselli isolé, mais on voit sur le parcours des lymphatiques du gros intestin cinq ou six ganglions épars (*c*).

Chez l'Ours, le ganglion d'Aselli est très volumineux, et se prolonge vers l'intestin, en forme de rayons, entre les vaisseaux du mésentère ; vers l'extrémité postérieure du côlon on trouve une autre masse ganglionnaire allongée.

Chez le Raton, le ganglion d'Aselli est accompagné de trois autres ganglions dont le dernier est situé vers la fin du gros intestin.

Mais cette concentration des ganglions mésentériques n'est pas constante dans l'ordre des Carnivores. Ainsi, chez la Mangouste à front blanc, ce corps est remplacé par un groupe d'environ quinze ganglions arrondis et assez gros.

Chez la Loutre, la masse ganglionnaire principale est quatre fois plus considérable que tout le reste de ce système mésentérique, mais se compose de huit ganglions bien distincts (*d*), ou même d'un plus grand nombre (*e*).

Chez le Marsouin, le mésentère est occupé, dans toute l'étendue de ses attaches, par une masse ganglionnaire lymphatique qui, dans sa plus grande partie, est épaisse et compacte, mais qui, tout à fait postérieurement, se résout en petits ganglions arrondis (*f*).

Il y a aussi un ganglion d'Aselli chez le Narval (*g*).

(2) Chez le Cheval, les ganglions du système lymphatique des intestins sont très nombreux. Ainsi, dans la

(*a*) Voyez Aselli, *Dissert. de lactibus, , sive Lacteis venis*, pl. 1.
(*b*) Panizza, *Op. cit.*, p. 49.
(*c*) Meckel, *Traité d'anatomie comparée*, t. IX, p. 460.
(*d*) Idem, *ibid.*, p. 459.
(*e*) D'après Panizza, douze ou quatorze (*Op. cit.*, p. 52).
(*f*) Meckel, *Op. cit.*, p. 455.
(*g*) Stannius, *Nouveau Manuel d'anatomie comparée*, t. II, p. 487.

aucun rapport constant entre leurs caractères anatomiques et le régime de l'Animal, et l'on rencontre à cet égard des variations très grandes chez des espèces dont l'organisation et les mœurs ne diffèrent que fort peu : aussi le physiologiste ne doit-il attacher aucune importance à ces particularités de structure (1).

grande anse formée par le côlon replié, ils sont disposés en une longue chaîne qui côtoie les troncs sanguins de cette partie; et les vaisseaux efférents de cet assemblage de ganglions, après avoir traversé d'autres corps analogues situés près de l'aorte, constituent deux grosses branches qui se rendent au réservoir de Pecquet, et, chemin faisant, s'unissent aux troncs lymphatiques provenant de l'intestin grêle. Les lymphatiques de cette dernière portion du tube digestif se réunissent assez promptement en plus de quatre cents canaux qui marchent presque parallèlement vers le dos, et traversent vingt-cinq ou trente ganglions placés près de la naissance de l'artère mésentérique supérieure, et quinze à vingt ganglions iliaques; puis ils concourent à former les racines du réservoir de Pecquet, comme je l'ai déjà dit (*a*).

Chez le Bœuf, la disposition des lymphatiques de l'intestin est un peu différente. Ceux du gros intestin, dès qu'ils arrivent au mésentère, traversent des ganglions assez gros, et se réunissent ensuite en un tronc volumineux qui s'accole aux vaisseaux sanguins correspondants, et remonte vers le foie, où il reçoit une branche considérable provenant de ce viscère, de la rate et de l'estomac; enfin, parvenu près de l'aorte, il se divise en deux branches qui embrassent ce vaisseau et donnent naissance supérieurement au canal thoracique (*b*). Il en est à peu près de même chez les autres Ruminants.

Chez les Singes, de même que chez l'Homme, les ganglions lymphatiques de l'intestin sont nombreux et très disséminés.

Chez le Sajou, Meckel a compté dans le mésentère environ quinze de ces corps disposés sur un seul rang, et il a trouvé un grand ganglion conique sur le trajet des vaisseaux du gros intestin.

Chez le Papion, douze à quinze ganglions ovalaires sont disposés en cercle près de la racine du mésentère, et d'autres ganglions aussi nombreux, mais plus petits, sont épars entre les lames du mésocôlon.

Chez l'Ouistiti, il existe dans le mésentère un ganglion très allongé qui est flanqué de quelques autres plus petits, et l'on ne rencontre dans le mésocôlon que trois petits ganglions arrondis (*c*).

(1) On trouve chez les Mammifères tous les degrés intermédiaires entre la dispersion complète des ganglions

(*a*) Colin, *Physiologie comparée des Animaux domestiques*, t. II, p. 69, fig. 68.
(*b*) Idem, *ibid.*, p. 72, fig. 69.
(*c*) Meckel, *Traité d'anatomie comparée*, t. IX, p. 461.

Je signalerai cependant un fait anatomique qui me paraît remarquable. En général, les vaisseaux efférents des ganglions mésentériques, qui concourent à former le canal thoracique, sont nombreux, lors même que ces ganglions sont représentés par une masse unique ; mais chez quelques Mammifères, les Phoques, par exemple, il en est autrement, et ce canal naît presque directement du ganglion d'Aselli, sous la forme d'un gros tube membraneux (1).

mésentériques nombreux qui se remarque chez l'Homme et chez les herbivores, tels que le Cheval ou le Bœuf, et la concentration complète de ces corps en une masse unique. Comme exemple de ces passages, je citerai d'abord certains Rongeurs.

Chez le Lièvre, on ne voit de ces ganglions intestinaux qu'à la racine du mésentère, et Meckel en a compté cinq ou six seulement, dont trois ou quatre sont très rapprochés entre eux sans être confondus, et dont un autre, presque aussi grand que tout le groupe précédent, n'est que peu éloigné de celui-ci (*a*). M. Panizza en décrit huit ou dix chez le Lapin et deux ou trois de plus chez la Marmotte (*b*).

Chez le Castor, le ganglion d'Aselli est représenté par huit petits lobes allongés qui sont disposés en demi-cercle près de la racine du mésentère, et qui ne sont qu'incomplétement séparés entre eux. On trouve aussi dans le mésentère, près de l'intestin, un ou deux petits ganglions isolés, et les lymphatiques du gros intestin ne présentent sur leur trajet qu'un seul petit groupe composé de deux ou trois ganglions (*c*).

Chez le Cochon, de même que chez les autres Pachydermes, les ganglions mésentériques sont très nombreux et réunis en deux groupes principaux ; mais chez le Pécari, qui appartient à la même famille, ces ganglions se rapprochent au point de se confondre en une seule masse, surtout chez l'adulte (*d*).

Chez le Fourmilier tridactyle, on trouve dans le mésentère une vingtaine de petits ganglions isolés, et un ganglion d'Aselli long et étroit, qui s'étale antérieurement, comme s'il tendait à se résoudre en petits ganglions isolés. Chez le Fourmilier didactyle, cette masse est représentée par plusieurs ganglions isolés (*e*).

Chez le Pangolin à courte queue, on trouve environ quinze petits ganglions mésentériques isolés. Chez les Tatous, au contraire, ils sont réunis en une masse unique et allongée (*f*).

(1) Chez les Phoques, le passage

(*a*) Meckel, *Traité d'anatomie comparée*, t. IX, p. 458.
(*b*) Panizza, *Osservazioni antropo-zootomico-fisiologiche*, p. 61 et 62.
(*c*) Meckel, *Op. cit.*, p. 457.
(*d*) Panizza, *Op. cit.*, p. 54.
(*e*) Meckel, *Op. cit.*, p. 456.
(*f*) Idem, *ibid.*, p. 457.

Lymphatiques du thorax.

Le canal thoracique reçoit à son extrémité inférieure deux troncs qui viennent des parois postérieures du thorax (1), et, à mesure qu'il s'avance vers la base du cou, d'autres lymphatiques dépendants des poumons, du cœur et des parties voisines y viennent également déboucher. Ces vaisseaux traversent préalablement des ganglions qui se trouvent en nombre considérable (2).

des injections des vaisseaux afférents au ganglion d'Aselli, dans les lymphatiques efférents de cet organe, est moins facile que chez beaucoup d'autres Mammifères, et lorsque les tissus ont été ramollis par un commencement de putréfaction, les liquides introduits de la sorte se répandent souvent dans les veines adjacentes. Ce sont ces circonstances qui en ont imposé à Fohmann, et qui ont fait croire pendant quelque temps que chez ces Mammifères le ganglion d'Aselli était privé de vaisseaux efférents, et déversait directement dans les veines du mésentère le chyle que les lymphatiques afférents y apportaient (*a*); mais les recherches anatomiques de Rosenthal et de M. Knox vinrent bientôt démontrer l'existence de lymphatiques efférents qui, chez le Phoque comme chez tous les autres Animaux de la même classe, se rendent de cet organe au canal thoracique (*b*). Il paraît, du reste, y avoir quelques variations dans la disposition de ces vaisseaux, et Rosenthal les a vus se réunir très promptement pour constituer, dans le sillon en forme de hile situé sur la face dorsale du ganglion, un conduit unique qui est désigné par quelques anatomistes sous le nom de *canal de Rosenthal* (*c*), et qui, après s'être joint à des lymphatiques de l'abdomen pour constituer le canal thoracique, se divise en deux branches ascendantes, lesquelles se réunissent de nouveau avant d'arriver à la veine sous-clavière gauche. Il est aussi à noter qu'il existe chez les Phoques un petit nombre d'autres ganglions lymphatiques abdominaux qui dépendent du gros intestin, du foie, etc. (*d*).

(1) Deux troncs lymphatiques, dont les affluents arrivent des huit derniers espaces intercostaux et de la partie postérieure du diaphragme, descendent vers le réservoir de Pecquet, et rappellent, par leur disposition, les veines azygos.

(2) D'après leurs rapports anato-

(*a*) Fohmann, *Anatomische Untersuchungen über die Verbindung der Saugadern mit den Venen*, 1821, p. 45.

(*b*) Rosenthal, *Brief* (Froriep's *Notizen*, 1822, t. II, p. 5). — *Zur Anatomie der Seehunde* (*Nova Acta Acad. Nat. curios.*, 1831, t. XV, 2ᵉ partie, p. 335, pl. 26, fig. 3 et 27, fig. 4 (figures reproduites par Carus et Otto, *Tab. anat. compar. illustr.*, pars VI, pl. 7, fig. 6 et 7).

— Knox, *Observations on the Anatomy of the Lacteal System in the Seal and Cetacea* (*Edinburgh Medical and Surgical Journal*, 1824, t. XXII, p. 23).

(*c*) Stannius et Siebold, *Nouveau Manuel d'anatomie comparée*, t. II, p. 487.

(*d*) Rosenthal, *Op. cit.* (*Actes de l'Acad. des curieux de la Nature*, t. XV, 2ᵉ partie, pl. 27 fig. 4).

Les lymphatiques des membres thoraciques sont disposés à peu près de la même manière que ceux des membres abdominaux, et arrivent à un grand nombre de gros ganglions qui sont logés profondément dans le creux de l'aisselle, et qui reçoivent aussi les branches venant des mamelles et des parties latérales et superficielles du thorax (1). Les vaisseaux efférents de ces

Lymphatiques des membres thoraciques.

miques, on divise les ganglions viscéraux du thorax de l'Homme en quatre groupes : les *médiastinaux antérieurs*, les *médiastinaux postérieurs*, les *cardiaques* et les *bronchiques*.

Les ganglions médiastinaux postérieurs sont répandus autour de l'œsophage, dont ils reçoivent les branches lymphatiques ; une partie de celles du diaphragme y pénètrent aussi, et leurs vaisseaux efférents se rendent au canal thoracique (*a*).

Les ganglions logés dans le médiastin antérieur, au-devant du péricarde, ne sont qu'en petit nombre, et viennent des lymphatiques qui accompagnent l'artère mammaire interne et qui viennent en partie du diaphragme. Supérieurement, cette portion du système thoracique se confond avec les ganglions cardiaques et leurs branches plexiformes (*b*).

Les ganglions bronchiques sont très nombreux et d'un volume considérable ; ils se font remarquer aussi par leur couleur noire, et s'étendent de l'angle de bifurcation de la trachée aux premières divisions des bronches, de façon à se loger jusque dans la substance de la racine des poumons (*c*).

Les vaisseaux qui s'y rendent forment, les uns un lacis serré et variqueux à la surface des poumons, les autres des réseaux anastomotiques profonds qui se lient aux premiers et entourent chaque lobule, puis fournissent des branches qui suivent en sens inverse le trajet des canaux bronchiques.

Les canaux efférents des ganglions bronchiques vont déboucher dans la portion voisine du canal thoracique.

La disposition de la portion pulmonaire du système lymphatique a été récemment l'objet de recherches très approfondies, dues à M. Jarjavay (*d*).

Les vaisseaux lymphatiques du cœur sont très nombreux et accompagnent les vaisseaux coronaires : les uns vont se joindre aux ganglions bronchiques ; les autres pénètrent dans les ganglions cardiaques situés au-devant de la crosse de l'aorte, puis débouchent par un tronc commun dans le canal thoracique, près de l'extrémité supérieure de celui-ci.

(1) Ce système de ganglions axillaires se prolonge plus ou moins loin vers la glande mammaire, mais se trouve en majeure partie groupé autour de l'artère et de la veine axil-

(*a*) Voyez Mascagni, *Vasorum lymphaticorum hist. et iconogr.*, pl. 21.
(*b*) Idem, *ibid.*, pl. 26, fig. 1 et 2.
(*c*) Idem, *ibid.*, pl. 21.
— Bourgery et Jacob, t. IV, pl. 91.
(*d*) Jarjavay, *Mémoire sur les vaisseaux lymphatiques du poumon* (*Arch. gén. de méd.*, 4e série, t. XIII, p. 70 et 220).

ganglions forment un plexus entrecoupé d'autres ganglions, qui accompagne la veine sous-clavière et qui se termine par un ou deux troncs. Du côté gauche, ces derniers vaisseaux s'anastomosent avec la portion terminale du canal thoracique, ou débouchent séparément dans la veine sous-clavière, près de l'orifice de ce conduit; du côté droit, ils y pénètrent isolément ou se réunissent au tronc cervical correspondant pour constituer le vaisseau terminal que les anatomistes désignent d'ordinaire sous les noms de *grande veine lymphatique* ou de *canal thoracique droit* (1).

Lymphatiques de la tête et du cou.

Les lymphatiques de la tête et du cou présentent aussi sur leur trajet de nombreux ganglions. On trouve déjà quelques-uns de ces organes dans le voisinage de l'oreille et sous la partie postérieure du cuir chevelu ; d'autres se voient près du bord de la mâchoire inférieure, au-devant du muscle masséter, ou derrière l'os maxillaire inférieur (2) ; mais la plupart sont logés dans le cou, près des veines jugulaires, et dans les portions de cette région qui avoisinent les clavicules, où ils constituent avec leurs branches anastomotiques un plexus très com-

laires. Il se relie aussi aux ganglions cervicaux par de nombreuses branches anastomotiques (*a*).

(1) Dans la prochaine Leçon, nous reviendrons sur le mode de terminaison des lymphatiques dans les veines.

(2) On désigne ces ganglions lymphatiques d'après leur position.

Les *ganglions crâniens* occupent, comme je l'ai déjà dit, la région postérieure du crâne au-dessus de la nuque ; dans l'état normal, ils sont fort petits, mais souvent ils deviennent très apparents dans les cas de maladie du cuir chevelu (*b*).

Les *ganglions parotidiens* sont logés, soit sous la peau, soit dans l'épaisseur de la glande parotide, entre l'oreille et la branche montante de la mâchoire inférieure (*c*).

D'autres ganglions, dits *zygomatiques*, sont situés sous l'arcade du même nom.

Il existe aussi des *ganglions buccinateurs*, qui se trouvent près des lèvres.

Enfin, les *ganglions sous-maxillaires* sont placés dans le voisinage de l'artère faciale et se prolongent au-devant du muscle masséter.

(*a*) Voyez Mascagni, *Vasorum lymphaticorum hist. et iconogr.*, pl. 25, fig. 3, et 26, fig. 1.
(*b*) Idem, *ibid.*, pl. 24.
(*c*) Idem, *ibid.*, pl. 27, fig. 4.

pliqué, dont la portion inférieure se confond avec le plexus axillaire (1). Les troncs efférents de ce système s'unissent au canal thoracique du côté gauche, mais du côté droit ils débouchent directement dans la partie inférieure de la veine jugulaire (2).

Troncs terminaux du système lymphatique.

Il est important de noter aussi que chez quelques Mammifères, le Cheval, par exemple, la grande veine lymphatique communique librement avec le canal thoracique par plusieurs grosses branches anastomotiques, de façon que, lorsque ce dernier vaisseau se trouve obstrué, le passage du liquide des

(1) Quelques-uns de ces ganglions cervicaux sont superficiels et se trouvent dans le voisinage des veines jugulaires externes (*a*); mais la plupart sont logés plus profondément sur les côtés du cou, sous le muscle sterno-mastoïdien ou derrière sa portion inférieure. Leurs troncs terminaux débouchent directement dans le canal thoracique ou se réunissent à des branches axillaires ou cardiaques.

(2) Il existe souvent quelques variations dans le mode de jonction de ces deux portions du système lymphatique avec les veines centrales. Ainsi, quand le plexus axillaire gauche se termine par un seul tronc, on voit en général celui-ci s'ouvrir dans la veine sous-clavière avant d'avoir atteint le canal thoracique (*b*); mais le plus souvent il donne naissance à deux branches dont l'une se jette dans ce dernier conduit, près de son extrémité, soit isolément, soit après s'être joint à une branche cervicale, tandis que l'autre s'ouvre dans la veine sous-clavière, tout près de ce dernier.

Du côté droit, il arrive souvent que le tronc commun des lymphatiques cervicaux s'ouvre isolément dans la partie inférieure de la veine jugulaire correspondante, tandis que le tronc terminal des lymphatiques du membre supérieur débouche dans la veine sous-clavière, à peu de distance de la jonction de celle-ci avec la jugulaire. Souvent aussi le tronc terminal des lymphatiques mammaires externes s'ouvre isolément dans la veine sous-clavière ; d'autres fois ces vaisseaux, avant de se terminer de la sorte, sont reliés entre eux par des branches anastomotiques, et d'autres fois aussi ils se confondent tous en un seul tronc très court, appelé *grande veine lymphatique*. Mais ces variations n'ont que peu d'importance, car ces embouchures sont toujours très rapprochées entre elles (*c*).

(*a*) Voyez Mascagni, *Op. cit.*, pl. 24.
(*b*) Idem, *ibid.*, pl. 26, fig. 1, et pl. 27, fig. 5.
(*c*) Idem, *ibid.*, pl. 27, fig. 4.
— Bourgery et Jacob, *Op. cit.*, t. IV, pl. 91.

lymphatiques abdominales vers les grosses veines situées près du cœur n'en continue pas moins d'avoir lieu ; seulement le courant ascendant, au lieu de se déverser dans la veine sous-clavière gauche, se détourne alors de sa route ordinaire pour gagner la jugulaire droite (1).

Résumé. En résumé, nous voyons donc que chez l'Homme et les autres Mammifères, le système lymphatique arrive à un haut degré de complication, et que les nombreux ganglions dont il est pourvu se montrent dans toutes les parties du corps où le tissu conjonctif est abondant. Ces ganglions, de même que les principaux vaisseaux dont ils dépendent, occupent principalement dans les membres le voisinage des articulations et y sont toujours situés du côté qui, dans les mouvements de flexion, forme un angle rentrant. Ceux qui se logent dans les grandes chambres viscérales se trouvent pour la plupart accolés à la paroi dorsale de ces cavités, ou groupés autour des gros vaisseaux qui partent de l'aorte ou du cœur pour se répandre dans les viscères adjacents. Il est aussi à noter que chez l'Homme toutes les branches qui naissent des parties plus ou moins périphériques de l'organisme, et qui convergent vers le canal thoracique ou les autres troncs

(1) Cette disposition anastomotique a été constatée par M. Colin chez les Solipèdes (*a*), mais ne paraît exister d'ordinaire ni chez les Ruminants ni chez le Chien.

Au sujet des anomalies qui se rencontrent parfois dans la disposition des vaisseaux lymphatiques chez l'Homme, je renverrai à la grande *Physiologie* de Haller (*b*), à l'ouvrage de Breschet (*c*), et à un article de M. Todd (*d*).

Dans quelques cas pathologiques, ces vaisseaux se dilatent énormément, et forment çà et là des paquets de grandes ampoules (*e*).

(*a*) Colin, *Physiologie comparée des Animaux domestiques*, t. II, p. 110.

(*b*) Haller, *Elementa physiologiæ*, t. VII, p. 222.

(*c*) Breschet, *Le système lymphatique considéré sous les rapports anatomique, physiologique et pathologique*, chap. IV, p. 238 et suiv.

(*d*) Todd, art. *Lymphatic System, Abnormal Anatomy* (*Cyclopædia of Anat. and Physiol.*, t. III, p. 232).

— Voyez aussi Edlen von Patrieban, *Ueber die Einmündung eines Lymphaderstammes in der linke vena anonyma* (Müller's *Arch. für Anat. und Physiol.*, 1845, p. 15, pl. 4).

(*e*) Amussat, Grimaud et Rivière, *Développement extraordinaire du canal thoracique et des vaisseaux lymphatiques*, etc. (*Journal de physiologie* de Magendie, 1830, t. X, p. 22).

terminaux de ce système, n'y arrivent qu'après avoir traversé au moins un de ces ganglions. Enfin, non-seulement aux membres, mais dans toutes les autres parties, les lymphatiques constituent deux couches assez distinctes, l'une superficielle, l'autre profonde ; mais ces deux portions du système des vaisseaux blancs communiquent fréquemment entre elles par des anastomoses, et elles ne sont en réalité bien nettement délimitées que dans les parties périphériques de l'organisme où les lymphatiques sous-cutanés sont séparés des branches profondes par la membrane aponévrotique dont le système musculaire est revêtu.

Maintenant que nous connaissons d'une manière générale la topographie de l'appareil lymphatique, nous devons examiner de plus près la structure des différentes parties constituantes de ce système, chercher comment ces vaisseaux naissent dans la profondeur des tissus dont nous les voyons sortir, et étudier la nature du liquide qu'ils recueillent dans les divers points de l'économie pour le verser dans le torrent de la circulation. Tels sont, en effet, les points dont je me propose de traiter dans la prochaine Leçon.

QUARANTE ET UNIÈME LEÇON.

Structure des vaisseaux lymphatiques ; leurs valvules. — Ganglions lymphatiques ; leur structure et leur mode de développement. — Mode d'origine des vaisseaux lymphatiques ; leurs relations avec les vaisseaux sanguins.

Tuniques des vaisseaux lymphatiques.

§ 1. — La disposition générale et la structure des vaisseaux lymphatiques de l'Homme et des autres Mammifères offrent, avec celles des veines, une analogie remarquable, et si ces deux ordres de canaux ne différaient par l'aspect des liquides renfermés dans leur intérieur, il serait souvent presque impossible de les distinguer. Mais les lymphatiques sont d'une texture plus délicate que les vaisseaux sanguins. Ainsi que je l'ai déjà dit, ils sont transparents, et leurs parois sont très minces. Cependant, si l'on examine un gros tronc, ou même une branche de moyen calibre, il est facile d'y distinguer, comme dans les veines, plusieurs tuniques (1). A l'intérieur, on y aperçoit une couche de cellules épithéliales adhérentes à une lame membraniforme réticulée dont les fibrilles sont dispo-

(1) Les premiers anatomistes qui se sont occupés de la structure des lymphatiques, et même Hewson, n'avaient aperçu dans les parois de ces vaisseaux qu'une couche membraneuse uniforme, c'est-à-dire dépourvue de fibres (*a*) ; mais Nuck y constata l'existence de deux tuniques, et chez le Cheval il reconnut une texture fibreuse dans le canal thoracique (*b*). Sheldon confirma ces observations, et indiqua un moyen pour rendre facile la démonstration de ce mode d'organisation : c'est de retourner une portion du canal thoracique, en l'étendant sur un cylindre de verre de façon à le dilater ; car alors la tunique interne, moins élastique que les autres, se déchire avant que celles-ci aient cédé, et elle laisse à découvert, d'espace en espace, la tunique moyenne (*c*). Dans la plupart des ouvrages sur

(*a*) Hewson, *Description of the Lymphatic System* (*Works*, p. 124).
(*b*) Nuck, *Adenographia curiosa et uteri fœminei anatome nova*, 1696, p. 43.
(*c*) Sheldon, *The History of the Absorbant System*, 1784, p. 26.

sées longitudinalement. Ces parties constituent ce que les anatomistes appellent la *tunique interne* de ces lymphatiques. Plus en dehors, on découvre une tunique moyenne composée de fibres musculaires lisses et de fibres élastiques très fines, dirigées les unes et les autres transversalement (1) ; enfin le tout est revêtu extérieurement par une troisième tunique qui se compose principalement de faisceaux longitudinaux de filaments de tissu conjonctif entremêlés de quelques fibres musculaires lisses dont le trajet est oblique ou longitudinal (2). Le déve-

l'anatomie descriptive de l'Homme, on ne fait mention que de deux tuniques (a) ; mais les observations de Sheldon et les recherches histologiques de MM. Henle, Valentin, Krause, Lane, Kölliker, Bowmann et Todd, etc., montrent que la structure de ces vaisseaux est plus complexe.

(1) Suivant quelques anatomistes, cette tunique moyenne n'existerait pas (b), ou tout au moins manquerait dans les lymphatiques du mésentère (c). M. Kölliker l'a toujours rencontrée dans ceux du plexus lombaire et des membres (d), et ses observations à ce sujet s'accordent avec celles de M. Henle (e).

(2) Les fibres musculaires lisses dont il est ici question ont été décrites et figurées par M. Kölliker dans les ganglions lymphatiques du mésentère du Lapin (f), et dans les ganglions lymphatiques de la Souris, par M. Heyfelder (g).

Elles ne paraissent pas différer notablement de celles qui se trouvent dans la tunique moyenne des artères et des veines, et appartiennent à la variété des fibres non striées, que M. Cruveilhier et quelques autres anatomistes désignent sous le nom de *tissu dartoïde* (h). Du reste, elles ne sont que très peu développées.

(a) Cruveilhier, *Traité d'anatomie descriptive*, t. III, p. 184.
— Henle, *Symbolæ ad anatomiam villorum imprimis eorum epithelii et vasorum lacteorum*, 1837, et *Traité d'anatomie générale*, t. II, p. 89.
— Valentin, *Ueber das Gewebe der ductus thoracicus und der Lymphgefässe* (*Repertorium*, 1837, t. II, p. 242).
— Krause, *Vermischte Beobachtungen* (Müller's *Archiv für Anat. und Physiol.*, 1837, p. 5).
— S. Lane, art. *Lymphatic and Lacteal System* (Todd's *Cyclop. of Anat. and Physiol.*, t. III, p. 208).
— Kölliker, *Éléments d'histologie*, p. 625 et suiv.
— Bowmann et Todd, *Physiological Anatomy*, t. II, p. 272.
(b) Burggraeve, *Histologie*, p. 338.
(c) Weyrich, *De textura et structura vasorum lymphaticorum*. Dorpat, 1851.
(d) Kölliker, *Éléments d'histologie*, p. 627.
(e) Henle, *Traité d'anatomie générale*, t. II, p. 90.
(f) Kölliker, *Beiträge zur Kenntniss der glatten Muskeln* (*Zeitschrift für wissenschaftliche Zoologie*, 1849, t. I, p. 85).
(g) Heyfelder, *Ueber den Bau der Lymphdrüsen* (*Nova Acta Acad. Nat. curios.*, t. XXIII, p. 545, pl. 53, fig. 5).
(h) Cruveilhier, *Traité d'anatomie descriptive*, t. III, p. 134.

loppement relatif de ces divers éléments anatomiques varie, et dans quelques parties du système la structure de ces vaisseaux se complique davantage. Ainsi, dans le tronc principal, ou *canal thoracique*, le microscope fait découvrir, entre les tuniques interne et moyenne déjà mentionnées, plusieurs lames striées et une membrane élastique réticulée; enfin la tunique externe, devenue plus épaisse, est enrichie d'un certain nombre de fibres musculaires longitudinales (1). On a constaté aussi la présence de vaisseaux sanguins dans l'épaisseur des parois des lymphatiques, mais jusqu'ici on n'est point parvenu à y reconnaître des nerfs (2).

Contractilité de leurs parois.

Pendant longtemps on a révoqué en doute l'existence d'éléments musculaires dans les tuniques des vaisseaux blancs, et aujourd'hui encore beaucoup d'anatomistes se refusent à considérer comme telles les fibres lisses et contractiles qu'on y aperçoit (3). Effectivement l'irritabilité de ces conduits est en général

(1) Déjà, vers la fin du siècle dernier, Sheldon avait distingué des fibres musculaires circulaires dans les parois du canal thoracique, chez le Cheval (*a*), et ses observations à ce sujet ont été confirmées par des anatomistes de l'époque actuelle (*b*).

(2) Cruikshank a injecté les artérioles nourricières des parois des vaisseaux lymphatiques, et les a vues se ramifier élégamment dans la substance de leurs tuniques (*c*). L'existence des *vasa vasorum* dans les parois minces et transparentes de ces vaisseaux a été constatée aussi par plusieurs autres anatomistes, et devient parfois facile à reconnaître par la manifestation de phénomènes inflammatoires dans ces tubes. En effet, les lymphatiques sont alors non-seulement gonflés et douloureux, mais fortement injectés, et prennent l'apparence de cordons rouges (*d*).

(3) Ainsi, M. Cruveilhier et M. Sappey considèrent ces fibres comme ap-

(*a*) Sheldon, *The History of the Absorbent System*, p. 16.
(*b*) Burggraeve, *Histologie*, 1843, p. 337.
— Bowman et Todd, *Physiological Anatomy*, t. II, p. 273, fig. 169.
(*c*) Cruikshank, *Anatomie des vaisseaux absorbants*, p. 131.
(*d*) Allard, *De l'inflammation des vaisseaux lymphatiques*, etc., 1824.
— Andral, *Recherches pour servir à l'histoire des maladies du système lymphatique* (*Arch. gén. de méd.*, 1824, t. VI, p. 503 et suiv.).
— Velpeau, *Mémoire sur les maladies du système lymphatique* (*Arch. gén. de méd.*, 2e série, t. VIII, p. 129).
— Grisolle, *Traité de pathologie externe*, 1855, t. II, p. 69 et suiv.

extrêmement obscure chez les Animaux les plus voisins de l'Homme; mais, ainsi que nous l'avons déjà vu, il en est quelquefois autrement chez les Vertébrés inférieurs (1), et tout porte à croire que, sous ce rapport, les lymphatiques des Mammifères ne diffèrent pas notablement des veines, et possèdent cette contractilité lente dont nous avons rencontré tant d'exemples en étudiant le système vasculaire sanguin. On a vu, dans beaucoup d'expériences, ces vaisseaux se resserrer peu à peu quand on les irritait, et, bien qu'ils soient doués d'une grande élasticité (2), on ne saurait attribuer uniquement à cette force physique les phénomènes de contraction qui s'y manifestent, car les effets produits de la sorte sont plus considérables pendant la vie que sur le cadavre (3). Quelque-

partenant à une classe particulière de tissus qui, par leurs propriétés et leurs caractères anatomiques, seraient intermédiaires entre les muscles des tuniques intestinales, etc., et les ligaments élastiques (*a*).

(1) Voyez ci-dessus, pages 466, 475, 481 et 488.

(2) La grande élasticité des parois de ces canaux a été bien démontrée par une observation de Lauth. Un lymphatique qui, à l'état de vacuité, présentera, dit cet anatomiste, un canal presque imperceptible, pourra acquérir un diamètre d'une demi-ligne par l'injection; mais si l'on vide ce vaisseau, il reprendra son calibre primitif (*b*). Mascagni a constaté la persistance de cette élasticité pendant deux années dans des lymphatiques distendus par le mercure et conservés dans l'alcool (*c*).

(3) Tous les physiologistes qui ont fait des expériences sur les lymphatiques, chez des Animaux vivants, ont eu l'occasion de remarquer que les parois de ces vaisseaux ont un grand ressort, et tendent à se resserrer de façon à expulser les liquides contenus dans leur intérieur. Ainsi, Aselli, le jour même où il découvrit les chylifères, constata cette propriété, car il vit ces conduits se vider et disparaître en quelques minutes (*d*). Hewson constata des faits analogues chez les Oiseaux (*e*), et Sheldon fut souvent témoin de phénomènes du même ordre en étudiant les lymphatiques de la région cervicale, chez le Chien (*f*). MM. Tiedemann et Gmelin,

(*a*) Cruveilhier, *Traité d'anatomie descriptive*, t. III, p. 134.
— Sappey, *Traité d'anatomie descriptive*, t. I, p. 626.

(*b*) E. A. Lauth, *Essai sur les vaisseaux lymphatiques*, p. 5 (Thèse, Strasbourg, 1824).

(*c*) Mascagni, *Vasorum lymphaticorum corporis humani historia et iconographia*, p. 27.

(*d*) Aselli, *De lactibus sive lacteis venis dissert.*, p. 20.

(*e*) Hewson, *Works*, p. 125.

(*f*) Sheldon, *Op. cit.*, p. 27.

fois même, chez les grands Ruminants, certaines parties du système lymphatique sont animées de mouvements rhythmiques

ayant lié le canal thoracique d'un Chien, virent non-seulement ce conduit se vider au-dessus de l'obstacle et se gonfler au-dessous, mais le liquide dont cette dernière portion était gonflée, s'en échapper en formant jet, aussitôt qu'ils y eurent fait une petite piqûre (*a*).

Enfin M. Colin, en faisant des expériences sur les Chevaux, a vu fréquemment des lymphatiques qui avaient le diamètre d'une plume d'oie, devenir tout à coup filiformes, et cette diminution de volume ne dépendait pas de la pression exercée par les parties circonvoisines, car elle arrivait à son maximum quand ces vaisseaux avaient été isolés par la dissection (*b*).

Mais on devait se demander si ce ressort était dû à l'élasticité des tissus seulement ou à quelque force physiologique. Mascagni adopta la première de ces hypothèses (*c*) ; mais la plupart des expérimentateurs du siècle dernier se prononcèrent en faveur de la seconde manière de voir. Les raisons qu'ils alléguèrent ne furent cependant pas toujours bien solides. Les uns parlèrent du resserrement des lymphatiques comme étant dû à une propriété distincte de l'irritabilité musculaire, sans rien préciser, quant à la nature de cette force (*d*) ; d'autres l'attribuèrent à la contractilité musculaire (*e*). Haller, qui professa cette opinion, se fonda sur des expériences dans lesquelles il avait vu le canal thoracique d'une Souris et les vaisseaux lactés d'un Chevreau se contracter, quand il les touchait avec de l'acide sulfurique (*f*) ; mais Bichat objecta que les effets produits de la sorte pouvaient bien résulter seulement de la corrugation des tissus déterminée par cette matière corrosive, et ne pas dépendre de l'irritabilité musculaire (*g*). Les expériences faites, vers la fin du siècle dernier, par Schreger, paraissent plus décisives. Effectivement, cet auteur assure avoir provoqué dans ces vaisseaux des contractions bien manifestes, non-seulement en les excitant par le contact d'agents chimiques, tels que l'alcool, mais aussi en les stimulant mécaniquement ou en les exposant à l'action du froid (*h*). J. Müller a fait plus récemment des recherches sur ce sujet ; mais il n'est arrivé qu'à des résultats négatifs, sauf dans un cas où il obtint un resserrement insignifiant du canal thoracique en soumettant ce vaisseau à l'action d'un courant galvanique (*i*). Enfin,

(*a*) Tiedemann et Gmelin, *Recherches sur la route que prennent diverses substances pour passer de l'estomac et de l'intestin dans le sang*, traduit par Haller, p. 4, 1822 (?).

(*b*) Colin, *Traité de physiologie comparée des Animaux domestiques*, 1856, t. II, p. 87.

(*c*) Mascagni, *Op. cit.*, p. 27.

(*d*) C. G. Ontyd, *Dissert. acad. de causa absorptionis per vasa lymphatica*, p. 79. Leyde, 1795.

(*e*) Par exemple : Cruikshank, *Anatomie des vaisseaux absorbants*, p. 128 et suiv.

(*f*) Haller, *Mém. sur les parties sensibles et irritables*, t. I, p. 278.

(*g*) Bichat, *Anatomie comparée*, t. II, p. 117.

(*h*) Schreger, *De irritabilitate vasorum lymphaticorum*, 1789.

(*i*) Müller, *Manuel de physiologie*, t. I, p. 212.

bien caractérisés. Ainsi, M. Colin a vu des contractions de ce genre dans les vaisseaux lactés du mésentère chez le Bœuf (1).

Lauth a attaqué la question d'une autre manière ; il a comparé les effets du ressort de ces vaisseaux chez les Animaux vivants ou récemment morts et sur des cadavres où tout indice de vitalité avait disparu, et il a constaté de grandes différences. Ainsi que je l'ai déjà dit, quand, sur le vivant, on lie le canal thoracique, et qu'on y fait ensuite une piqûre au-dessous du point oblitéré, le liquide qui s'y trouve est lancé dehors sous forme de jet ; mais en répétant cette opération sur le cadavre, on voit que l'écoulement ne s'effectue que lentement. Lauth a observé aussi que pendant vingt-quatre heures après la mort, les vaisseaux chylifères conservent assez d'irritabilité pour se contracter, quand ils sont excités par le contact de l'air, mais que plus tard ils restent distendus par le chyle, lorsqu'ils sont mis à nu (*a*).

Mojon parle d'un mouvement vermiculaire qu'il aurait vu dans les vaisseaux lymphatiques, mais il ne donne à ce sujet aucun détail qui soit de nature à inspirer quelque confiance dans l'exactitude de ses observations (*b*).

Enfin, MM. Bowmann et Todd ont vu le canal thoracique se contracter lentement sous l'influence d'une excitation mécanique (*c*), et c'est la lenteur avec laquelle ce phénomène se manifeste, qui est probablement la cause des résultats négatifs auxquels la plupart des expérimentateurs sont arrivés dans des essais du même genre.

Quant à la contractilité des villosités intestinales, où beaucoup de ces vaisseaux prennent naissance, j'aurai l'occasion d'y revenir dans une prochaine Leçon.

(1) Ces vaisseaux présentent quelquefois, sur divers points de leur longueur, des élargissements en forme d'ampoules, et M. Colin a vu ces parties dilatées se contracter au point de disparaître presque, puis s'agrandir de nouveau, de façon à se remplir et à se vider alternativement, et cela d'une manière régulière (*d*).

Ce physiologiste a remarqué aussi que la rétractilité des lymphatiques est, en général, plus prononcée dans les petites branches que dans les gros troncs, et qu'elle est la plus forte dans les vaisseaux sinueux qu'entoure beaucoup de tissu conjonctif, par exemple, dans ceux de l'aine, du cou et de la région sous-lombaire. La citerne, ou réservoir de Pecquet, à moins d'être adhérente aux parties voisines, comme cela a lieu chez les Solipèdes, se resserre plus fortement que le canal thoracique, bien que ses parois soient plus minces (*e*).

(*a*) E. F. Lauth, *Essai sur les vaisseaux lymphatiques*, p. 6.

(*b*) Voyez Breschet et Roussel de Vauzème, *Recherches sur les appareils tégumentaires des Animaux* (*Ann. des sciences nat.*, 1834, 2ᵉ série, t. II, p. 230).

(*c*) Bowmann et Todd, *Physiological Anatomy*, 1856, t. II, p. 273.

(*d*) Colin, *Recherches expérimentales sur les fonctions du système lymphatique* (Mémoire manuscrit présenté à l'Académie des sciences en 1858).

(*e*) Colin, *Traité de physiologie comparée des Animaux domestiques*, t. II, p. 88.

Les parois des lymphatiques, malgré leur ténuité et leur grande délicatesse apparente, sont en réalité fort robustes; elles ne se rompent que sous l'influence d'une pression très considérable (1) ; mais elles sont néanmoins fort extensibles, et c'est principalement à raison de cette propriété et de l'existence de valvules très multipliées dans leur intérieur que ces vaisseaux prennent un aspect variqueux ou même moniliforme quand ils sont gonflés par une injection.

Valvules. § 2. — Les valvules qui subdivisent de la sorte les lymphatiques, et leur donnent l'apparence d'une série de cellules ovoïdes ou de cônes emboîtés les uns dans les autres, sont disposées à peu près de la même manière que celles des veines (2). Elles représentent chacune une sorte de voile membraneux en forme de croissant qui adhère à la paroi du vaisseau par sa grande courbure, tandis que sa petite courbure, dirigée vers le centre du système, est libre. Elles consistent essentiellement en un repli de la tunique interne, et

(1) Sheldon a vu que les parois des lymphatiques, malgré leur grande minceur, résistent à la pression d'une colonne de mercure dont le quart suffirait souvent pour rompre les tuniques d'une veine ou d'une artère de même calibre (*a*). Breschet a trouvé que dans les membres inférieurs cette résistance des lymphatiques est à celle des artères dans le rapport de 10 à 3; mais qu'elle est plus petite dans les membres supérieurs et moindre encore dans les viscères (*b*).

(2) La structure de ces valvules a été étudiée par Rudbeck, Bartholin et beaucoup d'anatomistes du siècle dernier; mais c'est surtout à Ruysch qu'on en doit la connaissance exacte (*c*). Ce point de l'histoire anatomique des vaisseaux lymphatiques a été l'objet de recherches nouvelles et très approfondies, il y a une vingtaine d'années; Breschet, et, à son instigation, Lauth, s'en sont occupés avec beaucoup de persévérance, et l'on trouve dans un ouvrage du premier de ces deux auteurs une description très détaillée de ces organes (*d*).

(*a*) Sheldon, *The History of the Absorbent System*, p. 27.

(*b*) Breschet, *Le système lymphatique considéré sous les rapports anatomique, physiologique et pathologique*, 1836, p. 74).

(*c*) F. Ruysch, *Dilucidatio valvularum in vasis lymphaticis et lacteis* (*Opera*, t. I, p. 1-13).

(*d*) Breschet, *Le système lymphatique considéré sous les rapports anatomique, physiologique et pathologique*, 1836, p. 76 et suiv., pl. 1, fig. 1-3. — Les observations de Lauth sont consignées dans cet ouvrage, p. 84 et suiv.

leur portion libre est d'une si grande délicatesse, qu'une pression assez légère suffit souvent pour la déchirer ; mais, près de leur base, c'est-à-dire de leur ligne de jonction avec les parois dont elles naissent, elles sont plus fortes et renferment dans leur épaisseur un prolongement de la tunique moyenne (1). En général, elles sont géminées, c'est-à-dire réunies par paires, en face l'une de l'autre, de façon à occuper toute la circonférence du vaisseau, et à se rencontrer par leur bord, ou plutôt par la portion terminale de leur face interne. Les poches formées par ces replis sont très profondes dans les gros troncs, mais elles se raccourcissent beaucoup dans les petites branches, et quelquefois elles deviennent si étroites et se confondent si intimement par leurs points de jonction, qu'elles ressemblent à une petite cloison annulaire et n'interceptent qu'incomplétement le passage (2) ; enfin, dans d'autres parties, elles ne paraissent consister qu'en un prolongement du bord aigu de l'angle de jonction de deux de ces vaisseaux (3).

Ces espèces d'écluses ne sont ni également nombreuses, ni également bien constituées dans toutes les parties du système lymphatique. Ainsi elles abondent dans les vaisseaux superfi-

(1) Quelques anatomistes considèrent cette portion basilaire des valvules comme étant formée par un repli de la totalité des parois du vaisseau, et les comparent, sous ce rapport, à la valvule iléo-cæcale de l'intestin, qui résulte d'une sorte d'invagination de ce tube (*a*).

(2) Cette disposition, qui avait été signalée par Breschet, a été décrite avec plus de détails par M. Lane (*b*).

(3) Il arrive, dans certains cas, que dans l'appareil valvulaire situé à l'orifice d'une branche qui se réunit au tronc correspondant sous un angle très aigu, l'un des replis semi-lunaires se développe beaucoup, tandis que l'autre reste plus ou moins rudimentaire ; quelquefois même cette dernière disparaît complétement, et la première n'est indiquée que par un prolongement concave du bord aigu de l'embouchure. Les branches afférentes au canal thoracique offrent parfois cette disposition.

(*a*) Sappey, *Traité d'anatomie descriptive*, t. I, p. 618.
(*b*) Lane, art. *Lymphatic and Lacteal System* (Todd's *Cyclop. of Anat. and Physiol.*, t. III, p. 210, fig. 50).

ciels des membres (1); elles sont moins multipliées dans ceux qui rampent dans les espaces intermusculaires, et elles sont plus rares dans ceux de la tête et du cou (2); dans le réseau pariétal des intestins, elles sont très rapprochées, tandis que dans les troncs lymphatiques qui sillonnent le mésentère elles ne se trouvent qu'à des distances plus notables, et elles sont encore plus espacées dans le canal thoracique. Dans quelques parties, elles manquent complétement (3); mais presque toujours elles sont disposées de façon à empêcher le reflux des liquides dans une longueur un peu considérable d'un de ces vaisseaux ou de celui-ci dans ses affluents. Enfin, l'embouchure du canal thoracique est en général garnie d'une valvule très forte, et lors même que ce repli membraneux manque ou est incomplet, comme cela se voit souvent, le passage du sang est presque toujours rendu impossible par de fortes valvules situées à peu de distance de l'extrémité de ce conduit (4).

(1) M. Sappey a compté de 60 à 80 valvules dans les lymphatiques des membres thoraciques, depuis leur origine, au bout des doigts, jusqu'à leur entrée dans les ganglions axillaires, et les lymphatiques des membres inférieurs lui en ont offert de 80 à 100. Dans le voisinage des réseaux d'origine, on les rencontre à 2 ou 3 millimètres de distance, et dans les troncs ils sont rarement placés à plus de 7 à 8 millimètres les uns des autres.

(2) M. Bonamy a pu injecter sur le crâne plusieurs vaisseaux lymphatiques des grosses branches vers les petites, et il pense que ceux du cou sont même dépourvus de valvules dans la plus grande partie de leur étendue (a).

(3) Dans la peau, par exemple, les lymphatiques sont souvent dépourvus de valvules dans une étendue assez considérable; mais, sur d'autres points, il paraît en exister, car les injections ne passent pas toujours des troncs dans les branches (b). En général, les valvules manquent ou sont en très petit nombre dans toutes les parties radiculaires du système lymphatique.

(4) La plupart des anatomistes s'accordent, avec Mascagni, pour décrire l'embouchure du canal thoracique de l'Homme comme étant garnie d'une

(a) Voyez Sappey, *Traité d'anatomie descriptive*, p. 618.

(b) Breschet et Roussel de Vauzème, *Recherches sur la structure des appareils tégumentaires des Animaux* (*Ann. des sciences nat.*, 2ᵉ série, t. II, p. 228).

Il est également à noter que les lymphatiques ne sont pas aussi bien conformés sous ce rapport chez tous les Mammifères. Ainsi, sur l'intestin grêle de quelques Carnivores, ces vaisseaux paraissent même manquer complétement de valvules (1), et chez les Solipèdes l'embouchure du canal thoracique n'est que très incomplétement défendue contre l'entrée du sang dans son intérieur (2).

grande valvule en forme de voile et très bien constituée (*a*) ; mais M. Sappey a trouvé que souvent celle-ci n'est représentée que par quelques filaments membraneux impropres à jouer le rôle de soupape. Du reste, on trouve à 1 ou 2 centimètres plus bas une paire de valvules qui sont capables de clore complétement le passage (*b*).

Dans quelques cas, mais très rarement, on a vu les injections refluer du canal thoracique dans des parties plus ou moins éloignées du système lymphatique. Ainsi Hunter, en insufflant de l'air dans le canal thoracique, opéra une fois la distension de tous les chylifères de l'intestin. Marchettis paraît avoir obtenu un résultat analogue (*c*).

M. Colin a plusieurs fois injecté les ganglions bronchiques par le canal thoracique ; il a vu aussi l'injection passer de la grande veine lymphatique dans les branches de ce tronc, et même dans les ganglions voisins (*d*). Mais la plupart de ces résultats paraissent être la conséquence d'altérations cadavériques plutôt que de l'insuffisance normale des valvules lymphatiques dans ces parties centrales du système (*e*) ; et souvent il est facile de voir que, sous l'influence d'une pression considérable, on force les passages qui, dans l'état normal, sont fermés (*f*). Du reste, ces injections rétrogrades ne pénètrent jamais bien loin.

(1) Suivant Breschet, Fohmann aurait constaté cette disposition chez le Lion (*g*).

(2) Chez le Cheval, cet orifice est garni de deux valvules semi-lunaires qui laissent entre elles une fente allongée, et plus en arrière on trouve dans le canal thoracique cinq ou six paires d'autres valvules dont les dernières sont situées à 1 ou 2 décimètres du réservoir de Pecquet. Mais les obstacles opposés de la sorte au reflux des liquides ne sont pas complets, et on voit le sang, ainsi que les injections qui sont poussées d'avant en arrière dans ce conduit, arriver

(*a*) Voyez Mascagni, *Op. cit.*, pl. 27, fig. 5.
(*b*) Sappey, *Traité d'anatomie descriptive*, t. I, p. 622.
(*c*) Voyez Cruikshank, *Anatomie des vaisseaux absorbants*, p. 144.
(*d*) Colin, *Op. cit.*, t. II, p. 93.
(*e*) Voyez Sappey, p. 621.
(*f*) Voyez les remarques de Lauth (Breschet, *Système lymphatique*, p. 91).
(*g*) Breschet, *Op. cit.*, p. 82.

Ganglions lymphatiques.

§ 3. — Les ganglions ou glandes (1) qui se trouvent sur le trajet des lymphatiques sont des corps généralement ovoïdes ou globuleux ; souvent colorés en rose ou en brun, quelquefois aussi ils sont noirâtres ; enfin ils sont toujours revêtus d'une enveloppe membraniforme qui se compose uniquement, ou du moins principalement, de tissu conjonctif parsemé de fibres élastiques (2). Cette tunique envoie vers le centre de ces organes des prolongements qui divisent ceux-ci en un nombre considérable de petits compartiments ou lobules, et elle est traversée par des vaisseaux de deux sortes qui sont, les uns afférents, les autres efférents.

En effet, les vaisseaux lymphatiques qui se rendent à un

jusque dans les branches intestinales et lombaires du système lymphatique. Chez les grands Ruminants, le Porc, la Chèvre, etc., ces valvules ferment mieux, et l'on ne voit que rarement du sang dans le canal thoracique (*a*).

(1) Les anciens anatomistes connaissaient l'existence de ces corps, mais ils les confondaient avec les organes sécréteurs ordinaires, sous le nom commun de *glandes*. Sylvius les en distingua par l'épithète de *conglobées*, tandis qu'il appelait *glandes conglomérées* la plupart des glandes parfaites (*b*). Enfin Sœmmering ayant fait remarquer une certaine ressemblance entre ces organes et les ganglions nerveux, Chaussier leur donna le nom de *ganglions lymphatiques* (*c*), expression qui est assez généralement adoptée aujourd'hui, et que je préfère à celle de *glandes lymphatiques*, parce qu'elle ne préjuge rien quant aux fonctions encore très problématiques de ces organes.

(2) Chez quelques Mammifères, la Souris par exemple, on a découvert des fibres musculaires lisses (ou fibres-cellules) dans cette tunique. Les observations de M. Brücke s'accordent sur ce point avec celles de M. Heyfelder (*d*).

Malpighi et quelques autres anatomistes avaient pensé qu'il existe des fibres charnues dans la tunique de ces ganglions chez l'Homme ; mais cette opinion, réfutée par Haller (*e*), est en désaccord avec les résultats des recherches histologiques plus modernes (*f*).

(*a*) Colin, *Physiologie comparée des Animaux domestiques*, t. II, p. 92.

(*b*) Voyez Haller, *Elementa physiologiæ*, t. I, p. 181.

(*c*) Chaussier, *Table synoptique des vaisseaux lymphatiques*.

(*d*) Heyfelder, *Ueber den Bau der Lymphdrüsen* (*Nova Acta Acad. Nat. curios.*, t. XXXII, 2ᵉ partie, p. 545).

— Brücke, *Ueber die Chylusgefässe* (*Sitzungsbericht der Wiener Akad.*, 1853, t. X, p. 430).

(*e*) Haller, *Elementa physiologiæ*, t. I, p. 182.

(*f*) Beck, *Ueber die Natur des Colloid-Cystoids und den Bau der Lymphdrüsen* (*Illustr. med. Zeitung*, 1856, t. III, p. 242).

ganglion se divisent en plusieurs branches avant de s'y enfoncer, et c'est aussi sous la forme d'un pinceau que les vaisseaux efférents s'en séparent du côté opposé. Des artères pénètrent également dans ces organes; des veines en sortent, et l'on voit aussi des nerfs s'y rendre (1).

Les anatomistes ont été depuis fort longtemps et sont encore aujourd'hui partagés d'opinion au sujet de la structure intime de ces ganglions. Quand on injecte ces corps par l'intermédiaire de leur tronc afférent ou en poussant directement le liquide dans leur substance, il est facile de voir que les lymphatiques qui y plongent s'y ramifient beaucoup, s'y pelotonnent pour ainsi dire, et y constituent un plexus dont le côté opposé donne naissance aux racines d'un système de vaisseaux efférents de même nature. Si l'on fait sécher une préparation obtenue de la sorte en remplissant le ganglion avec du mercure, et si l'on ouvre ensuite pour en faire écouler le métal, on n'aperçoit guère dans la substance de l'organe que des tubes rameux et contournés sur eux-mêmes. On est donc naturellement porté à supposer que le ganglion ne consiste qu'en un paquet de capillaires lymphatiques disposés à peu près comme ces plexus bipolaires dont nous avons vu plusieurs exemples en étudiant le système vasculaire sanguin, plexus dans lequel un tronc lymphatique se diviserait en un faisceau de branches capillaires, lesquelles se réuniraient ensuite peu à peu pour constituer les racines d'un système de vaisseaux efférents. Telle est effectivement l'idée que s'en forment beaucoup d'anatomistes, et

Structure des ganglions.

(1) Tous les ganglions lymphatiques un peu volumineux reçoivent plusieurs petits filets nerveux qui accompagnent les artères de ces organes. M. Schaffner croit y avoir aperçu aussi des petits ganglions nerveux (*a*); mais M. Kölliker n'a pu trouver aucune trace de ces centres médullaires, et croit qu'ils n'existent pas (*b*).

(*a*) Schaffner, *Vermischte Beobachtungen* (*Zeitschr. für rationnelle Medicin*, t. VII, p. 177).
(*b*) Kölliker, *Éléments d'histologie*, p. 634.

quelques-uns des petits corps arrondis auxquels on donne le nom de *ganglions lymphatiques* paraissent en effet n'offrir dans leur structure rien de plus. Mais il n'en est pas de même pour la plupart de ces organes. Ils sont généralement d'une nature plus complexe, et, si on les étudie au microscope, à l'état frais ou après avoir fait coaguler les liquides albumineux dont ils sont remplis, on voit que dans toute leur partie périphérique ils sont formés essentiellement d'un tissu aréolaire, tandis que vers le centre ils sont composés de vaisseaux tubulaires bien caractérisés. Les cavités de cette substance corticale sont plus grandes près de la surface du ganglion que plus profondément; elles ne paraissent être qu'incomplétement séparées entre elles par des lames ou des trabécules de tissu conjonctif fibrillaire, et elles sont occupées par une matière pulpeuse qui est très chargée de corpuscules arrondis, et constitue de petits amas en forme de grains (1). Des capillaires sanguins serpentent dans les cloisons qui divisent cette portion des ganglions en une masse caverneuse, et les aréoles dont je viens de parler sont encore subdivisées par une sorte de réseau de filaments et de petits vaisseaux lymphatiques; enfin le liquide qui occupe les vides de ce tissu spongieux ne diffère pas de celui contenu dans les vaisseaux lymphatiques adjacents. Les uns considèrent cette substance corticale comme identique avec le reste du système lymphatique, et comme n'offrant l'apparence cellulaire ou caverneuse que je viens de décrire qu'à raison de la déformation des vaisseaux, qui seraient pelotonnés sur eux-mêmes dans tous les sens et s'anastomoseraient souvent entre eux (2). Suivant les autres,

(1) C'est cette substance que les anciens anatomistes appelaient le *suc propre* des glandes lymphatiques (*a*).

(2) Parmi les anatomistes qui ont considéré les ganglions comme étant formés seulement de vaisseaux lymphatiques très divisés et pelotonnés sur eux-mêmes, je citerai Albinus,

(*a*) Voyez Haller, *Elementa physiologiæ*, t. I, p. 184.

ce serait un tissu essentiellement différent où les rameaux afférents des vaisseaux lymphatiques viendraient se terminer et verser leur contenu, tandis que d'autres vaisseaux naîtraient de ces mêmes cavités pour constituer les conduits efférents de l'organe (1); mais la vérité me semble être entre ces deux opinions extrêmes. En effet, si, au lieu de n'étudier la structure du ganglion que chez l'adulte, on en suit le développement chez l'embryon, on voit qu'il se compose essentiellement de canaux qui, d'abord simples et droits, se divisent, se contour-

Ruysch (car, pour ce dernier, les glomérules dont il admettait l'existence étaient encore des paquets de capillaires lymphatiques), Hewson, Mascagni et Lauth (*a*).

Cette manière de voir est soutenue aussi, avec une conviction ferme, par un de nos anatomistes les plus habiles de notre Faculté de médecine, M. Sappey, d'après lequel l'apparence celluleuse qui se voit dans la substance des ganglions ne serait due qu'à des dilatations variciformes des vaisseaux ou à d'autres altérations pathologiques (*b*).

(1) Malpighi considérait ces ganglions comme ayant une structure celluleuse, et Cruikshank (*c*) soutenait une opinion analogue; mais ce sont surtout les recherches récentes de MM. Purkinje, Goodsir, Mandl, Noll, Heyfelder, Brücke, Donders et Kölliker, qui me paraissent avoir bien établi l'existence d'une structure aréolaire dans la portion corticale de ces organes (*d*).

(*a*) Voyez Haller, *Op. cit.*, t. I, p. 183.
— Hewson, *Op. cit.* (*Works*, p. 248 et suiv.).
— Mascagni, *Lymphaticorum vasorum histor. et iconogr.*, p. 30, pl. 1, fig. 6.
— Lauth : voyez Breschet, *Op. cit.*, p. 101.
(*b*) Sappey, *Traité d'anatomie descriptive*, t. I, p. 629 et suiv.
(*c*) Malpighi, *De structura glandularum conglobularum epistola* (*Opera posthuma*, p. 139 et suiv.).
— Cruikshank, *Op. cit.*, p. 178.
(*d*) Purkinje, *Naturforscher in Prag*, 1838, p. 175.
— J. Goodsir, *Structure of the Lymphatic Glands* (*Anatomical and Pathological Observations*, by J. Goodsir and H. Goodsir. Edinburgh, 1845, p. 44).
— Mandl, *Anatomie microscopique*, 1845, t. I, p. 231.
— Noll, *Ueber den Lymphstrom in den Lymphgefässen und die wesentlichsten anatomischen Bestandtheile der Lymphdrüsen* (*Zeitschrift für rationnelle Medicin*, 1850, t. IX, p. 80 et suiv.).
— Heyfelder, *Ueber den Bau der Lymphdrüsen* (*Nova Acta Acad. Nat. curios.*, t. XXIII, pars II, p. 341).
— E. Brücke, *Ueber die Chylusgefässe und die Fortbewegung der Chylus* (*Sitzungsbericht der Akad. der Wissenschaften zu Wien*, 1853, t. X, p. 430). — *Ueber die Chylusgefässe und die Resorption des Chylus* (*Denkschriften der Wiener Akad. der Wissenschaften*, 1854, t. VI, p. 128 et suiv.).
— Donders, *Over den bouw der weivaatsklieren en de beweging der Lympha* (*Nederlandsch Lancet*, 1853, 3e série, t. II, p. 553), et *Physiologie des Menschen*, 1856, t. II, p. 318 et suiv.
— Kölliker, *Mikroskopische Anatomie*, 1852, t. II, p. 528 et suiv. — *Éléments d'histologie*, 1855, p. 628.

nent, et se déforment de manière à constituer le tissu caverneux en question ; mais, d'un autre côté, si l'on observe au microscope le système de cavités irrégulières ainsi formées, on les portions voit qu'elles n'ont pas les mêmes caractères anatomiques que tubulaires du système dont elles dépendent, et doivent nécessairement en être distinguées.

Lauth a reconnu que chez l'embryon les ganglions lymphatiques ne consistent d'abord qu'en un simple plexus vasculaire (1), et les recherches plus récentes et plus approfondies de M. Engel nous apprennent que ces organes naissent chacun d'un vaisseau lymphatique ordinaire qui, sur un ou plusieurs points de son trajet, se dédouble de façon à former des branches collatérales, lesquelles se contournent et se pelotonnent sur elles-mêmes de manière à constituer de petits amas revêtus

(1) Les observations de Lauth (*a*) ont été confirmées par celles de Breschet. Ce dernier anatomiste n'a pu apercevoir aucune trace des ganglions lymphatiques de l'aisselle et de l'aine chez le fœtus humain, vers le sixième mois (*b*), et il ajoute que, lorsque ces organes paraissent, ils se montrent sous la forme de simples plexus où la continuité des vaisseaux lymphatiques ne peut être contestée (*c*). Ce fait est d'accord avec les résultats beaucoup plus complets obtenus par les recherches de M. Engel, à qui nous devons presque tout ce qui est connu sur ce point important de l'organogénie. Ce physiologiste a étudié avec beaucoup de soin le mode de développement des ganglions lymphatiques chez les jeunes embryons de Mouton, et il a vu que ces organes naissent de vaisseaux primitivement simples, qui d'ordinaire se dédoublent dans une certaine longueur. On aperçoit ensuite, sur un point des parois de la branche dont la transformation va s'opérer, un petit amas de granules, puis un renflement latéral qui tantôt conserve cette position, tantôt entoure complétement le vaisseau, et d'autres fois se loge dans l'angle rentrant d'une bifurcation de celui-ci. Une membrane capsulaire se constitue autour de l'espèce d'ampoule ainsi formée, et dans l'intérieur de celle-ci le vaisseau se dédouble de nouveau, une ou plusieurs fois, s'allonge beaucoup, de façon à devenir très flexueux ou contourné sur lui-même, et donne parfois naissance à des prolongements terminés en cul-de-sac. Souvent un ou deux des petits vais-

(*a*) E. Lauth, *Essai sur les vaisseaux lymphatiques* (dissert. inaug.). Strasbourg, 1824, p. 29.

(*b*) Breschet, *Le système lymphatique considéré sous les rapports anatomique, physiologique et pathologique*, 1836, p. 175.

(*c*) *Op. cit.*, p. 185.

extérieurement d'une couche membraniforme ; ces glomérules se réunissent en groupes entremêlés de branches lymphatiques qui n'ont pas subi de transformations analogues, et le tout s'enkyste, pour ainsi dire, en condensant en forme de membrane la portion périphérique du tissu conjonctif au milieu de laquelle ce travail organogénique s'est effectué. Mais les canaux tortueux qui se constituent de la sorte ne paraissent pas éprouver dans leur développement les mêmes transformations que les parties voisines du vaisseau, et acquièrent des caractères histologiques différents. Dans le principe, les unes et les autres se composaient d'une substance plastique ou blastème, partout identique; mais là où le canal primordial conserve la forme d'un vaisseau ordinaire, ses parois se revêtent d'une couche d'épithélium, et deviennent parfaitement distinctes du tissu conjonctif qui, aux dépens de la même gangue organogène, se constitue tout alen-

seaux ainsi constitués traversent directement de part en part l'ampoule, tandis que d'autres s'enroulent dans son intérieur ; ces ampoules se multiplient sur divers points de la longueur d'un même vaisseau ou sur des points voisins de différentes branches collatérales provenant des dédoublements successifs d'un même tronc, et il en résulte ainsi une agrégation d'ampoules, qui renferment chacune dans leur intérieur un faisceau de vaisseaux dont les uns sont presque droits et les autres plus ou moins contournés ; enfin ces vaisseaux euxmêmes, au lieu de rester cylindriques, deviennent irréguliers, se renflent d'espace en espace ou s'étranglent çà et là. Dans cet état, le ganglion lymphatique se compose donc essentiellement d'une agrégation de petits plexus bipolaires revêtus chacun d'une capsule membraneuse et constituant un nombre considérable de lobules (*a*). Les observations de M. Engel ne vont pas plus loin ; mais il me paraît probable que, dans la plupart des cas, le travail organogénique ne s'arrête pas là, et que, sur beaucoup de points, les petits canaux tortueux ainsi constitués s'anastomosent entre eux et se transforment en un tissu caverneux, tandis que les grosses branches du même système se perfectionnent et acquièrent dans leur intérieur une tunique épithélique dont toutes les parties de ce système vasculaire sont primitivement dépourvues. De là les différences qui s'observent généralement chez l'adulte entre la portion vasculaire et la portion caverneuse ou corticale des ganglions.

(*a*) Engel, *Bau und Entwickelung der Lymphdrüsen* (*Prager Vierteljahrsschrift für praktische Heilkunde*, 1850, t. XXVI, p. 111, fig. 1 à 24).

tour, tandis que dans les portions labyrinthiformes du même conduit la substance plastique circonvoisine ne donne pas naissance à du tissu épithélique, et semble conserver son caractère primordial ou ne se transformer qu'en tissu conjonctif fibrillaire, à la surface duquel se développeraient des corpuscules lymphatiques libres.

On ne donnerait donc qu'une idée très incomplète de la structure des ganglions lymphatiques, si l'on persistait à ne les décrire que comme des plexus de vaisseaux pelotonnés en paquets arrondis; et il me paraît utile de distinguer dans ces corps, comme l'a fait un des histologistes les plus habiles de l'époque actuelle, M. le professeur Brücke (de Vienne), deux substances constitutives, l'une corticale et aréolaire, l'autre centrale ou médullaire, et offrant une structure essentiellement vasculaire (1).

(1) M. J. Goodsir, dont la manière de voir au sujet de la structure intime des ganglions lymphatiques ne s'éloigne pas beaucoup de celle adoptée aujourd'hui par un grand nombre d'histologistes, considère la capsule de ces organes comme étant formée par une portion élargie de la tunique externe des vaisseaux tant efférents qu'afférents, sur le trajet desquels ceux-ci se trouvent. Les vaisseaux afférents, en plongeant dans le ganglion pour s'y ramifier et s'y anastomoser de façon à donner naissance à un réseau irrégulier, seraient donc réduits à leur tunique interne, laquelle se modifierait aussi de manière à devenir plus épaisse et plus opaque; enfin on y distinguerait deux couches : une, externe, transparente et très mince, qui offrirait d'espace en espace des renflements ovoïdes renfermant une ou plusieurs vésicules, et qui pourrait être comparée à la membrane basilaire des membranes sécrétantes; l'autre, interne, granulaire, épaisse et composée de corpuscules nucléolés, analogues aux utricules élémentaires qui recouvrent la surface de diverses cavités glandulaires. Cette couche épithélique ne laisserait qu'au centre de chaque vaisseau un canal étroit pour le passage de la lymphe (*a*).

M. Noll, dirigé par le professeur Ludwig, a fait de nouvelles recherches sur la structure de ces ganglions, et il est arrivé à des résultats qui, sauf les détails, s'accorderaient assez bien avec les précédents. Il pense que les vaisseaux efférents débouchent dans des

(*a*) Goodsir, *Structure of the Lymphatic Glands* (*Anatomical and Pathological Observations*, 1845, p. 44).

Une partie des branches formées par les lymphatiques afférents traverse directement les ganglions sans s'y ramifier ou ne forment qu'à la surface de ces organes un réseau lâche; mais les autres s'y résolvent en ramuscules d'une grande ténuité (1), qui pénètrent entre les cloisons intervasculaires de la couche corticale, et paraissent s'ouvrir dans les lacunes de cette substance spongieuse (2). Le tissu médullaire ne

cavités occupées par la substance granuleuse, et que la lymphe traverse cette matière pour s'écouler ensuite par le vaisseau efférent né de l'extrémité opposée de cette cavité (*a*).

M. Brücke fut le premier à établir nettement la distinction entre la substance corticale et la substance médullaire des ganglions lymphatiques qui a été admise par M. Kölliker, et il considère la première de ces couches comme étant formée de corpuscules arrondis dont la structure aurait beaucoup d'analogie avec celle des glandes de Peyer, que je ferai connaître dans une autre partie de ce cours (*b*).

M. Kölliker adopta cette manière de voir, et ajouta beaucoup de faits nouveaux relatifs à certaines dispositions de la structure aréolaire dont se compose la couche corticale (*c*).

Enfin les recherches de M. Donders ont conduit à des résultats analogues (*d*), et les observations plus récentes de M. Vierordt s'accordent parfaitement avec celles de M. Kölliker (*e*).

(1) M. Kölliker estime la largeur de ces branches lymphatiques de 0mm,02 à 0mm,018 (*f*).

(2) M. Kölliker pense que les vaisseaux afférents débouchent en général dans les lacunes les plus profondément situées dans la couche corticale; cavités qui sont plus petites que celles situées vers la surface des ganglions. D'après cet histologiste, les aréoles en question seraient subdivisées chacune par un réseau très fin en un grand nombre de cavités fort petites, qui ne seraient aussi séparées entre elles que d'une manière très incomplète, et consisteraient également dans des lacunes du tissu conjonctif (*g*). Mais il me paraît probable que ces petites lacunes sont, en réalité, les lumières des conduits tortueux des capillaires pelotonnés que M. Engel a observés dans les ganglions naissants, conduits qui n'auront pas acquis des parois propres et sont devenus extrêmement irréguliers.

(*a*) Noll, *Op. cit.* (*Zeitschr. für rationnelle Medicin*, 1850, t. IX, p. 80 et suiv.).

(*b*) Brücke, *Ueber die Chylusgefässe und die Fortbewegung des Chylus* (*Sitzungsbericht der Wiener Akademie*, 1853, t. X, p. 429), et *Ueber die Chylusgefässe und die Resorption des Chylus* (*Mém. de l'Acad. de Vienne*, 1854, t. VI, p. 128 et suiv.).

(*c*) Kölliker, *Ueber den feineren Bau und die Functionen der Lymphdrüsen* (*Verhandlungen der physicalisch-medicinischen Gesellschaft in Würzburg*, 1854, t. IV, p. 107).

(*d*) Donders, *Op. cit.* (*Nederlandsch Lancet*, 1853, 2e série, t. II, p. 553). — *Physiologie des Menschen*, 1856, t. II, p. 319.

(*e*) Virchow, *Die Cellularpathologie*, 1858, p. 150 et suiv., fig. 61.

(*f*) Kölliker, *Traité d'histologie*, p. 632.

(*g*) Idem, *ibid.*, fig. 295.

présente en général aucune trace de la structure caverneuse, qui est si remarquable dans la couche superficielle, et il se compose essentiellement d'un plexus lymphatique serré qui donne naissance aux vaisseaux efférents du ganglion, et qui est entremêlé de vaisseaux sanguins ainsi que d'une sorte de stroma composé de tissu conjonctif serré (1).

En résumé, nous voyons donc que l'on doit se représenter le ganglion lymphatique comme formé essentiellement par une agglomération d'organites arrondis qui sont logés dans une trame ou réseau de tissu conjonctif et de vaisseaux sanguins, et qui se composent chacun d'un petit système de cavités irrégulières dans lesquelles un vaisseau lymphatique afférent vient se perdre en se ramifiant et en changeant de structure, et dans lesquelles aussi paraissent naître les vaisseaux efférents. Ces espaces sont limités par la substance hyaline et amorphe qui forme la couche sous-épithélique dans le vaisseau afférent, et qui, au lieu d'être revêtu d'une couche de tissu utriculaire adhérent en forme d'épithélium, donne naissance à une multitude de corpuscules libres. Enfin, ces corpuscules sont semblables aux globules plasmiques de la lymphe, et constituent une sorte de magma granuleux à travers lequel ce liquide filtre, pour ainsi dire, en allant du vaisseau afférent au vaisseau efférent du ganglion.

Le mode d'organisation que je viens de décrire dans les ganglions placés sur le trajet des troncs lymphatiques paraît exister aussi dans un nombre considérable de petits corps spongieux qui se trouvent dans l'épaisseur des parois de l'intestin, et qui sont connus sous le nom de *glandes de Peyer*. Dans une autre occasion, j'aurai à revenir sur l'histoire de ces organes, et je me bornerai à ajouter ici que M. Brücke,

(1) Ce stroma ne renferme pas de fibres élastiques, mais contient souvent des amas plus ou moins considérables de cellules adipeuses.

qui a fait de leur structure une étude attentive, les considère comme étant des ganglions lymphatiques diffus ; mais il n'a pu démontrer d'une manière satisfaisante les relations anatomiques de ces corps avec un système de lymphatiques efférents, et son opinion, quoique réunissant en sa faveur beaucoup de probabilités, n'est pas généralement adoptée par les anatomistes (1).

Il est aussi à noter que les ganglions lymphatiques sont plus développés dans l'enfance qu'à l'âge adulte, et que dans la vieillesse ils diminuent de volume (2). On a cru remarquer

(1) M. Brücke se fonde principalement sur ce qu'en injectant les petits canaux lymphatiques de la muqueuse intestinale, il a vu l'injection se répandre dans l'intérieur des glandes de Peyer, sans qu'il y eût aucune apparence de rupture des vaisseaux, et sur la ressemblance qu'il a constatée entre la structure intime de ces organes et celle des ganglions mésentériques. Il a trouvé, dans la substance de ces glandules, des globules semblables à ceux qui sont logés dans les aréoles de la substance corticale des ganglions lymphatiques, et qui, à leur tour, paraissent être identiques avec les globules plasmiques de la lymphe. Enfin, il a vu partir de la base de chacune de ces mêmes glandules un cylindre blanchâtre qui lui a paru être de même nature que les faisceaux de lymphatiques qui naissent des villosités voisines, et qui vont concourir à la formation du système chylifère (*a*).

(2) Plusieurs anatomistes ont cru que les ganglions lymphatiques s'atrophiaient avec l'âge et disparaissaient dans la vieillesse. Mais cette opinion est fort exagérée, et Cruikshank a reconnu que, chez les vieillards, ces organes existent toujours, quoique fort réduits en volume (*b*).

M. Gulliver a trouvé que le développement relatif des ganglions est plus considérable dans l'enfance qu'à l'âge adulte, non-seulement dans l'espèce humaine, mais même chez les Oiseaux (*c*).

M. Cruveilhier a remarqué que c'est chez les enfants au-dessous de cinq ou six ans que le système lymphatique se laisse injecter le plus facilement, et que, chez les vieillards, cette opération réussit en général moins bien que chez les sujets jeunes ou de moyen âge (*d*).

Hewson pense que chez la Femme les ganglions lymphatiques sont en

(*a*) E. Brücke, *Ueber den Bau und die physiologische Bedeutung der Peyerischen Drüsen* (*Denkschriften der Wiener Akademie der Wissenschaften*, 1851, t. II, p. 21, pl. 8, fig. 1-5).

(*b*) Voyez Haller, *Elementa physiologiæ*, t. I, p. 191.

— Cruikshank, *Anatomie des vaisseaux absorbants*, p. 155.

(*c*) Gulliver, *Notes to Hewson's Works*, p. 246.

(*d*) Cruveilhier, *Traité d'anatomie descriptive*, t. III, p. 140.

également un certain rapport entre la grandeur relative de ces organes et l'activité du travail nutritif général dans l'organisme.

Relations des lymphatiques avec les vaisseaux sanguins dans les ganglions.

§ 4. — Lorsqu'on pousse des liquides dans les lymphatiques afférents d'un ganglion, on voit souvent l'injection passer dans les veines avec une très grande facilité, et plusieurs anatomistes ont pensé que d'ordinaire un certain nombre de ces vaisseaux blancs y débouchent dans le système sanguin (1); mais l'existence de ces communications directes est très douteuse, et, sauf les cas dans lesquels les fluides transsudent des artères ou des veines dans les lymphatiques, le passage des unes dans les autres paraît dépendre de la rupture de leurs parois, dont la délicatesse est extrême. Les altérations pathologiques ou cadavériques peuvent contribuer aussi à en imposer aux anatomistes sur la signification des résultats obtenus par

général moins volumineux que chez l'Homme, et qu'ils sont moins développés avant l'âge de la puberté qu'à cette période de la vie (*a*).

M. Boyd, ayant déterminé le poids relatif de certains ganglions lymphatiques et de la totalité de l'organisme chez une vingtaine d'individus de divers âges, a trouvé que chez des femmes âgées de cinquante ans ou davantage, et dont le corps était arrivé à un état de grande émaciation par suite de maladies chroniques, ces organes étaient plus réduits que chez une femme de quatre-vingt-dix ans, dont le corps était dans un meilleur état physiologique (*b*).

(1) Cette opinion a été soutenue par Meckel l'ancien, Caldani, Werner et Feller, Bleuland, Béclard, Fohmann, Lauth, M. Panizza et plusieurs autres anatomistes (*c*).

(*a*) Hewson, *Description of the Lymphatic System* (*Works*, p. 246).

(*b*) Voyez Gulliver, *Notes to Hewson's Works*, p. 246.

(*c*) J. F. Meckel, *Nova experimenta et observat. de finibus venarum ac vas. lymph.*, p. 7.
— Caldani, *Memoria sopra alcune particularita spettanti ai vasi chiliferi ed alle vene del mesenterio* (*Institut. physiol.*, p. 39).
— Werner et Feller, *Vasorum lacteorum atque lymphaticorum anatomico-physiologica descriptio*. 1784, p. 30.
— Bleuland, *Experimentum anatomicum quo arteriolarum lymphaticarum existentia probabiliter adstruitur*. Leyde, 1784.
— Béclard, *Anatomie générale*, p. 415.
— Lauth, *Essai sur les vaisseaux lymphatiques* (dissert. inaug.). Strasbourg, 1824, p. 35.
— Fohmann, *Anatomische Untersuchungen über die Verbindung der Saugadern mit den Venen*, 1824.— *Mém. sur les communications des vaisseaux lymphatiques avec les veines*, 1832.
— Schrœder van der Kolk : voyez Luhtmann, *Dissertatio de absorptionis sanæ atque morbosæ discrimine*. Utrecht, 1829.
— Panizza, *Osservazioni antropo-zootomico-fisiologiche*, 1830, p. 39 et suiv.

les injections ; et c'est de la sorte que l'on peut s'expliquer les dispositions anormales dont quelques auteurs ont argué pour établir que, chez l'Homme et les autres Mammifères, le système lymphatique communique directement avec les veines dans l'intérieur des ganglions aussi bien que par les troncs centraux voisins du cœur (1).

(1) La question de la communication directe des lymphatiques et des veines dans l'intérieur des ganglions ne peut être considérée comme tranchée par la négative ; mais la plupart des faits dont on a argué pour soutenir l'existence de ces anastomoses sont loin d'avoir la valeur qu'au premier abord on serait porté à leur attribuer, et aujourd'hui la plupart des anatomistes pensent que ces deux ordres de vaisseaux ne s'abouchent pas dans l'intérieur de ces organes (*a*).

Fohmann, qui soutenait avec une grande conviction l'existence de communications vasculaires, se fondait principalement sur trois ordres de considérations tirées :

1° De la facilité extrême avec laquelle les injections que l'on pousse dans les lymphatiques afférents d'un ganglion passent souvent, non-seulement dans les lymphatiques efférents de cet organe, mais aussi dans les veines qui en sortent ;

2° De la disposition particulière de certains ganglions lymphatiques qui lui paraissaient être dépourvus de vaisseaux blancs efférents

3° De la présence d'un liquide offrant l'aspect du chyle dans certaines parties du système veineux abdominal, où ce produit ne semblait avoir pu arriver que par la voie d'anastomoses directes des lymphatiques mésentériques avec ces vaisseaux (*b*).

Examinons successivement ces trois ordres de faits.

Le passage facile des injections des lymphatiques dans les veines des ganglions a été remarqué par Meckel, le grand-père de l'auteur du *Traité d'anatomie comparée*, que je cite souvent dans ces Leçons (*c*), et n'a échappé à l'attention d'aucune des personnes qui, de nos jours, ont étudié par les mêmes procédés cette partie du système vasculaire chez l'Homme. Ainsi que je l'ai déjà dit, quelques observateurs très habiles dans l'art des dissections attribuent ce passage à des anastomoses directes (*d*) ;

(*a*) Hewson, *Descript. of the Lymphatic System* (*Works*, p. 178).
— Mascagni, *Vasorum lymphaticorum histor. et iconogr.*, p. 32.
— Antommarchi, *Mém. sur la non-existence de communication normale des vaisseaux lymphatiques et des veines*, 1829.
— Cruveilhier, *Traité d'anatomie descriptive*, 1843, t. III, p. 132.

(*b*) Fohmann, *Anatomische Untersuchungen über die Verbindung der Saugadern mit den Venen*, Heidelb., 1821 (trad. dans le *Bulletin de la Soc. méd. d'émulation*, 1822, p. 13). — *Mémoires sur les communications des vaisseaux lymphatiques avec les veines*, etc. Liége, 1832.

(*c*) Meckel, *Nova experimenta et observationes de finibus venarum ac vasorum lymphaticorum*. Berlin, 1772.

(*d*) P. Béclard, *Éléments d'anatomie générale*, 1823, p. 417.

Communication des vaisseaux lymphatiques avec les veines.

Une autre question du même ordre a beaucoup occupé l'attention des physiologistes il y a quelques années ; savoir : les vaisseaux lymphatiques de l'Homme viennent-ils tous aboutir aux canaux thoraciques (en comprenant sous cette désignation la grande veine lymphatique du côté droit du cou), ou bien y a-t-il des branches de ce système qui débouchent directement dans les veines des membres ou des autres parties du corps ?

Nous avons vu dans la dernière Leçon que chez les Vertébrés à sang froid, et même chez les Oiseaux, il en est ainsi, et que, dans la région pelvienne, par exemple, il existe

mais il est à noter que ce résultat ne s'obtient d'ordinaire que sur les cadavres dont les ganglions sont ramollis, et semblent avoir subi dans leur texture des altérations plus ou moins profondes : aussi la plupart des anatomistes considèrent-ils ce passage comme étant dû à des ruptures dans les parois vasculaires (a). Une circonstance qui vient à l'appui de cette manière de voir a été signalée dernièrement par M. Sappey : c'est que, sous l'influence de l'altération putride, les lymphatiques ne se laissent que difficilement pénétrer par le mercure, et que, sur le cadavre, les artérioles sont d'ordinaire vides et resserrées, tandis que les veinules sont distendues par du sang ; de sorte que si le mercure s'épanche dans l'intérieur des ganglions en déchirant les vaisseaux autour du point lésé, on comprend que ce liquide puisse s'écouler plus facilement par les veines que par toute autre voie. Il est aussi à noter que l'injection simultanée des vaisseaux efférents lymphatiques et sanguins s'obtient, en général, très facilement, quand on introduit le mercure par une piqûre faite dans la substance des ganglions (b).

Fohmann cite aussi comme exemple d'anastomoses encore plus larges, entre les lymphatiques et les vaisseaux des ganglions, le mode d'organisation décrit par Abernethy chez la Baleine. En effet, d'après ce dernier anatomiste, les ganglions mésentériques de ce Cétacé gigantesque seraient de grandes poches arrondies, dont la grosseur égalerait parfois celle d'une orange, et dont l'intérieur serait occupé par une cavité contenant un plexus de lymphatiques ; quelques-uns de ces vaisseaux continueraient leur route et sortiraient du ganglion sans s'être ouverts, mais d'autres déboucheraient librement dans ce réservoir ; les artères mésentériques s'ouvriraient dans la même cavité, et celle-ci communiquerait non moins directement avec les veines : ce seraient donc des poches sanguines qui seraient traversées par un plexus lym-

(a) Voyez ci-dessus, page 527, note c.

(b) Sappey, *Traité d'anatomie descriptive*, 1852, t. I, p. 624.

des anastomoses de ce genre; mais, chez l'Homme et chez les autres Mammifères, la centralisation de ces voies de communication est portée plus loin, et si, dans un petit nombre de cas, on a vu quelques branches du système lymphatique se terminer dans les veines de l'abdomen ou des membres, cette disposition était une anomalie, et, dans l'état ordinaire de l'organisme, rien de semblable n'a lieu (1).

phatique dont diverses branches déboucheraient dans leur intérieur. Abernethy assure que les orifices terminaux des lymphatiques dans ces cavités sont faciles à voir, et qu'il a pu y introduire des soies; mais la lecture de son mémoire m'a inspiré beaucoup de doutes sur l'exactitude des conclusions qu'il tire des résultats de ses injections, et, d'après la facilité avec laquelle il a fait passer la substance employée à cet usage des artères mésentériques dans la cavité centrale des ganglions, il me paraît extrêmement probable que le tissu de ceux-ci était altéré par la putréfaction, et qu'il s'est produit des épanchements dans leur intérieur (a). Cette explication a été donnée depuis fort longtemps par M. Knox (b), et elle est parfaitement d'accord avec les résultats obtenus plus récemment par M. J. Reid, dans ses recherches sur les ganglions mésentériques du *Balænoptera rostrata* (c).

Fohmann pensait que le ganglion d'Aselli était dépourvu de lymphatiques efférents chez le Phoque; mais nous avons déjà eu l'occasion de voir que le contraire a été établi par les observations plus exactes de Rosenthal et de M. Knox (d).

Fohmann considérait aussi quelques-uns des ganglions axillaires du Chien comme étant dépourvus de lymphatiques efférents; mais je doute beaucoup de ce fait, et l'on comprend que ces vaisseaux, s'ils n'ont pas été remplis par l'injection, aient pu échapper très facilement aux regards (e).

Quant aux arguments tirés de la présence d'un liquide lactescent dans quelques parties du système de la veine porte chez des Animaux sur lesquels on avait lié le canal thoracique, on ne peut y attacher de l'importance; car, ainsi que nous le verrons ailleurs, on sait aujourd'hui que les matières grasses peuvent être absorbées directement par les veines aussi bien que par les chylifères.

(1) Des cas dans lesquels des communications de ce genre existaient réellement, ou paraissaient exister,

(a) Abernethy, *Some Particulars in the Anatomy of a Whale* (*Philos. Trans.*, 1795, t. LXXXVI, p. 27).

(b) Knox, *Observ. on the Anat. of the Lacteal System in the Seal and the Cetacea* (*Edinb. Med. and Surg. Journ.*, 1824, t. XXII, p. 31).

(c) J. Reid, *Some Observations on the Structure of the Mesenteric Glands in the* Balænoptera rostrata (*Edinb. Med. and Surg. Journ.*, 1835, t. XLIII, p. 9).

(d) Voyez ci-dessus, page 500.

(e) Fohmann, *Mém. sur les communications des vaisseaux lymphatiques avec les veines*, p. 4.

Origine des lymphatiques.

§ 5. — Le mode d'origine des lymphatiques dans la substance des organes, et les connexions qui peuvent exister entre les racines de ce système et l'appareil circulatoire, sont plus difficiles à bien connaître. Guidés par des idées théoriques plutôt que par les résultats de l'observation directe, beaucoup d'auteurs ont pensé que les branches capillaires des artères

ont été signalés par un grand nombre d'anatomistes des XVIIe et XVIIIe siècles (*a*), ainsi que par quelques auteurs de l'époque actuelle (*b*) ; mais Haller, en rendant compte des observations faites à ce sujet par ses prédécesseurs, se prononça contre les déductions qu'on en avait tirées (*c*), et la plupart des anatomistes qui depuis lors ont fait une étude attentive et assidue des vaisseaux lymphatiques de l'Homme, assurent n'avoir jamais ou presque jamais pu découvrir la moindre trace d'anastomoses entre les branches de ce système et les troncs veineux ailleurs que dans les points où débouchent le canal thoracique et la grande veine lymphatique droite, c'est-à-dire vers la base du cou (*d*). J. Müller et Wutzer ont rencontré un sujet chez lequel une branche du canal thoracique s'ouvrait dans la veine azygos (*e*).

M. Hodgkin a vu un exemple de l'anastomose d'un tronc lymphatique des poumons avec la veine azygos, et il cite un cas dans lequel M. Bracy Clarke aurait trouvé une communication entre le réservoir de Pecquet et une des veines lombaires ; mais l'ensemble de ses recherches à ce sujet l'a conduit à penser que ces dispositions étaient le résultat d'une structure anormale, et que, dans l'état ordinaire de l'organisme, rien de semblable ne se rencontre, si ce n'est peut-être dans les ganglions (*f*).

Lippi, il est vrai, a décrit et figuré un certain nombre de communications périphériques entre les troncs lymphatiques et diverses veines du bassin (*g*) ; mais lorsque cet auteur a été appelé à montrer ces anastomoses devant une commission académique à Paris, il a complétement échoué (*h*), et il y a tout lieu de croire que tantôt

(*a*) Voyez, à ce sujet, Haller, *De partium corporis humani fabrica*, t. I, p. 334 et suiv.
— Breschet, *Op. cit.*, p. 111.

(*b*) Cruveilhier, *Traité d'anatomie descriptive*, t. III, p. 133.

(*c*) Haller, *loc. cit.*

(*d*) Mascagni, *Op. cit.*, p. 25.
— Cruikshank, *Op. cit.*, p. 191 et suiv.
— Lacauchie, *Traité d'hydrotomie*, p. 80.
— Sappey, *Traité d'anatomie descriptive*, t. I, p. 622.

(*e*) Wutzer, *Einmündung der Ductus thoracicus in die Vena azygos* (Müller's *Arch. für Anat. und Physiol.*, 1834, p. 311).

(*f*) Hodgkin, *Report on the Communication between the Arteries and Absorbants* (*Brit. Association*, 1836, t. V, p. 289).
— Au sujet de ces anomalies, voyez ci-dessus, page 504.

(*g*) Lippi, *Illustrazioni fisiologiche e patologiche del sistema linfatico-chilifero mediente la scoperta di un gran numero di communicazioni di esso col venoso*. Florence, 1825, fig.

(*h*) Voyez Breschet, *Op. cit.*, p. 113.

n'étaient pas toutes assez larges pour recevoir les globules du sang; que celles dont les dimensions étaient suffisantes pour laisser passer ces corpuscules étaient les seuls à constituer, par leur assemblage, les veines, et que les autres, trop fines pour admettre autre chose que le sérum, et désignées pour cette raison sous le nom de *vaisseaux séreux*, donnaient naissance, de la même manière, au système lymphatique (1). Pendant longtemps j'ai partagé cette opinion, et, jusque dans ces dernières années, je l'ai soutenue dans mes cours à la Faculté;

il s'en était laissé imposer par des déchirures ou par le simple accolement d'une branche lymphatique contre les parois d'une veine, et que d'autres fois il s'est mépris sur la nature des vaisseaux qu'il injectait. Il a cru aussi avoir découvert qu'une portion du système lymphatique abdominal, au lieu de se rendre au canal thoracique, allait déboucher dans les veines rénales ou dans des dépendances de la veine porte, et il désigna sous le nom de *vaisseaux chylo-poético-urinifères* des lymphatiques qu'il considérait comme s'ouvrant dans le bassinet des reins (*a*); mais tous ces résultats sont en désaccord avec ceux obtenus par la grande majorité des anatomistes (*b*).

(1) Bartholin, Nuck, Boerhaave, Vieussens, Ruysch, et la plupart des anatomistes du siècle dernier, pensaient que les artères se terminaient par des ramuscules capillaires de deux sortes : les uns, assez larges pour laisser passer le sang chargé de globules, et destinés à constituer les racines des veines ; les autres, beaucoup plus déliés, et ne pouvant livrer passage qu'au sérum. Ces derniers capillaires ont été désignés sous le nom de *vaisseaux séreux*, et ont été considérés comme constituant le réseau où le système lymphatique prend son origine (*c*).

Cette opinion a été adoptée également par quelques physiologistes de l'époque actuelle (*d*); et, dans ces derniers temps, M. Lambotte a cru pouvoir en démontrer l'exactitude par ses injections des membranes séreuses (*e*).

(*a*) Lippi, *Rech. sur le système lymphatico-chylifère et sur ses communications avec le système artériel et veineux*, trad. par Julien de Fontenelle, 1830, p. 15.

(*b*) Voyez Fohmann, *Mémoires sur les communications des vaisseaux lymphatiques avec les veines*, etc., 1832, p. 16.

— Rossi, *Cenni sulla communicazione dei vasi linfatici colle vene*. Parme, 1825.

— Antommarchi, *Mém. sur la non-existence de communication normale des vaisseaux lymphatiques et des veines*, 1829, p. 15.

(*c*) Voyez Senac, *Traité de la structure du cœur*, t. II, p. 60.

(*d*) Magendie, *Précis élémentaire de physiologie*, t. II, p. 194 (édit. de 1825).

— Harless, *Unters. über den Blutumlauf* (*Rheinische Jahrbücher für Med. und Chir.*, 1823, t. VII).

— Dugès, *Traité de physiologie comparée*, t. II, p. 464.

(*e*) Lambotte, *De l'organisation des membranes séreuses* (*Bulletin de l'Académie de Bruxelles*, t. VII, p. 164).

mais, aujourd'hui, tout en continuant à penser qu'il puisse en être souvent ainsi, je ne saurais méconnaître que les faits les mieux constatés par les histologistes de notre époque tendent à prouver qu'il en est autrement, et que les vaisseaux lymphatiques tirent leur origine d'une portion du système lacunaire général, qui se trouve nettement séparée tant du système vasculaire sanguin que des aréoles du tissu conjonctif et des grandes cavités viscérales, et qui ne communique avec les unes et les autres qu'à raison de la perméabilité des tissus intermédiaires.

Mode de développement.

Ainsi, en étudiant le travail organogénique qui s'effectue dans la queue transparente du têtard de la Grenouille, M. Kölliker a vu les lymphatiques se constituer à l'aide de cavités éparses autour desquelles se produisent des prolongements ramifiés qui apparaissaient dans la substance des tissus et qui se mettaient en communication entre elles, de façon à former, par leur réunion, des canaux fort semblables aux racines des veines. Ces aréoles, et les canaux auxquels ils donnaient naissance, étaient limités par une couche membraniforme homogène, et, dans l'état normal, ils ne lui ont paru avoir aucune anastomose avec les vaisseaux sanguins adjacents, bien que, sous l'influence de quelques légers troubles dans la circulation du sang, ces communications se soient facilement établies (1).

(1) Les vacuoles étoilées que M. Kölliker appelle des *cellules* paraissent se développer dans l'épaisseur des prolongements filiformes qui naissent d'un vaisseau lymphatique adjacent et qui sont d'abord solides, mais qui, dans un certain point, se creusent d'une cavité, laquelle émet à son tour d'autres prolongements de même nature, de façon à devenir rameuse, et se met en communication avec le vaisseau générateur par l'excavation centrale du filament dont elle dépend. Le passage ainsi établi entre ce vaisseau et la cavité étoilée est d'abord un défilé très étroit, mais peu à peu il s'élargit, et des prolongements fournis par cette dernière cavité donnant naissance à d'autres vacuoles analogues, il résulte de l'assemblage de ces cavités et de leurs branches de communication un canal qui s'avance de plus en plus en se ramifiant, et qui présente sur ses bords des prolongements

Malheureusement ces observations intéressantes n'ont pas été poursuivies très loin, et des recherches analogues n'ont été faites ni sur les autres parties de l'organisme des Batraciens, ni chez les Animaux supérieurs, où le système lymphatique arrive à un plus haut degré de perfection. Dans l'état actuel de la science, nous sommes donc obligé de laisser de côté les considérations fondées sur l'histogénie, qui seraient nécessaires pour nous permettre de saisir les vrais rapports mutuels des divers systèmes cavitaires de l'organisme chez l'Homme et les autres Mammifères, ou d'appeler à notre aide l'analogie, et de former des hypothèses qui, ne reposant peut-être pas sur des bases suffisantes, ne seront que des vues de l'esprit. Mais, à défaut de lumières plus sûres, je ne crois pas devoir négliger les secours que les notions théoriques peuvent nous fournir, et, par conséquent, anticipant sur des études dont nous aurons à nous occuper dans une autre partie de ce cours, il me semble utile de dire ici quelques mots de l'idée que, d'après l'anatomie comparée, je me forme du travail physiologique à l'aide duquel les divers systèmes de vaisseaux et les autres cavités closes se constituent chez l'embryon des Animaux les plus parfaits.

La substance gélatineuse et plastique dont se compose primi-

pointus destinés à s'avancer au milieu des parties adjacentes et à devenir à leur tour des vaisseaux lymphatiques. Les branches émanées de vacuoles voisines ne se rencontrent et ne s'anastomosent que rarement, de façon que les vaisseaux ainsi constitués ne forment pas un lacis bien caractérisé, mais sont arborescents (*a*). On conçoit cependant que si ce travail excavateur se poursuivait davantage, il en résulterait un assemblage nombreux de cavités qui ne tarderaient pas à communiquer entre elles, et qui conserveraient la forme de cellules ou vacuoles irrégulières là où leur développement serait peu avancé, tandis que plus près de leur point d'origine, c'est-à-dire du canal principal, elles prendraient tous les caractères d'un vaisseau rameux.

(*a*) Kölliker, *Note sur le développement des tissus chez les Batraciens* (*Ann. des sciences nat.*, 1846, 3e série, t. VI, p. 99, pl. 5, fig. 5, 6 et 7).

tivement l'organisme de tous les Animaux, tend à se creuser de vacuoles qui sont plus ou moins confluentes (1). Chez quelques Zoophytes extrêmement simples, les cavités les plus grandes qui se constituent ainsi s'ouvrent au dehors, et, en se réunissant aux autres, forment un système de canaux irréguliers répandus dans toutes les parties de l'économie et offrant partout les mêmes caractères. Tel est l'appareil irrigatoire que, chez les Éponges, nous avons vu servir à la respiration (2), et que nous verrons bientôt être aussi le siége du travail digestif. Chez les Zoophytes plus élevés en organisation, tels que les Coralliaires, cet ensemble de canaux rameux à réservoir central ouvert se régularise davantage, et, dans la plus grande partie de sa longueur, il se tapisse d'une tunique propre. Puis, chez des Animaux plus perfectionnés, les cavités dont le corps de l'embryon se creuse cessent d'être toutes confluentes, et la spécialisation s'établit primordialement entre celles qui doivent constituer l'appareil digestif et celles qui sont destinées à intervenir dans le travail irrigatoire. Ce dernier système de lacunes interorganiques paraît être d'abord similaire dans toute son étendue, chez les Bryozoaires, par exemple ; mais, dans les organismes plus élevés, une portion de cet assemblage de cavités confluentes se canalise et donne naissance à un système de vaisseaux proprement dits, tandis que le reste constitue, soit la chambre abdominale où se loge le système de la digestion, ainsi que d'autres parties, soit les méats ou espaces interorganiques qui se trouvent répandus entre les organes périphériques ou compris entre les fibres ou les lamelles constitutives de la plupart de ceux-ci. Ce mode d'organisation nous a été offert par les Insectes, les Crustacés et les Mollusques (3). Il se retrouve aussi chez quelques

(1) Je ne parlerai pas ici des vacuoles non confluentes qui donnent naissance aux utricules des tissus épithéliques.

(2) Voyez tome II, page 2.

(3) Voyez tome III, page 79 et suivantes.

Vers; mais nous avons vu que, chez les Annélides, un phénomène organogénique analogue à celui qui a déterminé la séparation primordiale des cavités digestives et irrigatoires chez les Molluscoïdes semble avoir produit un degré de plus dans la spécialisation des vacuoles dont la substance vivante se creuse, et avoir donné naissance à des vaisseaux qui ne communiquent pas avec le système lacunaire général et qui logent le sang rouge dont la plupart de ces Animaux sont pourvus (1).

Dans l'embranchement des Vertébrés, cette tendance à la division du travail se prononce davantage, et non-seulement les cavités dont l'organisme en voie de développement se creuse forment dès l'origine trois systèmes parfaitement distincts, savoir, un système digestif, un système circulatoire et un système lacunaire général; mais ce dernier s'individualise aussi dans ses différentes parties, et constitue, d'un côté les cavités viscérales dont les parois se tapissent de membranes isolantes, ou tuniques séreuses, et d'autre part les aréoles interorganiques ou cellules du tissu conjonctif dont il a été question dans l'avant-dernière Leçon (2). Enfin, par un travail organogénique analogue à celui qui a amené la formation de l'appareil circulatoire chez les Mollusques et les Annelés, ce système lacunaire profond tend à se diviser en deux parties de plus en plus distinctes entre elles, savoir, l'appareil lymphatique et le système aréolaire du tissu conjonctif.

Chez les Batraciens, cette séparation n'est qu'à peine ébauchée, et les lacunes constitutives du système lymphatique ne se régularisent que rarement de façon à représenter des tubes vasculaires; elles conservent pour la plupart la forme d'espaces irréguliers ou de lacunes, comme nous en avons trouvé dans

(1) Voyez tome III, page 239 et suivantes.

(2) Voyez ci-dessus, page 399.

l'épaisseur de la tunique externe des artères chez la Grenouille, et dans les parties périphériques du système elles ne paraissent avoir pour parois que la substance conjonctive d'alentour; mais dans les parties centrales de l'économie où les courants lymphatiques sont plus rapides, elles se revêtent d'une couche épithélique, et leurs parois se condensent en forme de membrane en même temps que leur trajet se régularise et que leur disposition devient de plus en plus tubulaire (1).

Or, pour se former une idée générale et juste du système lymphatique chez les Vertébrés supérieurs, dont l'étude nous occupe plus spécialement en ce moment, il faut, ce me semble, considérer cet appareil comme étant analogue à l'assemblage de cavités interstitielles qui, chez les Batraciens, a été de la sorte distrait du système lacunaire général ou système aréolaire du tissu conjonctif, mais perfectionné davantage, conformément aux tendances organogéniques dont je viens de parler, c'est-à-dire isolé et individualisé plus complétement. Les vacuoles étoilées que M. Kölliker a vues se creuser dans la substance de la queue du Têtard et se transformer ensuite en canaux lymphatiques, me paraissent être analogues aux vacuoles irrégulièrement confluentes, mais plus vastes, qui se produisent dans la substance conjonctive, et qui, en se développant d'une autre manière, forment les aréoles séreuses de ce tissu; ces dernières lacunes circonscrivent extérieurement les lamelles et les filaments de cette matière gélatineuse que les médecins désignent d'ordinaire sous le nom de *tissu cellulaire*, tandis que les espaces lymphatiques occupent l'intérieur d'une partie de ces mêmes brides ou lamelles. Nous nous trouvons donc conduit à considérer les lymphatiques comme appartenant essentiellement à la substance conjonctive et comme affectant d'abord la forme de lacunes confluentes, puis celle de vaisseaux dont les parois se conso-

(1) Voyez ci-dessus, page 462.

lident de plus en plus et se revêtent intérieurement d'une couche de tissu utriculaire, analogue à celle de toutes les autres cavités d'une origine analogue, quand elles atteignent un certain degré de développement. La couche membraniforme et homogène qui porte cette tunique épithélique, et qui se montre à nu dans les dernières ramifications des vaisseaux de cet ordre, ne serait donc que la portion de substance conjonctive au milieu de laquelle s'est creusée la vacuole génératrice du canal, et l'analogie nous porterait à admettre *à priori* que, même chez les Animaux où la structure de ce nouveau système vasculaire se perfectionne le plus, on doit trouver des parties où la forme aréolaire persiste et où la substance fondamentale de l'appareil reste seule. Nous pouvons prévoir aussi que l'anatomie nous fournira des exemples de tous les degrés intermédiaires entre ce mode de constitution simplement caverneuse et la forme tubulaire que nous avons déjà rencontrée dans presque toute la portion du système lymphatique de l'Homme et des Mammifères. Enfin, d'après le mode centrifuge de croissance observé dans le développement de ces vaisseaux par l'habile micrographe dont je viens de citer les travaux, nous devons nous attendre aussi à rencontrer cette forme aréolaire dans les parties les plus jeunes du système lymphatique, c'est-à-dire dans les parties périphériques de cet appareil.

Racines du système lymphatique.

§ 6. — Ces parties extrêmes, que les anatomistes appellent d'ordinaire les *racines du système lymphatique*, sont difficiles à étudier et même à apercevoir ; mais tout ce que nous en savons est parfaitement d'accord avec les résultats auxquels l'analogie vient de nous conduire.

Ainsi M. Brücke, en observant au microscope l'origine des vaisseaux lymphatiques dans la tunique muqueuse de l'intestin, quand ces conduits étaient remplis d'un chyle laiteux, a vu qu'ils naissaient au milieu de la substance amorphe et conjonctive de cette membrane, sous la forme de lacunes dont l'assemblage représente un réseau sans paroi membraneuse distincte : ces vacuoles se groupent ensuite autour des petites artères, de façon à leur constituer souvent une gaîne analogue à celle qui s'étend jusque sur les gros troncs chez les Batraciens (1) ; mais bientôt elles s'en séparent et se régularisent sous la forme de tubes membraneux qui affectent la disposition dendroïde dont j'ai parlé précédemment.

Un réseau composé d'aréoles irrégulières et confluentes, plutôt que d'un lacis de vaisseaux proprement dit, est aussi le point de départ des lymphatiques dans d'autres parties de l'organisme, et il me paraît probable que, dans la plupart des cas, les racines de ces vaisseaux ne sont autre chose que des lacunes de la substance conjonctive ; mais il est à présumer aussi que ces lacunes ne sont pas toujours anastomosées en manière de réseau et restent parfois isolées de la plupart des cavités adjacentes, de façon à constituer des canaux terminés en cul-de-sac (2). Dans certains cas, on a cru les voir s'ouvrir directe-

(1) M. Brücke a trouvé que, chez le Lapin, les canaux ou espaces lymphatiques des parois de l'intestin logent quelquefois dans leur intérieur, non-seulement une artériole, mais aussi la veine satellite de ce vaisseau. Souvent la cavité commune, ainsi disposée, semble tendre à s'oblitérer sur les lignes de jonction de ces deux vaisseaux et à constituer de la sorte deux canaux latéraux qui confluent seulement de loin en loin, de façon à représenter une sorte de lacis ; enfin, dans d'autres points, l'espace lymphatique, au lieu d'entourer le vaisseau sanguin, côtoie celui-ci. Cette dernière disposition est prédominante chez la Souris (*a*).

(2) La plupart des anatomistes qui, de nos jours, ont fait une étude approfondie des lymphatiques, considèrent ces vaisseaux comme naissant d'un réseau de canaux ou de cellules, c'est-à-dire de vacuoles confluentes qui ne communiqueraient nulle part, ni avec l'extérieur, ni avec les vaisseaux sanguins (*b*).

Ainsi, en résumant ses observations

(*a*) Brücke, *Ueber die Chylusgefässe und die Resorption des Chylus* (*Mém. de l'Académie de Vienne*, 1854, t. VI, p. 127).

(*b*) Henle, *Traité d'anatomie générale*, t. II, p. 84.

— Van der Haegen, *Mémoire sur une question de médecine : Quelles sont les dispositions du système lymphatique exhalant et inhalant dans les membranes séreuses*, p. 313 (*Annales des universités de Belgique*, 2ᵉ année, 1843).

— Van Kempen, *Manuel d'anatomie générale*, 1851, p. 175.

— Sappey, *Traité d'anatomie descriptive*, t. I, p. 589.

— Burggraeve, *Histologie*, 1843, p. 326.

ment au dehors, soit à l'extrémité des villosités de la membrane muqueuse de l'intestin, soit à la surface de la peau ; mais je ne pense pas que cette disposition se rencontre dans l'état normal, et le système lymphatique, de même que le système circulatoire, dont il est pour ainsi dire une dépendance, me paraît être parfaitement clos chez tous les Animaux supérieurs (1).

sur la structure du système lymphatique chez l'Homme et divers Animaux, tels que le Chien, le Cheval, le Porc, le Bœuf, le Lapin, la Marmotte, l'Ours et même les Oiseaux, M. Panizza dit : « Ho certificato i seguenti » fatti : Il sistema linfatico, considerato anche nella sua più minuta » decomposizione, si dimostra sempre in reticelle le une sovrapposte » alle altre, via via più minute e sempre continue, senza communicazione » visibile col capillare sanguigno, anche quando l'injezione è microscopica (*a*). »

(1) Quelques anatomistes ont pensé que les lymphatiques naissaient à la surface de la peau par des bouches béantes. Ainsi Haase, en faisant avancer du mercure dans ces vaisseaux, à l'aide de la pression exercée par le manche d'un scalpel, a vu des gouttelettes de ce métal sortir par des orifices situés sur cette surface (*b*), mais toutes les recherches les mieux faites tendent à prouver que ce résultat ne pouvait dépendre que de ruptures, et que dans l'état normal les lymphatiques cutanés n'ont aucune communication directe avec l'extérieur (*c*).

L'existence d'un ou de plusieurs orifices lymphatiques à l'extrémité des villosités de la tunique muqueuse intestinale a été admise par un plus grand nombre d'observateurs, mais ne me paraît pas plus réelle. Lorsqu'on examine au microscope un de ces petits prolongements, on y distingue en général assez nettement un canal central qui fait partie du système lymphatique ; et, ainsi que nous le verrons dans une autre partie de ce cours, on y reconnaît souvent la présence du chyle. Lieberkühn croyait avoir constaté que ce conduit, entouré par un lacis de vaisseaux sanguins, se terminait en une ampoule située à l'extrémité libre de la villosité et percée d'un ou de plusieurs pertuis (*d*).

Hewson, tout en réfutant les observations de Lieberkühn, relatives à l'ampoule dont je viens de parler, admit sans conteste l'existence des orifices béants comme formant l'origine des vaisseaux lactés (*e*). Vers la fin du siècle dernier, Sheldon, Cruikshank et Hedwig décrivirent ces racines ouvertes à peu près de la

(*a*) Panizza, *Dello assorbimento venoso* (*Memor dell' Instituto Lombardo*, 1843, t. I, p. 164).

(*b*) Haase, *De vasis cutis et intestinorum absorbentibus plexibusque lymph. pelvis humani, annotat. anat.* Lipsiæ, 1786, p. 4 et suiv.

(*c*) Breschet et Roussel de Vauzème, *Recherches anatomiques et physiologiques sur les appareils tégumentaires des Animaux*, 1834, 2e série, t. II, p. 208.

(*d*) Lieberkühn, *Dissert. anat. phys. de fabrica et actione villorum intestinorum tenuium hominis.* Amsterd., 1760, p. 4 et suiv.

(*e*) Hewson, *Op. cit.*, chap. X (*Works*, p. 181).

Tissus qui sont dépourvus de lymphatiques.

Puisque la formation des radicules lymphatiques semble être due à la structure caverneuse des éléments histogéniques de la substance conjonctive, nous pouvons prévoir que ces vaisseaux ne doivent pas surgir des parties de l'organisme où cette substance ne se rencontre pas (1). Or, l'épiderme et les autres

même manière (*a*). Mais aujourd'hui que les moyens d'investigation ont été perfectionnés, on a pu se convaincre que les anatomistes dont je viens de parler avaient mal interprété quelque apparence illusoire, et que les villosités ne sont pas percées au bout (*b*). Ainsi M. Goodsir a eu l'occasion d'examiner les préparations sur lesquelles Cruikshank avait cru voir les orifices en question, et il s'est assuré qu'il n'y existait en réalité rien de semblable (*c*).

(1) Mon ancien ami et collaborateur, feu Gilbert Breschet, me paraît avoir exprimé à ce sujet une opinion très juste, lorsqu'il a dit : « Le tissu cellulaire est, à nos yeux, le point principal d'où les vaisseaux lymphatiques surgissent ; c'est le sol dans lequel leurs racines s'implantent, et dans la profondeur duquel elles se ramifient avec des caractères et des formes particulières. Si nous voyons des vaisseaux lymphatiques sortir de la substance de beaucoup d'organes, c'est que le tissu cellulaire en constitue la base, la trame première. En effet, les organes dans la composition desquels ce tissu n'entre point ne donnent naissance à aucun lymphatique : tels sont les ongles, les cornes, l'épiderme, les cheveux, l'émail des dents, etc. (*d*). »

Quelques auteurs pensent que les brides et les lamelles du tissu cellulaire ou conjonctif sont formées essentiellement de vaisseaux lymphatiques (*e*), et les recherches d'Arnold leur semblent favorables à cette manière de voir ; car cet anatomiste a trouvé dans le tissu conjonctif des environs du globe de l'œil des lacis très riches de canaux de cet ordre (*f*) ; mais cette opinion n'est pas admissible aujourd'hui que les recherches microscopiques sont venues montrer que souvent ces mêmes brides ne sont pas creuses et ne consistent qu'en traînées d'une substance amorphe subgélatineuse (*g*). Les lymphatiques sont toujours formés par la substance conjonctive, mais la réciproque n'est pas vraie, et toutes les parties du système

(*a*) Sheldon, *Hist. of the Absorbant System*, 1784, p. 32.
— Cruikshank, *Op. cit.*, p. 118 et suiv.
— Hedwig, *Disquisitio ampullarum Lieberkühn physico-microscopica*. Lipsiæ, 1797.

(*b*) Rudolphi, *Einige Beobacht. über die Darmzotten* (Reil's *Archiv für Physiologie*, 1800, t. IV, p. 66 et suiv.).
— A. Meckel, *Ueber die Villosa des Menschen und einiger Thiere* (*Deutsches Archiv für die Physiol.*, 1819, t. V, p. 163).

(*c*) Goodsir, *Structure and Functions of Intestinal Villi* (*Anatom. and Physiol. Observ.*, p. 4, pl. 1, fig. 5 et 6).

(*d*) Breschet, *Le système lymphatique considéré sous les rapports anatomique, physiologique et pathologique*, p. 21.

(*e*) Cruveilhier, *Traité d'anatomie descriptive*, 1843, t. III, p. 126.

(*f*) Arnold, *Anat. und physiol. Untersuch. über das Auge*, 1832.

(*g*) Mandl, *Anatomie microscopique*, t. I, p. 226.

tissus utriculaires, dits épithéliques, ne renferment pas de tissu conjonctif; aussi n'y trouve-t-on pas de vaisseaux de cette espèce : mais, dans presque tous les organes où ce tissu se rencontre en plus ou moins grande abondance, on est parvenu à injecter des vaisseaux lymphatiques, et, dans les membranes qui sont composées essentiellement de substance conjonctive, les couches profondes des séreuses, par exemple, les canaux de cet ordre, sont si nombreux qu'ils paraissent former presque à eux seuls la substance de ces tissus (1).

Tissus qui en possèdent.

Membranes séreuses.

conjonctif ne se creusent pas en conduits lymphatiques.

D'après ce que je viens de dire, on voit que je considère comme non moins exagérée l'opinion diamétralement opposée à celle de Breschet et d'Arnold, qui a été soutenue dernièrement par quelques auteurs, au dire desquels les réticulations dont il vient d'être question n'appartiendraient pas au système lymphatique, et dépendraient seulement du système aréolaire général (*a*). Ainsi M. Sappey pense que le tissu conjonctif ou cellulaire et tous ses dérivés sont dépourvus de lymphatiques (*b*).

(1) Les belles injections pratiquées par Mascagni avaient porté cet anatomiste à penser que les séreuses et même tous les autres tissus blancs de l'économie étaient formés seulement de vaisseaux lymphatiques (*c*) ; mais les progrès de l'histologie rendent cette opinion impossible à soutenir aujourd'hui. On sait, en effet, que les séreuses sont composées de plusieurs couches; que leur surface libre est formée par du tissu épithélique pavimenteux ; qu'au-dessous de cette lame utriculaire se trouve une substance amorphe et presque gélatineuse, et que, plus profondément, on rencontre du tissu conjonctif qui, condensé superficiellement, devient de plus en plus aréolaire et se confond avec celui des parties circonvoisines auxquelles ces membranes adhèrent. Or, la couche épithélique est dépourvue de lymphatiques, et comme plusieurs auteurs considèrent les séreuses comme n'étant formées que par cette même couche, ils disent que ces membranes ne donnent naissance à aucun vaisseau de cet ordre (*d*); mais tous les anatomistes sont d'accord pour reconnaître que dans les couches profondes il existe un réseau lymphatique des plus riches, et l'on sait que pour l'injecter, il suffit de piquer celles-ci avec la pointe du tube effilé qui contient le mercure, et de laisser couler ce métal dans les aréoles du tissu conjonctif. On voit alors le mercure se répandre en couches minces sous l'épithélium

(*a*) Müller, *Manuel de physiologie*, trad. par Jourdan, t. I, p. 196.
(*b*) Sappey, *Traité d'anatomie descriptive*, t. I, p. 602.
(*c*) Mascagni, *Vasorum lymphaticorum histor. et iconogr.*, p. 65, pl. 1, fig. 2.
(*d*) Sappey, *Traité d'anatomie descriptive*, t. I, p. 599.

Derme. Il en est à peu près de même pour la couche sous-épidermique de la peau. Fohmann a fait voir que la surface du derme

séreux ; et si l'on examine à la loupe une de ces plaques argentées, on reconnaît que l'injection n'est pas répandue d'une manière uniforme, mais est contenue dans un réseau irrégulier de petites cavités plus ou moins tubuliformes (*a*). D'après les recherches de M. Berres, ce serait dans les interstices compris entre les granules constitutives de la couche amorphe sous-épithélique que naîtraient les lymphatiques, et ces lacunes se transformeraient peu à peu en canaux qui s'uniraient à ceux de la couche conjonctive sous-jacente (*b*). Cette dernière couche paraît occupée presque entièrement par des cavités du même ordre. D'après Arnold et Fohmann, les aréoles, ou cellules de cette partie des membranes séreuses, seraient toutes des cavités radiculaires lymphatiques (*c*). Fohmann a représenté ces réseaux dans le péricarde et le péritoine (*d*).

M. Lambotte, comme je l'ai déjà dit, considère les réseaux blancs des membranes séreuses comme étant en continuité directe non-seulement avec les troncs lymphatiques, mais aussi avec les capillaires artériels et veineux, de façon à constituer un système intermédiaire entre les vaisseaux sanguins et les vaisseaux lymphatiques proprement dits (*e*).

Les lymphatiques des poumons constituent sous la plèvre viscérale un réseau variqueux très remarquable, dont l'existence n'avait pas échappé à Mascagni, et dont la disposition a été étudiée avec beaucoup de soin par M. Jarjavay (*f*).

La nature du réseau de lacunes irrégulières, que divers anatomistes ont injecté à la surface du cerveau, entre la pie-mère et l'arachnoïde, est plus problématique : la plupart des auteurs qui en ont fait une étude attentive les considèrent comme appartenant au système lymphatique (*g*); mais on n'a pu les suivre jusque dans des ganglions ou dans des vaisseaux bien caractérisés, et quelques observateurs pensent que ce sont seulement des cellules ou aréoles du tissu conjonctif commun (*h*).

(*a*) Fohmann, *Mém. sur les lymphatiques de la peau, des membranes muqueuses, séreuses*, etc., 1833, p. 19.

(*b*) Berres, *Anatomie der mikroscopischen Gebilde des menschlichen Körpers*, 1836, p. 134. — Van der Haegen, *Op. cit.*, p. 294 et suiv. (*Annales des universités de Belgique*, 1843).

(*c*) Arnold, *Anatom. und physiol. Untersuchungen über das Auge des Menschen*, 1832. — Berres, *Op. cit.*, p. 87.

(*d*) Fohmann, *Mém. sur les vaisseaux lymphatiques de la peau*, etc., pl. 8 et 9.

(*e*) Lambotte, *Op. cit.* (*Bulletin de l'Acad. de Bruxelles*, t. VII, p. 164).

(*f*) Jarjavay, *Mémoire sur les lymphatiques du poumon* (*Archives générales de médecine*, 4ᵉ série, t. XIII, p. 70).

(*g*) Mascagni, *Op. cit.*, p. 63.
— Fohmann, *Mém. sur les vaisseaux lymphatiques de la peau*, etc., p. 24, pl. 10.
— Arnold, *Bemerkung über den Bau des Hirnes und Rückenmarks*, p. 105, et *Tabulæ anatomicæ*, fasc. 1, pl. 1, fig. 1, 2 ; fasc. 2, pl. 2, fig. 1, 7.
— Breschet, *Op. cit.*, pl. 1, fig. 4.
— Van der Haegen, *Op. cit.*, pl. 13 (*Ann. des universités de Belgique*, 1843).

(*h*) Ruysch, *Epistola nona*, p. 8 et 12, pl. 10, et *Thes. anat.*, VII, tab. 2, fig. 2.
— Sappey, *Op. cit.*, t. I, p. 604.

est occupée en majeure partie par un réseau de canaux lymphatiques qui percent en tous sens cette tunique, et forment aussi à sa face interne un lacis des plus riches (1). Dans cette portion périphérique du système, il n'existe généralement pas de valvules, et l'on peut injecter ces vaisseaux à rebours aussi bien qu'en poussant le liquide des radicules vers les troncs. Dans quelques parties du corps, les capillaires de cet ordre sont si abondants, que, pour arriver dans l'intérieur de ce réseau de cavités tubuliformes, il suffit de piquer au hasard la substance du derme, et la totalité du système lacunaire des téguments semble y appartenir ; mais ailleurs ils sont ou moins abondants ou moins faciles à injecter (2). Enfin, dans le cordon

(1) Les anatomistes appellent lieu d'élection, pour les injections, ces parties où le réseau lymphatique des téguments communs est le plus développé. Cette disposition organique est très remarquable à l'extrémité des doigts et des orteils, surtout de chaque côté de la base de l'ongle, sur la ligne médiane de la tête, sur le scrotum, autour du mamelon, sur le prépuce et le gland, et généralement au pourtour des orifices par lesquels la peau se continue avec les muqueuses (*a*).

(2) La grande abondance des lymphatiques à la surface du derme a été constatée par Lauth. Sur le cadavre d'un homme mort d'anasarque, il injecta ces vaisseaux avec du mercure, et obtint ainsi sur divers points des taches grises qui, au premier abord, paraissaient dues à des épanchements continus ; mais qui, examinées avec soin, se montraient sous la forme d'un réseau des plus fins. Ayant fait macérer la peau pour en détacher l'épiderme, il vit que les canaux ainsi remplis de métal étaient à nu sur le chorion, et si rapprochés, qu'on n'aurait pas pu y placer la pointe d'une aiguille sans en intéresser quelques-uns. Ces réseaux communiquaient avec les branches ascendantes du système lymphatique, et, par leur intermédiaire, se reliaient aux parties centrales de cet appareil vasculaire (*b*). Fohmann a vu aussi que, dans les préparations où l'injection avait bien réussi, les lymphatiques de la peau étaient si nombreux, que le derme semblait en être formé entièrement. Le réseau constitué par ces canaux perce cette membrane dans tous les sens, et forme à ses deux surfaces un lacis serré. Les lymphatiques du réseau superficiel sont d'une ténuité extrême ; mais ceux qui se trouvent plus profondément augmentent de volume, et donnent naissance à des

(*a*) Voyez Sappey, *Thèse sur l'injection des vaisseaux lymphatiques*. Paris, 1843.
(*b*) Lauth, *Essai sur les vaisseaux lymphatiques*. Strasbourg, 1824, p. 15.

ombilical du fœtus, la portion radiculaire du système lymphatique se rapproche encore davantage de ce que nous avons vu chez les Vertébrés à sang froid, car elle est constituée par une réunion de grandes lacunes ou aréoles du tissu conjonctif sous-cutané qui forment une gaîne autour des vaisseaux sanguins (1).

Lymphatiques des membranes muqueuses.

Les radicelles lymphatiques des membranes muqueuses affectent à peu près la même disposition que celles de la peau (2). Dans une autre partie de ce cours, j'aurai l'occasion

branches nombreuses qui, en s'unissant, constituent une couche sous-cutanée où les valvules commencent à se montrer (*a*). Fohmann ajoute que la peau de l'oreille des Lapins blancs est particulièrement favorable pour ce genre de préparation.

(1) Ce mode d'organisation a été constaté par Fohmann dans l'espèce humaine aussi bien que chez plusieurs autres Mammifères. Chez le Cheval, la gaîne lymphatique qui renferme les vaisseaux sanguins du cordon ombilical, ainsi que leurs branches placentaires, est peu subdivisée, et communique avec le canal thoracique par des branches logées dans les parois de l'abdomen. Chez les Ruminants, la disposition de ces conduits est à peu près la même que chez le fœtus humain, et le cordon ombilical se compose principalement d'un plexus très fin de vaisseaux ou de cellules qui renferment la matière connue sous le nom de *gelée de Wharton*, et qui embrassent le faisceau des vaisseaux sanguins. Ces canaux sont dépourvus de valvules (*b*).

(2) Au commencement du XVIIIe siècle, Ruysch remarqua l'apparence vasculaire que le tissu aréolaire, situé sous la conjonctive, présente lorsqu'on l'injecte au mercure (*c*). Arnold en a donné une figure (*d*).

Les lymphatiques de la muqueuse intestinale et des voies génito-urinaires ont été étudiés très attentivement par Fohmann. Cet anatomiste les décrit comme étant très semblables à ceux du derme cutané, mais plus difficiles à injecter. Ils sont également dépourvus de valvules et forment à la surface de ces membranes des lacis à mailles très serrées qui me paraissent avoir le caractère d'une

(*a*) Fohmann, *Mémoire sur les vaisseaux lymphatiques de la peau, des membranes muqueuses, séreuses, du tissu musculaire et nerveux*. Liége, 1833, p. 2, pl. 1 (réseau lymphatique de la peau du sein), pl. 2 (réseau lymphatique de la peau de la verge et du scrotum).

(*b*) Fohmann, *Ueber die Saugadern im Fruchtkuchen und Nabelstrang des Menschen* (Tiedemann's *Zeitschr. für Physiologie*, 1832, t. IV, p. 276). — *Mémoires sur les communications des vaisseaux lymphatiques avec les veines et sur les vaisseaux absorbants du placenta et du cordon ombilical*, 1832, p. 23.

(*c*) Ruysch, *Thes. sec.*, p. 6, note X.

(*d*) Arnold, *Tabulæ anatomicæ*, fasc. 1, pl. 2, fig. 7.

de m'arrêter davantage sur ce point de leur histoire anatomique, et, pour terminer ce qui me paraît nécessaire de dire ici touchant l'origine de ce système vasculaire, il ne me reste plus qu'à ajouter que les lymphatiques se voient en grand nombre dans les muscles (1) et les glandes (2), aussi bien que dans les membranes, et qu'on est parvenu à en con-

réunion de lacunes interorganiques plutôt que d'un assemblage de vaisseaux (*a*).

Les plexus et les troncs qui en naissent sous la membrane muqueuse du gland et du canal de l'urèthre ont été très bien étudiés et figurés par M. Panizza (*b*).

Il est du reste à noter que les relations de ces réseaux blancs du tissu muqueux avec les vaisseaux lymphatiques bien caractérisés n'ont pas été toujours suffisamment démontrées, et quelques anatomistes considèrent les espaces irréguliers d'apparence vasculaire qui sont injectés de la sorte comme n'appartenant pas à cet appareil, et dépendant seulement du système aréolaire du tissu conjonctif ordinaire (*c*).

(1) Les lymphatiques du diaphragme ont été étudiés par plusieurs anatomistes, tels que Rudbeck, Nuck, Cruikshank et Mascagni (*d*); Fohmann en a fait de nouveau un examen attentif, et dernièrement ils ont été l'objet de recherches nouvelles faites par M. Sappey (*e*). D'après Fohmann, ils sont plus faciles à injecter chez le Chien que chez l'Homme.

Les lymphatiques des muscles superficiels sont plus difficiles à observer; mais les faits constatés par Rudbeck, Bartholin, Hewson, M. Sappey et d'autres, ne laissent aucune incertitude, quant à l'existence de ces vaisseaux.

Il est aussi à noter que les lymphatiques forment des mailles autour des fibres musculaires dont ils suivent la direction, et qu'ils sont dépourvus de valvules (*f*).

(2) Les lymphatiques du foie sont très développés, et quelques branches de ces vaisseaux paraissent avoir été aperçues par Fallope, fort longtemps avant la découverte des chylifères par Aselli (*g*).

Ceux de la portion superficielle de ce viscère se dirigent vers sa sur-

(*a*) Voyez les figures données par Fohmann dans son *Mémoire sur les vaisseaux lymphatiques de la peau*, etc., et représentant le réseau superficiel de la muqueuse dans l'œsophage et l'estomac (pl. 3), dans l'intestin (pl. 4), dans la trachée (pl. 5), et dans la vessie (pl. 6).

(*b*) Panizza, *Osservazioni antropo-zootomico-fisiologiche*, p. 9 et suiv., pl. 4, fig. 2 et 3.

(*c*) Sappey, *Traité d'anatomie descriptive*, t. I, p. 595.

(*d*) Rudbeck, *Nova exercit. anat. exhibens ductus hepatis aquosos et vasa glandularum serosa*, 1653.

— Cruikshank, *Op. cit.*, p. 362.

— Mascagni, *Op. cit.*, pl. 21 et 26.

(*e*) Fohmann, *Mémoire sur les vaisseaux lymphatiques de la peau*, etc., p. 27.

— Sappey, *Op. cit.*, t. I, p. 606.

(*f*) Breschet, *Op. cit.*, p. 38.

(*g*) Voyez Portal, *Histoire de l'anatomie*, t. I, p. 585.

stater la présence dans presque toutes les parties de l'organisme (1).

Relations organiques des vaisseaux sanguins et lymphatiques.

§ 7. — D'après les détails anatomiques que je viens de présenter, on voit qu'il ne paraît y avoir aucune continuité ou communication anastomotique directe entre le système capillaire sanguin et les racines du système lymphatique ; mais on a pu voir aussi que le réseau d'aréoles ou de lacunes plus ou moins tubuliformes où ce dernier appareil prend naissance a des

face (a) et y rampent, puis se portent sur le diaphragme ou gagnent directement les ganglions situés au devant de l'aorte. Ceux des parties profondes se partagent en deux groupes : les uns marchent parallèlement à la veine porte, et se rendent aux ganglions voisins ; les autres côtoient les veines hépatiques en les embrassant d'un réseau, puis traversent le diaphragme, et se jettent dans les ganglions sus-diaphragmatiques, pour aller ensuite se terminer dans le canal thoracique.

Les autres glandes parfaites, telles que le pancréas, les parotides, etc., donnent également naissance à de nombreux vaisseaux lymphatiques. Dans les testicules, ces vaisseaux offrent un développement remarquable (b). Enfin, on en voit aussi qui émergent des glandes imparfaites, du corps thyroïde, du thymus, de la rate, etc.

(1) L'existence de lymphatiques dans les os paraît avoir été constatée par plusieurs anatomistes, tels que Cruikshank, Sœmmering, Breschet et M. Gros (c), mais est très difficile à mettre en évidence et paraît douteuse à quelques auteurs (d). M. Burggraeve a injecté des réseaux lymphatiques très riches dans le périoste (e).

La présence de lymphatiques n'a pas été démontrée dans la substance du système nerveux (f) ; mais, ainsi que je l'ai déjà dit, on a injecté sur la surface du cerveau, et même dans les ventricules de ce viscère, des conduits qui paraissent faire partie de ce système (g).

(a) Voyez Mascagni, *Op. cit.*, pl. 1, fig. 6, et pl. 2, fig. 9.

(b) Voyez Panizza, *Osservazioni antropo-zootomico-fisiologiche*, p. 16 et suiv., testicule de l'Homme, pl. 5, fig. 3 ; pl. 8, fig. 4, 5, 6 ; — du Chien, pl. 5, fig. 2, et pl. 8, fig. 2 et 3 ; — du Taureau, pl. 5, fig. 1 ; pl. 6 et 7 ; — de l'Ours, pl. 5, fig. 4 et 5 ; — et de la Loutre, pl. 2, fig. 6.

(c) Cruikshank, *Op. cit.*, p. 378.

— Sœmmering, *De corporis humani fabrica*, t. V, p. 395.

— Breschet, *Le système lymphatique*, p. 40.

— Gros : voyez Sappey, *Op. cit.*, t. I, p. 612.

(d) Sappey, *Op. cit.*, t. I, p. 611.

(e) Burggraeve, *Histologie*, 1844, p. 495.

(f) Henle, *Anatomie générale*, t. II, p. 86.

(g) Voyez ci-dessus, page 542. — Pour les recherches des anciens anatomistes à ce sujet, voyez Haller, *Elementa physiologiæ*, t. I, p. 177.

relations intimes avec cette portion périphérique de l'appareil circulatoire ; que les canaux capillaires où le sang circule ne sont séparés des cavités radiculaires du système lymphatique que par des parois extrêmement minces, formées d'un tissu très perméable ; enfin que ces aréoles entourent souvent en manière de gaîne les artérioles.

Nous pouvons donc comprendre que la transsudation des liquides doit se faire avec une grande facilité des parties terminales du système artériel dans les cavités radiculaires du système lymphatique, et que, dans certaines parties de l'organisme, sinon partout, cette espèce de filtration doit même s'opérer plus aisément que celle dont l'étude nous a occupés dans l'avant-dernière Leçon, et dont les résultats sont l'extravasation d'une portion des liquides nourriciers dans les aréoles du tissu conjonctif ou dans les grandes cavités que ce tissu tapisse. Ce passage des liquides des artérioles dans les lymphatiques peut d'ailleurs être constaté à l'aide des injections. Si l'on pousse successivement dans l'appareil circulatoire d'un Mammifère, d'un Chien, par exemple, une dissolution de chromate de potasse, puis de l'eau chargée d'acétate de plomb, on trouvera les lymphatiques colorés en jaune par le chromate de plomb insoluble, qui se sera précipité dans l'intérieur de ces derniers vaisseaux aussi bien que dans les artères et dans les veines. Souvent des résultats analogues s'obtiennent par des injections mercurielles, et le passage des liquides d'une artère dans les lymphatiques adjacents se démontre également bien au moyen des expériences hydrotomiques de Lacauchie, méthode d'investigation dont j'ai fait mention dans la dernière Leçon (1).

Or, ce qui a lieu de la sorte sur le cadavre, peut se constater aussi chez l'Animal vivant, et le mécanisme de ce transvase-

(1) Voyez ci-dessus, page 461.

ment nous est expliqué en partie par des observations dues à M. Kölliker. En étudiant au microscope le mode d'origine des lymphatiques dans la queue des Têtards, ce physiologiste n'a pu apercevoir aucune communication préétablie entre ces vaisseaux et les artères voisines ; mais lorsque la circulation devenait embarrassée, il a vu souvent le sang passer de celles-ci dans les radicules lymphatiques. Il attribue ce phénomène à une altération pathologique des parois vasculaires ; mais, soit que l'épanchement sanguin ait été déterminé par une perforation des tuniques vasculaires, soit qu'il ait été la conséquence d'un simple relâchement de leur tissu ou d'une augmentation dans la perméabilité de ces membranes, toujours est-il que ce fait prouve combien le passage entre les vaisseaux sanguins et lymphatiques est facile pendant la vie, car l'épanchement ne se répandait pas dans les cavités circonvoisines du tissu conjonctif, et les globules rouges ne s'introduisent que dans les vaisseaux lymphatiques (1).

Perméabilité du tissu intermédiaire.

Du reste, il me paraît peu probable que les communications observées par M. Kölliker aient été le résultat d'une anastomose accidentelle, c'est-à-dire d'un passage direct établi anormalement entre les vaisseaux sanguins et lymphatiques; et divers faits, sur lesquels il est nécessaire de fixer maintenant notre attention, me portent à croire que le tissu interposé entre les diverses cavités dont nous étudions en ce moment le mode de relation n'est pas une membrane continue, mais une substance caverneuse comparable à ces tissus feutrés que les chimistes emploient pour clarifier les liquides dont la transparence est

(1) M. Kölliker ajoute que souvent il lui a été impossible d'apercevoir aucune trace de rupture dans les parois vasculaires, à travers lesquelles les globules du sang avaient passé pour arriver dans les lymphatiques (*a*).

(*a*) Kölliker, *Note sur le développement des tissus chez les Batraciens* (*Ann. des sciences nat.*, 1846, 3e série, t. V, p. 101).

troublée par des corpuscules étrangers. Notre œil n'aperçoit dans le papier buvard ou dans tout autre filtre ni pores ni interstices quelconques, mais un système de lacunes irrégulières et confluentes y existe en réalité, car ces tissus se laissent traverser par des corpuscules solides aussi bien que par des fluides, pourvu que ces corpuscules soient suffisamment ténus; seulement ils laissent passer les liquides plus facilement, et la matière qui s'écoule est d'autant moins chargée de ces particules solides, que la substance du filtre est plus dense.

Or, il en est de même pour le tissu organique qui limite les courants sanguins capillaires et qui les sépare des cavités adjacentes du système lymphatique. Si ce tissu était en réalité une membrane continue, nous pourrions concevoir le passage des fluides des capillaires sanguins dans les radicules lymphatiques; mais les globules hématiques du sang ne devraient jamais transsuder de la sorte, à moins de l'établissement de quelque fuite accidentelle; tandis que l'observation nous apprend que toujours, ou presque toujours, un certain nombre de ces corpuscules solides s'échappe de l'appareil circulatoire et arrive dans le système lymphatique. Des expériences très intéressantes, mais dont la plupart des physiologistes ne semblent pas avoir tenu suffisamment compte, nous apprennent aussi que la proportion des globules sanguins qui filtrent ainsi à travers les parois des capillaires, et qui se retrouvent dans les vaisseaux lymphatiques, varie avec le degré de pression sous lequel le sang circule dans le système vasculaire. Ainsi M. Herbst a constaté qu'il suffit d'augmenter notablement le volume du sang à l'aide de la transfusion, pour accroître non-seulement la quantité de liquide contenu dans les lymphatiques, mais pour y rendre les globules rouges du sang beaucoup plus abondants que dans les circonstances ordinaires. On pourrait, au premier abord, objecter à cette expérience, que nous ignorons le lieu natal de ces globules hématiques, et que les corpuscules du même ordre qui se voient dans les vaisseaux lymphatiques pourraient bien ne pas leur avoir été transmis par le vaisseau sanguin. Mais, dans d'autres expériences analogues, M. Herbst, au lieu d'augmenter la masse des humeurs en circulation en injectant du sang dans les veines de l'Animal dont il voulait examiner ensuite le système lymphatique, y poussa du lait, et il reconnut ensuite la présence des corpuscules caractéristiques de ce liquide dans ces derniers vaisseaux. Les globules du lait avaient donc passé des canaux sanguins dans les conduits lymphatiques (1).

Ainsi, quoique l'observation directe ne nous permette pas de constater *de visu* l'existence de voies de communication entre les parties périphériques du système sanguin et les cavités

(1) M. Herbst a varié ces expériences de différentes manières. Tantôt il injectait une quantité considérable d'eau tiède dans les veines d'un Chien ; et bientôt après, ayant tué l'Animal et lié le canal thoracique, il trouvait les lymphatiques fortement distendus par un liquide incolore et beaucoup plus aqueux que ne l'est d'ordinaire la lymphe. D'autres fois il opérait la transfusion de façon à augmenter considérablement le volume du sang en circulation, et alors il trouvait diverses parties du système lymphatique distendues par un liquide rougeâtre dans lequel le microscope faisait reconnaître un grand nombre de globules rouges semblables en tout à ceux du sang. D'autres fois encore, après avoir fait jeûner l'Animal pendant assez longtemps pour être sûr de ne pas trouver de chyle dans les lymphatiques du mésentère, il injectait du lait dans les veines, et en examinant au microscope le liquide blanchâtre dont les lymphatiques étaient gorgés, il y reconnut les globules caractéristiques du lait. Enfin, dans une autre expérience, il injecta de la fécule dans les veines, et il obtint une coloration bleue en traitant la lymphe par l'iode. M. Herbst ne s'explique pas nettement sur le mécanisme de ce passage de corpuscules solides des vaisseaux sanguins dans les lymphatiques, et il considère la production de la lymphe comme étant une sécrétion (*a*) ; mais il me semble évident qu'on ne peut s'en rendre compte qu'en admettant que les tissus constitutifs des parois de ces vaisseaux, interposés entre leurs cavités respectives, sont creusés de cavités confluentes qui établissent le passage à la manière des pores d'un filtre.

(*a*) Gustav Herbst, *Das Lymphgefässsystem und seine Verrichtung*. Göttingue, 1844, p. 62 et suiv.).

radiculaires du système lymphatique, les résultats fournis par les expériences physiologiques me semblent prouver clairement que le passage des uns dans les autres est établi à l'aide d'un tissu spongieux analogue à un filtre, et remplissant son rôle de séparateur d'une manière plus ou moins parfaite, suivant les conditions dans lesquelles il fonctionne.

Le passage des capillaires sanguins dans les parties périphériques du système lymphatique étant si facile, nous pouvons prévoir que si la charge sous laquelle les liquides coulent dans l'appareil circulatoire est supérieure à celle que supporte le contenu des lymphatiques, ces liquides doivent tendre à traverser la cloison filtrante interposée entre ces deux ordres de canaux et à passer en plus ou moins grande quantité des premiers dans les seconds. Or, cette différence de pression existe, et elle est même très grande. Nous avons vu dans une précédente Leçon que le sang exerce une poussée très forte contre les parois des vaisseaux centrifuges (1); mais il n'en est pas de même pour le liquide contenu dans les vaisseaux lymphatiques; la colonne manométrique qui fait équilibre à cette pression n'est même pas moitié aussi haute que celle dont l'ascension est déterminée par la poussée du sang en mouvement dans les veines, et elle n'égale pas le dixième de la hauteur de celle qui nous a donné la mesure de la pression développée dans les artères (2). Il en résulte donc qu'une force mécanique considé-

(1) Voyez ci-dessus, page 234.

(2) On doit à MM. Ludwig et Noll quelques expériences sur la pression sous laquelle la lymphe se meut dans le grand tronc lymphatique cervical, qui, au côté droit, tient lieu du canal thoracique. Elles ont été faites sur des Chiens, à l'aide d'un tube manométrique chargé d'une dissolution de carbonate de soude, et elles montrent qu'en général la poussée du courant ne fait équilibre qu'à une colonne de ce liquide haute de 14 à 26 millimètres (*a*).

(*a*) Noll, *Ueber den Lymphstrom in den Lymphgefässen* (*Zeitschrift für rationelle Medicin*, 1850, t. IX, p. 63 et suiv.).

rable doit tendre sans cesse à pousser une partie des liquides nourriciers de l'intérieur des vaisseaux sanguins dans les cavités radiculaires du système lymphatique.

§ 8. — D'après cet ensemble de faits, nous pouvons donc prévoir aussi que la *lymphe*, c'est-à-dire l'humeur contenue dans l'ensemble de ce dernier système, et qu'il ne faut pas confondre avec le chyle qui est versé dans quelques parties du même appareil par le travail de la digestion ; que la lymphe, dis-je, doit avoir de l'analogie avec le sang, mais doit être beaucoup plus pauvre en corpuscules solides. Effectivement, il en est ainsi, et tous les faits connus concordent à établir que ce liquide provient du sang par transsudation. Cependant le phénomène mécanique dont je viens de rendre compte ne semble pas être le seul qui détermine la production de la lymphe, car celle-ci n'est pas identique avec le plasma du sang, et d'autres forces semblent devoir intervenir également pour y donner les caractères qui s'y observent. Cela ressortira des faits dont je me propose de rendre compte dans la prochaine Leçon.

QUARANTE-DEUXIÈME LEÇON.

De la lymphe ; constitution physique et composition chimique de ce liquide. — Origine du plasma lymphatique, des globules blancs et des globules rouges qui s'y trouvent. — Cours de la lymphe. — Causes de ce mouvement. — Quantité de lymphe reversée ainsi dans l'appareil de la circulation.

Manière de recueillir la lymphe.

§ 1. — Jusque dans ces derniers temps, l'étude de la *lymphe* présentait d'assez grandes difficultés, car sur le cadavre on ne trouve que fort peu de ce liquide dans les vaisseaux lymphatiques, et sur les Animaux vivants il paraissait difficile d'en obtenir des quantités un peu considérables, sans qu'il fût mélangé de sang ou d'autres humeurs (1). On était donc réduit à profiter de quelques affections morbides très rares, dans lesquelles un vaisseau de ce genre, situé près de la surface de la peau et devenu variqueux ou presque anévrysmatique, s'était ouvert extérieurement et versait au dehors la lymphe qui y affluait (2). Mais depuis quelque

(1) J. Müller conseillait l'emploi de Grenouilles vigoureuses, dont il incisait la peau vers le haut de la cuisse, en ayant soin d'éviter, autant que possible, la lésion des vaisseaux sanguins adjacents (*a*) ; mais la quantité de lymphe qu'on obtient de la sorte est très faible.

Magendie et Collard de Martigny se sont procuré soit du chyle, soit de la lymphe chez le Chien, en incisant la partie antérieure du canal thoracique au cou (*b*). Plus anciennement, Flandrin avait essayé de faire usage d'un moyen plus efficace, et, après avoir lié le canal thoracique d'un Cheval, il introduisit dans ce vaisseau un tube pour lui permettre de recueillir la lymphe ; mais le tube ne tarda pas à s'obstruer, et l'expérience ne donna que des résultats assez faibles (*c*).

(2) MM. Marchand et Colberg ont fait des observations de ce genre chez

(*a*) Müller, *Observ. sur l'analyse de la lymphe, du sang*, etc. (*Ann. des sciences nat.*, 1834, 2e série, t. I, p. 340).

(*b*) Magendie, *Précis élémentaire de physiologie*, t. II, p. 171 (édit. de 1825).

— Collard de Martigny, *Recherches expérimentales sur les effets de l'abstinence, etc.; sur la composition et la quantité du sang et de la lymphe* (*Journal de physiologie* de Magendie, 1828, t. VIII, p. 152).

(*c*) Flandrin, *Expériences sur les vaisseaux lymphatiques des Animaux* (*Journal de médecine*, 1790, t. LXXXV, p. 372).

temps, un des jeunes physiologistes attachés à l'École vétérinaire d'Alfort, M. Colin, a eu l'heureuse idée d'établir sur des Animaux vivants des fistules artificielles, à l'aide desquelles on détourne de sa voie ordinaire le liquide en mouvement dans un des troncs superficiels du système lymphatique, ou bien encore on fait couler au dehors le liquide contenu dans le canal thoracique lui-même, procédé qui permet à l'expérimentateur d'en recueillir des quantités considérables en fort peu de temps (1).

Propriétés physiques de la lymphe.

La lymphe, quand elle est dans l'état normal et que d'autres produits ne sont pas venus s'y mêler, est un liquide transparent et jaunâtre ; mais souvent elle charrie de la graisse qui lui donne

une personne qui portait sur le dessus du pied une fistule lymphatique (*a*) ; M. Nasse a eu l'occasion d'observer un état pathologique analogue (*b*) ; et plus récemment, M. C. Desjardins a décrit un cas d'écoulement lymphatique semblable (*c*).

(1) Pour établir une fistule au canal thoracique du Cheval, M. Colin couche l'animal sur le côté droit, porte le membre antérieur gauche fortement en arrière, et pratique du même côté une incision parallèle à la jugulaire ; lie les extrémités coupées des artères ouvertes ; divise le muscle scalène ainsi que l'aponévrose située au-dessous, dégage la portion correspondante du canal thoracique, entoure ce vaisseau d'un fil, puis l'incise, et y ajuste un tube métallique dont l'extrémité est garnie d'un petit rebord. Le tube étant fixé de la sorte, il réunit les bords de la plaie par une suture, en laissant l'extrémité de la canule faire saillie au dehors.

Chez le Bœuf, l'expérience est plus facile à pratiquer, et la plaie ne tarde guère à se cicatriser autour de la canule, de sorte que l'espèce de fontaine lymphatique ainsi établie devient permanente, et fournit de la lymphe ou du chyle chaque fois qu'on débouche l'extrémité libre de l'appareil. Ce procédé a été mis en usage pour la première fois par M. Colin (*d*), et employé ensuite par d'autres physiologistes (*e*).

(*a*) Marchand et Colberg, *Ueber die chemische Zusammensetzung der menschlichen Lymphe* (Müller's *Archiv für Anat. und Physiol.*, 1838, p. 129).

(*b*) Nasse, *Ueber Lymphe* (*Zeitschr. für Physiologie* von Treviranus, 1832, t. V, p. 18).

(*c*) Desjardins, *Mém. sur un cas de dilatation variqueuse du réseau lymphatique superficiel du derme. Émission volontaire de lymphe.* Suivi de l'analyse de cette lymphe et de réflexions par MM. Gubler et Quevenne (extr. de la *Gazette médicale*, 1854).

(*d*) Colin, *Sur le chyle* (*Bulletin de la Société impériale et centrale de médecine vétérinaire*, 1853, t. VIII, p. 256, et 1854, t. IX, p. 26).

— *Traité de physiologie comparée des Animaux domestiques*, 1856, t. II, p. 100 et suiv.

(*e*) Nasse, *Zur Physiologie der Lymphe* (*Zeitschrift für rationelle Medicin*, 1855, 2e série, t. VII, p. 148).

— Krause, *Zur Physiologie der Lymphe* (*Zeitschr. für rationelle Medicin*, 1855, 2e séri , t. VII).

une apparence opaline ou même laiteuse, et plus souvent encore elle contient des globules sanguins qui lui communiquent une teinte rosée plus ou moins intense (1). De même que le plasma du sang, ce liquide se coagule spontanément quelque temps après avoir été extrait de l'organisme vivant (2), mais le caillot qui se forme ainsi est moins solide et ne se resserre pas de façon à laisser échapper du sérum libre (3). Il possède,

(1) Si ce n'est après plusieurs jours et sous l'influence d'un commencement de putréfaction (*a*).

(2) La lymphe qui provient de la rate est souvent rougeâtre, tandis que celle du foie est généralement d'une teinte grise jaunâtre (*b*). Je me propose de traiter du chyle dans une autre partie de ce cours.

(3) Ce phénomène est évidemment du même ordre que la coagulation du sang, dont j'ai déjà traité dans la deuxième Leçon de ce cours (*c*) ; et par conséquent je saisirai cette occasion pour appeler l'attention sur les recherches qui ont été faites sur la cause de cette solidification spontanée de la fibrine plasmique depuis la publication du premier volume de cet ouvrage.

Des expériences nombreuses et délicates, faites par M. Richardson, tendent à établir que la solubilité de la fibrine plasmique est due à la combinaison de cette substance avec une certaine quantité d'ammoniaque, et que sa coagulation est déterminée par le dégagement de cette base volatile. Ce physiologiste a constaté qu'on pouvait retarder beaucoup la coagulation spontanée du sang en faisant arriver dans ce liquide la vapeur qui se dégage d'une autre quantité de sang en voie de coagulation ; que cette vapeur contient de l'ammoniaque, et que l'addition d'une petite quantité de cette base alcaline suffit non-seulement pour empêcher la coagulation, mais pour redissoudre la fibrine déjà coagulée (*d*). On s'expliquerait de la sorte la prompte coagulation du sang qui se trouve exposé à l'air ; mais, pour se rendre compte ainsi de cette solidification en vases clos, il faudrait admettre que dans les cas de ce genre l'altération de ce liquide, ou quelque autre cause, aura déterminé la production d'un acide qui enlèverait à la fibrine plasmique l'ammoniaque à laquelle ce principe albuminoïde devrait sa solubilité.

Les résultats fournis par d'autres recherches dues à M. Brücke s'accordaient davantage avec les vues exposées dans le premier volume de cet ouvrage (*e*), et je dois ajouter que la

(*a*) Colin, *Traité de physiologie comparée des Animaux domestiques*, t. II, p. 14.

(*b*) Nasse, *Op. cit.* (Wagner's *Handwörterbuch der Physiologie*, t. II, p. 403).

(*c*) Voyez tome I, page 128 et suiv.

(*d*) W. Richardson, *The Cause of the Coagulation of the Blood*. Londres, 1858.

(*e*) Brücke, *An Essay on the Cause of the Coagulation of the Blood* (*British and Foreign Med. Chir. Review*, 1857, t. XIX, p. 183). — *Ueber die Ursache der Gerinnung des Blutes* (*Archiv für pathol. Anat.*, 1857, t. XII).

du reste, les mêmes propriétés chimiques que le caillot du sang, et se compose essentiellement de fibrine (1) qui englobe dans sa substance les corpuscules solides que ce liquide charriait.

Globules lymphatiques.

En effet, quand on examine au microscope de la lymphe non coagulée, on y aperçoit un assez grand nombre de globules qui nagent dans un plasma transparent (2). La plupart de ces corpuscules sont sphériques et incolores. Leur diamètre varie entre $\frac{1}{100}$ à $\frac{1}{200}$ de millimètre. Dans l'état normal, ils paraissent être presque homogènes ou seulement un peu granulés, et l'on ne distingue que très vaguement à leur centre un noyau arrondi;

théorie de M. Richardson a été combattue par M. Zimmermann (*a*); elle me semble réunir cependant en sa faveur beaucoup de probabilités, et il est à espérer que de nouvelles expériences viendront bientôt lever toutes les incertitudes à cet égard.

(1) La coagulation spontanée de la lymphe ne s'opère que lentement. En général, elle ne commence que quinze ou vingt minutes après l'extraction du liquide, et ne devient complète qu'au bout de trente ou quarante minutes, quelquefois même davantage. Dans l'intérieur des vaisseaux, ce phénomène ne se produit pas, lors même que le cours du liquide se trouve interrompu (*b*).

(2) L'existence de ces corpuscules dans la lymphe a été signalée par Hewson; mais jusqu'à une époque récente, soit que les microscopes ne fussent pas assez perfectionnés, soit que les physiologistes n'eussent pas assez d'habileté dans l'emploi de ces instruments, on ne connaissait que très imparfaitement la composition morphologique de ce liquide. En effet, Hewson considéra les globules de la lymphe comme étant les noyaux des globules du sang, destinés à se revêtir plus tard d'une enveloppe colorée (*c*), et Magendie disait formellement qu'ils étaient semblables à ces globules rouges (*d*); mais depuis vingt-cinq ans M. Kölliker, M. Gulliver et plusieurs micrographes en ont fait une étude attentive (*e*).

(*a*) Zimmermann, *Gegen eine neue Theorie der Faserstoffgerinnung* (Moleschott's *Untersuchungen über Naturlehre des Menschen und der Thiere*, 1857, t. II, p. 20).

(*b*) Colin, *Recherches expérimentales sur les fonctions du système lymphatique* (Mémoire inédit présenté à l'Académie des sciences en 1858).

(*c*) Hewson, *Op. cit.* (*Works*, p. 253).

(*d*) Magendie, *Précis élémentaire de physiologie*, 1825, t. II, p. 191.

(*e*) Nasse, *Untersuchungen zur Physiologie und Pathologie*, 1835, t. II, p. 24.

— Gulliver, *Contrib. to the Minute Anatomy of Animals* (*London and Edinb. Philosophical Magazine*, 1842, t. XX, p. 480).

— Henle, *Traité d'anatomie générale*, t. I, p. 446.

— Kölliker, *Éléments d'histologie*, p. 638.

mais si on les soumet à l'action de l'acide acétique, ils prennent l'apparence de cellules transparentes renfermant un gros noyau granuleux (1). On les désigne plus spécialement sous le nom de *corpuscules* ou *globules lymphatiques*, et ils ne paraissent pas différer des globules plasmiques que nous avons déjà eu l'occasion d'observer dans le sang (2). D'autres globules d'une petitesse extrême se trouvent mêlés aux précédents, et paraissent consister seulement en particules de graisse entourées d'une mince enveloppe de matière albuminoïde. Enfin, on reconnaît aussi d'ordinaire dans le plasma de la lymphe un nombre plus ou moins considérable de globules hématiques qui réunissent tous les caractères des globules rouges du sang.

On voit donc que sous le rapport morphologique, la lymphe

(1) Les globules plasmiques de la lymphe varient beaucoup en grandeur ; les plus petits semblent être en voie de développement, et se composent de granulations très fines qui entourent étroitement un noyau arrondi et un peu brillant. Chez ceux qui paraissent être plus avancés en âge, la portion périphérique et granuleuse est beaucoup plus épaisse. Par l'effet de l'évaporation, ainsi que par l'action de dissolutions salines concentrées, ils perdent une partie de leur eau de constitution et diminuent notablement de volume; souvent ils prennent alors une forme étoilée.

Chez l'Homme, ils ont, d'après M. Kölliker, de $0^{mm},005$ ou $0^{mm},007$ à $0^{mm},012$, ou même un peu plus en diamètre (*a*).

Les recherches de M. Gulliver font voir qu'il n'existe aucune relation entre les variations qui s'observent dans la grandeur des globules hématiques du sang chez les divers Mammifères, et les caractères de ces globules lymphatiques chez les mêmes Animaux. Ainsi ce micrographe a constaté que ces corpuscules plasmiques sont presque aussi gros chez le Chevrotain que chez l'Homme. Il résulte aussi des observations de M. Gulliver, que les globules plasmiques de la lymphe sont en général un peu plus petits chez les Oiseaux que chez les Mammifères, tandis que chez la Grenouille leur volume est au contraire plus considérable (*b*).

M. Nasse a donné aussi les mesures micrométriques de ces globules chez divers Mammifères (*c*).

(2) Voyez tome I, page 72.

(*a*) Kölliker, *Éléments d'histologie*, p. 638.

(*b*) Voyez les notes que M. Gulliver a ajoutées à l'édition des *Œuvres* de Hewson publiée par la *Société Sydenham* de Londres (Hewson's *Works*, p. 244).

(*c*) Nasse, art. LYMPHE (Wagner's *Handwörterbuch der Physiologie*, 1844, t. II, p. 368).

ressemble singulièrement à du sang qui serait très pauvre en éléments organiques.

Les résultats fournis par l'analyse chimique viennent confirmer ce rapprochement.

Composition chimique.

Effectivement, la lymphe, de même que le sang, est de l'eau tenant en dissolution ou en suspension, de l'albumine, de la fibrine, des matières grasses et des matières salines. Elle donne aussi des réactions alcalines. Les sels qu'on en retire sont les mêmes que ceux du sérum du sang, et se trouvent associés entre eux dans les mêmes proportions que pour ce dernier liquide, ou dans des proportions qui n'en diffèrent que d'une manière insignifiante (1); mais ils sont mêlés à une moindre quantité de matières organiques. Enfin la quantité relative d'eau varie beaucoup, mais paraît être toujours supérieure à celle qui se trouve dans le sérum.

On en pourra juger par l'exemple suivant. M. Lassaigne, professeur de chimie à Alfort, a fait dernièrement l'analyse de la lymphe de Vache, recueillie dans des circonstances très favorables, et a trouvé dans ce liquide :

Eau	964,0
Albumine	28,0
Fibrine	0,9
Matières grasses	0,4
Chlorure de sodium	5,0
Carbonate, phosphate et sulfate de soude	1,2
Phosphate de chaux	0,5
	1000,0

Dans le liquide fourni par l'un des vaisseaux lymphatiques

(1) Ce fait a été nettement établi par les recherches de M. Nasse sur la lymphe du Cheval. Ce physiologiste a analysé comparativement du sérum et de la lymphe provenant du même individu, et il a obtenu les résultats suivants pour les sels à bases alcalines en dissolution dans ces deux liquides :

	Sérum.	Lymphe.
Chlorures	4,055	4,123
Carbonates	1,150	1,135
Sulfates	0,311	0,233
Phosphates	0,115	0,120
	5,611	5,621 (a)

(a) Nasse, *Ueber die Bestandtheile der Lymphe* (Simon's *Beiträge zur physiol. und pathol. Chemie und Mikroscopie*, 1844, t. I, p. 456).

des membres abdominaux d'un Ane, M. Rees a trouvé aussi 96 centièmes d'eau (1), et dans un produit d'origine analogue provenant du pied d'un Cheval, M. Geiger a constaté l'existence de plus de 98 centièmes d'eau (2). Chez le Chien, M. Chevreul a rencontré une proportion un peu plus forte de matières solides (3). Enfin, chez l'Homme, la proportion d'eau paraît

La lymphe de Vache, dont j'ai rapporté l'analyse ci-dessus, a été obtenue à l'aide d'une fistule pratiquée par M. Colin ; elle paraissait être très pure, et l'animal était dans de bonnes conditions (a).

(1) Cette analyse donna :

Eau	965,36
Matières albumineuses	12,00
Fibrine	1,20
Matières extractives solubles dans l'alcool	2,40
Matières extractives solubles dans l'eau	13,19
Sels	5,85
Quelques traces de graisse (b).	

(2) La lymphe de Cheval analysée par M. Geiger était fournie par un cas pathologique. Elle a donné :

Eau	983,7
Albumine	6,2
Fibrine	0,4
Matières extractives	2,7
Sels	7,0 (c)

De la lymphe du Cheval recueillie par M. Colin à l'aide d'une fistule établie au tronc cervical du côté droit a été analysée par M. Clément, et a donné :

Eau	957,208
Fibrine	0,511
Albumine	33,034
Matières grasses	0,287
Sels solubles	8,960
Quelques traces de fer.	

Dans la lymphe des vaisseaux du cou d'un autre Cheval, M. Lassaigne a trouvé seulement 925 millièmes d'eau et beaucoup plus de matières protéiques, savoir : plus de 3 millièmes de fibrine et 57 millièmes d'albumine (d).

Dans deux analyses de la lymphe du Cheval faites plus anciennement par M. Gmelin, la proportion d'eau était moins considérable ; elle est descendue à 961, et, dans une analyse semblable faite par Emmert, elle n'était que de 960 pour 1000. La proportion de fibrine a varié entre 1,3 et 3 ; enfin, celle de l'albumine était de 14,8 dans un cas, et de 27,5 dans un autre (e).

(3) Ce chimiste a trouvé dans la lymphe retirée du canal thoracique

(a) Colin, *Physiologie comparée des Animaux domestiques*, t. II, p. 111.

(b) Rees, *On Chyle and Lymph* (*London Medical Gazette*, 1840, 1841, t. I, p. 547).

(c) Geiger, *Analyse von Lymphe* (*Archiv für physiologische Heilkunde*, 1846, t. V, p. 39).

(d) Colin, *Recherches expérimentales sur les fonctions du système lymphatique* (Mémoire inédit).

(e) Voyez Nasse, art. LYMPHE (Wagner's *Handwörterbuch der Physiologie*, t. II, p. 396).

varier entre 92 et 97 pour 100 (1), tandis que dans le sérum nous avons vu que la proportion normale de cette substance est de 90 pour 100 (2).

d'un Chien qu'on avait fait jeûner pendant deux jours :

Eau	926,4
Albumine	61,0
Fibrine	4,2
Chlorure de sodium	6,1
Carbonate de soude	1,8
Phosphates terreux, etc.	0,5 (a)

Une analyse qualitative faite par Bergmann s'accorde à peu près avec les résultats obtenus par M. Chevreul (b).

M. Collard de Martigny a obtenu par l'analyse de la lymphe recueillie de la même manière chez un Chien, après vingt-quatre heures d'abstinence :

Eau et sels	940
Albumine	57
Fibrine	3 (c)

(1) Voyez tome I, page 226.

(2) L'Héritier a analysé la lymphe trouvée dans le canal thoracique du cadavre d'un Homme qui n'avait pris aucun aliment pendant trente-six heures avant sa mort. Il y trouva :

Eau	924,3
Albumine	60,2
Fibrine	3,2
Matières grasses	3,1
Sels	8,2 (d)

Chez un Homme qui avait au pied une fistule lymphatique, le liquide épanché au dehors par cette voie contenait, suivant l'analyse faite par MM. Marchand et Colberg :

Eau	969,2
Albumine	4,3
Fibrine	5,2
Osmazôme	3,1
Matières grasses	2,5
Sels	12,4 (e)

Dans la lymphe fournie par une ouverture accidentelle des lymphatiques cutanés du pied chez une femme, MM. Quevenne et Gubler ont trouvé à deux époques différentes :

	PREMIÈRE ANALYSE.	DEUXIÈME ANALYSE.
Eau	939,87	934,77
Matières albuminoïdes, phosphates terreux, etc.	42,75	42,80
Fibrine	0,56	0,63
Sels, etc.	13,00	12,00

(a) Voyez Magendie, *Précis élémentaire de physiologie*, 1825, t. II, p. 192.

(b) Voyez Nasse, *Ueber die Lymphe* (*Zeitschrift für Physiologie* von Treviranus, 1832, t. V, p. 31).

(c) Collard de Martigny, *Recherches expérimentales sur les effets de l'abstinence*, etc. (*Journal de physiologie* de Magendie, 1828, t. VIII, p. 182).

(d) L'Héritier, *Traité de chimie pathologique*, p. 18.

(e) Marchand et Colberg, *Op. cit.* (Müller's *Archiv für Anat. und Physiol.*, 1838, p. 133).

La fibrine, qui donne à la lymphe la propriété de se coaguler spontanément quand elle est sortie de l'organisme, se trouve souvent en aussi grande proportion dans ce liquide que dans le plasma du sang ; mais l'albumine est toujours beaucoup moins abondante, et paraît être associée à une plus forte proportion de soude (1). Il est aussi à noter que la lymphe proprement dite est d'ordinaire pauvre en matières grasses; mais, comme nous le verrons bientôt, elle en charrie beaucoup dans quelques parties du système, à la suite du travail digestif. Jusque dans ces derniers temps on n'avait pas signalé la présence de l'urée dans ce liquide; mais M. Würtz vient d'y découvrir une certaine quantité de cette substance (2). Enfin la lymphe contient aussi un peu de sucre (3).

Origine de la lymphe.

§ 2. — D'après cet ensemble de faits, nous devons être portés à considérer la partie fluide de la lymphe comme étant du plasma du sang qui se serait échappé des capillaires du système cir-

Parmi les matières extractives mêlées aux sels, il y avait des traces de sucre (a).

Une analyse analogue, faite par M. Scherer, a donné :

Eau.	957,60
Matières fixes.	42,40
Albumine et matières extractives.	34,72
Fibrine, etc.	0,37
Matières inorganiques. . . .	7,31 (b)

(1) M. H. Nasse a trouvé que les cendres fournies par l'albumine de la lymphe, préalablement épuisée par l'eau et par l'alcool, contenaient une proportion remarquablement élevée de carbonates alcalins (c).

La lymphe du Cheval étudiée par M. Geiger ne donnait pas de réaction alcaline, mais ne se coagulait pas par l'ébullition ; elle ne contenait pas de caséine, mais paraissait renfermer un albuminate basique de soude (d).

(2) M. Würtz a constaté dans le chyle d'un Taureau nourri de viande une très grande quantité d'urée (e).

(3) L'existence de la glycose dans la lymphe a été rendue très probable par les réactions que M. Krause a consta-

(a) Gubler et Quevenne, *Op. cit.* (*Gazette médicale*, 1854).

(b) Scherer, *Chemische Untersuchung menschlicher Lymphe* (*Verhandlungen der physicalisch-medicinischen Gesellschaft in Würzburg*, 1857, t. VII, p. 268).

(c) Nasse, *Op. cit.* (Wagner's *Handwörterb. der Physiol.*, t. II, p. 401).

(d) Geiger, *Op. cit.* (*Arch. für physiol. Heilk.*, 1846, t. V, p. 39).

(e) Voyez Bérard, *Mémoire sur la formation physiologique du sucre dans l'économie animale* (*Gazette hebdomadaire de médecine*, 1857, t. IV, p. 350).

culatoire, et qui aurait perdu une partie notable de son albumine (1). Les globules hématiques que l'on y voit flotter doivent avoir la même origine. Mais il paraît en être tout autrement pour les globules plasmiques.

En effet, quand on observe la lymphe dans les parties radiculaires du système de vaisseaux où il coule de la profondeur des organes vers les affluents du cœur, on n'y aperçoit que peu ou point de ces grands globules blancs et arrondis, tandis que dans les parties centrales de cet appareil vasculaire, ils sont très nombreux (2). Ces organites semblent donc avoir été ajoutés au

tées en traitant ce liquide par la solution cuprique, et ce résultat, parfaitement d'accord avec les observations de MM. Gubler et Quevenne, a été confirmé par les recherches de M. Chauveau et de plusieurs autres physiologistes (*a*).

MM. Staedeler et Frerichs ont constaté aussi l'existence de la leucine dans la lymphe fournie par les ganglions mésentériques; et, d'après les recherches plus récentes de M. Krause, cette substance paraîtrait exister aussi dans le liquide tiré des gros troncs lymphatiques du cou; mais ce physiologiste n'a pu s'assurer parfaitement du fait (*b*).

(1) Pour mieux établir ce résultat, M. H. Nasse a fait d'une manière comparative l'analyse de la lymphe et du plasma du sang chez des Chevaux, et il a constaté que la proportion des matières organiques était beaucoup moins élevée dans le premier de ces liquides que dans le second; que la lymphe était surtout très pauvre en matières grasses, mais qu'elle contenait un peu plus de matière extractive, et quelquefois aussi plus de fibrine que le plasma (*c*).

(2) Ainsi M. Kölliker, en observant la portion radiculaire des lymphatiques de la queue du Têtard, a vu ces conduits remplis d'un liquide clair comme de l'eau et presque toujours entièrement dépourvus de globules lymphatiques (*d*). Ce micrographe habile a constaté aussi que, dans les

(*a*) Krause, *Zur Physiologie der Lymphe* (*Zeitschrift für rationelle Medicin*, 1855, 2ᵉ série, t. VII, p. 155).

— Gubler et Quevenne, *Op. cit.* (*Gazette médicale*, 1854).

— Chauveau, *Sur la formation du sucre dans l'économie animale* (*Gazette hebdomadaire de médecine*, 1856, t. III, p. 709).

— Poiseuille et Lefort, *Note supplémentaire au Mémoire sur l'existence du glycose dans l'organisme animal* (*Comptes rendus de l'Académie des sciences*, 1858, t. XLVI, p. 677).

— Colin, *De l'origine du sucre contenu dans le chyle* (*Journal de physiologie* de Brown-Séquard, 1858, t. I, p. 539).

(*b*) F. T. Frerichs und G. Staedeler, *Ueber das Vorkommen von Leucin und Tyrosin im thierischen Organismus* (*Mittheilungen der naturforschenden Gesellschaft in Zürich*, 1856, t. IV, p. 89).

(*c*) Nasse, art. LYMPHE (Wagner's *Handwörterbuch für Physiologie*, t. II, p. 400).

(*d*) Kölliker, *Note sur le développement des tissus chez les Batraciens* (*Ann. des sciences nat.*, 3ᵉ série, t. VI, p. 99).

plasma lymphatique, pendant le trajet que ce liquide parcourt pour se rendre du voisinage des capillaires sanguins jusque dans les canaux terminaux qui le versent dans les troncs veineux adjacents au cœur. Il paraît bien démontré que les vaisseaux à revêtement épithélique où la lymphe chemine de la sorte ne donnent naissance à aucun produit organisé de ce genre ; mais nous avons vu que chez l'Homme et les autres Mammifères, tous ces canaux, avant d'aboutir aux veines, traversent un ou plusieurs ganglions lymphatiques, et la comparaison du liquide avant et après son passage dans ces corps d'apparence glandulaire a conduit depuis longtemps les physiologistes à les considérer comme étant chargés de produire les globules propres de la lymphe. La coïncidence qui a été souvent remarquée entre l'hypertrophie des ganglions lymphatiques et la *leucocythémie*, ou abondance anormale des globules plasmiques dans le sang, est venue confirmer cette opinion ; car, ainsi que nous l'avons déjà vu, ces corpuscules blancs sont versés dans le torrent de la circulation par la lymphe (1). Jusque dans ces derniers temps, cependant, on manquait de preuves plus positives du rôle que les ganglions remplissent dans l'élaboration de cette humeur, mais ces preuves nous ont été fournies par les recherches des micrographes sur le contenu de ces organes glanduliformes.

J'ai dit, dans la dernière Leçon, que les aréoles de la portion corticale des ganglions lymphatiques sont remplies d'une substance granuleuse plus ou moins liquide. Or, l'examen micros-

radicules des vaisseaux lymphatiques du mésentère, en amont des ganglions, la lymphe mêlée de chyle ne présente qu'un très petit nombre de ces globules, et que souvent ceux-ci font même complétement défaut dans les très petits vaisseaux de cette partie, tandis que, dans les vaisseaux situés en aval des ganglions mésentériques, ces corpuscules sont assez nombreux (*a*).

(1) Voyez tome I, pages 79 et 354.

(*a*) Kölliker, *Éléments d'histologie*, p. 638.

copique de ce suc a fait voir qu'il se compose en grande partie de noyaux et de cellules qui paraissent être identiques avec les globules plasmiques de la lymphe, et la portion centrale de ces amas de corpuscules semble devoir être entraînée peu à peu par le courant qui traverse ces espaces caverneux pour gagner les vaisseaux efférents du ganglion (1).

(1) Hewson considérait les ganglions lymphatiques comme des glandes destinées à sécréter la lymphe, et la matière pultacée qui se trouve dans ces organes comme étant le résultat de ce travail. Pour lui, les vaisseaux efférents étaient des conduits excréteurs de ces glandes, et les globules formés par celles-ci devaient être entraînés par la lymphe, pour aller se mêler au sang ; mais ses observations sur les caractères physiques de ces corpuscules étaient trop incomplètes pour donner quelque poids à cette hypothèse (*a*).

La comparaison attentive des éléments morphologiques de la lymphe et de ceux de la substance pulpeuse contenue dans les cavités celluleuses des ganglions a permis à M. Mandl de donner à cette hypothèse des bases plus solides. Ce physiologiste a vu que les granules les moins développées de la substance pulpeuse dont je viens de parler se trouvent dans le voisinage immédiat des parois de ces cavités, et qu'en s'avançant vers les espaces traversés par les courants de lymphe, ils deviennent de plus en plus semblables aux globules propres de ce dernier liquide. Il en conclut que les globules lymphatiques sont produits par la transformation des éléments du parenchyme des glandes ou ganglions lymphatiques, et que cette production est une véritable sécrétion (*b*).

Les observations microscopiques de M. Gulliver tendaient également à établir que les ganglions lymphatiques sont des organes producteurs des globules plasmiques de la lymphe (*c*).

Les résultats fournis par les recherches de MM. Bowman et Todd, sur la structure des ganglions lymphatiques chez quelques Mammifères inférieurs, s'accordent aussi très bien avec ce que j'ai dit ci-dessus. En effet, ces physiologistes ont vu que la couche épithélique qui tapisse les vaisseaux afférents de ces organes est remplacée, dans l'intérieur de ceux-ci, par une substance granuleuse, au milieu de laquelle ils ont reconnu beaucoup de globules qui ressemblaient de la manière la plus exacte aux globules plasmiques de la lymphe, et ils pensent qu'en devenant libres, ces produits constituent une partie de ces derniers corpuscules (*d*).

M. Virchow, en étudiant les altéra-

(*a*) Hewson, *Lymph. Syst.* (*Works*, p. 251 et suiv., et p. 276).

(*b*) Mandl, *Anatomie microscopique*, 1845, t. I, p. 232.

(*c*) Voyez Lane, art. *Lymphatic and Lacteal System* (Todd's *Cyclopædia of Anatomy and Physiology*, 1847, t. III, p. 219).

(*d*) Bowman et Todd, *The Physiological Anatomy of Man*, 1856, t. II, p. 275.

Les ganglions paraissent donc être des organes chargés de produire une grande partie des globules plasmiques que la lymphe charrie et verse dans le sang ; mais ce n'est pas uniquement dans ces espèces de glandes vasculaires que ces corpuscules prennent naissance. En effet, nous avons vu que ces

tions pathologiques qui accompagnent l'abondance anormale de globules blancs dans le sang, avait été conduit, par d'autres considérations, à penser que les ganglions lymphatiques devaient exercer une certaine influence sur l'hématose (*a*). Enfin les recherches de M. Bennett sur la leucocythémie ont conduit aussi ce physiologiste à admettre que les globules plasmiques de la lymphe naissent en partie dans les ganglions, et sont identiques avec quelques-uns des corpuscules dont se compose la matière pulpeuse de la couche corticale de ces organes ; mais il considère la rate et le thymus comme remplissant, sous ce rapport, des fonctions analogues (*b*), opinion que nous examinerons ailleurs.

Enfin, ce sont surtout les observations de M. Kölliker qui sont venues donner un très grand degré de probabilité à l'opinion annoncée ci-dessus (*c*). Voici en quels termes ce dernier histologiste résume ses observations à ce sujet. En s'appuyant sur les faits anatomiques constatés par lui-même, par M. Brücke et par M. Donders, relatifs à la structure des ganglions lymphatiques, il est arrivé à cette conclusion : « Que le tissu de la substance corticale doit être considéré comme le principal foyer où se forment les corpuscules lymphatiques, sans prétendre néanmoins que des éléments semblables ne puissent se produire également dans la substance médullaire. La structure des alvéoles de la substance corticale, ajoute M. Kölliker, est telle qu'elle produit un contact intime avec la lymphe et les nombreux vaisseaux sanguins de cette substance. Comme la pression sous laquelle circule le sang est plus considérable que celle qui pèse sur la lymphe, beaucoup d'éléments constituants du sang doivent s'épancher dans les espaces lymphatiques et se mêler à la lymphe ; comme d'ailleurs cette dernière se meut très lentement dans ce système de lacunes, on trouve réunies toutes les conditions favorables à une production de cellules. Dans ce phénomène, la transsudation qui se fait à travers les vaisseaux sanguins joue évidemment un rôle bien plus important que la lenteur de la

(*a*) Virchow, *Zur pathologischen Physiologie des Blutes* (*Archiv für pathol. Anat. und Physiol.*, 1847, t. I, p. 571).

— Voyez aussi du même auteur : *Die cellular Pathologie*, 1858, p. 151 et suiv.

(*b*) F. H. Bennett, *On the Function of the Spleen and other Lymphatic Glands as Secretors of the Blood* (*Monthly Journ. of Medical Science*, 1852, t. XIV, p. 205).

(*c*) Kölliker, *Ueber den feineren Bau und die Functionen der Lymphdrüsen* (*Verhandlungen der phys.-med. Gesellschaft in Würzburg*, 1854, t. IV, p. 121). — *Notiz über das Vorkommen von Lymphkörperchen in den Anfängen der Lymphgefässe* (*Zeitschr. für wissenschaftl. Zool.* 1856, t. VII, p. 182).

organes n'existent pas chez tous les Vertébrés : les Batraciens et les Reptiles, de même que les Poissons, en sont privés ; et cependant, chez tous ces Animaux, on rencontre dans la lymphe un certain nombre de globules plasmiques (1). Il est aussi à remarquer que chez les Mammifères où les ganglions paraissent jouer un si grand rôle dans la production de ces corpuscules, la lymphe contient déjà des globules avant d'arriver à ces organes (2). Ainsi, tout tend à montrer que le travail physiologique dont la formation des globules plasmiques dépend n'est pas localisé d'une manière complète, et s'effectue dans les parties radiculaires de l'appareil lymphatique aussi bien que dans les ganglions. Or, nous avons vu que les aréoles interstitielles dont naissent les vaisseaux blancs présentent dans leur structure un caractère anatomique qui leur est commun avec les cavités de la substance corticale des ganglions ; elles sont dépourvues d'épithélium membraniforme, et elles paraissent

circulation lymphatique. Je suis d'avis que si cette transsudation était supprimée, la multiplication des corpuscules lymphatiques dans la glande serait très restreinte. Si l'on considère, en effet, que, prise dans des vaisseaux qui n'ont pas encore traversé de glandes, la lymphe se montre toujours très pauvre en corpuscules, qu'elle ait ou non franchi déjà un espace assez considérable ; qu'en second lieu la lymphe présente très peu de cellules chez les Animaux vertébrés qui n'ont point ou qui n'ont qu'un petit nombre de glandes lymphatiques, on acquerra la conviction que la lymphe est très peu susceptible de s'organiser par elle-même, quelle que soit l'étendue du trajet qu'elle a parcouru, et que la formation des cellules incolores dans les glandes lymphatiques dépend principalement de l'exsudation des éléments constituants du sang (*a*). »

(1) Ainsi, M. Leydig a vu ces globules ou cellules lymphatiques en très grand nombre dans les canaux de la lymphe qui se trouvent dans le voisinage du foie chez la Salamandre terrestre (*b*). M. Henle a constaté aussi leur existence chez la Grenouille (*c*).

(2) Nasse a observé des globules granulés dans la lymphe en amont des ganglions (*d*).

(*a*) Kölliker, *Éléments d'histologie*, p. 635.
(*b*) Leydig, *Lehrbuch der Histologie*, p. 450.
(*c*) Henle, *Traité d'anatomie générale*, t. I, p. 446.
(*d*) Nasse, art. LYMPHE (Wagner's *Handwörterbuch der Physiologie*, t. II, p. 368).

être limitées seulement par la substance conjonctive qui constitue aussi, comme nous le verrons plus tard, la membrane basilaire des surfaces sécrétantes en général, et qui y donne sans cesse naissance à de nouvelles générations de cellules assez comparables aux organites dont nous cherchons en ce moment l'origine.

Globules hématiques mêlés à la lymphe.

Je suis donc porté à croire que les globules plasmiques de la lymphe prennent naissance à la surface de toutes les parties du système lymphatique où la substance conjonctive circonvoisine est à nu et ne se revêt pas d'une couche adhérente de cellules, comme dans les portions essentiellement vasculaires de l'appareil où ces cellules constituent une tunique épithélique. Nous aurons à revenir sur cette question, lorsque nous étudierons le mode de formation des tissus utriculaires en général; mais il me paraît nécessaire d'ajouter ici que si la plupart des globules lymphatiques se développent sur place et ne se laissent entraîner par le courant qu'après avoir acquis, sinon leur volume définitif, au moins un mode de constitution assez stable (1), il en est d'autres qui subissent des changements considérables pendant qu'ils sont charriés par le plasma lymphatique, et se divisent de façon à se multiplier dans le sein de ce liquide (2).

Plusieurs physiologistes ont pensé que des globules hématiques, ou globules rouges du sang, prennent aussi naissance dans le système lymphatique, et plus particulièrement dans les

(1) Les gros globules plasmiques se rencontrent principalement dans les parties terminales, c'est-à-dire centrales du système lymphatique.

(2) M. Kölliker a été témoin de cette multiplication des globules lymphatiques par scissiparité, dans les vaisseaux mésentériques, chez le Chien, le Chat et le Lapin. Les grosses cellules s'allongeaient au point d'atteindre 0mm,14 ou même 0mm,18 ; leur noyau se divisait en deux, puis elles s'étranglaient de plus en plus vers le milieu, et finissaient par se séparer en deux moitiés. Les corpuscules qui sont en voie de se diviser de la sorte ne se rencontrent plus dans le canal thoracique (*a*).

(*a*) Kölliker, *Éléments d'histologie*, p. 639.

ganglions mésentériques (1) ; mais cela ne paraît pas être, et nous avons tout lieu de croire que les corpuscules de ce genre qui se voient dans la lymphe y arrivent des capillaires sanguins (2). Leur présence dénoterait donc l'existence de voies de communication assez larges entre les vaisseaux sanguins et les vaisseaux lymphatiques, et il me paraît évident que si ces passages n'existent pas normalement, ils peuvent au moins s'établir avec une grande facilité, et sans qu'il en résulte aucun trouble appréciable dans l'organisme.

En effet, dans certaines circonstances, la lymphe présente, même dans les parties périphériques du système, une teinte rosée qui dépend de la présence d'un nombre considérable de globules sanguins rouges; et cependant les parties dont ces

(1) Dans le canal thoracique de quelques Animaux, la lymphe est toujours plus ou moins mêlée de sang qui y reflue de la veine sous-clavière par suite de l'insuffisance des valvules de ce conduit (a); mais il est question ci-dessus de la lymphe qui afflue de toutes les parties de l'organisme vers ce conduit terminal.

(2) Quelques physiologistes ont cru que les globules propres de la lymphe étaient susceptibles, en se développant, de devenir des globules hématiques, et de donner ainsi à ce liquide une teinte rose (b) ; mais cette opinion est en désaccord avec toutes les observations micrographiques les plus récentes, et, ainsi que M. Lane et plusieurs autres physiologistes ont été conduits à le penser, ces corpuscules rouges ne sont autre chose que des globules du sang mêlés accidentellement à ceux de la lymphe (c). Cette opinion a été corroborée par les nouvelles observations de M. R. Wagner. Ce physiologiste, en étudiant le cours du chyle dans le mésentère de divers Vertébrés à sang chaud, a constaté que le développement d'une hypérémie veineuse de l'intestin grêle était d'ordinaire suivi de l'apparition de beaucoup de globules sanguins dans les vaisseaux lymphatiques correspondants (d).

(a) Hewson, *Experimental Inquiries*, 3e partie (*Works*, p. 277).

(b) Lane, art. LYMPHATIC SYSTEM (Todd's *Cyclop. of Anat. and Physiol.*, 1847, t. III, p. 220). — Gruby et Delafond, *Résultats de recherches sur l'anatomie et les fonctions des villosités intestinales*, etc. (*Comptes rendus de l'Académie des sciences*, 1843, t. XVI, p. 1198 et suiv.).

(c) Voyez ci-dessus, page 513.

(d) R. Wagner, *Ueber eine neue Methode : die Beobachtung des Kreislaufes des Blutes und der Fortbewegung des Chylus bei warmblütigen Wirbelthieren* (*Nachrichten von der Universität zu Göttingen*, 1856, p. 225).

vaisseaux proviennent ne paraissent pas être dans un état morbide.

Quelques expériences, faites par M. Collard de Martigny, semblent indiquer que l'insuffisance du travail nutritif tend à élargir ces voies de communication entre les racines du système lymphatique et les capillaires sanguins ; car, chez des Animaux qu'il soumettait à une abstinence, ce physiologiste remarqua que la lymphe se chargeait de plus de globules rouges et de fibrine que dans l'état normal, et que ces changements étaient accompagnés d'une grande dilatation des vaisseaux lymphatiques (1).

Origine de la fibrine contenue dans la lymphe.

Le sérum du sang qui filtre des parties périphériques de l'appareil circulatoire dans le système lymphatique, entraîne probablement avec lui une certaine quantité de fibrine du

(1) Suivant M. Collard de Martigny, les effets produits par la privation absolue de tout aliment solide ou liquide varient suivant la période de l'abstinence. Chez les Chiens, pendant les premiers jours (de 7 à 12), la quantité de lymphe augmente : les vaisseaux blancs sont turgides, et le liquide qu'ils contiennent devient plus consistant, plus rouge et plus coagulable que dans les circonstances ordinaires ; mais lorsque l'Animal n'a ni bu, ni mangé pendant une quinzaine de jours, la quantité de la lymphe diminue notablement, et, après être restée d'un rouge assez foncé jusqu'au seizième ou vingtième jour de l'abstinence, elle pâlit de plus en plus, et finit par devenir rosée, puis jaunâtre seulement. Enfin, lorsque la mort par inanition est imminente, les lymphatiques sont presque vides, et le liquide incolore qui s'y trouve ne se coagule pas spontanément (*a*).

M. Nasse a remarqué aussi que le nombre de globules rouges qui se rencontrent dans la lymphe devient plus considérable à la suite d'un jeûne prolongé (*b*).

Dans le cas de fistule lymphatique observé chez une femme par M. Desjardins, le liquide fourni par les vaisseaux blancs du pied contenait aussi beaucoup de globules sanguins rouges, et, à en juger par l'activité de l'écoulement, il est probable que les voies de communication entre les capillaires de l'appareil circulatoire et les racines du système lymphatique étaient fort élargies (*c*).

(*a*) Collard de Martigny, *Recherches expérimentales sur les effets de l'abstinence*, etc. (*Journal de physiologie* de Magendie, 1828, t. VIII, p. 181 et suiv.).

(*b*) Nasse, *Untersuchungen*, t. II, p. 24.

(*c*) Desjardins, Gubler et Quevenne, *Mém. sur un cas de dilatation variqueuse du réseau lymphatique superficiel du derme*, etc. (*Gazette médicale de Paris*, 1854).

plasma ; mais je suis porté à croire qu'une portion considérable de cette matière albuminoïde plastique qui se trouve dans la lymphe ne provient pas de cette source, et que c'est au contraire ce dernier liquide qui verse dans le sang la majeure partie de la matière spontanément coagulable dont ce suc nourricier est chargé. La fibrine du plasma lymphatique me semble devoir prendre naissance, soit dans les cavités interstitielles qui séparent les deux systèmes vasculaires, soit à la surface des aréoles radiculaires des lymphatiques, là où la substance conjonctive est à nu et paraît engendrer aussi les globules plasmiques. En effet, lorsque dans un point quelconque de l'organisme, l'état dit inflammatoire se manifeste, on voit souvent ces tissus intermédiaires et les cavités qu'ils renferment se gorger d'un liquide coagulable qui est riche en fibrine. Si la fibrine ainsi déposée provenait du sang, son extravasation devrait tendre à diminuer la quantité de cette matière plastique contenue dans le fluide nourricier ; or, nous avons vu, au début de ce cours, qu'il en est autrement, et que toute inflammation locale est accompagnée d'une augmentation dans la quantité de fibrine charriée par le sang. Cette fibrine paraît donc se constituer sur place dans le tissu malade, et ce qui a lieu dans cet état pathologique me semble être seulement l'exagération de l'un des effets du travail nutritif ordinaire, qui, dans l'état normal, s'effectue dans les mêmes parties (1). Une portion de la fibrine qui naîtrait ainsi dans le voisinage immédiat des capillaires sanguins, ou même à la surface interne de ceux de ces canaux dont les parois sont dépourvues

(1) D'après quelques observations faites sur des Chevaux malades, M. Colin pense que la lymphe est aussi plus coagulable chez les individus atteints d'affections inflammatoires que dans l'état normal (*a*).

(*a*) Colin, *Recherches expérimentales sur les fonctions du système lymphatique* (Mémoire inédit).

d'épithélium, doit être entraînée par le sang veineux ; mais la plus grande partie me semble devoir se mêler à la lymphe, et concourir à la formation de la partie plasmique de ce suc, qui à son tour apporte cette fibrine dans le sang, où cette substance se détruit peu à peu, comme j'ai déjà eu l'occasion de le dire (1), et comme je le démontrerai plus complétement quand je traiterai des sécrétions.

Les expériences de M. Collard de Martigny, dont je parlais il y a quelques instants, viennent à l'appui de cette manière de voir. Quand un Animal est privé d'aliments, le travail nutritif n'en continue pas moins pendant un temps plus ou moins long, dans la profondeur de toutes les parties de l'économie ; seulement ce travail s'exerce alors sur la provision de matières nutritives qui se trouvait dans l'organisme et qui ne se renouvelle pas. Or, dans ces circonstances, M. Collard a vu que pendant plusieurs jours la proportion de fibrine contenue dans la lymphe ne diminuait pas, tandis que dans le sang cette matière devenait de moins en moins abondante (2).

Il est aussi à noter que cette addition de fibrine à la lymphe en circulation paraît être assez considérable dans les ganglions lymphatiques, car beaucoup de physiologistes ont remarqué que ce liquide, ainsi que le chyle, est plus coagulable après

(1) Voyez tome I, page 258 et suivantes.

(2) Dans les expériences dont il est ici question et dont j'ai déjà rendu compte (*a*), la lymphe est même devenue plus riche en fibrine pendant la première période de l'abstinence complète ; mais cela devait dépendre non pas d'une augmentation absolue de la quantité de cette substance contenue dans la masse du suc lymphatique, mais de la diminution de la quantité d'eau existant dans cette humeur comme dans les autres parties de l'organisme ; résultat qui devait nécessairement se produire, par suite des pertes dues à l'évaporation chez des Animaux que l'on privait de boisson aussi bien que d'aliments solides.

(*a*) Voyez ci-dessus, page 569, note.

son passage dans les ganglions mésentériques qu'avant son arrivée dans ces organes glandulaires (1).

Résumé. En résumé, il me paraît donc que la lymphe doit être considérée comme étant du sérum du sang fourni par les capillaires de l'appareil circulatoire, et enrichi de fibrine et de globules blancs pendant son passage dans les parties radiculaires du système lymphatique ou à travers les ganglions dont ce système est pourvu. Nous verrons plus tard que ce liquide, en passant dans quelques parties de ce même système, peut dans certaines circonstances se charger aussi d'une quantité considérable de graisse et d'autres matières, de façon à acquérir des propriétés particulières, et à constituer par exemple le suc connu des physiologistes sous le nom de *chyle;* mais, dans ce moment, nous devons négliger ces cas particuliers, pour ne nous occuper que de la lymphe en général, et, connaissant l'origine de ce produit, nous devons étudier maintenant sa marche dans l'organisme et le mécanisme à l'aide duquel il rentre dans le torrent de la circulation.

Avant d'aborder cette question, j'ajouterai cependant quelques mots à ce que j'ai déjà dit touchant le passage des liquides du système sanguin dans les canaux lymphatiques. Ce phénomène, comme on a dû le remarquer, offre une grande analogie avec la transsudation que nous avons vue produire l'épanchement d'une portion de la partie la plus aqueuse du sang dans les lacunes interorganiques; mais l'écoulement du sérum des capillaires sanguins dans les radicules du système lymphatique semble devoir s'effectuer à l'aide, sinon de canaux proprement

(1) Il est à regretter que l'on n'ait pas encore fait des recherches approfondies sur la composition comparative de la lymphe et du chyle avant et après le passage de ces liquides dans les ganglions. Quant aux observations relatives à l'augmentation de la quantité de fibrine par l'action de ces glandes, elles portent principalement sur le chyle, et nous y reviendrons quand nous étudierons d'une manière spéciale ce liquide.

dits; au moins d'interstices plus larges et plus faciles à traverser que ne le sont les voies irrégulières et détournées par lesquelles la sérosité suinte de ces mêmes capillaires dans les aréoles du tissu conjonctif, ainsi que dans les grandes cavités séreuses, ou chambres viscérales. Les moyens d'observation dont nous disposons ne permettent pas à nos yeux de distinguer ces passages, mais notre esprit les aperçoit, et les progrès de la science nous ramènent ainsi vers quelques-unes des idées introduites dans les sciences naturelles à une époque où les faits manquaient aux physiologistes pour établir à ce sujet des raisonnements solides. Boerhaave, et beaucoup d'autres médecins de la même école, en réfléchissant sur ce qui se passe dans notre organisme, avaient été conduits à penser que les branches terminales des artères devaient être en communication, non-seulement avec les racines capillaires des veines, mais aussi avec d'autres vaisseaux trop étroits pour livrer passage aux globules du sang, et aptes seulement à admettre dans leur intérieur du sérum; que ces vaisseaux séreux devaient être de calibres différents, et qu'à raison de cette différence, les liquides auxquels ils livraient passage devaient varier; enfin, que ces vaisseaux blancs allaient, les uns constituer les lymphatiques en se réunissant à la manière des veines, les autres déboucher dans les aréoles du tissu cellulaire, ou à la surface des membranes séreuses, et d'autres encore s'ouvrir dans les cavités sécrétoires (1). L'anatomie est venue montrer que des vaisseaux de ce genre n'existent pas, ou du moins sont impossibles à découvrir par les moyens d'investigation dont nous disposons, et ne semblent pas devoir exister; mais si l'on substitue à l'hypothèse d'un système de tubes capillaires analogues aux vaisseaux sanguins des Animaux supérieurs, l'idée d'un système de lacunes intermoléculaires, ou d'aréoles microscopiques analogues à ces cavités

(1) Voyez ci-dessus, pages 529 et 530, note.

irrégulières et confluentes dont nous avons vu l'appareil irrigatoire se composer en totalité ou en partie chez les Animaux inférieurs, nous aurons, je crois, une notion juste du mode d'organisation de cette portion de la machine vivante. La vérité de cette théorie, toute mécanique, de la production de deux liquides distincts, la sérosité et la lymphe, aux dépens d'une seule et même humeur, le plasma du sang, ne me paraît pas pouvoir être démontrée dans l'état actuel de nos connaissances, mais elle réunit en sa faveur tant de probabilités, que je la présente avec confiance, et je suis persuadé que les découvertes futures en prouveront l'exactitude (1) ; mais dans un enseignement classique, on ne doit accorder que peu de place à de simples vues de l'esprit, et je me hâte de rentrer dans le domaine de l'observation directe.

Mouvement des liquides dans le système lymphatique.

§ 3. — La lymphe, comme je l'ai déjà dit, n'est pas stagnante dans les vaisseaux qui la renferment, mais coule de toutes les parties de l'organisme vers les gros troncs situés dans le voisinage du cœur, et se déverse ensuite dans l'appareil circulatoire ; mais ce mouvement centripète n'est pas rapide comme celui du sang dans les veines, et la plupart de ces conduits, au lieu d'être complétement remplis de liquide comme les vaisseaux sanguins, sont toujours plus ou moins affaissés sur eux-mêmes. Quand on ouvre largement le canal thoracique, on voit la lymphe

(1) Je citerai, à l'appui de cette opinion, une expérience très intéressante faite par M. Brücke sur une Tortue (*Emys europœa*) vivante. Ayant poussé une quantité considérable d'air dans la veine sous-clavière, il vit le gaz se répandre dans les artères; il lia ensuite la veine et replaça le plastron sur les viscères. Trois jours après cette opération, l'Animal était encore vivant, et M. Brücke trouva que la presque totalité du plasma du sang était sortie de l'appareil circulatoire et accumulée dans le grand réservoir lymphatique ou citerne de Pecquet. Les globules rouges étaient restés dans les vaisseaux sanguins, mêlés à une petite quantité de plasma (*a*).

(*a*) Brücke, *An Essay on the Cause of the Coagulation of the Blood* (*British and Foreign Med. and Chirurg. Review*, 1837, t. XIX, p. 185).

s'épancher au dehors sous la forme d'une nappe; mais lorsqu'on pratique seulement une petite fente vers la partie terminale de ce tube, il en sort souvent un jet assez considérable. La force du courant est même si grande, que si on lie le canal thoracique, on voit le vaisseau se distendre beaucoup au-dessous du point oblitéré, et la poussée latérale de la lymphe devient parfois tellement considérable, que les parois du tube se rompent pour livrer passage au liquide (1). Du reste, nous ne savons encore que fort peu de chose sur les agents qui produisent ce mouvement de progression. Chez les Vertébrés inférieurs, où les lymphatiques ne possèdent pas de valvules, nous avons vu qu'il existe des réservoirs contractiles en communication avec ces vaisseaux (2), et l'action de ces espèces de pompes fou-

(1) Dans beaucoup de cas, la lymphe s'écoule d'un tronc dans un autre avec assez de facilité, pour que l'obstruction complète d'un de ces vaisseaux ne soit suivie que d'une augmentation médiocre dans la poussée du liquide en amont de l'obstacle. Ainsi, dans les expériences de M. Noll, sur la partie terminale du grand vaisseau lymphatique cervical du côté droit, l'oblitération du canal en aval du point d'application du tube manométrique n'a déterminé que très graduellement, dans la hauteur de la colonne de solution de carbonate de soude, une augmentation de 13 à 16 millimètres (*a*).

M. Colin a fait récemment de nouvelles expériences sur les effets de la ligature du canal thoracique, et il a constaté qu'après l'oblitération complète de la portion terminale de ce vaisseau, les liquides qui y arrivent peuvent souvent passer très facilement dans le tronc lymphatique du côté droit du cou, et de là dans les veines, tandis que d'autres fois ces communications ne sont pas suffisantes, et alors l'opération entraîne des conséquences très graves. Cela explique la grande discordance des résultats obtenus par divers expérimentateurs, quand ils faisaient la ligature du canal thoracique chez différents Animaux (*b*). Nous reviendrons sur ces expériences quand nous nous occuperons de l'absorption du chyle.

(2) Ces cœurs lymphatiques, ainsi que je l'ai déjà dit, sont pourvus de valvules qui garnissent leur entrée aussi bien que leurs orifices de sortie, et qui empêchent le reflux du liquide pressé par la contraction de leurs parois (*c*). A chaque mouvement de systole de ces organes, la lymphe contenue dans leur intérieur doit donc

(*a*) Noll, *Ueber den Lymphstrom* (*Zeitschr. für rationelle Medicin*, 1850, t. IX, p. 52).
(*b*) Colin, *Recherches expérimentales sur le système lymphatique* (Mémoire manuscrit).
(*c*) Voyez ci-dessus, page 466.

lantes suffit pour rendre compte du courant centripète; mais chez l'Homme et les autres Mammifères, il n'y a rien de semblable, et plusieurs forces paraissent être mises en jeu pour effectuer cette portion du travail irrigatoire (1).

La plupart des physiologistes attribuent principalement le cours de la lymphe à une force d'impulsion que ce liquide aurait reçue dès son entrée dans le système de vaisseaux où il

être poussée dans le système veineux. Ils battent d'une manière rhythmique, et Müller les a vus se contracter environ soixante fois par minute chez la Grenouille (*a*).

(1) M. Volkmann a fait diverses expériences sur les relations du système nerveux cérébro-spinal avec ces cœurs lymphatiques chez la Grenouille. Il a reconnu que les battements de ces organes cessent lorsqu'on coupe les racines antérieures des nerfs rachidiens correspondants, mais ne sont pas arrêtés par la section des racines postérieures; ce qui tend à établir que ces contractions ne sont pas de l'ordre des mouvements sympathiques ou réflexes. Il a vu aussi que la destruction de l'encéphale et de la portion moyenne de la moelle épinière ne détermine pas l'arrêt des battements de ces réservoirs lymphatiques; tandis que la destruction de la portion supérieure de cette partie du cordon rachidien paralyse les cœurs cervicaux, et celle de la portion postérieure du même centre nerveux fait cesser les pulsations dans les cœurs ischiatiques (*b*). Mais ce serait à tort que l'on considérerait ces organes musculaires comme tirant leur principe d'action des centres nerveux, car si on les rescise avec précaution, on les voit parfois continuer à battre pendant assez longtemps, après avoir été séparés du reste de l'organisme (*c*).

Les expériences de M. Heidenheim ne me paraissent pas infirmer cette conclusion : cependant elles tendent à établir que les mouvements rhythmiques des réservoirs lymphatiques sont coordonnés par l'action de la moelle épinière (*d*).

M. Schiff a fait aussi des expériences sur l'influence que le système cérébro-spinal exerce sur ces organes, et il a vu que la section des nerfs rachidiens de la dixième paire détermine un arrêt plus ou moins prolongé dans leur action; que la section des nerfs rachidiens de la neuvième, de la huitième ou même de la septième paire produit souvent des effets analogues, mais moins marqués, et que ce repos est temporaire; enfin, que la destruc-

(*a*) Müller, *Manuel de physiologie*, t. I, p. 202.

(*b*) Volkmann, *Beitrag zur nähern Kenntniss der motorischen Nervenwirkungen* (Müller's *Arch. für Anat. und Physiol.*, 1845, p. 415 et suiv.).

(*c*) Valentin, *Grundriss der Physiologie*, p. 565.

(*d*) Heidenheim, *Disquisitiones de nervis organisque centralibus cordis, cordiumque Ranarum lymphaticorum, experimentis illustratæ*. Berlin, 1854.

s'avance. Il est facile de s'assurer que ce *vis a tergo* n'est pas une conséquence directe du mouvement circulatoire déterminé par le cœur, et l'on s'accorde assez généralement à penser que la progression de la lymphe est due à la puissance avec laquelle l'absorption s'effectue par les extrémités radiculaires du système lymphatique, c'est-à-dire à la pression exercée par les liquides qui pénètrent dans ces radicules, et qui pousseraient devant eux l'humeur préexistante dans ces mêmes tubes (1); mais jusqu'ici nous ne savons que fort peu de chose sur la puissance mécanique engendrée de la sorte, et quoi qu'il en soit à cet égard, il me semble évident que le courant dont les vaisseaux lymphatiques sont le siége dépend, au moins en grande partie, d'autres causes.

Contractions des vaisseaux lymphatiques.

En effet, on sait depuis longtemps que les vaisseaux lymphatiques se resserrent et se vident spontanément, quand, à l'aide d'une ligature ou par tout autre moyen, on empêche de nou-

tion de la moelle allongée est suivie d'une accélération dans les pulsations de ces mêmes poches lymphatiques (*a*).

M. Hyrtl a constaté que la destruction de la moelle épinière ne modifie pas notablement l'action du cœur lymphatique caudal de l'Anguille (*b*).

(1) Quelques physiologistes ont pensé que la progression de la lymphe, comme celle du sang dans les veines, était déterminée par l'impulsion donnée au liquide nourricier par les contractions du cœur (*c*); mais les communications entre les branches terminales des artères et les racines des lymphatiques ne sont ni assez larges, ni assez directes pour que la poussée latérale du sang dans le système circulatoire puisse être la cause principale du cours de la lymphe dans les vaisseaux blancs.

On sait, d'ailleurs, par les expériences de M. Krause, que la grandeur de cette poussée n'influe que peu sur la pression sous laquelle ce dernier liquide se meut. Ainsi, la ligature des artères carotides ne détermine pas une diminution notable de cette pression dans les troncs lymphatiques cervicaux (*d*).

(*a*) Schiff, *Vorläufige Bemerkungen über den Einfluss der Nerven auf die Bewegung der Lymphherzen* (*Zeitschr. für rationelle Medicin*, 1850, t. IX, p. 259).

(*b*) Hyrtl, *Sur les sinus caudal et céphalique des Poissons* (*Ann. des sciences nat.*, 1843, • série, t. XX, p. 215).

(*c*) Bryan, *On the Physiology of the Lacteal System* (*The Lancet*, 1845, t. I, p. 469).

(*d*) Krause, *Zur Physiologie der Lymphe* (*Zeitschr. für rationelle Medicin*, 1855, t. VII, p. 148).

velles quantités de liquides d'y affluer. Or, la colonne de fluide qui se déplace ainsi se trouve soustraite à la poussée centripète qui serait due à l'absorption dont les parties périphériques du système peuvent être le siége ou à toute autre force développée en amont de l'obstacle ainsi créé : et ce resserrement, qui se manifeste en aval de cet obstacle, n'est pas déterminé seulement par l'élasticité des parois vasculaires; car ce phénomène ne se produit pas de même sur le cadavre (1), et, ainsi que je l'ai déjà dit, les parois de ces vaisseaux sont douées d'une sorte d'irritabilité musculaire. Les mouvements qui s'y effectuent sont lents et de l'ordre de ceux que j'ai décrits sous le nom de *contractions toniques*, lorsque j'ai traité des propriétés physiologiques des vaisseaux sanguins; mais on peut les exciter à l'aide du galvanisme (2), et chaque fois qu'ils se manifestent, ils doivent contribuer à pousser la lymphe vers la région

(1) Ainsi MM. Tiedemann et Gmelin ont remarqué que lorsque après avoir lié un tronc lymphatique chez un Animal vivant, on y fait une ponction, le liquide contenu dans ce vaisseau s'en échappe en formant souvent un jet assez fort ; mais que, après la mort, il n'en sort que goutte à goutte (*a*). M. Valentin a vu aussi que, par le contact de l'air et de divers autres stimulants, les lymphatiques du mésentère se resserrent au point de diminuer de moitié en diamètre ou même davantage, et il compare ces effets à ceux résultant de l'action des parois des veines (*b*).

(2) L'existence de cette propriété dans les vaisseaux lymphatiques a été annoncée par Schreger, vers la fin du siècle dernier, mais révoquée en doute par la plupart des physiologistes jusque dans ces derniers temps. Dans la Leçon précédente, j'ai rendu compte des principaux faits qui tendent à établir que ces organes vasculaires sont doués de contractilité (*c*); mais j'ajouterai ici de nouvelles preuves de l'existence de cette propriété dans les parois du canal thoracique chez l'Homme.

En faisant des expériences sur le cadavre de deux criminels qu'on venait d'exécuter, MM. Dittrich, Gerlach et Herz d'Erlangen (*d*) ont constaté que, par la galvanisation, on peut ex-

(*a*) Tiedemann et Gmelin, *Recherches sur la route que prennent diverses substances pour passer de l'estomac dans le sang*, p. 4.

(*b*) Valentin, *Ueber das Gewebe des Ductus thoracicus und der Lymphgefässe* (*Repertorium für Anat. und Physiol.*, 1837, t. II, p. 242).

(*c*) Voyez ci-dessus, page 510.

(*d*) Dittrich, Gerlach und Herz, *Anatomische und physiologische Versuche an den Leichen von zwei Hingerichteten* (*Prager Vierteljahrschr. für die prakt. Heilk.*, 1851, t. XXXI, p. 72).

cardiaque. En effet, nous avons vu que dans ces vaisseaux, de même que dans les veines, il existe une multitude de valvules dont la disposition est telle que le reflux de ce liquide est impossible, et que toute pression exercée sur un point quelconque de la colonne fluide renfermée entre deux de ces espèces d'écluses doit tendre à classer celle-ci des branches vers les troncs terminaux du système. Il est probable que des contractions de ce genre se produisent de temps à autre sur divers lymphatiques, et contribuent à établir un courant dans leur intérieur; mais je dois ajouter que jusqu'ici les observateurs n'ont été que très rarement témoins de mouvements de cette nature; que chez la plupart des Mammifères on n'a jamais vu de battements rhythmiques dans ces vaisseaux (1), et qu'on ne sait rien de positif sur la manière dont la contractilité propre de ces tubes intervient dans le mécanisme de la progression de la lymphe (2).

citer des contractions dans le canal thoracique.

MM. Kölliker et Virchow ont observé les mêmes effets, mais à un moindre degré (*a*).

(1) Mojon a cru avoir vu un mouvement péristaltique dans les lymphatiques du mésentère (*b*); mais cette observation a été infirmée par les recherches multipliées de presque tous les physiologistes qui se sont occupés d'un sujet analogue (*c*); et jusque dans ces derniers temps je ne connaissais aucun exemple bien avéré de mouvements rhythmiques, ou même de contractions qui se répéteraient à de courts intervalles dans les parois des lymphatiques d'un Mammifère quelconque. Mais, ainsi que je l'ai déjà dit, M. Colin vient de constater des phénomènes de cet ordre chez le Bœuf (*d*).

(2) J. Müller et Schwann ont cherché si les lymphatiques ne seraient pas pourvus de cils vibratiles dont l'action concourrait à déterminer les courants centripètes dont ces vaisseaux sont le siége, mais ils n'ont pu apercevoir aucun indice d'organes de ce genre (*e*).

(*a*) Kölliker und Virchow, *Ueber einige an der Leiche eines Hingerichteten angestellte Versuche und Beobachtungen* (*Verhandlungen der phys.-med. Gesellschaft in Würzburg*, 1850, t. I, p. 319).

(*b*) Müller, *Manuel de physiologie*, trad. par Jourdan, t. I, p. 212.

(*c*) Voyez Breschet et Roussel de Vauzème, *Recherches sur les appareils tégumentaires des Animaux* (*Ann. des sciences nat.*, 1834, 2e série, t. II, p. 230).

(*d*) Voyez ci-dessus, page 511.

(*e*) Müller, *Manuel de physiologie*, trad. par Jourdan, t. I, p. 212.

Influence de la pression déterminée par les muscles circonvoisins.

§ 4. — Les contractions intermittentes dont les parties circonvoisines sont le siége contribuent souvent d'une manière plus évidente à accélérer le cours de la lymphe (1). Nous verrons plus tard que, pendant une partie de la durée du travail digestif, les appendices filiformes ou villosités de la membrane muqueuse de l'intestin grêle se raccourcissent et s'allongent alternativement; or ces organes renferment dans leur intérieur une portion du système radiculaire de l'appareil lymphatique, et les mouvements qu'ils exécutent doivent tendre à y faire progresser les liquides contenus dans ces vaisseaux (2). Tout ce que j'ai dit dans une Leçon précédente, au sujet de l'influence des muscles de la locomotion sur le cours du sang dans les veines, est également applicable à la progression de la lymphe; et lorsqu'on fait écouler ce liquide au dehors au moyen d'une fistule, on le voit affluer en plus grande abondance à l'orifice des vaisseaux, toutes les fois que les muscles de la partie dont ce tronc provient entrent en action.

On doit ranger aussi, au nombre des forces adjuvantes qui interviennent pour déterminer la progression de la lymphe, les battements des grosses artères qui côtoient le canal thoracique

(1) Lieberkühn a remarqué que les contractions vermiculaires de l'intestin déterminaient un mouvement progressif dans le liquide contenu dans la portion correspondante des vaisseaux lymphatiques du mésentère, et que ce courant cesse quand le mouvement péristaltique s'arrête (*a*). M. Poiseuille a constaté le même fait.

(2) Les mouvements de contraction, de flexion, de raccourcissement et d'allongement des villosités intestinales ont été décrits à peu près en même temps par Lacauchie (*b*) et par MM. Gruby et Delafond (*c*). M. Brücke les a également observés (*d*). Nous aurons bientôt à revenir sur l'étude de ce phénomène.

(*a*) Lieberkühn, *Dissert. anat.-physiol. de fabrica et actione villorum intestinorum tenuium hominis*, 1760, p. 25, 26.

(*b*) Lacauchie, *Mémoire sur la structure et le mode d'action des villosités intestinales* (*Comptes rendus de l'Académie des sciences*, 1843, t. XVI, p. 1195).

(*c*) Gruby et Delafond, *Résultats de recherches faites sur l'anatomie et les fonctions des villosités intestinales*, etc. (*Comptes rendus de l'Académie des sciences*, 1843, t. XVI, p. 1195).

(*d*) Brücke, *Ueber die Chylusgefässe und die Resorption des Chylus* (*Mém. de l'Académie de Vienne*, 1854, t. VI, p. 111).

et les autres parties du système lymphatique. En effet, chaque fois qu'une artère, en se dilatant ou en changeant de position, presse sur le vaisseau lymphatique voisin, elle doit produire sur celui-ci un effet analogue à celui qui résulterait de la contraction intermittente de ce vaisseau lui-même ; et l'on peut s'expliquer de la sorte l'utilité de la disposition de la portion terminale du canal thoracique que nous avons vue contourner les troncs artériels adjacents, et quelquefois même les embrasser. Mais la pression intermittente développée de la sorte est en général trop faible pour influer notablement sur le cours de la lymphe (1).

Influence des mouvements du thorax.

Les mouvements respiratoires exercent une influence beaucoup plus grande, sur la progression de ce liquide et concourent à produire le même résultat, soit que le thorax se dilate, soit qu'il se contracte. Dans l'inspiration, une pression négative s'établit autour de la portion sus-diaphragmatique du canal thoracique, et tend à y faire affluer la lymphe contenue dans la portion abdominale de ce tube et dans ses branches latérales. Le mouvement du liquide des parties périphériques du système vers ce canal terminal se trouve donc accéléré chaque fois que le thorax se dilate ; puis, quand cette cavité se contracte pour chasser l'air des poumons, le vaisseau qui vient de se gorger de lymphe se trouve comprimé ; les valvules qui en occupent la portion périphérique ne laissent pas refluer le liquide, et celui-ci ne peut s'en échapper qu'en s'avançant vers la veine

(1) Haller attribuait une grande importance aux effets produits sur le canal thoracique par les battements de l'aorte, et il pensait que vraisemblablement l'insertion de ce conduit du côté gauche était déterminée en vue des chocs que ce vaisseau doit subir dans le point où il est obligé de croiser la direction de cette artère près de la base du cou (a). Cruikshank généralisa ces conclusions, mais sans y attacher une grande valeur (b).

(a) Haller, *Elementa physiologiæ*, t. VII, p. 237.
(b) Cruikshank, *Anat. des vaisseaux lymphatiques*, p. 327.

sous-clavière et en s'y déversant. Aussi, quand on met à nu la portion terminale du canal thoracique dans la région cervicale, la voit-on se gonfler chaque fois que l'Animal fait une expiration profonde; et lorsque après avoir lié l'embouchure de ce vaisseau, on pratique en amont de l'obstacle une petite ouverture, l'effet des contractions du thorax devient encore plus sensible, car alors on voit souvent, à chaque mouvement de ce genre, le jet grandir, ou bien la colonne liquide s'élever dans le tube manométrique, si l'on ajoute un de ces instruments à l'orifice du tronc lymphatique. M. Colin, à qui l'on doit beaucoup d'expériences intéressantes sur la progression de la lymphe, a très bien constaté ces faits, et il a vu que l'accélération du courant est d'autant plus grande, que la respiration est plus laborieuse (1).

Vitesse du courant lymphatique.

§ 5. — D'après diverses expériences dans lesquelles on avait ouvert largement la poitrine pour observer sur des Animaux vivants le cours de la lymphe dans le canal thoracique, on pensait généralement, jusque dans ces derniers temps, que le mouvement de progression de ce liquide de la périphérie de l'organisme vers les gros troncs veineux voisins du cœur était extrêmement lent, et que cette humeur n'était versée, pour ainsi dire, que goutte à goutte dans le torrent de la circulation. Mais les observations faites depuis quelques années dans des circonstances moins anormales montrent qu'il en est tout autrement, et que la quantité de lymphe qui va ainsi sans cesse

(1) Dans les expériences faites par M. Colin, sur les Chevaux et d'autres grands Mammifères, la sortie de la lymphe était souvent rendue saccadée par les mouvements respiratoires, et ce physiologiste a pu observer dans la portion cervicale du canal thoracique une série de pulsations parfaitement synchroniques avec les efforts d'expiration. En plaçant un tube vertical dans ce vaisseau, il a vu aussi le liquide s'élever à chaque mouvement d'expiration et s'abaisser pendant les inspirations (*a*).

(*a*) Colin, *Traité de physiologie comparée des Animaux domestiques*, t. II, p. 90.

se mêler au sang est en réalité fort grande. Elle s'accroît beaucoup à la suite de la digestion, comme nous le verrons bientôt; mais dans tous les temps elle est considérable. Pour s'en convaincre, il suffit d'ouvrir le canal thoracique à la base du cou, et d'y placer une canule de façon à établir dans ce point une fistule lymphatique qui débouche à l'extérieur. M. Colin a fait souvent cette expérience à l'École vétérinaire d'Alfort, et a vu que, chez le Cheval, il s'écoulait ainsi au dehors plus d'un demi-kilogramme de lymphe par heure, et quelquefois même plus du double de cette quantité. Chez le Bœuf, le courant est plus rapide, et une seule des branches terminales du canal thoracique a fourni parfois près de 2 kilogrammes de lymphe par heure, ou même davantage. Chez une jeune Vache, où la totalité de la lymphe et du chyle s'écoulait au dehors, on a recueilli environ 30 litres de ces liquides dans l'espace de vingt-quatre heures, et chez un autre Animal de la même espèce, dont la croissance était terminée, M. Colin a obtenu de la sorte 95 litres de ce mélange, dans le même espace de temps (1).

(1) Dans une première expérience faite sur un Cheval âgé de dix ans, l'écoulement de la lymphe plus ou moins mêlée de chyle, par une fistule du canal thoracique, a donné en douze heures environ 11 kilogrammes de liquide, et la quantité a varié entre 685 et 1235 grammes par heure. Dans une autre expérience semblable, les produits de l'écoulement ont varié entre 272 et 1060 grammes par heure (*a*); enfin, sur un troisième Cheval la fistule a donné en six heures 10,552 grammes de liquide, et les variations horaires ont été entre 2107 et 1105 grammes par heure (*b*).

On trouve, dans l'ouvrage de M. Colin sur la physiologie des Animaux domestiques, beaucoup de détails intéressants relatifs aux expériences sur les bêtes bovines citées ci-dessus, et, dans un Mémoire encore inédit, présenté à l'Académie des sciences en 1858, cet auteur a donné les résultats fournis par de nouvelles recherches sur le même sujet. Un Taureau du poids de 258 kilogrammes lui a fourni en vingt-quatre heures 21 kilogrammes de lymphe. Un autre individu du poids de 260 kilogrammes en donna dans le même espace de temps 26 864 grammes. Un troisième Tau-

(*a*) Colin, *Physiologie comparée des Animaux domestiques*, t. II, p. 101.

(*b*) Colin, *Recherches expérimentales sur les fonctions du système lymphatique* (Mémoire inédit).

M. Krause a fait sur des Chiens quelques expériences analogues, et en opérant non sur le canal thoracique, mais sur le grand tronc correspondant qui se trouve du côté droit du cou, il a obtenu un écoulement de lymphe sans mélange de chyle. Les produits étaient donc moins abondants que dans les cas dont je viens de parler; mais, d'après les résultats partiels obtenus de la sorte, ce physiologiste a cru devoir évaluer le poids du liquide ramené par les lymphatiques des diverses parties de l'organisme, dans l'espace de vingt-quatre heures, à plus du tiers du poids total du corps de l'Animal (1).

Nous étudierons plus tard les effets que ces pertes déter-

reau, du poids de 227 kilogrammes, donna en vingt-quatre heures 30 142 grammes de lymphe mêlée de chyle. Une Vache pesant 480 kilogrammes donna en douze heures 47693 gram. de ces liquides, ce qui correspond à plus de 95 kilogram. en vingt-quatre heures. Enfin, chez un Bélier, l'écoulement fut dans la proportion de 5844 grammes en vingt-quatre heures, et chez un Chien, de 1 912 grammes pendant le même espace de temps.

(1) Dans les expériences de M. Krause une canule fut introduite dans le tronc lymphatique cervical du côté droit, de façon à faire écouler au dehors la lymphe provenant de la moitié correspondante de la tête et du cou. La quantité de liquide recueillie de la sorte, de quart d'heure en quart d'heure, fut pesée, et comparée au poids de la tête de l'Animal, après la mort de celui-ci. Dans une première expérience, M. Krause obtint sur un Chien du poids de 14kil,5, dont la tête pesait 1930 grammes, près de 24gr,5 de lymphe, et c'est en calculant d'après ces données, qu'il estime à 406 grammes la quantité de lymphe que les vaisseaux d'une moitié de la tête doivent verser dans le torrent de la circulation en vingt-quatre heures; puis, admettant que la proportion entre le poids des parties qui fournissent la lymphe et la quantité de ce liquide doit être partout la même, il arrive à cette conclusion, que le Chien, pesant environ 15 kilogrammes, a dû fournir en vingt-quatre heures 6 kilogrammes de lymphe. Dans une seconde expérience, la proportion de lymphe, calculée de la même manière, était de 583 grammes pour 1 kilogramme de poids vif. Enfin, dans d'autres expériences semblables, cette proportion varia entre 246 et 638 millièmes du poids vif (a).

Quelques expériences faites précédemment sur des Chats et des Chiens, par M. Bidder, avaient conduit ce physiologiste à évaluer à 1/4 ou 1/6e du poids total du corps la quantité de

(a) W. Krause, *Zur Physiologie der Lymphe* (*Zeitschrift für rationelle Medicin*, 1855, 2e série t. VII, p. 148).

minent sur l'organisme; en ce moment, je n'en parle que pour montrer combien doit être grande la quantité des liquides qui, transportés dans la partie périphérique de l'appareil circulatoire par les artères, s'échappent des capillaires pour passer dans les lymphatiques, et revenir, par l'intermédiaire de ces vaisseaux, vers la portion centrale du système irrigatoire, où ils se mêlent de nouveau au courant sanguin (1).

§ 6. — Du reste, les liquides que les lymphatiques versent dans les veines centrales, de même que les liquides rapportés au cœur par le système veineux, ne proviennent pas exclusivement du courant irrigatoire centrifuge dont les artères sont le siége; ils ramassent, chemin faisant, des produits prove-

lymphe et de chyle qui traverse le système lymphatique dans l'espace de vingt-quatre heures (*a*).

Enfin, dans les expériences déjà citées de M. Colin, la proportion entre le poids du corps et la quantité de liquide fourni par des fistules lymphatiques dans l'espace de vingt-quatre heures a varié beaucoup. Chez un Taureau, elle n'était que de 35 grammes pour 1 kilogramme de poids vif; dans un second individu de même espèce, elle s'est trouvée être de $\frac{84}{1000}$; mais dans deux autres expériences faites sur des Animaux de même espèce, elle s'est élevée à environ $\frac{164}{1000}$. Chez une Vache, cette quantité a été même de 192 grammes par kilogramme du poids de l'organisme. Enfin, dans une expérience unique faite sur le Chien, elle était de $\frac{53}{1000}$. On voit donc que les variations à cet égard sont très considérables (*b*).

(1) Une certaine quantité des liquides contenus dans les lymphatiques ne doit pas arriver jusque dans les veines, et doit s'épancher dans les cavités circonvoisines, en filtrant à travers les parois de ces vaisseaux, comme cela a lieu pour le sérum du sang. La lymphe doit par conséquent contribuer à la formation de la sérosité interorganique; mais nous ne connaissons aucun fait qui puisse nous faire bien juger du degré d'importance de cette transsudation. Je suis cependant porté à croire qu'elle ne doit pas donner des résultats considérables, car on connaît plusieurs cas dans lesquels les vaisseaux lymphatiques ont été trouvés dans un état de dilatation énorme, sans que cette altération ait été accompagnée de symptômes d'hydropisie, et d'ailleurs la poussée latérale de la lymphe est très faible.

(*a*) Bidder, *Versuche zur Bestimmung der Chylusmenge, die durch den Ductus thoracicus dem Blute zugeführt wird* (Müller's *Archiv für Anat. und Physiol.*, 1845, p. 46).

(*b*) Colin, *Recherches expérimentales sur les fonctions du système lymphatique* (Mémoire inédit).

nant d'autres sources : et c'est de la sorte que la masse des humeurs en circulation dans l'organisme, tout en éprouvant sans cesse des pertes, soit par l'effet de la transsudation dont j'ai déjà parlé, soit par suite d'autres phénomènes dont l'étude nous occupera plus tard, ne diminue pas; car ce qu'elle abandonne se trouve remplacé par des matières nouvelles arrivant du dehors.

Nous nous trouvons donc conduits maintenant à étudier un nouvel ordre de faits, et à chercher comment les substances étrangères destinées à se mêler directement au sang, ou à y être versées avec la lymphe, peuvent pénétrer jusque dans la profondeur de l'organisme et arriver dans le torrent irrigatoire.

On donne le nom d'*absorption* à ce phénomène, et l'on peut facilement reconnaître que, chez tous les Animaux, cette pénétration des matières étrangères peut être souvent une conséquence du seul fait de leur contact avec diverses parties de la surface de l'organisme, mais que d'autres fois elle est subordonnée à l'accomplissement d'un travail préliminaire, à l'aide duquel ces matières sont appropriées à l'usage auquel la nature les destine et rendues absorbables. Cette élaboration des substances nutritives constitue l'acte de la *digestion*. Nous aurons donc à nous occuper successivement de ces deux grandes fonctions physiologiques; et afin de procéder du simple au complexe, nous n'examinerons ce qui est relatif au travail d'appropriation des matières étrangères qu'après avoir étudié tout ce qui est relatif à l'absorption en général, fonction dont l'histoire se lie d'ailleurs de la manière la plus intime à celle des deux systèmes de vaisseaux que je viens de décrire.

ADDITIONS ET CORRECTIONS.

TRENTE-DEUXIÈME LEÇON.

Page 63, ligne 17, ajoutez :

M. Vierordt vient de publier de nouvelles observations sur la fréquence du pouls chez divers Animaux. Pour compter les battements du cœur, il a fait usage de l'auscultation, et il a reconnu ainsi que, chez les petites espèces, la fréquence de ces mouvements est beaucoup plus grande qu'on ne le pensait (*a*). Chez un jeune Écureuil, il a compté jusqu'à 430 pulsations par minute. On trouvera ci-dessous les résultats numériques de ces recherches.

Page 118, ligne 4, ajoutez :

D'après les recherches de M. Poiseuille, la pression du sang dans le ventricule droit du cœur serait même beaucoup plus faible (*b*).

Page 142, Whytt, *Physiological Essays*, lisez : *An account of Experiments made with Opium on living and dying Animals* (*Works*, p. 310 et suiv., 1768).

TRENTE-SEPTIÈME LEÇON.

Page 300, ligne 18, ajoutez :

Il paraît, d'après les observations récentes de M. Vierordt, que chez le Hérisson l'appareil valvulaire des veines est si incomplet, que le reflux du sang est facile dans ces vaisseaux (*c*). Il serait intéressant de chercher si une disposition analogue du système circulatoire existe chez les autres Mammifères hibernants.

(*a*) Vierordt, *Das Abhängigkeitsgesetz der mittleren Kreislaufszeiten von den mittleren Pulsfrequenzen der Thierarten* (*Archiv für physiologische Heilkunde*, 1858, t. XVII, p. 527).

(*b*) M. Poiseuille évalue cette pression à 1/[illegible] ou $\frac{1}{10}$ de celle exercée par le ventricule gauche. Il a fait ses expériences sur le Chien et le Cheval, et les a indiquées brièvement dans une *Notice sur ses travaux* (page 6) comme ayant été communiquées à la Société philomatique, le 11 décembre 1841 ; mais je regrette de n'en trouver aucune mention ni dans les extraits des procès-verbaux des séances de cette Société publiés par elle-même (*Société philomatique de Paris*, extrait des procès-verbaux des séances pendant l'année 1841, in-8, Paris, 1841), ni dans le *Journal de l'Institut*, qui rend habituellement compte de ses travaux.

(*c*) Vierordt, *Op. cit.* (*Archiv für physiol. Heilk.*, 1858, t. XVII, p. 532).

TRENTE-HUITIÈME LEÇON.

Page 370, ligne 8, ajoutez :

Afin de soumettre ces résultats intéressants à des épreuves plus décisives, M. Vierordt a entrepris une nouvelle série d'expériences sur des Animaux chez lesquels le cœur bat avec une très grande rapidité, savoir : de petits Mammifères et des Oiseaux. Il a déterminé avec beaucoup de soin le nombre des pulsations et le temps que les réactifs introduits dans une veine mettent à accomplir le voyage circulatoire. Le tableau suivant résume des données numériques obtenues de la sorte :

NOMS des ANIMAUX.	NOMBRE DES EXPÉRIENCES.	POIDS MOYEN du corps (en grammes).	FRÉQUENCE moyenne du corps.	DURÉE MOYENNE de la révolution circulatoire évaluée en secondes		NOMBRE de pulsations correspondant à la durée de la révolution circulatoire.
				dans le système jugulaire.	dans le système vasculaire en général.	
Mammifères.						
Écureuil . . .	1	222	320	4,07	4,39	23,7
Chat	7	1312	240	6,19	6,69	26,8
Cochon d'Inde.	1	480	230	6,53	7,05	27,0
Hérisson . . .	8	911	189	7,05	7,61	23,8
Lapins :						
1re série . .	3	1370	210	6,91	7,46	
2e série . .	5	1473	226	7,41	8,00	2,5
Ensemble. .	8	1434	220	7,22	7,79	
Renard	2	2790	172	7,59	8,20	23,5
Oiseaux.						
Poule.	4	1332	354	4,79	5,17	30,5
Corbeau. . . .	1	317	280	5,48	5,92	27,6
Chat-huant (*Strix noctua*).	1	135	216	6,08	6,56	23,6
Busard	4	693	282	6,23	6,73	31,6
Canard	3	1324	163	9,85	10,64	28,9
Effraie (*Strix flammea*). .	1	253	150	9,94	10,73	26,8
Oie.	2	2822	144	10,06	10,86	26,0

Les résultats moyens fournis par ces expériences s'accordent remarquablement bien avec ceux obtenus précédemment par M. Vierordt, mais tendent à établir que chez les Oiseaux la révolution circulatoire s'effectue à l'aide d'un nombre de contractions de la pompe ventriculaire un peu moins considérable que chez les Mammifères. Pour les premiers, la valeur systolaire serait de $\frac{1}{27}$ de la quantité totale de sang mis en mouvement dans l'organisme, et chez les Mammifères ce rapport serait dans la proportion de 1 à 29 (*a*). La généralisation de ces résultats ajoute beaucoup à leur importance.

Page 381, dernière ligne, au lieu de : la quantité moyenne de sang contenu dans la totalité du système vasculaire est une fraction à peu près constante du poids de l'organisme, savoir : $\frac{1}{353}$, lisez, savoir : $\frac{1}{13}$.

Page 426, note, ajoutez :

Du reste, en traitant de l'endosmose, j'aurai à revenir sur cet ordre de faits. J'exposerai alors des travaux de MM. Brücke et Ludwig relativement à l'influence des actions capillaires sur la composition des mélanges liquides qui traversent les membranes animales, et je me bornerai à ajouter ici que les vues de ces physiologistes à ce sujet sont tout à fait d'accord avec ce qui a été dit dans cette Leçon.

Page 429, notes, ligne 6 :

J'ajouterai qu'on doit aussi à M. Cima des expériences intéressantes sur la filtration des liquides au travers des membranes animales. Ce physicien a vu que la pression nécessaire pour déterminer la transsudation varie avec la nature des liquides et des tissus ; qu'avec le péritoine du Veau, par exemple, l'eau passe sous une pression de 4 pouces de ce liquide, tandis qu'une dissolution saturée de sel commun ne passe que sous une pression de 8 à 10 pouces de cette même dissolution. Avec le péritoine du Bœuf, la filtration de l'eau nécessite une pression de 8 à 10 pouces de mercure, et avec la vessie de Bœuf la transsudation ne s'opère que sous l'influence d'une pression encore plus considérable ; dans ce dernier cas, le passage de la dissolution saline n'a lieu que sous une pression de 18 à 20 pouces de mercure. M. Cima a trouvé aussi que la force nécessaire pour déterminer cette filtration avec une rapidité égale était beaucoup moins grande quand le liquide était en contact avec la surface interne de la membrane que dans le cas où le courant devait s'établir en sens inverse. Enfin il a remarqué que cette filtration exerçait une certaine influence sur la densité des mélanges employés dans ses expériences (*b*).

(*a*) Vierordt, *Op. cit.* (*Archiv. für physiol. Heilkunde*, 1858, t. XVII, p. 539 et suiv.).

(*b*) Cima, *Sull' evaporazione e la transudazione dei liquidi attraverso le membrane animali* (*Mem. della Acad. delle scienze di Torino*, 1853, 2e série, t. XIII, p. 267).

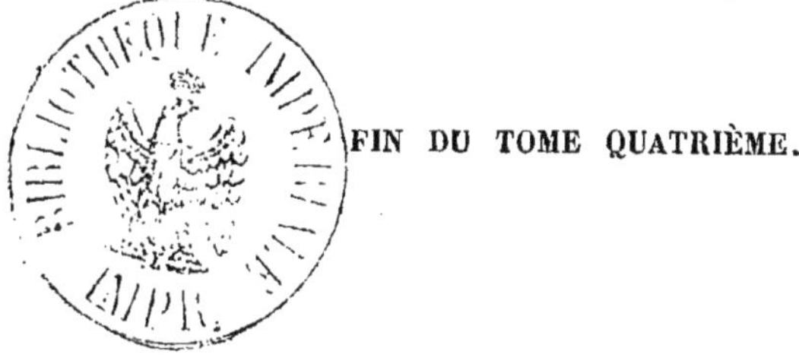

FIN DU TOME QUATRIÈME.

TABLE SOMMAIRE DES MATIÈRES

DU TOME QUATRIÈME.

TRENTE ET UNIÈME LEÇON.

TRENTE-DEUXIÈME LEÇON.

TRENTE-TROISIÈME LEÇON.

TRENTE-QUATRIÈME LEÇON.

TRENTE-CINQUIÈME LEÇON.

TRENTE-SIXIÈME LEÇON.

TRENTE-SEPTIÈME LEÇON.

TRENTE-HUITIÈME LEÇON.

TRENTE-NEUVIÈME LEÇON.

QUARANTIEME LEÇON.

QUARANTE ET UNIÈME LEÇON

QUARANTE-DEUXIÈME LEÇON

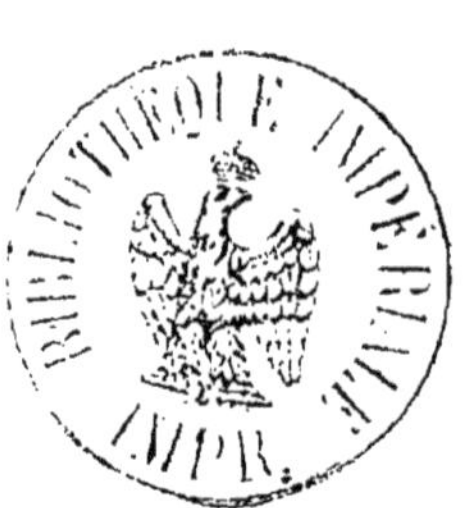
BIBLIOTHÈQUE IMPÉRIALE
IMPR.

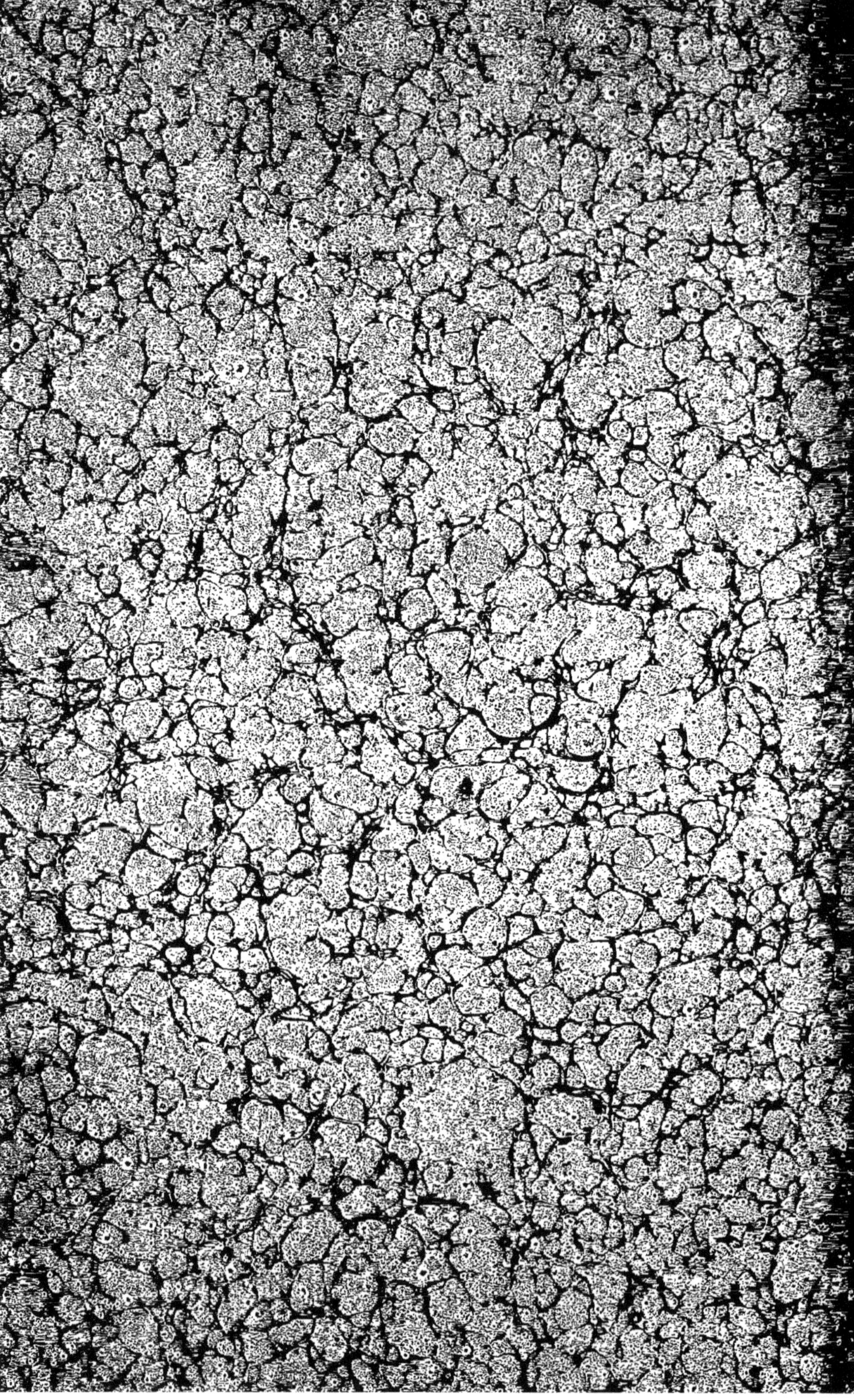

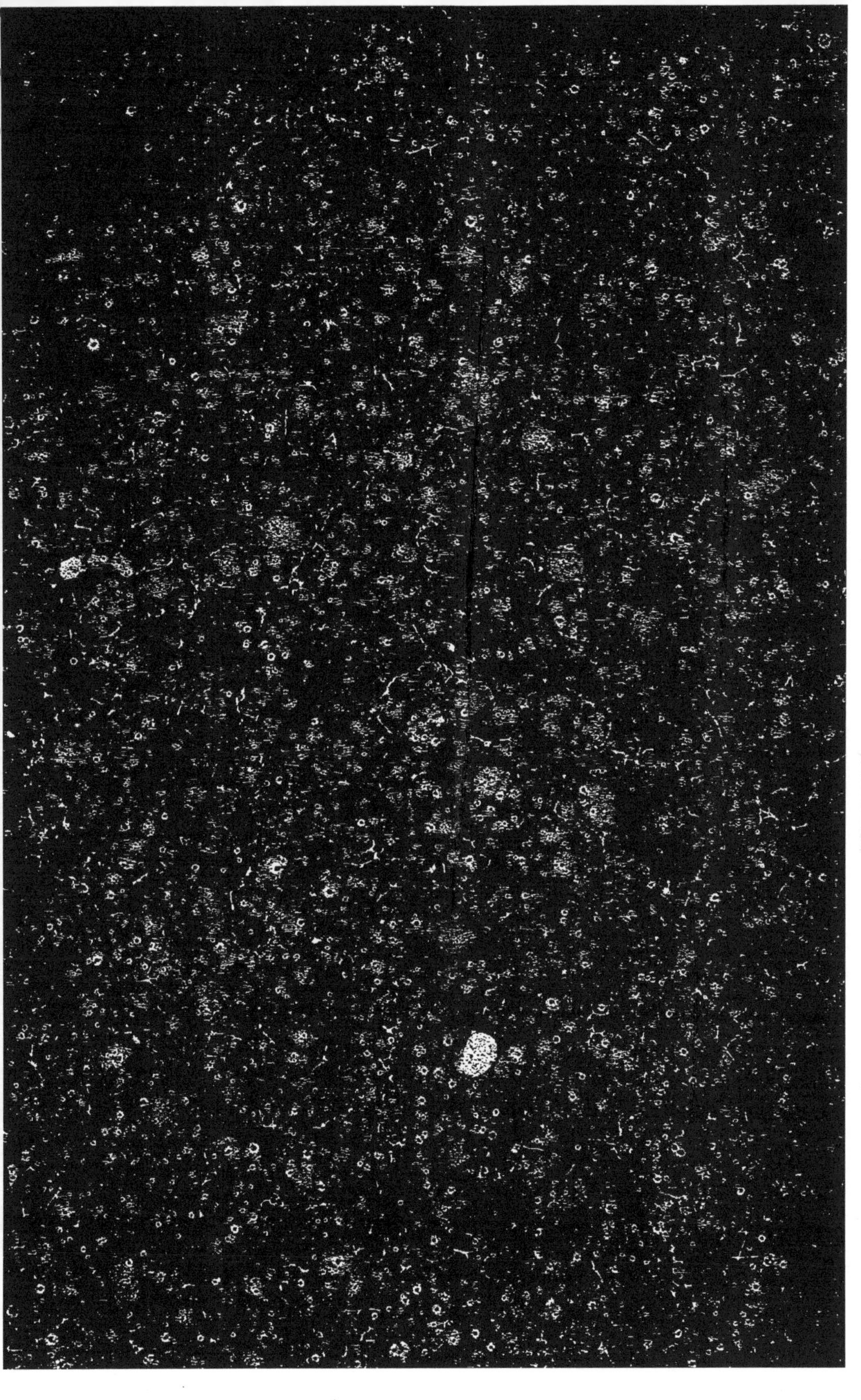

www.ingramcontent.com/pod-product-compliance
Ingram Content Group UK Ltd.
Pitfield, Milton Keynes, MK11 3LW, UK
UKHW020254230726
13925UKWH00001B/43

9 782013 490214